Theory and Practice for Functional and Comfortable Occlusion

咬合学と歯科臨床
よく噛めて，噛み心地の良い咬合を目指して

中野雅徳
坂東永一 編

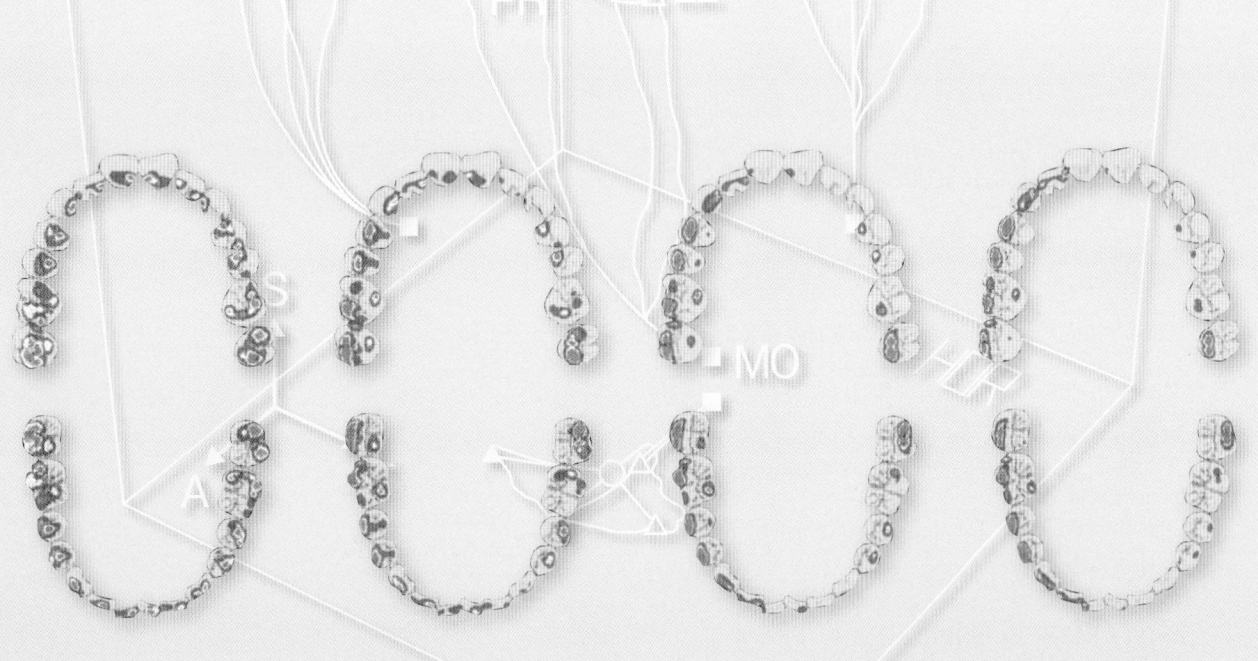

医歯薬出版株式会社

This book was originally published in Japanese
under the title of :

KŌGŌGAKU TO SHIKARINSYO
—YOKU KAMETE, KAMIGOKOCHI NO YOI KŌGŌ WO MEZASHITE—

(Theory and Practice for Functional and Comfortable Occlusion)

Editor :

NAKANO **Masanori**
 Emeritus Professor, The University of Tokushima
BANDO **Eiichi**
 Emeritus Professor, The University of Tokushima

© 2011 1st ed.

ISHIYAKU PUBLISHERS, INC.
 7-10, Honkomagome 1 chome, Bunkyo-ku,
 Tokyo 113-8612, Japan

推薦の序

　一読，いっぱいに詰まった宝石箱がようやく開いたという感懐に包まれました．

　徳島大学の坂東講座では，ディジタル方式顎運動測定器をはじめとする精度の高い，各種の咬合に関する測定器が開発，製作されていて，それらの機器を活用して得た多数の，精細な研究データが蓄積されていることは広く知られています．そしてこの度，臨床歯科医師の方々にも，研究者の方々にも，咬合というテーマが染み入るように理解できる形での『咬合学と歯科臨床』が公刊されました．多くの読者とともに待望久しいその完成をことほぎたいと思います．

　著者らが，その膨大な研究データを背景にして咬合学の体系化を目指し，咬合・顎運動のテーマをそれに関連するすべての器官からなる顎口腔系全体として捉え，形態と機能の関係を委曲をつくして説明しているところは，類書にはみられぬ本書の大きな特徴となっています．そして，長年の観察，解析に基づく鋭い洞察から，新たにモデル化した顎機能制御系の存在などは，日常の臨床でみられる現象だけに，まことに興味深いものがあります．

　また，咬合学の体系化の一環として望ましい咬合という課題に対して5つの要素
- 咬頭嵌合位が適切な位置にある
- 咬頭嵌合位で安定した咬合接触がある
- 滑走運動をガイドする部位が適切である
- 滑走運動をガイドする方向が適切である
- 咬合平面や歯列の位置・滑らかさが適切である

を挙げていますが，いずれも首肯できるもので，各要素の定量的評価，評価基準の設定に重点を置いた解析結果は，完成度を相当程度まで高めています．さらに，咬合に関わる臨床例もあわせて紹介されていますので，この理論を日々の臨床に直ちに適用することができると思います．

　本書には多数の，精度の高い研究データーが通奏低音のように流れているので，やや煩わしいと感ずるところもあろうかと思いますが，それだからこそ，ここでの記述が日常臨床での顎口腔系としての咬合診断，そして治療効果の判定にスムーズに役立ち，使えるようになっているのです．

　本書の刊行によって，咬合理論をめぐる長年にわたる論争に一応の終止符が打たれ，新しく，合理的な咬合理論と咬合診療の実際が提示され，さらに咬合学の将来への課題も明示されました．『咬合学と歯科臨床』はいま上梓されたばかりですが，臨床歯科医にとっても，研究者にとっても，すでに，書架に欠かせない一冊となることが約束されている書籍といってもよいでしょう．

　坂東教室の皆さんの咬合学に懸ける情熱にはただただ感服するばかりです．

平成23年　蛍まう夜

長谷川成男

【著者略歴】（五十音順）

安陪　晋（あべ　すすむ）
1970 年　愛知県に生まれる
1996 年　徳島大学歯学部卒業
2000 年　徳島大学大学院歯学研究科修了（歯科補綴学第二）
2003 年　徳島大学助手，助教（総合歯科診療部）
2014 年　徳島大学講師（総合歯科診療部）

石川輝明（いしかわ　てるあき）
1977 年　徳島県に生まれる
2002 年　徳島大学歯学部卒業
2006 年　徳島大学大学院歯学研究科修了（歯科補綴学第二）
2006 年　徳島大学病院医員
2009 年　徳島大学助教（総合歯科診療部）
2010 年　徳島大学病院医員（高次歯科診療部）
2016 年　いしかわ歯科医院院長

石田　修（いしだ　おさむ）
1951 年　徳島県に生まれる
1973 年　大阪歯科大学付属歯科技工士専門学校専修科卒業
1977 年　徳島大学歯学部附属病院主任歯科技工士
2012 年　徳島大学病院定年退職
2012 年　徳島大学病院歯科技工士
2017 年　徳島大学歯学部口腔顎顔面補綴学分野　教育・研究協力者

大石慶二（おおいし　けいじ）
1964 年　愛媛県に生まれる
1989 年　徳島大学歯学部卒業
1993 年　徳島大学大学院歯学研究科修了（歯科保存学第二）
1993 年　徳島大学助手
2002 年　徳島大学講師（歯科，歯周歯内治療学）
2016 年　大石歯科クリニック院長

大倉一夫（おおくら　かずお）
1969 年　徳島県に生まれる
1993 年　徳島大学歯学部卒業
1997 年　徳島大学大学院歯学研究科修了（歯科補綴学第二）
1998 年　徳島大学助手，助教
2013 年　徳島大学講師（咬合管理学，顎機能咬合再建学，歯科）

加藤　均（かとう　ひとし）
1951 年　神奈川県に生まれる
1977 年　東北大学歯学部卒業
1982 年　東京医科歯科大学大学院歯学研究科修了（歯科補綴学第二）
1983 年　東京医科歯科大学助手
1985 年　東京証券業健康保険組合診療所勤務：現職
　　　　　東京医科歯科大学歯学部講師兼任
2007 年　東京医科歯科大学歯学部付属歯科技工士学校講師兼任
2016 年　東京医科歯科大学歯学部臨床教授兼任

久保吉廣（くぼ　よしひろ）
1948 年　東京都に生まれる
1974 年　東京医科歯科大学歯学部卒業
1978 年　東京医科歯科大学大学院歯学研究科修了（口腔生理学）
1980 年　長崎大学歯学部講師（口腔生理学講座）
1981 年　徳島大学講師（歯科補綴学第二）
1997 年　徳島大学助教授（特殊歯科総合治療部）
2007 年　徳島大学准教授（歯科，咬合管理学）
2013 年　徳島大学退職
2013 年　東北大学歯学部非常勤講師（口腔システム補綴学分野）

郡　元治（こおり　もとはる）
1964 年　徳島県に生まれる
1989 年　徳島大学歯学部卒業
1993 年　徳島大学大学院歯学研究科修了（歯科補綴学第二）
1994 年　徳島大学助手，助教（咬合管理学）

郡　由紀子（こおり　ゆきこ）
1963 年　徳島県に生まれる
1988 年　徳島大学歯学部卒業
1992 年　徳島大学大学院歯学研究科修了（歯科補綴学第二）
1992 年　徳島大学助手
1996 年　徳島大学講師（障碍者歯科，小児歯科学）

重本修伺（しげもと　しゅうじ）
1967 年　徳島県に生まれる
1992 年　徳島大学歯学部卒業
1996 年　徳島大学大学院歯学研究科修了（歯科補綴学第二）
1997 年　徳島大学助手，助教（咬合管理学）
2016 年　鶴見大学講師（クラウンブリッジ補綴学）

鈴木善貴（すずき　よしたか）
1981 年　兵庫県に生まれる
2007 年　徳島大学歯学部卒業
2012 年　徳島大学大学院口腔科学教育部修了（咬合管理学）
2012 年　徳島大学病院医員（歯科，咬合管理学）
2014 年　徳島大学教授（顎機能咬合再建学）

竹内久裕（たけうち　ひさひろ）
1961 年　徳島県に生まれる

1987 年	徳島大学歯学部卒業
1991 年	徳島大学大学院歯学研究科修了（歯科補綴学第二）
1991 年	徳島大学助手
2000 年	徳島大学講師（歯科，咬合管理学）
2014 年	厚生労働技官

田島（薩摩）登誉子（たじま　とよこ）
1971 年	徳島県に生まれる
1995 年	徳島大学歯学部卒業
1999 年	徳島大学大学院歯学研究科修了（歯科補綴学第二）
2001 年	徳島大学助手，助教（咬合管理学）

中野雅徳（なかの　まさのり）
1945 年	愛知県に生まれる
1970 年	東京医科歯科大学歯学部卒業
1976 年	東京医科歯科大学大学院歯学研究科修了（歯科補綴学第二）
1976 年	長野県厚生連リハビリテーションセンター鹿教湯病院歯科医長
1980 年	徳島大学講師（歯科補綴学第二）
1981 年	徳島大学助教授（歯科補綴学第二）
2007 年	徳島大学教授（歯学部口腔保健学科）
2011 年	徳島大学名誉教授，特任教授

中村真弓（なかむら　まゆみ）
1983 年	京都府に生まれる
2009 年	徳島大学歯学部卒業
2009 年	徳島大学大学院口腔科学教育部（咬合管理学）
2010 年	徳島大学病院研修医
2013 年	医療法人福井歯科医院勤務

西川啓介（にしがわ　けいすけ）
1961 年	高知県に生まれる
1985 年	徳島大学歯学部卒業
1989 年	徳島大学大学院歯学研究科修了（歯科補綴学第二）
1989 年	徳島大学助手
2000 年	徳島大学講師（歯科，咬合管理学）
2017 年	徳島文理大学教授（口腔保健学科）

野口直人（のぐち　なおと）
1980 年	奈良県に生まれる
2005 年	徳島大学歯学部卒業
2010 年	徳島大学大学院口腔科学教育部修了（咬合管理学）
2010 年	徳島大学病院医員（歯科，咬合管理学）
2012 年	徳島大学助教（総合歯科診療部）

坂東永一（ばんどう　えいいち）
1943 年	徳島県に生まれる
1967 年	東京医科歯科大学歯学部卒業
1971 年	東京医科歯科大学大学院歯学研究科修了（歯科補綴学第二）
1971 年	東京医科歯科大学助手
1979 年	東京医科歯科大学講師
1979 年	徳島大学教授（歯科補綴学第二，咬合管理学）
2008 年	徳島大学名誉教授

藤本直樹（ふじもと　なおき）
1959 年	徳島県に生まれる
1979 年	大阪歯科学院専門学校歯科技工士学科卒業
1979 年	徳島大学歯学部附属病院　歯科技工士

細木秀彦（ほそき　ひでひこ）
1959 年	島根県に生まれる
1983 年	徳島大学歯学部卒業
1987 年	徳島大学大学院歯学研究科修了（歯科放射線学）
1987 年	徳島大学助手
1990 年	徳島大学講師
2016 年	徳島大学准教授（歯科放射線学）

細木真紀（ほそき　まき）
1961 年	徳島県に生まれる
1987 年	徳島大学歯学部卒業
1990 年	徳島大学助手，助教（咬合管理学，顎機能咬合再建学分野）
2016 年	徳島大学講師（顎機能咬合再建学分野）

山本修史（やまもと　たけし）
1981 年	愛媛県に生まれる
2005 年	徳島大学歯学部卒業
2009 年	徳島大学大学院口腔科学教育部修了（咬合管理学）
2009 年	徳島大学病院医員
2011 年	徳島大学助教（口腔外科学）
2013 年	生協歯科ひろしま勤務

CONTENTS

推薦の序 ……………………………………………………………………（長谷川成男）*iii*

プロローグ ……………………………………………………………………（中野雅徳）1

第Ⅰ編　咬合に関する基礎的な知識　　3

第1章　石原咬合論と咬合・顎運動の可視化と標準化をめざした新しい咬合論 ……………………………………………（中野雅徳）4

はじめに ……………………………………………………………………………… 4

1 機械的咬合論の誤りを正した石原教室の研究 ……………………………………… 5
① ベースにあった顎運動研究の土壌 …………………………………………………… 6
② 咬頭嵌合位を中心位（下顎最後退位）に置くべきではない ……………………… 6
③ 蝶番運動モデルはすべての運動を代表するものではない ………………………… 7
④ 犬歯誘導はクラウンブリッジ補綴の最良の咬合様式であるとはいえない ……… 8

2 石原後の咬合・顎運動研究から咬合学の体系化をめざす新しい咬合論へ …… 8
① 咬合・顎運動の何をどうとらえ，表現するか ……………………………………… 9
　1-咬合の何をどの視点でみるべきか /9　　2-どのような手段でとらえるか /9　　3-咬合・顎運動の標準化のための基準の統一（どう表現するか）/11
② 望ましい咬合とはどのようなものか（評価基準の設定：咬合の診断） …………… 14
　1-咬頭嵌合位 /14　　2-咬合接触（望ましい咬合接触とは）/16　　3-歯のガイド（部位と方向）/17
③ 噛み心地の良い咬合をどのようにして形にするか …………………………………… 18
④ 咬合のメインテナンス（維持・管理） ………………………………………………… 20

おわりに ……………………………………………………………………………… 20
　コラム　スカイラーのイマジネーションと実測データとの乖離 /21

第2章　咬合を理解するための形態（解剖）と機能（生理） …………………… 25

1 歯，歯周組織，顎関節，咀嚼筋 …………………………………（中野雅徳・中村真弓）25
① 歯，歯列 ……………………………………………………………………………… 25
　1-咀嚼に適した歯の咬合面（切縁）形態 /26　　2-咬合に関係するその他の歯や歯列の形態および要素 /27
② 歯周組織 ……………………………………………………………………………… 28

③顎関節 …………………………………………………………………………………… 29
　　1-下顎窩と関節隆起 /29　　2-下顎頭（顆頭）/31　　3-関節円板 /31
④咀嚼筋 …………………………………………………………………………………… 32
　　1-咬筋 /32　　2-側頭筋 /32　　3-内側翼突筋 /33　　4-外側翼突筋 /33　　5-舌骨上筋群 /34
⑤下顎運動と咀嚼筋の活動 ……………………………………………………………… 34
　　1-開口運動 34/　　2-閉口運動 /34　　3-側方運動 /35　　4-前進運動 /35　　5-後退運動 /35
　　コラム　古い用語も悪くない？ /36

2 運動制御，神経筋反射機構，咀嚼運動の制御，姿勢制御 ……………（久保吉廣）37
①運動制御 ………………………………………………………………………………… 37
　　1-筋収縮 /37　　2-α運動ニューロンと運動単位 /38　　3-筋紡錘とγ運動ニューロン /38
②神経筋反射機構 ………………………………………………………………………… 39
　　1-閉口筋の筋紡錘を介する反射（下顎張反射）/39　　2-歯根膜を介する反射（閉口反射と開口反射）/39　　3-顎口腔領域への刺激による反射（開口反射）/40　　4-四肢の反射との違い /41
③咀嚼運動の制御 ………………………………………………………………………… 41
④姿勢制御 ………………………………………………………………………………… 42

3 咀嚼効率，咬合力，バイオメカニクス，歯の運動，歯のひずみ（田島登誉子）44
①咀嚼効率 ………………………………………………………………………………… 44
　　1-直接的評価方法 /44　　2-間接的評価方法 /45
②咬合力 …………………………………………………………………………………… 46
　　1-咬合力の種類 /46　　2-間接的に咬合力を推定する方法 /49
③バイオメカニクス ……………………………………………………………………… 49
④歯の運動，歯の変位，歯の動揺 ……………………………………………………… 51
　　1-測定法開発の歴史 /51　　2-歯の変位（運動）量 /52　　3-歯根膜の粘弾性 /53　　4-隣接歯間接触関係の動態 /53　　5-歯の脈動 /54
⑤歯の変形 ………………………………………………………………………………… 55
　　1-咬合力により応力が発生する部位 /55　　2-歯に加わる力 /56　　3-一次元微小変位計による歯の変形測定 /56

4 咀嚼時の顎運動と力 …………………………………………………………（坂東永一）60
①生体機構のモデル化 …………………………………………………………………… 60
②咀嚼時に顎関節が負担する力 ………………………………………………………… 61
③歯に加わる力 …………………………………………………………………………… 63
④過渡状態時について …………………………………………………………………… 64

第3章　咬合と顎運動―咬合をダイナミックにとらえるために― …… 66

1 基準点，基準線，基準面 ……………………………………………………（西川啓介）66
①フランクフルト平面と咬合平面 ……………………………………………………… 66
②仮想咬合平面 …………………………………………………………………………… 67
③空間座標の設定 ………………………………………………………………………… 68

④直交座標系の概念 ･･･ 68
⑤基準座標系の設定 ･･･ 69

2 顎位, 顎運動の表現方法 ･･････････････････････････････････････(重本修伺) 71
はじめに ･･ 71
①顎運動の測定・解析と自由度 ･･･ 71
②各解析点における顎運動経路 ･･･ 72
③顎運動モデルと基準座標系 ･･･ 74
④顎位の評価 ･･ 75
⑤顎運動の評価 ･･ 76
⑥咬合接触状態の評価 ･･ 79

3 咬合様式 ･･･(郡　元治) 81
コラム　咀嚼側と作業側にまつわる表現の混乱 /83

4 顎運動と歯列形態・顎関節形態の可視化 ･･･････････････(重本修伺・田島登誉子) 84
①咬合を客観的に評価することの意義 ･･ 84
②咬合の可視化 ･･ 84
③徳島大学歯学部歯科補綴学第二講座（現大学院ヘルスバイオサイエンス研究部咬合
　管理学分野）で行ってきた咬合可視化システムの開発 ･････････････････････････････ 85
④咬合可視化システムで何がみえるか ･･ 86
⑤歯の6自由度運動と可視化 ･･ 90
⑥噛みしめ強さの違いによる咬合接触の変化 ･･････････････････････････････････････ 91
コラム　歯科医療の質を高める咬合可視化技術 /93

第4章　咀嚼と咬合面形態 ･･･ 94

1 咀嚼運動 ･･･(竹内久裕) 94
①咬合と咀嚼運動 ･･ 94
②咀嚼運動路 ･･ 94
③咀嚼運動と側方滑走運動 ･･･ 95

2 主機能部位 ･･･(加藤　均) 97
はじめに ･･ 97
①現代人における主機能部位 ･･･ 97
　1-主機能部位とは /97　　2-主機能部位の歯列内での分布 /98　　3-主機能部位が関連する臨床
　上のトラブル /100　　4-主機能部位と咬合接触 /102　　5-主機能部位での咀嚼状況 /104
　6-現代人の主機能部位に関する知見のまとめ /105
②主機能部位の進化学的検討 ･･ 105
　1-臼歯の起源 /105　　2-第一大臼歯の進化と主機能部位 /107
おわりに ･･ 108

3 咬合面形態と咀嚼運動 ……………………………（中野雅徳・安陪　晋）110
- ① 良く噛める咬合状態の追求 ……………………………………………… 110
- ② 咀嚼運動中の臼磨運動と側方滑走運動 ………………………………… 110
- ③ 臼歯の咬合小面 …………………………………………………………… 112
- ④ 顎運動に調和し，良く噛める咬合小面 ………………………………… 116
  - コラム 1　咬合小面を定量的に表す /118　　コラム 2　同じ咬合小面で誘導される場合でも，水平面内の運動方向が変われば傾斜は異なる．すなわち運動経路だけでガイド面の傾斜は表せない /118　　コラム 3　咀嚼運動，噛み心地を左右する第一大臼歯の咬合接触 /119

4 顎機能制御系 …………………………………………………（坂東永一）122
- ① 顎機能制御系仮説の誕生 ………………………………………………… 122
- ② 咬合の変化による筋の協調活動の変化 ………………………………… 125
  - 1-切歯点運動の変化 /125　　2-顆頭運動，筋活動の変化 /126　　3-咀嚼運動 /128
- ③ 顎機能制御系が咬合状態の変化を認識するのに要する時間 ………… 130
- ④ 顎機能制御系と他の制御系 ……………………………………………… 132
- ⑤ 顎機能制御系仮説の妥当性 ……………………………………………… 134

第5章　睡眠時ブラキシズム ……………………（大倉一夫・安陪　晋・鈴木善貴）138

1 睡眠時ブラキシズムの概説 ……………………………………………… 138
- ① ブラキシズムとは ………………………………………………………… 138
- ② 睡眠時ブラキシズムの疫学 ……………………………………………… 139
- ③ 睡眠時ブラキシズムの影響 ……………………………………………… 139
- ④ 睡眠時ブラキシズムの病因 ……………………………………………… 140
- ⑤ 睡眠時ブラキシズムの生理学的背景 …………………………………… 141

2 最新の知見 ………………………………………………………………… 143
- ① 睡眠時ブラキシズムの研究方法 ………………………………………… 143
- ② 睡眠時ブラキシズムの判定基準 ………………………………………… 144
- ③ 睡眠時ブラキシズムの発現メカニズム ………………………………… 145
- ④ 睡眠時ブラキシズムの顎運動 …………………………………………… 146
- ⑤ 睡眠時ブラキシズムと嚥下 ……………………………………………… 148

3 睡眠時ブラキシズムの影響 ……………………………………………… 150
- ① 睡眠時ブラキシズムと咬耗 ……………………………………………… 150
- ② 睡眠時ブラキシズムとアブフラクション ……………………………… 151
- ③ 睡眠時ブラキシズムと歯根破折，補綴装置の破損 …………………… 152
- ④ 睡眠時ブラキシズムと歯周病 …………………………………………… 152
- ⑤ 睡眠時ブラキシズムと顎機能障害 ……………………………………… 152
  - 1-咀嚼筋に対する影響 /152　　2-顎関節に対する影響 /153
- ⑥ 睡眠時ブラキシズムと外骨症 …………………………………………… 154
- ⑦ ベッドパートナーの睡眠障害 …………………………………………… 154

4 睡眠時ブラキシズムのマネジメント ……………………………………………………… 155
① 咬合治療 …………………………………………………………………………………… 155
1-咬合調整/155　　2-スプリント療法/155
② 行動療法 …………………………………………………………………………………… 157
1-バイオフィードバック/157　　2-その他の行動療法/158
③ 薬物療法 …………………………………………………………………………………… 158
1-筋弛緩薬/158　　2-セロトニン作動薬，ドーパミン作動薬/159　　3-抗痙攣薬/159

4-抗鬱薬/159　　5-自律神経作動薬/159

第Ⅱ編　咬合診査，診断と咬合治療　　165

第1章　咬合診断のための基本的事項 …………………………………………… 166

1 咬合の5要素 ……………………………………………（中野雅徳・重本修伺）166
① 咬合をどうとらえるか ……………………………………………………………… 166
② 咬合評価をどの程度まで行うか …………………………………………………… 167
③ 咬合に関する用語について ………………………………………………………… 167
④ 咬合の5要素 …………………………………………………………………………… 167
1-咬頭嵌合位の位置/168　　2-咬頭嵌合位における咬合接触の安定性/170　　3-滑走運動を誘導する部位/172　　4-滑走運動を誘導する方向/175　　5-咬合平面，歯列の位置や滑らかさ/176

2 天然歯の咬合，義歯の咬合，インプラントの咬合 ………………（郡　元治）179
① 天然歯の咬合 ………………………………………………………………………… 179
② 義歯の咬合 …………………………………………………………………………… 179
③ インプラントの咬合 ………………………………………………………………… 181

第2章　咬合に関する診査法 ……………………………………………………………… 183

1 各種の診査法 ……………………………………………………………（西川啓介）183
① 咬合の診査とは ……………………………………………………………………… 183
② 咬合接触の診査に必要な注意 ……………………………………………………… 183
③ 器具を用いない診査法 ……………………………………………………………… 184
④ 引き抜き試験 ………………………………………………………………………… 184
⑤ 咬合紙を用いる方法 ………………………………………………………………… 185
⑥ ワックスを用いる方法 ……………………………………………………………… 186
⑦ 咬合診査用シリコーンを用いる方法 ……………………………………………… 186
⑧ デンタルプレスケール ……………………………………………………………… 187

⑨ T-Scan ·· 187

❷ 咬合診断の実際 ･･･ （中野雅徳・石川輝明）189
①咬合診断が行われる臨床の場面 ··· 189
②咬合の5要素に基づいた系統的な咬合診断 ··· 189
 1-通常の咬合診断/190 2-顎機能障害などの症例における咬合診断/194 3-画像診断所見と咬合診断/201

❸ 顎運動の検査と咬合 ･･ （西川啓介）204
①咬合器による顎運動の再現 ··· 205
②補綴治療を目的とした顎運動検査 ··· 206
③顎機能評価を目的とした顎運動検査 ··· 206

❹ 画像診査と咬合 ･･ （細木秀彦）210
①顎関節の画像検査 ··· 210
②咬頭嵌合位の位置を評価する骨関節隙 ··· 210
③咬合治療などによる関節隙の変化 ··· 212
まとめ ·· 214

第3章 咬合の5要素に基づいた咬合治療 ································ 216

❶ 咬合平面，咬頭嵌合位 ････････････････････････････････ （西川啓介・山本修史）216
①咬合平面の設定 ··· 216
②顎位の決定 ··· 218
③咬合接触の付与（咬合支持，主機能部位）··· 220

❷ 歯のガイド ･･ （竹内久裕）225
①ガイド部位の決定 ··· 225
 1-望ましい側方ガイドの要件/225 2-ガイド部位の違いが顆頭位，顆頭運動および筋活動に与える影響/225
②ガイドの傾斜の設定 ··· 226
 1-顆路と切歯路の関係/226 2-ガイドの傾斜の設定/227 3-滑走運動時の下顎の回転/227
 4-切歯点運動経路と非作業側顆路の関係/229 5-ガイド面の方向/230
③咬合接触とクリアランスの確保 ··· 231
④プロビジョナルレストレーションと咬合 ··· 232
 コラム　下顎の運動方向（開閉口方向）と回転方向/233

❸ ファセットを読む―顎運動に調和したクラウンを製作するための歯科技工士の視点― ·· （石田　修・藤本直樹）235
①咬合器の調節性をファセットを読むことで補う ··· 235
②模型の咬合面のファセットから何を読みワックスアップに反映させるか ··· 235
③クラウンのワックスアップを行ううえで参考となるエビデンス ··············· 236
④ファセットを読んで自由運動咬合器上でワックスアップを行う ··············· 237

⑤咬合参照面を基準としたワックスアップについて ……………………………………… 239

第4章 顎機能障害（顎関節症）と咬合 …………………………………………………… 241

1 顎機能障害の病因論と咬合異常 ………………………………………（竹内久裕）241

2 顎機能障害に対する咬合治療の適応症と治療の進め方（中野雅徳・石川輝明）244
　①顎機能障害における咬合治療の位置づけ ……………………………………………… 244
　②顎機能障害に対する咬合治療の進め方 ………………………………………………… 245
　　1-発症（増悪）メカニズムの診断を重視した咬合治療 /245　　2-スプリントの作用機序に対する考え方 /246　　3-咬合治療の適応症 /247　　4-可撤性のスプリント治療から最終的な補綴治療を開始するまでの移行的咬合治療 /249　　5-最終的咬合治療 /250

3 スプリント治療の実際 ……………………………………（石川輝明・中野雅徳）252
　　1-患者へのインフォームドコンセント /252　　2-スプリント治療に先だって（並行して）行う治療 /253　　3-スプリントの印象採得 /253　　4-スプリントの咬合採得 /253　　5-スプリントの設計ならびに製作法 /254　　6-咬合接触の与え方 /255　　7-スプリントの調整法 /257　　8-スプリントの装着時間 /257　　9-スプリントの装着後の来院間隔と装着期間 /258　　10-装着に際して患者への注意事項 /258　　11-スプリント中断プログラム /258　　12-初診日にスプリント装着が必要な症例 /259

4 歯科心身症と咬合 ………………………………………………………（竹内久裕）261
　はじめに ……………………………………………………………………………………… 261
　①歯科心身症 ………………………………………………………………………………… 261
　②精神科的診断分類 ………………………………………………………………………… 261
　③診療に際しての注意点 …………………………………………………………………… 262
　④歯科心身症患者の診断治療 ……………………………………………………………… 263
　⑤対応について ……………………………………………………………………………… 263
　⑥精神科等の専門家への紹介 ……………………………………………………………… 263
　⑦咬合に関する訴え ………………………………………………………………………… 264

第5章 歯周病と咬合 ……………………………………………（西川啓介・大石慶二）266

1 歯周病と咬合性外傷 ………………………………………………………………………… 266
　①咬合性外傷と歯周病 ……………………………………………………………………… 266
　②咬合調整の必要性 ………………………………………………………………………… 266
　③咬合接触の診査 …………………………………………………………………………… 268
　④咬合調整の方法 …………………………………………………………………………… 271

第6章 発育と咬合 …………………………………………………………（郡　由紀子）273

1 咬合誘導・予防矯正 ………………………………………………………………………… 273
　はじめに ……………………………………………………………………………………… 273
　①乳歯列期の咬合誘導 ……………………………………………………………………… 274

　　　　1-反対咬合 /274　　2-開咬 /274　　3-臼歯部交叉咬合 /276　　4-過蓋咬合 /276
　②混合歯列期の咬合誘導 ………………………………………………………………………… 276
　　　　1-永久切歯の逆被蓋 /277　　2-前歯部叢生 /277　　3-開咬 /279　　4/ 第一大臼歯の異所萌出 /279
　③予防矯正 ………………………………………………………………………………………… 280

第7章　その他の歯科関連疾患と咬合 …………………………………………………… 281

❶顎関節の習慣性脱臼 ……………………………………………（西川啓介・中野雅徳）281
　①病　態 …………………………………………………………………………………………… 281
　②症　例 …………………………………………………………………………………………… 281

❷顎関節脱臼と鑑別すべき病態 …………………………………（細木真紀・中村真弓）285
　はじめに …………………………………………………………………………………………… 285
　①症　例 …………………………………………………………………………………………… 285

❸強い嚙みしめ時に下顎のズレとクリッキングが発現した症例 …………………………
　　　　　　　　　　　　　　　　　　　　　　　　　　　　　　（石川輝明・野口直人）288

❹睡眠時無呼吸症候群と咬合 ……………………………………………………（西川啓介）293
　①睡眠時無呼吸症候群とは ……………………………………………………………………… 293
　②咬合とのかかわりと口腔内装置 ……………………………………………………………… 293

第8章　咬合のメインテナンス ……………………………………………………………… 296

❶フォローアップ …………………………………………………………………（細木真紀）296
　①治療直後のフォローアップ …………………………………………………………………… 296
　　　　1-通常の歯科治療で咬合にかかわる治療を行った場合 /296　　2-顎機能障害患者に対して咬合にかかわる歯冠修復を行った場合 /296
　②長期経過症例におけるフォローアップ ……………………………………………………… 297
　　　　1-生理的・加齢的変化 /297　　2-天然歯や歯冠修復物におけるフォローアップ時の注意点および対処法 /298　　3-義歯を装着している場合におけるフォローアップ時の注意点および対処法 /300
　③まとめ …………………………………………………………………………………………… 301

❷ナイトガードの使用 ……………………………………………………………（西川啓介）303
　①ブラキシズムの咬合力 ………………………………………………………………………… 303
　②ナイトガードの必要な症例 …………………………………………………………………… 303
　③ナイトガードの製作 …………………………………………………………………………… 304
　④口腔内での調整と使用法 ……………………………………………………………………… 307

❸ブラキシズムへの対応の違いによって経過に差が出た2症例 …（細木真紀）309
　①天然歯のブラキシズム症例（失敗例） ……………………………………………………… 309
　②全顎的に補綴治療を行いナイトガードを使用した症例 …………………………………… 312

第9章 咬合研究・咬合治療の将来展望 ……………………（坂東永一）316

- ① 顎運動に調和した咬合面形態 …………………………………………… 316
- ② 咬合面形態に応じた顎運動 ……………………………………………… 318
- ③ ゲノム，フィジオームと咬合研究 ……………………………………… 320
  - コラム　咬合器の将来 /321

エピローグ ……………………………………………………（中野雅徳）323

索　引 …………………………………………………………………… 325

プロローグ

　毎日の臨床で，患者の咬合に手を加え頻繁にこれを変化させているにもかかわらず，「咬合や顎運動はむずかしくてよくわからない」と言う歯科医師の声を耳にする．この「よくわからない」と言う歯科医師には2通りあり，一方は「咬合に関する知識や技術が不足しているが，適当に義歯やクラウンを装着している」本当にわかっていない歯科医師である．そのような歯科医師も，患者には「私は嚙み合わせのことはよくわからない」とは決して言わないと思うが，少なからずいることは確かである．もう一方は「咬合について勉強してきたが，咬合学のよい教科書に辿りつけず，よくわかっていないところは経験で補って臨床を行っている」かなり咬合のことがわかっている歯科医師である．

　咬合が咀嚼機能に重要な役割を果たし，「良く嚙め」，「良く嚙む」ことが全身の健康に重要な役割を果たしていることは，身をもって体験した患者や，このような患者をたくさん診てきた経験豊かな歯科医師が一番よく知っている．しかし，「良く嚙める咬合」とはどのようなものであるかを具体的かつ正確に「表現し」「評価し」，またこれを「形にする」ことは非常にむずかしいことで，補綴装置を人工臓器とするならば，これほど患者ごとに多様で，しかも高い精度が要求される人工臓器は他にないといっても過言ではない．単に「嚙めれば良い」というだけならまだしも，「良く嚙めて顎関節症や歯周病を引き起こさない」補綴装置を装着するには，咬合に関する相当レベルの知識や技術が必要であり，さらに「嚙み心地が良い」というような個々の患者によってまちまちの微妙な要求まで満たそうとすると，かなりの臨床経験に裏付けられた非常に高い診断・治療に関する知識と技術が求められる．

　1996年に米国のNIHで行われたTMD（顎機能障害，顎関節症）の治療の技術評価に関するカンファレンスにおいて，咬合異常が顎機能障害の重要な発症因子であるという科学的根拠はなく，不可逆的な咬合治療は極力避けるべきであるという否定的な結論が出されて以来，咬合軽視の風潮が欧米の学会を中心に広く浸透した．これに対して，熱心に臨床を行っている一般歯科医師の方からの反対意見も根強く，今なお論争が続いている．咬合を改善すればあらゆる病気がたちどころに治ってしまうというように，咬合を過大評価している宗教家のような歯科医師もいる．咬合に関する混乱や誤解が生じたりする背景には，咬合学が明確に体系化されていないことがあると思われる．

　咬合研究の成果が教育や歯科臨床に必ずしも十分にフィードバックされていないことも事実である．咬合学研究は過去200年近い歴史があり，その目指すところが，「総義歯を安定させるための機械的咬合」から，「口腔や全身の健康と関連する生理的咬合」へと発展し，さらに咬合の客観的表現・評価が可能となる「咬合の可視化」やCAD/CAMを利用した「補綴装置製作の自動化」がやがて現実のものになるというところまで来ている．咬合を経験，伝承から科学の俎上に載せることによって，国民のQOL向上に大きく貢献している歯科医療が正しく評価されるはずであり，今はその重要な転換期にあるといえる．

　42年前の1969年に52歳の若さで亡くなられた東京医科歯科大学の石原寿郎教授が目指した「石原咬合論」を完成させる夢は，その後何人かの弟子達に引き継がれ，幾多の研

究業績もあがり，一応の集約がなされるべき時期にあると思われる．

　歯科学生や若い臨床研修医が生きた咬合学を学ぶことができ，さらには咬合学研究を志す研究者にとっても指針となるような教科書が今求められている．私たちが東京医科歯科大学と徳島大学で行ってきたこれまでの咬合研究の成果を基礎として，咬合治療に関する臨床経験で得た知見を織り交ぜ，咬合学と歯科臨床の相互の橋渡しとなることを願って『咬合学と歯科臨床』をここに著した．この本が「咬合がわからない」歯科医師を少しでも減らすとともに，咬合にまじめに取り組む臨床医を増やし，また，咬合研究に興味をもって咬合学の体系化を成し遂げてくれる若い臨床研究者が次々と出てくるきっかけになれば幸いである．

　この本の最初の企画は，東京医科歯科大学時代の恩師である長谷川成男摂食機能保存学分野（旧歯科補綴学第二講座）前教授と徳島大学の恩師である坂東永一名誉教授のお口添えがあって約10年も前にもちあがり，中野が単著で書くことになっていた．当初は，「咬合の5要素」の中の1番目の要素であり，最も重要であると思われる「咬頭嵌合位を決定する科学的根拠のある臨床術式」を完成させ，この本の一番重要なパートを占めることを目標にしていた．しかし，この重要なパートが書けないという理由を口実にして原稿執筆を遅らせ，この間の医歯薬出版の担当者であった小丹保哲夫氏，辻　寿氏には多大のご迷惑をかけてしまった．結局最後には，坂東永一教授に執筆と編集の分担をお願いし，坂東教室に所属した諸先生，および「主機能部位」の項については，発見者であり私の尊敬している加藤　均博士に分担の執筆を担っていただき，やっと上梓にこぎつけることができたという次第である．上述の重要なパートについては，結局満足な記述はできなかったが，将来この本の読者のどなたかに是非書きあげていただきたいと思う．

　最後になったが，このような執筆の機会を与えて下さった医歯薬出版株式会社および編集部の大城惟克氏にお礼を申し上げます．

2011年7月

中野　雅徳

第Ⅰ編

咬合に関する基礎的な知識

第1章
石原咬合論と咬合・顎運動の可視化と標準化をめざした新しい咬合論

はじめに

石原咬合論

　咬合研究の歴史を紐解き纏めるには，過去150年以上におよぶ膨大な著述を熟読精査し，それらを体系づける必要があるが，並大抵の作業ではない．咬合研究の歴史について，黎明期から1950年代以前については石原，長谷川，藍が著した『下顎運動と咬合器』[1]のなかに，最近までの研究については『臨床咬合学事典』の長谷川による「咬合学の歴史と用語と」[2]に体系づけられて著されている．そこで，視点が偏ることを容赦願ったうえで，日本における咬合・顎運動研究の礎をつくったといっても過言ではない東京医科歯科大学の石原寿郎教授がめざした咬合論と，石原の流れを継いで咬合の可視化と標準化を目指した徳島大学歯科補綴学第二講座（現咬合管理学分野）の研究を中心に，1960年代以降の約半世紀に行われた研究を概観する．

石原のめざした咬合論

　石原は大学紛争のさなかの1969年に急逝した．石原の咬合に対する考え方は，残された教室員によって1972年に発行された『臨床家のためのオクルージョン―石原・咬合論―』[3]のなかにはっきりと読み取ることができる．石原は，「まえおき」のなかで，咬合学には「どのように補綴物をつくるかという補綴学的な咬合学」と，「咬合が生体にどのような影響を与えるかという生理学的咬合学」の二つがあり，二つの研究の流れがすっきりと一つにまとまったときに初めて咬合学が完成するといっている．また，自身の研究の歩みとして，クラウンブリッジ補綴の立場から，①下顎位をどこに定めるか，②基準となる下顎位（咬頭嵌合位）から下顎はどのように動くか，咬合器は生体の下顎運動をどこまで再現できるか？　③歯の形や歯列の形をどうつくるか，接触関係と歯の形を探求してきた，としている．今でもそのまま通用する考え方である．

生理学的咬合学

基準となる下顎位（咬頭嵌合位）

咬合器
接触関係
歯の形
歯列の形

　その後，咬合・顎運動研究は長谷川，藍を中心とする研究グループに引き継がれ，石原咬合論は長谷川の著した『咬合学序説』[4]，藍の著した『顎機能異常』[5]などのなかに，発展した形で集約されている．

徳島大学歯科補綴学第二講座がめざした新しい咬合論

EBM
QOL

　近年，あらゆる医療に科学的根拠が求められ，術者の経験や技術に依存するところが大きい補綴治療においてもEBMを求める声を無視することはできない．今や，咬合が人々のQOLや健康に具体的にどのように影響しているかということを科学的に実証することが求められ，さらに人工臓器としての補綴装置に対して，人々の求める要求は，「嚙める」

噛み心地　　　から「噛み心地がよく快適に食事ができる」というように高度化してきている．また，そ
CAD/CAM　　れほど遠くない将来に，咬合器を使った間接法からCAD/CAMで補綴装置をつくること
　　　　　　　が一般的となる時代に変わるはずで，これらを見据えた新たな咬合論の確立が必要となっ
　　　　　　　ている．咬合に関する臨床術式のなかには，匠の世界の「勘どころ」などといわれるよう
　　　　　　　な非常に微妙で，とかく抽象的になりやすく，具体的記述がむずかしいものもある．しか
　　　　　　　し，咬合学を科学の一学問分野として位置づけるためには，そのようなものでさえもでき
咬合の標準化　るだけ多く具体化し，それらを標準化しなければならない．

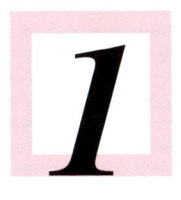

機械的咬合論の誤りを正した石原教室の研究

ナソロジー　　　1960年代はナソロジー学派の咬合論が日本に入ってきた時期である[6]．全調節性の咬
オクルーザルリコンス　合器を用いてフルマウスのオクルーザルリコンストラクション（咬合再構成）を行うみご
トラクション　　とな補綴臨床術式が紹介され，米国流のシステム化された一見合理的な術式は，熱心な補
咬合再構成　　綴臨床医の心を揺さぶった．それは，①下顎窩（関節窩）に対して下顎頭（顆頭）が最後
下顎最後退位　上方に位置する下顎最後退位から後方変曲点までの間の後方限界運動は，顎関節の骨形態
　　　　　　　や靱帯によって規制される純粋な回転運動（蝶番運動）であり，②この蝶番運動の回転軸
終末蝶番軸　　を終末蝶番軸（terminal hinge axsis）[7]と呼び，③この軸を咬合器の顆頭間軸に一致させ
　　　　　　　ると，咬合器上で任意の高さに咬合を付与できる．④下顎窩に対して下顎頭（顆頭）が最
中心位　　　　後上方に位置する蝶番軸に対応する顎位を中心位（centric relation）とし，新たに与える
　　　　　　　補綴物の咬頭嵌合位はこの中心位に設定すべきである，という考え方を基本としている．
ヒンジアキシスロ　臨床術式としては，①ヒンジアキシスロケーターを使い術者が手指で誘導して蝶番軸を求
ケーター　　　める，②蝶番運動ができる顎位（中心位）のなかから，下顎安静位などを参考に咬合高径
　　　　　　　を設定して，この顎位で咬合採得を行う，③フェイスボウを用いて顔面の基準点と上顎歯
　　　　　　　列の位置関係を記録する，④パントグラフを用いて生体の顎運動を記録する，⑤フェイス
パントグラフ　ボウ記録と咬合採得記録を用いて上下顎の模型を，作業側の顆路の調節が可能な全調節性
フェイスボウ　咬合器に装着する，⑥パントグラフ記録を使って咬合器の顆路調節を行う，である．ナソ
　　　　　　　ロジーを信奉する人たちは，この方法によれば咬合器上で咬合高径の調節も可能であり
　　　　　　　（咬合高径を変えても中心位は保たれる），限りなく生体に近い顎運動を再現しているの
　　　　　　　で，咬合器上で理想的なワックスアップが可能であると考えていた．そして，咬合接触の
食片圧入　　　与え方は，咬頭嵌合位については，咀嚼効率がよく，食片圧入を引き起こさず，咬合力が
咬頭対窩　　　歯軸歯根方向に向かうように，1歯対1歯すなわち咬頭対窩（cusp to fossa）の関係とし，
側方滑走運動　機能咬頭頂付近の3点が対合歯の小窩と3点で接触するようにして，また側方滑走運動に
犬歯誘導　　　ついては，犬歯誘導（canine guidance, cuspid protection）の咬合様式を理想とした．
　　　　　　　　このように，ナソロジーの目指す補綴臨床は，システム化された術式を用いて，クラウ
　　　　　　　ンブリッジを主とする補綴装置には非常に高い精度を要求し，全顎的な咬合再構成をみご
　　　　　　　とに行っていた．当時の日本における補綴臨床の実態は，高速切削が可能なオイルタービ

ンに続いてエアタービンが普及し始めた時期であり，石原教室の助教授であった吉田が全部鋳造冠の精密鋳造による間接法術式を実験的裏付けによって完成させ[8]，補綴学教育においても一般の臨床においても，歯冠補綴が帯環金属冠から鋳造冠に取って代わりつつある時期でもあった[9]．

ヒンジアキシスポイント　ナソロジーを信奉する歯科医師は，理論の中心となっているヒンジアキシスポイントを求めるために，患者のオトガイ部を手指で後方に強く押しつけ，後にはそのための専用の治具も開発されるなど，クラウンブリッジの咬頭嵌合位は「下顎の最後退位」である中心位に置くべしという流れが起ころうとしていた．

　ナソロジーの咬合論は，上記のように非常にシステム化され，合理的であるようにみえるが，決して研究の積み重ねによって導かれたものではなく，咬合や顎運動の研究に従事し，地道に臨床を行ってきた者にとっては，研究データや臨床実態との乖離と，あまりにも機械的すぎる術式に否定的な立場に立つ者も少なくなかった．そのなかにあって石原は，とりわけ咬頭嵌合位をこの下顎最後退位に設定することと，蝶番軸を顎運動モデルとする考え方に強く異論を唱え，これを実証すべくそれまで行ってきた顎運動咬合研究をさらに加速させ，ナソロジーのいわゆる機械的咬合論と対峙する生理的（機能的）咬合論を

機械的咬合論
生理的（機能的）咬合論　確立しようとした．

1 ベースにあった顎運動研究の土壌

　1950年代後半以降，石原教室における顎運動研究は，矯正学教室の三浦によるコンデンサー法を用いた顎運動直視装置[10]を発展させた大石[11]によるアーム型顎運動分解器を用いた電気的顎運動測定法と，下顎に2個の標点を取り付け，点滅する閃光で照明して，

電気的顎運動測定法
マルチフラッシュ法　運動軌跡を暗室内で写真撮影し，これを解析するマルチフラッシュ法によって行われていた．マルチフラッシュ法を用いた研究としては，佐久間[12]，末次[13]らの有歯顎者や無歯顎者の基本的な運動とその範囲に関する研究があり，後の河野の全運動軸発見の研究[14]

全運動軸　に発展する．大石の顎運動分解器は，川口によって差動変圧器をトランスデューサーとして用いた測定器へと改良が進み[15]，より高精度のものとなった．電気的顎運動測定器を用いた研究は，根本[16]が各種限界運動と開閉口および咀嚼運動の経路の関係について示し，藍[17]の咀嚼運動中に歯の接触滑走があるとした研究や，川口の嚥下および習慣性閉口運動時の歯牙接触位と咬頭嵌合位の位置関係を示した研究[15]などを生んだ．これとは別に真柳は，ディナーのパントグラフを用いて，各描記板に同期して描記針で打点する方法により6自由度での連続的な顎位測定を可能とし，側方滑走運動の測定・解析を行った[18]．石原教室の顎運動研究のこのような土壌は，ナソロジー学派の咬合論を，実際の測定データを示したうえで批判することを可能とした．

2 咬頭嵌合位を中心位（下顎最後退位）に置くべきではない

　咬頭嵌合位を中心位（下顎最後退位）に置くべきではないことを明らかにした石原教室の研究として大石の研究[19]がある．大石は，正常歯列をもつ新鮮屍体を用いて，咬頭嵌合位

顆頭安定位　に対応する下顎頭の位置は，下顎窩内で無理なく安定した位置（顆頭安定位）にあり，

下顎頭は関節円板の最も薄い部分（中央狭窄部）を介して，関節隆起（結節）の後方斜面と接し，決して下顎窩の最後上方に位置していないことを示した．また，川口は電気的下顎運動測定器を使って下顎運動を測定し，最後方咬合位は咬頭嵌合位の 1.05 mm 後方で，嚥下位は最後方咬合位と咬頭嵌合位の間で咬頭嵌合位の後方約 0.5 mm に位置することを示した[15]．この結果は，咬頭嵌合位が下顎最後退位（中心位）に一致しないことを示す研究として位置付けることができる．

嚥下位

3 蝶番運動モデルはすべての運動を代表するものではない

顎運動モデル
蝶番軸

全運動軸

後方変曲点

さらに，蝶番軸を顎運動モデルとする考え方に異を唱える研究として，河野は「矢状面内のあらゆる運動はある軸周りの回転とこの軸の移動で説明でき，この軸が描く矢状面内全運動範囲に対応する顆路の上下幅は 0.7 mm と非常に狭い」ことを発見し，この軸を全運動軸と命名し，全運動軸による顎運動モデルを提唱した[14]．蝶番軸が，矢状面内限界運動の切歯点経路において，最後方咬合位から後方変曲点に至る蝶番運動が可能な一部の運動にしか対応しないのに対して，全運動軸はすべての矢状面内運動に対応する軸としてその意義はまったく異なる．さらに河野は，佐久間の方法[12]に準じて，矢状面内の全運動範囲について，全運動軸周りの回転量と全運動軸の顆路上の前方移動量を求め，等回転・等移動領域を示した．また福島[20]は開口量の比較的小さい矢状面内運動について，全運動軸の移動量と回転量を詳細に検討した．これらの研究によって，矢状面内の任意の顎位における下顎頭の移動量と下顎の回転量を推定することが可能となり，全運動軸の概念の理解が容易となった．河野は，全運動軸は蝶番軸よりも平均すると前上方 4.9 mm の位置にあると報告しており[14]，2 つの軸はそのもつ意味も生体で求まる位置も異なる．

顆頭間軸が蝶番軸に一致するように上顎模型を咬合器に装着し，下顎最後退位である中心位で下顎模型を咬合させた場合と，全運動軸を顆頭間軸に一致させ，顆頭安定位に相当する顎位を咬頭嵌合位として下顎模型を装着した場合とでは，できあがった補綴装置の咬合が異なることは容易に想像がつく．本来「中心位は下顎頭が下顎窩内で緊張することなく最後上方に位置し，そこから側方運動が行えるときの上顎に対する下顎の位置」と定義されていた[21]はずである．それにもかかわらず，ナソロジー理論の中心となっているヒンジアキシスに忠実であろうとすればするほど，下顎最後退位に咬頭嵌合位を設定することになり，非生理的な位置で咬合再構成がなされたと思われる．中心位が靱帯位ともいわれたように，これ以上後方がない限界位であるというように認識していた臨床医もいたように思われる．このような補綴装置は下顎窩内で下顎頭が後方に押しやられ，関節円板が前方に転位する要因となり，また下顎頭後部に圧迫負荷をもたらすことになり，顎機能障害（顎関節症）の発症要因になったであろうことは容易に想像できる．後に，TMD の治療法に関する技術評価を行った NIH のカンファレンス[22]において，咬合治療に対して否定的な見解が出されたのも，ナソロジーの考え方による咬合治療が全米中で広く行われていたという背景があったものと思われる．

中心位
靱帯位

顎機能障害

NIH のカンファレンス

4 犬歯誘導はクラウンブリッジ補綴の最良の咬合様式であるとはいえない

シリコーンブラック法

犬歯誘導

グループファンクション

フルバランス

非作業側の接触

　中尾は，シリコーン印象材に黒鉛を配合し咬合時の印象記録を採得し，咬合接触状態を評価するシリコーンブラック法を開発した[23]．個性正常咬合をもつ被験者において，咬頭嵌合位に近い側方咬合位において非作業側の咬合接触がほとんどの被験者で観察され，咬頭嵌合位から離れるに従って作業側においては後方臼歯ほど接触の頻度は低下し，犬歯誘導の咬合様式を示す被験者はほとんどいなかった[24]．後に，藍らの調査[25]においても犬歯誘導を示す者の比率は，14.6％と小さく約半数がグループファンクションの咬合様式であったことから，作業側の犬歯が側方運動のガイドの中心的役割を担い，小臼歯や時には大臼歯もガイド歯として動員すべきであるという考え方が広く受け入れられるようになった．

　なお，ナソロジーのグループの人たちのなかでも，当初は，クラウンブリッジ補綴においても，個々の歯に外傷性の負担がかからないよう咬合圧を歯列全体に分配するフルバランスを理想的な咬合様式として採用していた．フルバランスからダミコ（D'Amico）[26]が提唱した犬歯誘導に一気に変わることには，非作業側（平衡側）の接触を強く否定したスカイラーも受け入れがたかったようで，グループファンクションが望ましい咬合様式であると主張している[27]（「コラム」参照）．中尾の研究にもあるように，咬頭嵌合位に近い側方咬合位と咬頭嵌合位から離れた側方咬合位では，咬合接触状態は大きく異なるので，咬合様式を議論するときには，側方のどの顎位での接触であるのかを明示したうえで議論しなければ意味がなくなる．

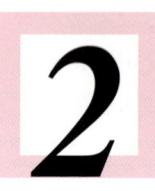

石原後の咬合・顎運動研究から咬合学の体系化をめざす新しい咬合論へ

咬合学の体系化

　現在では，中心位（下顎最後退位）に咬頭嵌合位を置き咬合再構成を行っている補綴臨床医はほとんどいないと思われ，石原咬合論はその役割を十分に果たしたと思われる．咬合学を新しい学問体系として確立するためには，いろいろな考え方があると思われるが，以下のような内容が盛り込まれている必要があると考える．

（1）咬合・顎運動の何をどうとらえ・表現するか
（2）望ましい咬合とはどのようなものか
（3）咬合をどのようにして形にするか
（4）咬合のメインテナンス

　これら4つのテーマについて，それぞれを客観的な研究データに基づいて，できる限り具体的に示す必要がある．現在までの研究では，咬合学を体系化するためのデータが不足しているが，これまでの研究業績を示しながら，体系化のためにさらに何が必要かについても述べる．

1　咬合・顎運動の何をどうとらえ，表現するか

　咬合（顎運動）をとらえ，客観的に表現するためには，「咬合の何を，どの視点でみるべきか」が最初にあり，みるべきものや視点が明確になったらそれを，「どのような手段でとらえるか」，そして次に，とらえたものを記録として残し，人に伝えるために，さらには臨床の指針となる基準づくりのために，「どのように表現するか」の3つが必要である．

1－咬合の何をどの視点でみるべきか

　研究の対象として咬合を扱う場合には，咬合に関係するあらゆる事項，事象がみるべき対象となるが，歯科臨床に焦点を絞ると，咬合診断と咬合治療に関連する事項に重点が置かれることになる．

　咬合は歯科臨床のあらゆる場面で関係しているが，それぞれの場面で咬合をみる視点やとらえ方は異なってくる．たとえば，咀嚼効率の良い補綴装置を製作し装着するときの視点，咬合性外傷や歯周病からの視点，あるいは顎関節症と咬合異常の因果関係を考えるときの視点などさまざまな視点がある．このように咬合に関してさまざまな場面や視点があるが，どのような咬合が「良い咬合」であり，あるいは「悪い咬合」であるかはすべてに共通したテーマである．しかし，実際の臨床の場面では，咬合を客観的に表現・評価する明確な基準がないことに気づきつつも，歯科医師は経験で補って臨床を行っているのが実状である．

　従来より咬合についてさまざまなとらえ方があったが，咬合を以下の5要素（要件）に分類したとらえ方[28]は合理的である（「第Ⅱ編　第1章　咬合診断のための基本的事項　1　咬合の5要素」ほか参照）．

①咬頭嵌合位が適切な位置にある．
②咬頭嵌合位で安定した咬合接触がある．
③滑走運動をガイドする部位が適切である．
④滑走運動をガイドする方向が適切である．
⑤咬合平面や歯列の位置・滑らかさが適切である．

咬合の5要素
評価パラメータ

　咬合の5要素について，それぞれの要件を満たす評価基準を確立することが求められているが，そのためには評価項目や評価パラメータを選択し，決定する必要がある．いまだ未解決な点も多いので，咬合研究をさらに進めて十分なエビデンスを蓄積し，学会レベルで咬合診断のガイドラインとして取りまとめることが望まれる．2002年に報告された日本補綴歯科学会の「咬合異常の診療ガイドライン」[29]は一つの指針として意義は認められるが，客観的（定量的）評価という点では，必ずしも十分であるとはいえない．

咬合異常の診療ガイドライン

2－どのような手段でとらえるか

　何をみるべきか，評価項目や評価パラメータが決まったら，それらを評価するために最もふさわしい検査（測定）手段を選択し，あるいは新たに開発して，健常者や異常者を対象とした測定を行い，これをデータベースとして構築する必要がある．

データベース構築
咬合紙
透過状態
過高部位

　古くより臨床で使用されている咬合紙は，咬合接触部位を判定するうえで簡便な診査手段であり，咬合紙の透過状態から10μmの過高部位を評価できる[30]といわれているが（「第

Ⅱ編 第2章 咬合に関する診査法 ②　咬合診断の実際」参照）．定量的な評価法とはいい難い．咬合紙記録の透過像だけから，咬合接触部位を特定するのはむずかしく，咬合面の印記部位を確認しながら接触部位を識別しなければならない．これに対して，中尾の開発したシリコーンブラック法[23]は，咬合接触部位が明確に識別可能であるという利点があるが，印象材の硬化まで顎位を保持しなければならない点，歯に印記が残らない点およびコスト面などの短所がある．一方，画像処理の技術を使って，バイトチェッカー（ジーシー社製）の透過像を歯列模型の咬合面の写真に重ねて，咬合接触部位を明示するアド画像法[31]は咬合接触状態をビジュアル化した点において優れているが，これらはあくまでも咬合記録のある1顎位の静的な咬合接触状態を評価するだけである．デンタルプレスケール（ジーシー社製）やT-Scan（ニッタ社製）はシステムがもつ解析ソフトによって，咬合圧の要素を加えた咬合接触面積，歯列全体での咬合接触（圧）のバランスなどが表示されるが，センサーシートを上下歯列間に介在させるために，咀嚼中の咬合接触などの動的咬合接触状態の評価には適していない（「第Ⅱ編　第2章　咬合に関する診査法 ①　各種の診査法」参照）．

　計算機の処理速度の向上とメモリー容量の飛躍的な増加により，6自由度顎運動測定データと歯列の形態データを統合し，咬合面上の各点と対合歯咬合面との距離を計算することで，運動中の任意の顎位における咬合接触あるいはクリアランスの状態を観察・解析することが可能となった[32,33]．大久保らは，側方滑走運動および食品を介した咀嚼運動中の咬合接触状態を歯列全体で観察・解析することに初めて成功し，咀嚼の第4相で非咀嚼側の接触が早期に現れることを示した[34]．後に安陪[35]，三好[36]は，このシステムを用いて咀嚼運動における臼歯部各咬合小面の役割を検討した．顎運動中の咬合接触の測定に関する報告は他にもある[37,38]が，現在のところいずれも研究段階であり，解決しなければならない問題もあって，臨床への普及には今少し時間がかかると思われる．特に，歯列模型の計測については，接触式の三次元測定機を使用すると時間がかかりすぎ，非接触式の測定装置では石膏模型の計測精度が十分得られないなどの問題がある．臨床に普及するためには，システムの精度と操作性を改善しなければならない．CAD/CAMを用いて咬合面形態を自動的に設計しクラウンを製作するためには，咬合面形態を高精度で効率的に計測する機器と，使い勝手の良い6自由度顎運動測定器[39]および，それぞれを統合し動的な咬合接触状態を観察・解析できる咬合可視化装置[40]（「第Ⅰ編　第3章　咬合と顎運動—咬合をダイナミックにとらえるために— ④　顎運動と歯列形態・顎関節形態の可視化」参照）の完成を待たなければならない．咬合管理学分野で開発した磁気式6自由度顎運動測定器のなかで，口腔外に小型三軸コイルを2組設置する磁気方式6自由度顎運動測定器（CS-Ⅱi）[41]は操作性が良く，健常者や臨床研究における患者の測定にも用いられ，たくさんの測定データを現在も収集している．このほかに，小型のコイルを口腔内に設置する測定器も開発中であり[42,43]，フェイスボウがないので，咀嚼などの機能時だけではなく，夜間睡眠中の顎運動測定も可能となっている[43,44]．

　咬合接触の測定に加え，顎関節断層撮影，CTやMRIなどの画像検査から得られる顎関節部の3次元形態データを統合する[45]ことにより，ブラキシズム中の咬合接触や関節隙などの評価が可能となる．これらのシステムのプロトタイプはできており，測定精度を高め実用レベルに改良し，顎関節の動態を考慮に入れた咬合可視化装置として完成させる

ことになっている．これを用いれば総合的な咬合診断ができるようになり，咬合治療の水準を高めるだけではなく，噛み心地の良い咬合の追求，咬合と顎機能障害の因果関係，さらには咬合とQOLの関係などの研究も飛躍的に発展する可能性がある．

3－咬合・顎運動の標準化のための基準の統一（どう表現するか）

みるべき対象も，どの基準でみるかによっては違ってみえてくるし，とらえた現象もどのように表現するかによって他者への伝わり方にも影響する．そのようなことが起こらな

用語や基準の統一

いためには，用語や基準の統一などの標準化が必要である．これまで，歯科の分野，とりわけ経験や技術が幅を利かしてきた補綴領域ではそのような混乱があったように思われる．中心位という用語は，定義が下顎窩内の「最後上方」から「最前上方」へと途中で変わり，その後も臨床家はどちらの定義であるかを明確に示さないままこの用語を使っていたので，種々の混乱が生じていた．このことに代表されるように，使用する用語や術式などは明確に定義され，同じ定義のもとに使用されなければならない．「どのように表現す

咬合を科学の俎上に載せる

るか」は咬合を科学の俎上に載せるために特に重要な要素であるといえる．

1）座標系と参照点（「第Ⅰ編　第3章　咬合と顎運動―咬合をダイナミックにとらえるために―　①基準点，基準線，基準面」参照）

座標系の統一
参照点

顎運動や咬合を定量的に評価し，またデータを相互に比較するためには，座標系の統一と，運動を表記する参照点の明記が不可欠である．さまざまな座標系が用いられているが，座標系が異なると，運動方向や咬合小面などの面の向く方向を表す値も変わってしま

基準座標系

うので，角度等を厳密に表現・評価するときには，基準座標系をどのように設定したかを明確に示されなければならない．また，同じ座標系であってもこれを規定する基準点，基

基準点
基準線
基準面

準線，基準面も統一されなければならない．座標系やどの点の運動であるかを表示する参照点が曖昧であると，患者（被験者）間はもとより，同一患者においても，たとえば日を変えて測定したデータ間において，データを直接比較することができなくなることもある．

座標系の水平基準面の設定においては，古くより皮膚上の基準点からフランクフルト平面やカンペル平面などが用いられてきた．これらの平面を決める耳部の基準点においても，「耳珠中央」，「耳珠上縁」，「外耳道上縁」など種々あり，必ずしも統一がとれていなかった．皮膚上の点を基準点とすることは，再現性は良いとはいえないが簡便であり，従来から広く用いられてきたこともあって，共通の理解が得られやすいという利点がある．しかし，顎運動計測や解析および評価の目的によっては，より再現性にすぐれた基準が必要となる場合がある．

徳島大学ヘルスバイオサイエンス研究部咬合管理学分野（旧歯科補綴学第二講座）では，

測定器座標系
生体座標系

6自由度顎運動測定器（MM-JI）の開発以来，測定器のもつ座標系と生体の座標系とを重ね合わせるために，基準点（標点）の規定を以下のように行ってきた[46]．測定器の座

生体標点測定針

標系における位置測定が可能な生体標点測定針を用いて，口腔内で上顎左右側の第一大臼歯中心窩と左右側上顎中切歯の切縁隅角の中点（上顎切歯点）の3点を指示し，この位

上顎咬合平面

置の座標を取り込みこれを生体の上顎咬合平面とし，測定器座標系（生体座標系）の水平基準面とする．さらに，3点の重心座標を原点とし，原点と上顎切歯点を結ぶ直線をX軸（前後軸：前方が＋），咬合平面上でX軸に垂直な軸をY軸（左右軸：左方が＋），両軸に

対して垂直な軸をZ軸（上下軸：上方が＋）とする右手座標系を採用してきた．右手座標系は従来より大学の一般教育用の教科書で広く採用されてきた座標系であり，最近では，顎運動の表示に際してこの右手座標系を用いて顎運動を表記する場合が多くなっている．上顎の歯列模型上に生体の咬合平面と同じ基準点を用いることで，歯列模型の座標系が設定でき，生体座標系と高い精度での重ね合わせが可能となる．さらに顎関節画像の形態データの座標系と他の座標系の重ね合わせのために，田中は，歯列に標点治具を装着した状態で顎関節断層エックス線撮影を行って顎関節画像に標点を映し込み，顎関節周囲の3次元形態と標点の位置関係，標点治具と歯列の位置関係を算出する方法を考案した[45]．

以上のような座標系の統一のほかに，どの点の顎運動を評価するかという参照点の明示も必要である．たとえば，切歯点の運動というときに，それが切歯点の運動であるのか，測定器が表示する切歯前方の点なのか，顆頭点では，顎関節部の外側の点であるか下顎頭そのものの運動であるか，さらに，矢状面内の参照点においても平均的顆頭点か蝶番軸（点）か全運動軸（点）かを明記しなければならない．回転運動の中心となる下顎頭の運動を評価する場合，参照点によっては運動方向が逆になることさえある．

したがって，顎運動の評価パラメータ値を比較する場合には，座標系と参照点を統一することが望ましい．仮に統一的なものを用いない場合でも，それぞれをはっきりと定義し明示したうえで表現・評価がなされていれば，相互の変換も可能となる．

2）顎運動の表現法（下顎運動と相補下顎運動）

また，顎運動の表現方法について，古くより下顎が動き上顎は頭蓋の一部で動かないものとして，下顎運動を観察し表現も下顎運動で統一していた．しかし，ギージー[47]の時代より，上顎に描記針があり下顎に描記板があるゴシックアーチ記録では，下顎を基準にした上顎の運動経路が描記されており，また，咬合器は上弓が動き，多くの咬合器は下顎側に顆路調節機構をもつコンダイラー型であった．坂東らは，下顎を基準とした上顎の運動を下顎運動と区別して相補下顎運動と名付けた[48, 49]（「第Ⅰ編　第3章　咬合と顎運動―咬合をダイナミックにとらえるために―　2　顎位，顎運動の表現方法」参照）．上顎の咬合面形態を考えるときは，対合歯の下顎運動を考慮すればよいが，下顎の咬合面形態を考えるときは対合する上顎の歯の下顎に対する相対的な運動を考える必要がある．顎運動は単なる回転運動ではなく並進運動をともなう複雑な運動であるので，相補下顎運動は下顎運動を単純に鏡面対称とした運動とはならないことに注意が必要となる．

3）6自由度（立体的）顎運動のモデル

矢状面内運動のモデルとして，蝶番運動のモデルと全運動軸モデルについては上で述べた．立体的運動はさらに複雑な運動となるが，矢状面内の運動について求めた全運動軸と同様に，3次元内のあらゆる顎運動に対して運動経路の上下的な幅が最小となる点を左右の下顎頭部に求めることができ，鈴木はこれを運動論的顆頭点と名付けた[50]．運動論的顆頭点は下顎運動に対しても相補下顎運動に対しても求めることができ，それぞれ運動論的顆頭点および相補運動論的顆頭点という．

あらゆる立体運動は左右の運動論的顆頭点を結ぶ顆頭間軸の移動と顆頭間軸周りの回転とによって表現することが可能であり，これを運動論的顆頭点を用いた顎運動モデルとい

うことができる(「第Ⅰ編 第3章 咬合と顎運動—咬合をダイナミックにとらえるために— ② 顎位，顎運動の表現方法」参照)．

顎間軸　　　さらに，鈴木[51]は下顎運動と相補下顎運動を統一的にとらえる数学モデルとして顎間軸の概念を提唱した．顎間軸モデルは任意の2顎位間における剛体としての上顎と下顎の位置関係を表すことができ，上顎を基準としたときには，下顎がある顎位から次の顎位へ運動するとき，この軸の周りをθだけ回転し，軸に沿ってtの距離を移動したと表現することができる．一方下顎を基準にしたときには，上顎はこの軸に対して$-\theta$だけ回転し，$-t$の距離を移動したというように表現することができる．一つの軸で点の運動だけではなく，立体としての上顎と立体としての下顎の6自由度運動を統一的に表すことができる[52]．

4) 咬合小面の表現法 (「第Ⅰ編 第4章 咀嚼と咬合面形態 ③ 咬合面形態と咀嚼運動」のコラム1参照)

　　　　　　咬合接触状態を表現するとき，咬合紙のカーボンが咬合面に印記された部分をどのように言い表すかについて，過去には簡易で合理的な表現法がなかった．たとえば「上顎右側第一大臼歯口蓋側咬頭内斜面の遠心部分の接触が強すぎる」というような言い方になる．面の存在する解剖学的な場所を正しく表しているが，活字ならまだしも耳で聞いただけでは，面の向く方向などを容易にイメージしにくいのではないだろうか．シリコーンブラック法を開発した中尾は，歯列上の咬合小面を上顎62面，下顎70面に分類した[23]．この

咬合小面の分類　分類は天然歯の咬合小面を観察し，面を傾斜角と方位角で表して咬合面上で観察され区別
傾斜角　　　　できるあらゆる咬合小面に順次記号をつけた尾花[53]の分類に改良を加えたものであった．
方位角　　　　このように出現しうるすべての咬合小面に記号を付ける方法とは異なり，咬合小面を咬合面のどの斜面に存在し，どの方向を向いているかによってパターン化し分類する試みもあ

ギージーの咬合小面学説　る．古くはギージー[47]が，咬合小面学説で人工歯の咬合小面を，前方，平衡，後方の各咬合小面に分類したのも，咬合小面のパターン分類の一つである．天然歯に主眼を置いたパターン分類としては，臼歯部咬合小面を頬舌的にみて咬合面のどの斜面に存在しているA，B，Cコンタクト　かによってA，B，Cコンタクト(咬合小面)に分類したThomasの分類[54]がある．「B
A，B，C咬合小面　コンタクトが強すぎる」といえばすぐに「あの面のことだ」とわかる．このA，B，Cの分類に加えて，面の向く近遠心的方向から分類したM，Dを加えて，AM，AD，BM，
AM，AD，BM，BD，　BD，CM，CDの6通りの咬合小面に分類することができる[55]．先ほどの，咬合面の表現
CM，CD咬合小面　法として「口蓋側咬頭の遠心内斜面」を「BD咬合小面」すなわちB咬合小面で近遠心的には遠心に向いた咬合小面に置き換えることができる．こちらのほうはA，B，C咬合小面のようには一般的になっているとは言い難いが，機能的な意味を含めて咬合小面を評価する場合などにおいて便利な表現法である．

咬合小面の向く方向　咬合接触をより客観的に評価する必要がある場合には，咬合接触のある咬合小面の向く
法線ベクトル　　方向を面に立てた法線ベクトルで表し，接触範囲を重心の座標と面積で表すことにより，
咬合接触の定量的表現　咬合接触を空間座標系に定量的に表現することができる．また，咬頭嵌合位で接触のある咬合小面や，運動を誘導する咬合小面がM型であるかD型であるか，あるいはA，B，Cのいずれの型であるかは，機能的に重要な意味をもっており，面の向く前後的方向の程
AP値　　　度を表す指標として，中野は法単位ベクトルのX成分をAP値 (M型，D型の度合い)

| ML値 | とし，Y成分をML値（内外的方向の度合い）として，傾斜を表すZ成分と合わせて，咬合小面の特徴を定量的に表すことを提案した[56]．以上のような表現方法は将来CAD/CAMで咬合面を製作する場合には重要となる． |

② 望ましい咬合とはどのようなものか（評価基準の設定：咬合の診断）

| 望ましい咬合
正常咬合 | 　共通の表現・評価手段をもったなら，次に「良い咬合」，「悪い咬合」の評価基準を定める必要がある．正常咬合について『歯科医学大事典』には「咬頭嵌合位において上下顎の歯が解剖学的に正常と思われる咬合状態にある場合を正常咬合という」と定義され，解剖学的（形態的）な特徴が記載されている[57]．さらに，仮想正常咬合，典型正常咬合，個性正常咬合に加え，「歯のわずかな捻転などはあっても機能的にはなんら支障がないもの」 |
| 機能正常咬合 | と定義されている機能正常咬合が正常咬合を表す用語として記載されているが，いずれも定義は抽象的である． |

　「顎機能に調和し，しかも噛み心地の良い咬合」を追求する補綴学の立場からは，正常咬合は解剖学的な要件の他に機能的要件を満たした定義および具体的（定量的）な評価基準が必要であるが，現状では明確な評価基準が確立していない．

　咬合をひとくくりにとらえるのではなく，咬合の5要素に整理してそれぞれについて定量的な評価ができるようにパラメータを選択し，顎機能健常者および障害者における実態を調査し，種々の階層に分けたデータベースを構築する必要がある．特に，咬合にかかわる歯科臨床は，記述さえ明確であれば介入研究として莫大なデータベースが構築できる．

咬合の具体的評価基準	そのためには，介入量と治療効果（アウトカム）の定量化が必要であり，とりわけ咬合の具体的評価基準を定めることが重要である．また，実験的介入研究を行う場合も，サンプ
NIHのカンファレンス	ル数が制限されるので，さらに厳密な介入量の定量的規定が必要となる．前述のNIHのカンファレンスの結論に対して，Alanenは病因疫学論的に問題があると指摘し，その理
病因疫学論 咬合の標準化	由の一つとして，咬合の異常，正常の標準化ができていないことをあげている[58]．

　以上のように，咬合をできる限り客観的に評価して，実態調査に基づくデータベースや臨床および介入研究の知見を集約して，正常咬合というよりは「望ましい咬合の評価基準」を先ず定めて，更なる知見の積み重ねによってこれを随時改訂すればよい．人々のQOLや健康に咬合がどのように影響しているかのエビデンスは，望ましい咬合の評価基準づくりから始まるといっても過言ではない．

　以下に，望ましい咬合の評価基準設定の基になる考え方や研究成果を，咬合の5要素をある程度念頭に置いて述べる．なお詳細については「第Ⅱ編　第1章　咬合診断のための基本的事項　①　咬合の5要素」で述べる．

1-咬頭嵌合位

| 咬頭嵌合位の位置 | 　5要素の内の1番目の要素は「どの位置に咬頭嵌合位を設定するか」という咬合採得に関する要素であり，咬合の5要素で最も重要な要素であるといってよい．咬頭嵌合位が適切な位置にあることの評価には，臨床症状，歯列正中の偏位，ゴシックアーチのアペックスやタッピングポイントとの位置関係，画像検査による顎関節空隙などが用いられてきた[28]．これらをより具体的（定量的）に表すことが咬合評価の客観化に繋がるが，客観 |

的評価法は確立していない．

ゴシックアーチのアペックス
タッピングポイント
筋肉位

　従来より，義歯の咬合採得で行われているように，ゴシックアーチを描記させて，下顎最後退位のアペックスを基準として，左右に偏ることのない前方（約0.3〜1.0 mm）にタッピングポイント（筋肉位）があることを確認し，この位置を水平的下顎位として設定する方法が行われてきた．タッピングポイントが咬頭嵌合位にほぼ一致することは，臨床観察や川口[15]の測定データを根拠にしている．仰臥位でのタッピングはカンペル平面を水平にしたときよりもタッピングポイントが前方になり，ばらつきも大きいなどの報告[59]がある．筋肉位に相当するタッピングポイントは，咬合採得時の水平的顎位決定法として古くより広く用いられているが，さらに顎位決定の精度を高める必要はある．咬頭嵌合位が本来の位置になく，後方や側方に変位したために，顎機能障害の症状を惹起したと思われる症例に多く遭遇する．現在の咬頭嵌合位が適切な位置にあるかの診断や新たに咬頭嵌合位を決定する咬合採得において，下顎最後退位や筋肉位は非常に重要な基準位（参照位）であることは将来も変わらないであろう．

咬合採得
水平的顎位決定法

　咬頭嵌合位の評価基準として，大石の顆頭安定位[19]が目標となるが，実際の臨床においてこれをどのように求めるかについて術式は確立していない．

顆頭安定位
顎位決定法
タッピング運動

　顆頭安定位を目標とする顎位決定法として，池田ら[60]はカンペル平面を水平にして，開口量30 mmの位置から，3 Hzでタッピング運動を行わせることを提案している．なお，顆頭安定位の評価においては，下顎窩のなかで下顎頭がどの位置にあるかを評価する必要があり，エックス線画像上で，下顎頭の前後部の関節隙の比率で評価した方法[61]などがある．咬頭嵌合位と最後方咬合位の距離（IP-RCP間距離）は健常者より顎機能障害者で小さく，またこの距離が小さいと下顎頭は下顎窩内で後方の位置をとる可能性があることを示した細木らの研究[62]があり，咬頭嵌合位の設定には顎関節の画像所見とIP-RCP間距離を指標として加えることも重要であると思われる．

関節隙
IP-RCP間距離

　咬合採得の臨床術式として古くからさまざまなものがあり臨床に定着しているが，目視によって顎位を評価することが多いので，術者の経験による差が出やすい．患者に負荷がかからず生理的な状態で記録が可能で，なおかつ，リアルタイムで切歯点と顆頭点の運動記録が観察できる顎運動測定器が開発されれば，咬合採得中の顎位を確認できるようになる．タッピング法をはじめ，従来から咬合採得の術式として臨床に定着している各種術式を，顆頭位や切歯点の位置をモニターしながら行うことで，より正確に咬合採得を行うことができるようになる．

顎運動のリアルタイムモニター

　一方，筋電図を用いて咬頭嵌合位を推定しようとする試みも行われており，左右側の咬筋と側頭筋前部および後部の6筋の最大噛みしめ時の筋活動量（噛みしめ値）の総和が最大となる位置が咬頭嵌合位に相当するという研究報告[63]などがある．筋電図だけで咬頭嵌合位を決定するには，空間分解能的な面で限界があるのではないかと思われるが，咬合は咀嚼筋群との調和が必要であることから軽視できない．

下顎安静位
安静空隙量

　また，咬頭嵌合位の垂直的位置を表す咬合高径については，従来より下顎安静位を基準として，安静空隙量が約2〜3 mmであることから，この距離を差し引くことで咬合高径を決定する方法が一般的であった．下顎安静位は非常に安定したもので，生涯不変であるといわれていたが，坂東のテレメータによる研究[64]で，日内でも変動があり，また安静位を越えて咬合挙上をした症例で，しばらくして後に新たな安静空隙が生じたという石原

らの報告[65]もあり，決して生涯不変の安定したものではないことが示されている．平林[66]は切歯点の下顎運動範囲のなかで咬合の高さや水平的な下顎位を種々変えそれぞれの顎位で最大咬合力を測定し，切歯点の全運動空間（ポッセルトフィギュア）内での等咬合力曲線（等力線図）を描いた．これによると，最大咬合力を発現できるのは咬頭嵌合位より約10mm高い位置であったと報告している．咬合高径の許容範囲は咬頭嵌合位の水平的位置の許容範囲よりかなり大きいと考えられている．下顎安静位を利用した方法のほかに，臨床術式として広く行われているWillis法や発音を利用した咬合高径決定法についても，上記の簡便に顎位をモニターできる測定器があれば，精度は上がるはずである．

等力線図

咬合高径決定法

なお，咬頭嵌合位の位置は切歯点での位置だけでは表現・評価することができないことはいうまでもないが，左右側の顎関節における下顎窩と下顎頭の間隙を含めた位置関係と歯列での位置関係を併せて，全体として（6自由度で）評価したものでなければならない．

最近になって板東，重本らは，矢状面内の全運動範囲のなかで，咬頭嵌合位からの開口距離で10mmの運動範囲を除いた顎運動から，全運動軸を精度良く求められることを示した[67]．全運動軸が求まれば，咬合高径は全運動軸周りの回転量を与えることで咬頭嵌合位を決めることができる．顎運動測定器の座標系で上顎歯列の形態データと下顎歯列の形態データおよび顎運動データを統合することで，計算機上で顎運動の再現が可能となり補綴装置の咬合面形態を設計・製作できるようになる．これは全運動軸という顎運動モデルを利用して，顎運動から咬頭嵌合位を決定し，さらにCAD/CAMにつなげることを見据えたものであるが，実際の術式に発展させるには種々の工夫が必要である．

全運動軸

顎運動から咬頭嵌合位を決定

また，一つの術式だけで咬頭嵌合位を決定するのではなく，上に述べたモニタリング下で行う従来の臨床術式，顎運動，筋活動，顎関節画像所見など異なった方法を複数用いて，それぞれの方法ごとに咬頭嵌合位の存在可能領域を求め，領域の重なる最大公約数的な範囲を求めることで，患者にとって最適な咬頭嵌合位を非常に狭い範囲（点）で求めることができると思われる．そのためには，各術式の座標系を精度よく重ね合わせる必要がある．咬合器で補綴装置を製作する場合は，チェックバイト記録が生体の座標系と咬合器の座標系を重ね合わせる仲立ちとなっている．将来，CAD/CAMで補綴装置をつくる場合には，生体標点測定針[50]がチェックバイトの代わりに座標系の重ね合わせの役割を担うようになり，顎運動と歯列の形態・位置情報から咬合面形態を理論的に導く方法を用いれば，咬合器もチェックバイト記録も不要となる．

チェックバイト記録

生体標点測定針

「咬頭嵌合位が適切な位置にあるか」「咬頭嵌合位をどこに定めるか」は咬合診断，咬合治療の最も基本的な部分であり，古くからの咬合研究の大きな目標であったが，いまだに客観的で具体的な答えは出ていない．近い将来，術者の経験に頼る必要のない合理的な咬頭嵌合位決定法が提案されることを期待する．

2-咬合接触（望ましい咬合接触とは）

Hellman[68]は，理想的な咬合における上下の歯の接触は138カ所であるとしているが，健常歯列においてもこれだけの接触箇所をもつものはまずいないと思われる．ナソロジーの1咬頭3点の接触が安定した咬合の要件であるとしているが，これも，理想的な咬合像であり，健常有歯顎者がこれだけの咬合接触点数をもっているというものではない．

日本補綴歯科学会の「咬合異常の診療ガイドライン」[29]の正常な咬合接触の基準の一つ

に，咬頭嵌合位への閉口時に早期接触がなく安定した咬合接触があることをあげ，その具体的な基準として以下の4点をあげている．

　a．閉口時に複数の歯が同時にあたる
　b．両側の咬合接触にバランスがある
　c．接触数は，片側4点以上が必要である
　d．弱い噛みしめでの接触位置が強い噛みしめでも変化しない

これらの要件を定量的に表現し基準を定める必要がある．石川ら[69]はGCN-I CAD SILICONE（ジーシー社製）記録にアド画像処理を施し，健常者と顎機能障害患者の咬合接触歯数，咬合接触点数，咬合接触面積，咬合接触域指数（咬合域面積を歯列域面積で除した値），左右的バランス値，前後的バランス値，接触咬合支持域数，咬合小面別接触歯数などを比較検討したところ，咬合接触点数は，健常者で42点であるのに対して顎機能障害患者では13点と有意に小さく，その他の咬合接触面積，咬合接触域指数，接触咬合支持域数でも両者に有意差があったと報告している．日本補綴歯科学会の片側4点以上の接触という条件は，具体的な基準であるが，片側であるにしても上記のHellmanの138箇所と比較すると極端に少なく，石川らの顎機能障害患者の平均値に比べても少ない数である．4点以上という基準は最低限必要であるという意味の数字であり，4点あればよいと読み違えないほうがよい．また，噛みしめ時に咬頭嵌合位を変位させないための条件としては，接触歯数の多寡よりも咬合接触域に何か所接触があるかという接触咬合支持域数や，歯列全体で咬合接触部位が広く配置しているかを評価する咬合接触域指数や左右的バランス値などのほうが基準として適していると思われる．また，噛みしめ時に歯を歯軸方向へ変位させるという要件と関連が深いのは，どの咬合小面に接触があるかであり，咬合小面別接触歯数が評価パラメータとなる．B咬合小面の接触は咬合支持と咀嚼機能の役割に加え噛みしめ時の隣接歯間接触関係の観点からも重要である[70]．

また，力の要素を加味して咬合接触状態を評価する装置として，デンタルプレスケールシステム（ジーシー社製）と，咬合圧に時間の要素を加え動的咬合解析を可能としたT-Scanシステム（ニッタ社製）がある．早期接触部位の識別や歯列上の咬合圧の分布，バランスおよび重心の位置などを評価することができる．

これらのパラメータについて，前述したような階層別のデータベースを構築することにより，平均値や標準偏差値を評価基準として臨床に応用することが可能となる．

竹内らは，上下顎の咬合面間の接触およびクリアランスの状態と咀嚼効率の関連を調べ，咀嚼効率には咬合接触だけではなくその周囲の近接域の面積も影響していることを示した[71]．咬合をより詳細にかつ動的に評価するためには，前述の咬合可視化システムによって，近接域を含めた咬合接触状態の解析が必要であることを示しており，噛みやすく，噛み心地のよいクラウンを追求するうえで重要なポイントであると思われる．

3-歯のガイド（部位と方向）

歯のガイドには側方などの滑走運動をどの歯のどの咬合小面で誘導するかというガイド部位に関する要素と，滑走運動をどの方向に誘導するかというガイドの方向という2つの要素がある．どの歯で誘導するかについては古くから種々の検討がなされてきたが，どの咬合小面で誘導するかについてはほとんど議論がなかった．中野らは，側方滑走運動を誘

導する咬合小面はM型が望ましく，D型は下顎を後方に誘導しやすいので好ましくないとした[72, 73]．この考えは実験的介入研究で裏付けられており[74, 75]，側方ガイドの評価基準の一つになっている．前述したように咬合小面に立てた法線ベクトルのX成分であるAP値を用いることにより，M型，D型の程度を定量的に表すことができる[56]．

下顎の逆回転
顆路

側方滑走運動におけるガイドの傾斜については，中野は側方滑走運動における下顎（全運動軸）の回転に着目し，側方滑走運動時に下顎の逆回転を生じないという条件で，平衡側顆路（矢状顆路角との角度差は小さい）から歯のガイドの傾斜を導く方法を提案した[76]．前方滑走運動については，河野ら[77]が矢状顆路から前方ガイドの傾斜を導く方法を提案している．顆路傾斜に比べて，ガイドの傾斜が緩いと，関節円板前方転位の要因となるという報告[78]もあり，滑走運動時に逆回転を生じないという条件は，新たに咬合を構築するうえで，重要な指標となっている．竹内ら[79]はそれまで報告された側方滑走運動時の下顎の回転量について検証し，切歯点での移動距離で標準化した単位全運動軸回転量（移動距離1mmあたりの全運動軸の回転量）は，約0.15°であり，これを基準とすることを提案している（「第Ⅱ編　第3章　咬合の5要素に基づいた咬合治療　②　歯のガイド」参照）．さらに，これを実際に咬合器で与える場合は，前方のチェックバイトで矢状顆路角を調整し，矢状切歯路角を矢状顆路角より5°急にし，さらに側方切歯誘導角（側方ウイングの仰角）を15°にすると標準的な回転量がえられるとしている．このような臨床術式が定着するまでにはもう少し時間がかかると思われるが，咬合研究成果を臨床に反映させることは大切である．

関節円板前方転位

単位全運動軸回転量

顎運動の評価パラメータ

上田ら[80]顎運動の各種評価パラメータのうち，歯のガイドに関するパラメータについて15名のデータから一応の基準値（標準値）を求めている（「第Ⅰ編　第3章　咬合と顎運動─咬合をダイナミックにとらえるために─　②　顎位，顎運動の表現方法」参照）．種々の標準値は健常者の平均値や標準偏差値として参考になるが，個々のパラメータをそのまま標準値として使用するのではなく，他のパラメータとの関連で相対値を参照したほうがよい場合がある．たとえば補綴装置に与えるガイドの傾斜を決めるときには，ガイドの傾斜を健常者の平均値に合わせるのではなく，上述のように下顎の回転量を標準値に合わせるほうが望ましいという例がこれに該当する．

中野らは，過去にガイドの方向を量的要素としガイド部位を質的要素とした[28]が，部位についても，上述のようにガイドする咬合小面を座標系のなかで定量的に表せるので，質的要素といういい方は適切ではなかった．

咬合の5要素には，このほかに咬合面および歯列に関する要件があり，彎曲度やアーチの大きさなどの形態を共通の座標系上に定量的に表し，さらにそれぞれの形態をパターン化することで評価が容易になると思われる．

咬合の5要素に関する評価基準を定めるために，必要なパラメータを抽出，整理して大規模なデータベースの構築が待たれる．

③ 噛み心地の良い咬合をどのようにして形にするか

咬頭嵌合位と顎運動を完全に再現できれば，口腔内でまったく咬合調整を必要としない補綴装置を製作することができるはずであり，ナソロジー学派のオーラルリハビリテー

ションもこの考え方に基づいていた臨床術式を完成させていた．複雑な機構をもつパントグラフで下顎運動を測定し，非作業側だけではなく作業側の顆路も再現できる全調節性の咬合器上で1咬頭3点の咬合接触を目標としたワックスアップを行い，犬歯誘導の咬合様式をもつ補綴装置を製作していた．しかし，咬合器上で十分に調整されたはずの補綴装置も，口腔内に試適すると，意図する咬合状態になっていないことも少なくなかった．咬頭嵌合位を非生理的な中心位（下顎最後退位）に設定したことや，間接法術式のもつ誤差による浮き上がりのほかに，調節機構が複雑であればあるほど操作上のエラーを起こしやすいことなどに起因しており，リマウントを行って咬合器上で再度咬合調整を行うという煩雑さをもたらしていた．

|間接法術式
浮き上がり| 松下は，間接法術式では必ず200～300μm程度の浮き上がりがあるので，口腔内での咬合調整は不可欠であることを示した[81]．真柳は，咬合器の調節機構と生体の顎運動の再現度の関係を咬合面形態への影響度という観点から種々検討し，非作業側顆路の誤差の許容範囲は矢状顆路に比べて側方顆路のほうが大きく[82]，また，生体顆路のもつ彎曲を再現しなくても，咬合面の形態に及ぼす影響はそれほど大きくない[83,84]ことを数学的に示した．長谷川はこれらを根拠に，補綴装置は口腔内での咬合調整は不可欠で，咬合器には生体の顆路を完全に再現しなくてもよいという近似再現の概念を提唱した[85]．

近似再現

意図する咬合面形態が得られない
咬合参照面

実際の補綴臨床において，特に上下顎の補綴治療を同時に行う場合などで，意図する咬合面形態が得られないことがあり，その理由として咬合参照面[86]を考慮しない咬合面形態の作製がある．たとえば，かなり咬耗の進んだ上下顎の前歯部が残存している症例（前歯部で誘導される滑走運動経路の傾斜が緩い）で，臼歯部全体に歯冠修復治療を行う場合，最初につくる上顎または下顎臼歯の咬合面形態が咬合参照面から逸脱したものであると（急な咬頭傾斜をもつ解剖学的な形とした場合），どれほど再現性の良い咬合器を使ったとしても，これを対合歯として製作した修復物には，意図する咬合接触を与えることができない（「第Ⅰ編　第4章　咀嚼と咬合面形態　3　咬合面形態と咀嚼運動」参照）．

主機能部位

噛みしめ時の隣接歯間接触関係
Bコンタクト

咬頭の傾斜に関するこれらの要件を満たすことのほかに，加藤らの主機能部位[87]，安陪[35]の咀嚼における臼歯咬合小面の役割，Ohらの噛みしめ時の隣接歯間接触関係[70]，咬合力負荷部位と歯の変位に関する研究[88,89]などから，B咬合小面の咬合接触（Bコンタクト）の重要性が改めて認識されるようになった．臼歯部の咬合面形態を形作るとき，これらの研究を十分理解したうえで，研究成果をワックスアップや口腔内での咬合調整に反映させることが，噛みやすい，噛み心地の良い補綴装置を患者に提供するために重要であると思われる（「第Ⅱ編　第3章　咬合の5要素に基づいた咬合治療　3　ファセットを読む」参照）．

Cコンタクト

なお咀嚼の第4相で，上下顎臼歯のA，C咬合小面は，互いに近接して食品を介在しながら咀嚼運動を誘導する可能性のある咬合小面である．このうち，C咬合小面の接触（Cコンタクト）すなわち上顎臼歯の口蓋側咬頭外斜面と下顎臼歯舌側咬頭内斜面の偏心位における接触が強いと患者は窮屈感を訴え，調整によって噛み合わせが軽くなったという症例をしばしば経験する．咬頭嵌合位においてもCコンタクトが強過ぎないように調節したほうが噛みやすさを感ずるようである．噛みやすさ（噛み心地）は歯根膜の感覚受容器が関与しているはずであるが，正体の解明は今後の研究を待たねばならない．これからは咬合の評価基準のなかに定量化された噛みやすさの評価も入ってくると思われる．

4　咬合のメインテナンス（維持・管理）

　一生自分の歯で美味しく食事をとるためには，咬合の5要素を満たした健全な永久歯列を育成し，これをできるだけ長く維持し咬合破綻を防がなければならない．補綴装置を装着した場合は治療後のメインテナンスに関する指導を徹底し，セルフケアの習慣が確実に身に付いたことを確認してから自己管理の期間に入るべきである．その後も定期的にリコールを行い，専門的なケアを行わなければならない．

　咬合破綻に至る主な要因は齲蝕および歯周病の感染症と，ブラキシズム，日中のクレンチングおよび極端な硬食品嗜好にともなう咬合圧の過重負荷である．前者に対しては補綴装置に応じた口腔ケア（hygienic oral care）によって，後者に対しては習癖指導を含む機能的口腔ケア（functional oral care）によって対応し予防する．ブラキシズム習癖が認められたならば，ナイトガードを使用して咬合圧負担を分散すると共に，顎関節への負荷も軽減させる（「第Ⅱ編　第8章　咬合のメインテナンス　②　ナイトガードの使用」参照）．

おわりに

　Posseltが1962年に著した"Physiology of Occlusion and Rehabilitation"[90]のIntroductionの冒頭に"Occlusion is a basic principle in dentistry"と書いてから約50年になる．1960年代のわが国はナソロジーの咬合論やこれに異論を唱える石原咬合論など，咬合に対する議論や研究が盛んな時代であった．顎機能障害（顎関節症）と咬合異常の因果関係についての考え方も時代によって変遷があり，前述の1996年のNIHのカンファレンスは咬合軽視という意味で大きなインパクトがあったが，顎関節に注目して咬合異常を重視する見方と，筋または疼痛に注目をして咬合をやや軽視する見方が，10～15年の周期で振子のように揺れながら変化してきたとみることができる[91]．ブラキシズムの権威であるモントリオール大学のLavigne教授とお話ししたときに，15年周期の振子は咬合重視のほうに振れてきているということで意見が一致した．トゥルク大学のAlanen名誉教授がNIHのカンファレンスの結論に対して異議を唱えた理由であった「咬合評価の標準化」の問題を解決することこそ，新しい咬合論の確立と，咬合学の体系化には不可欠である．咬合が可視化され，具体像としてみえるようになり，定量的に表現・評価することが「当たり前のこと」になりつつある．

　石原咬合論とその後石原教授の研究を引き継いだ研究に焦点を絞り，最近50年間の咬合研究を非常に狭い視野で眺めたが，咬合の標準化と咬合が人の健康やQOLにとって重要であることを科学的に解明する宿題がまだたくさん残っている．今や咬合研究に従事するのに最もふさわしい時代にあると思われる．

（中野雅徳）

> **コラム**

＜スカイラーのイマジネーションと実測データとの乖離＞

　スカイラーは，非作業側（平衡側）接触を否定した有名な論文中で，咀嚼の第4相から中心咬合位に至る際に，平衡側接触の出現する上顎臼歯の口蓋側咬頭の内斜面に対合する下顎の頬側咬頭内斜面が<u>直角</u>に衝突し歯周組織にダメージを与えるというシェーマで示している．安陪の研究によると，この角度は実際には直角ではなく約60°である．頬舌断面で図式化するとスカイラーの示すように思われるが，咬合小面は頬舌的な傾きだけではなく前後的な傾きをもっているので，スカイラーの示した図は厳密にいえば正しくない．Bコンタクトに該当する機能咬頭内斜面の接触は咀嚼においても非常に重要な咬合小面であり，30°の入射角（4相の運動経路とB咬合小面もなす角度は60°）で噛みこみ5相へ向かうことが，歯周組織にダメージを与えるか否かの判断は別として，安易にこの接触をなくすことは好ましくない．

（中野雅徳）

【文　献】

1) 石原寿郎ほか：下顎運動と咬合器．日本歯科評論社，東京，1975．
2) 長谷川成男：咬合学の歴史と用語と．長谷川成男ほか監修，臨床咬合学事典．医歯薬出版，東京，1997，1～26．
3) 石原寿郎ほか：臨床家のためのオクルージョン―石原・咬合論．医歯薬出版，東京，1972．
4) 長谷川成男：咬合学序説―機能的咬合面形態を求めて．医歯薬出版，東京，1988．
5) 藍　稔：顎機能異常―咬合からのアプローチ．医歯薬出版，東京，1983．
6) 保母須弥也：オーラル・リハビリテイション．医歯薬出版，東京，1968．
7) McCollum BB.: Fundamentals involved in prescribing restorative dental remedies. *Dent Items Interest*, **61**: 522～535, 641～648, 724～736, 853～863, 942～950, 1939.
8) 吉田恵夫：歯科鋳造法の実用的精度について．補綴誌，**2**：55～82，1958．
9) 石原寿郎：鋳造冠．而至化学工業，東京，1959．
10) 三浦不二夫：顎運動直視装置の試作（講演抄録）．日本生理誌，**18**：310，1956．
11) 大石司郎：アーム型運動分解器とコンデンサー法による下顎運動の研究　第1報　測定装置について．口病誌，**29**：164～180，1962．
12) 佐久間孔毅：マルチフラッシュ装置による有歯顎の前後および開閉運動の研究．口病誌，**26**：1511～1536，1959．
13) 末次恒夫：マルチフラッシュ装置による無歯顎の前後，開閉運動ならびに下顎位の研究．補綴誌，**5**：131～169，1961．
14) 河野正司：下顎矢状面内運動に対応する顆頭運動の研究．第二報　マルチフラッシュ装置による矢状面運動軸の解析．補綴誌，**12**：350～380，1968．
15) 川口豊造：電気的装置による習慣的閉口運動および嚥下運動時の歯牙接触位に関する研究．補綴誌，**12**：398～423，1968．
16) 根本一男：有歯顎の下顎切歯点における三次元的運動限界の研究．補綴誌，**6**：1～40，1962．
17) 藍　稔：切歯点部における咀嚼運動の解析．補綴誌，**6**：164～200，1962．
18) 真柳昭紘：側方滑走運動における顆頭運動に関する研究．補綴誌，**14**：50～74，1970．
19) 大石忠雄：下顎運動の立場からみた顎関節構造の研究．補綴誌，**11**：197～220，1967．
20) 福島俊士：習慣的開閉運動における顆頭運動の研究．補綴誌，**15**：267～290，1971．
21) Glossary of prosthodontic terms (1st ed.). *J Prosthet Dent*, **6**: 1～34, 1956.

22) National Institute of Health: NIH Technology Assesment Conference on Management of Temporomandibular Disorders 1-123, Maryland: Natcher Conference Center NIH, 1996. (National Institute of Health Technology Assessment Conference on Management: Management of temporomandibular disorders. *J Am Dent Assoc*, **127**：1595〜1606, 1996.)
23) 中尾勝彦：正常天然歯列における咬合小面と歯牙接触に関する研究（咬頭嵌合位）．補綴誌，**14**：1〜21, 1970.
24) 中尾勝彦：正常天然歯列における咬合小面と歯牙接触に関する研究（後方歯牙接触位，前方滑走運動，側方滑走運動）．補綴誌，**16**：289〜319, 1972.
25) 藍　稔ほか：顎口腔系の形態，機能に関する臨床的調査．第2報　咬合について．補綴誌，**19**：385〜390, 1975.
26) D'Amico A.：Functional occlusion of the natural teeth of man. *J prosthet Dent*, **11**：899〜915, 1961.
27) Schuyler CH.：Factors contributing to traumatic occlusion. *J prosthet Dent*, **11**：708〜715, 1961.
28) 中野雅徳ほか：歯のガイドの与え方−質的要素−滑走運動における咬合様式について−．補綴臨床／'84 別冊（咬合−診断・治療のために）：31〜41, 1984.
29) 日本補綴歯科学会：咬合異常の診療ガイドライン．補綴誌，**46**：585〜593, 2002.
30) 長谷川成男：咬合学序説―機能的咬合面形態を求めて．医歯薬出版，東京，1988, 257〜263.
31) 土佐淳一ほか：咬合接触像のビジュアル化．補綴誌，**31**：1553〜1557, 1987.
32) 大久保由紀子ほか：滑走運動時における咬合接触の3次元解析．補綴誌，**33**（32回特別号）：143, 1989.
33) 水野　亨：咀嚼時の歯牙滑走運動に関する研究　第二報　咀嚼様空口運動時の歯牙滑走運動と臼歯部咬合面形態の比較．補綴誌，**33**：303〜312, 1989.
34) 大久保由紀子ほか：機能運動時の咬合接触およびクリアランス．補綴誌，**36**：746〜760, 1992.
35) 安陪　晋：ガム咀嚼における咬合接触状態の運動学的解析．補綴誌，**44**：274〜283, 2000.
36) 三好礼子：内外および近遠心方向から6分類した臼歯部咬合小面の咀嚼運動時の咬合接触．補綴誌，**46**：203〜212, 2002.
37) Okamoto A. et al.：Occlusal contacts during lateral excursions in children with primary dentition. *J Dent Res*, **79**：1890〜1895, 2000.
38) 青木義満ほか：顎歯列形態・機能解析を目的とした4次元顎運動可視化システムの開発．*Med Imag Tech*, **22**：225〜233, 2004.
39) 重本修伺ほか：交流磁場を用いる6自由度運動測定器の小型・高精度化研究：小型三軸コイルの検討．顎機能誌，**14**：28〜30, 2007.
40) Bando E. et al.：Current status of researches on jaw movement and occlusion for clinical application. *Japanese Dental Science Review*, **45**：83〜97, 2009.
41) 石川輝明：三軸コイルを用いたチェアサイド用6自由度顎運動測定器の開発と応用．四国歯誌，**19**：55〜66, 2006.
42) 北村万里子：口腔内センサによる6自由度顎運動測定に関する研究．四国歯誌，**19**：67〜75, 2006.
43) 野口直人ほか：睡眠時ブラキシズム発現に伴う顎運動の測定解析法の検討．顎機能誌，**16**：1〜14, 2009.
44) 鈴木善貴ほか：睡眠中の咀嚼筋安静（低緊張）状態における垂直的顎位―スプリントの最適な咬合挙上量の検討―．顎機能誌，**17**：113〜124, 2011.
45) 田中英央：顎関節の再構築と運動解析．補綴誌，**36**：264〜278, 1992.
46) 坂東永一：顎運動の基準点・線・平面．長谷川成男ほか編，臨床咬合学事典．医歯薬出版，東京，1997, 198〜200.
47) Gysi A.：The problems of articulation. *Dent Cosmos*, **52**：148〜169, 268〜283, 403〜418, 1910.
48) 坂東永一ほか：滑面板の1症例．顎顔面補綴誌，**4**：67〜69, 1981.

49) 鈴木　温：相補下顎運動．長谷川成男ほか編，臨床咬合学事典．医歯薬出版，東京，1997，163〜164．
50) 鈴木　温：ディジタル方式下顎運動測定器による下顎限界運動の6自由度解析．補綴誌，31：712〜725，1987．
51) 鈴木　温：顎位，顎運動の表現方法について．顎機能誌，3：127〜134，1984．
52) 鈴木　温：顎間軸．長谷川成男ほか監修，臨床咬合学事典．医歯薬出版，東京，2008，244〜249．
53) 尾花甚一：歯牙咬合小面の傾斜角度について．口病誌，24：40〜59，1957．
54) Thomas PK. : The wax-up technique in organic occlusion, Gnathology. Die Quintessenz, Berlin, Chicago, Rio de Janeiro, Tokyo, 1976, 101〜133.
55) 三好礼子：内外および近遠心方向から6分類した臼歯部咬合小面の咀嚼運動時の咬合接触．補綴誌，46：203〜212．2002．
56) 中野雅徳ほか：方向余弦のx成分と傾斜角をパラメータとした咬合小面の定量的評価法の提案．顎機能誌，5：57〜69，1998．
57) 歯科医学大辞典編集委員会：歯科医学大事典〔縮刷版〕．医歯薬出版，東京，1989，1476．
58) Alanen P. : Occlusion and temporomandibular disorders (TMD) : still unsolved question ?. *J Dent Res*, 81 : 518〜519, 2002.
59) Yamamoto T. et al. : Effect of different head positionon the jaw closing point during tapping movement. *J of Oral Rehabil*, 36 : 32〜38, 2009.
60) 池田圭介ほか：顆頭安定位の立場からみたタッピング運動による水平的下顎位の検索．補綴誌，40：964〜971，1996．
61) Pullinger A G. et al. : Variation in condyle-fossa relationships according to different methods of evaluation in tomograms. *Oral Surg Oral Med Oral Pathol*, 62 : 719〜27, 1986.
62) 細木真紀ほか：咬頭嵌合位と顆頭位の関係からみた下顎の後方偏位の診断について．咬合状態に起因する他臓器の異常．厚生科学研究「口腔保健と全身的な健康状態の関係」運営協議会編，（財）口腔保健協会，東京，2000，121〜126．
63) Kohno S. et al. : Estimation of occlusal position from masticatory muscle activity. *In* ; Kawamura Y. et al.(eds.), Oral-Facial Sensory and Motor Functions. Quintessence Publishing Co., Inc., Tokyo, 1981, 133〜141.
64) 坂東永一：下顎位のテレメータリングによる経時的観察．補綴誌，14：183〜203，1970．
65) 石原寿郎ほか：オーラルリハビリテーションの1症例における下顎位の診断．補綴誌，13：204〜211，1969．
66) 平林健彦：種々な下顎位における咬合力に関する研究．補綴誌，18：337〜360，1975．
67) 板東伸幸：咬合接触域近傍の顎運動が欠如した状態での全運動軸推定法の検討．四国歯誌，26(1)：(Thesis)，2013．
68) Hellman M. : Variation in occlusion. *Dent Cosmos*, 63 : 608〜619, 1921.
69) 石川輝明ほか：咬合接触の定量的評価法の検討．顎機能誌，9：200〜201，2003．
70) Oh SH. et al. : Relationship between occlusal tooth contact patterns and tightness of proximal tooth contact. *J oral Rehabil*, 33 : 749〜753, 2006.
71) 竹内久裕ほか：咬合面形態の定量化に関する研究．2004〜2007年度　科学研究費補助金（研究課題番号：16591955），2008．
72) 近藤　恒ほか：咬合接触状態と切歯路ならびに顎機能について．補綴誌，32：249〜250，1988．
73) 中野雅徳ほか：側方運動のガイドをどのように与えるか．日本歯科評論別冊／犬歯：125〜134，1989．
74) Coffey JP., Mahan PE., Gibbs CH. et al. : A preliminary study of effects of tooth guidance on working-side condylar movement. *J Prosthet Dent*, 62 : 157〜162, 1989.
75) 佐藤　裕：側方滑走運動のガイド面の方向が顎運動に及ぼす影響．補綴誌，42：298〜306，1998．
76) 中野雅徳：側方滑走運動における顆路と歯牙路に関する研究．補綴誌，19：647〜665，1976．

77) 河野正司ほか：前方滑走運動の歯牙指導要素としての切歯路の研究．補綴誌，**19**：426〜433，1975．
78) 長尾亜希子：関節円板前方転位症例における顆路角と切歯路角の関係．補綴誌，**45**：710〜719，2001．
79) 竹内久裕ほか：側方ガイド傾斜角についての定量的検討．日補綴会誌，**2**：243〜251，2010．
80) 上田龍太郎ほか：顎口腔機能診断のための6自由度顎運動パラメータの検討．補綴誌，**37**：761〜768，1993．
81) 松下和夫：歯冠補綴物の咬合面精度に関する研究．補綴誌，**26**：250〜266，1982．
82) 真柳昭紘ほか：下顎運動要素の歯牙路への影響．その6 平衡側矢状顆路角．補綴誌，**38**：848〜855，1994．
83) 真柳昭紘ほか：下顎運動要素の歯牙路への影響．その4 平衡側顆路の矢状彎曲．補綴誌，**31**：612〜617，1987．
84) 真柳昭紘ほか：顆路の彎曲再現の意義について．補綴誌，**34**：1170〜1178，1990．
85) 長谷川成男ほか：側方運動のpatternからみた咬合器の選択法．補綴誌，**18**：122〜125，1974．
86) 美馬さとみ：顎運動に調和した咬合小面の形態．補綴誌，**32**：624〜638，1988．
87) 加藤 均ほか：咀嚼時，主機能部位の観察．顎機能誌，**2**：119〜127，1996．
88) 長谷川成男ほか：咬合接触と歯牙の変位—咬合調整の基礎として—．The Quintessence，**15**：1071〜1078，1986．
89) 薩摩登誉子：上顎第一小臼歯の運動の6自由度測定と解析．補綴誌，**43**：344〜354，1999．
90) Posselt U.: Physiology of Occlusion and Rehabilitation. Blackwell Scientific Publications, Oxford and Edinburgh, 1962.
91) 中野雅徳ほか：顎機能障害（顎関節症）とは．石川達也ほか監修，坂東永一ほか編，顎機能障害—新しい診断システムと治療方針．医歯薬出版，東京，1993，1〜8．

第2章 咬合を理解するための形態（解剖）と機能（生理）

咀嚼，発音，嚥下などの顎口腔機能（顎機能）を担う顎顔面領域にある器官を総称して顎口腔系と呼ぶ．顎口腔系の構成要素としては，歯，歯周組織，顎骨，顎関節，咀嚼筋を始めとする頭頸部の筋群，舌，口唇，頰部などの粘膜組織，唾液腺およびこれら顎口腔系の器官の感覚と運動を司る神経系などがある．本章では咬合の視点で顎口腔系の主な器官について概説する．

顎口腔機能
顎口腔系

1 歯，歯周組織，顎関節，咀嚼筋

1 歯，歯列

歯

歯は生体組織のなかで最も硬く，とりわけ歯冠部外側約 2.5 mm の厚さを構成するエナメル質は，ハイドロキシアパタイトなどの無機成分がほとんどで，硬さはモース硬度でいうと 6〜7 度（ダイヤモンド：10 度）といわれており水晶（石英）の 7 度に匹敵し，ビッカース硬さでいうと約 400 であり歯科用陶材（600 以上）に及ばないが，type4 の金合金（硬化熱処理後：約 300）より硬い．エナメル質は，有機質をやや多く含む歯冠部の象牙質で裏打ちされその脆さを補い，また歯根部の象牙質は，有機質をより多く含有するセメント質に覆われ，3 者で咀嚼器官としての「歯」を構成する（セメント質は歯周組織の構成要素としてもあげられている）．

歯列弓

上下顎それぞれ 14 本（第三大臼歯を含むと 16 本）の永久歯が顎骨の歯槽突起に植立し，全体として弓状（馬蹄形）の歯列弓を形成している．永久歯の歯列弓の形態は，上顎では楕円形，下顎では放物線を示し（「第Ⅱ編　第 3 章　咬合の 5 要素に基づいた咬合治療 ③ ファセットを読む」図 3-1 に特徴が表れている），上顎歯列と下顎歯列は咬頭嵌合位でしっかり嵌合し，咀嚼などの機能時には，咬合力を支持するとともにスムーズな偏心運動ができるように，咬合面形態，歯軸の傾斜，対向関係，被蓋などがうまく形づくられ，配置されている．歯は咬合力によって歯槽窩内に沈み込むとき，隣在歯との接触がより強固になって歯列弓の幅径を狭め，近隣の歯とともに，あるいは歯列全体として非常に大きな力を支えることができる．歯の植立方向，歯根の形態や方向，歯列の彎曲などは全体として大きな力が発揮できるように合理的に配列されている．

歯列弓の形状は人種によっても傾向が異なり，白人が幅広の歯列弓，黒人が前後に長い

第Ⅰ編第2章 咬合を理解するための形態（解剖）と機能（生理）

歯列弓であるのに対して，黄色人種は両者の中間の形態を示している．歯列弓の形状は，遺伝的（家族的）な形質のほかに，発育過程における種々の環境要因，すなわち，外方にある口唇・頬部の圧と内側からの舌圧とのバランス，各種の口腔習癖，乳歯の脱落時期および栄養状態，などの影響を受ける．

上下顎歯列の位置関係は，矯正学でよく用いられる上下顎の第一大臼歯の位置関係に基づいたアングルの分類や，前歯の被蓋関係で分類される過蓋咬合，切端咬合，反対咬合などによって表現される．

被蓋関係

1－咀嚼に適した歯の咬合面（切縁）形態

捕足
咬断
粉砕
臼磨

咀嚼における歯の役割は，食物の捕足（捕らえる），咬断（嚙みきる），粉砕（嚙み砕く），臼磨（磨りつぶす）があり，ヒトの場合，捕足は狭い意味での摂食という用語が該当する．捕足と咬断は主に前歯が担い，その目的に合うように前歯は切縁をもち，上下顎が鋏状の咬合関係を呈している．犬歯は俗に「糸切歯」と呼ばれ，糸を切るのに適しているほかに，長くて太い歯根をもつことから，肉などの硬めの食品を嚙み切るときに力を発揮する歯であるといえる．

一方臼歯は，咬頭が対合歯の咬合面にある陥凹（窩）に嵌合する「杵と臼の関係」となるように，粉砕や臼磨に適した形態をもっている（図1-1）．臼歯の咬頭の傾斜や隆線，副隆線は食物を粉砕，臼磨しやすくする働きがある．また，溝は粉砕された食物が咬合面に停滞することなく咬合面から流れ出るのを助け，咀嚼の効率を高めるとともに，歯に過度な咀嚼圧が加わるのを防ぐ役割を担っている．咬合面の溝や隣接面部の鼓形空隙部を通って，食物が咬合面から流れ出る通路のことをスピルウェイ（spillway）と呼んでいる．

スピルウェイ

機能咬頭
非機能咬頭

臼歯の咬頭は部位によって近心，遠心あるいは頬側，舌側（口蓋側）という呼び方のほかに，機能的な意味をもたせて，機能咬頭（粉砕咬頭），非機能咬頭（剪断咬頭）という呼び方がある．前者は上顎では舌側（口蓋側）咬頭が，下顎では頬側咬頭が該当する．これらは咬合力を支持するという意味から支持咬頭とも呼ばれている．一方後者は，上顎では頬側咬頭，下顎では舌側咬頭が該当するが，それぞれ，上記の剪断のほかに圧搾空間[1]

支持咬頭
圧搾空間

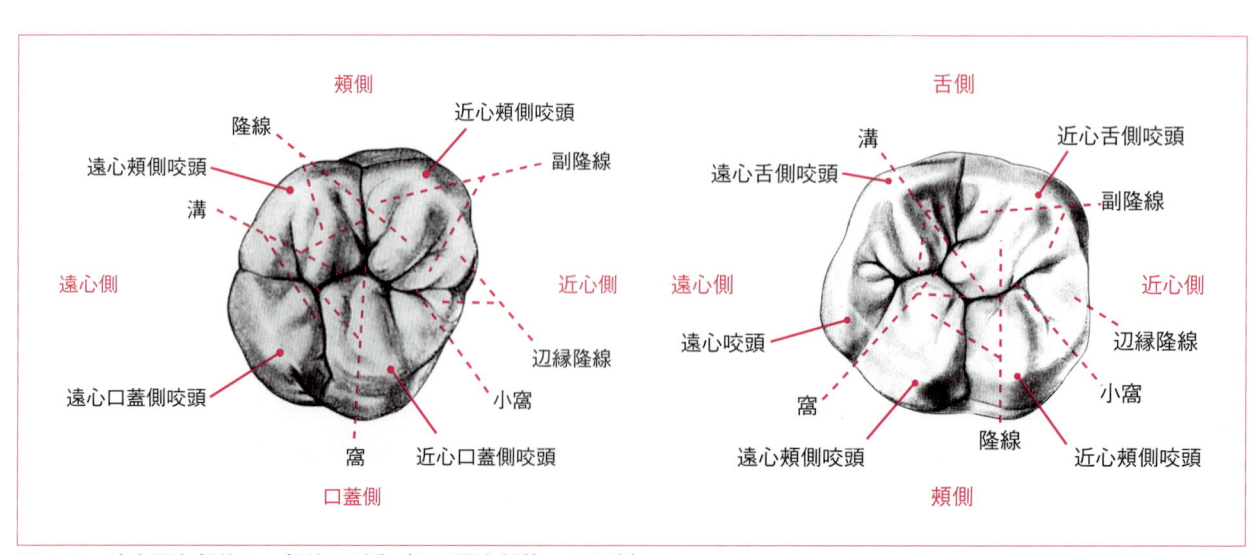

図1-1 咬合面各部位の一般的な呼称（上下顎右側第一大臼歯）

（白数美輝雄ほか：歯の形態学．参考文献[1]，P.207，209を改変）

(「第Ⅰ編　第4章　咀嚼と咬合面形態　②　主機能部位」参照）の形成などにおいて十分に機能的な役割を担っているので，非機能咬頭という呼び方は適切ではない．

2-咬合に関係するその他の歯や歯列の形態および要素

1）隣接歯間接触関係

隣接歯間接触関係　　安定した歯列を維持するために，また大きな咬合力を発揮するために，あるいは食片圧入を防いで歯間乳頭を保護するために，適切な隣接歯間の接触関係が存在しなければならない．隣在歯同士の接触を隣接接触点あるいは単に接触点（contact point）といい，一般にはコンタクトと呼んでいる．

接触点

歯間離開度　　草刈は，歯間部に挿入できる最も厚いスチール板の厚みをその部位の歯間離開度とし，20歳代の正常歯列者の臼歯部における接触関係を調べ，上顎は平均92μm，下顎は平均70μmと，下顎のほうがより緊密であるという結果を得た[2]．歯間離開度が大きい（コンタクトが緩い）と食片圧入を起こしやすいことはよく知られている．草刈の研究に基づき，

コンタクトゲージ　　50μm（緑），110μm（橙），150μm（赤）の厚みの異なるスチール板（コンタクトゲージ，ジーシー社）が市販されており，50μmのコンタクトゲージが挿入でき110μmのゲージが入らないように，コンタクトを調整するのを臨床術式の基本としている．

噛みしめによって歯に咬合力が加わると臼歯は舌側に傾斜して歯列弓を狭め，コンタクトが緊密になる[3]．これは，安静時とは逆に下顎よりも上顎のほうがより緊密となり，機能咬頭内斜面同士の接触であるBコンタクトが過度に緊密になることを防いでいる[4]（「第Ⅱ編　第1章　咬合診断のための基本的事項　①　咬合の5要素」参照）．

Bコンタクト

鼓形空隙　　このほかに，隣接面に関連する歯（歯列）の要素として，鼓形空隙がある（図1-2）．これは，咬合面方向からみて，接触点を挟んだ頰側と舌側の歯間空隙の形態が，また頰舌方向からみて上部と下部の歯間空隙の形態が鼓の形に似ていることからこのような名前が付けられたものである．前者を頰舌的鼓形空隙，後者を上下的鼓形空隙という．鼓形空隙の形態は，接触点の位置や辺縁隆線の高さの違いなどによって影響を受け，咀嚼中の食片圧入や食物の流路すなわち，スピルウェイにも関連する．また，口腔ケアの面からいえば，自浄作用や歯間部の清掃性にも直接かかわり，不適切な場合には歯肉炎，歯周炎ある

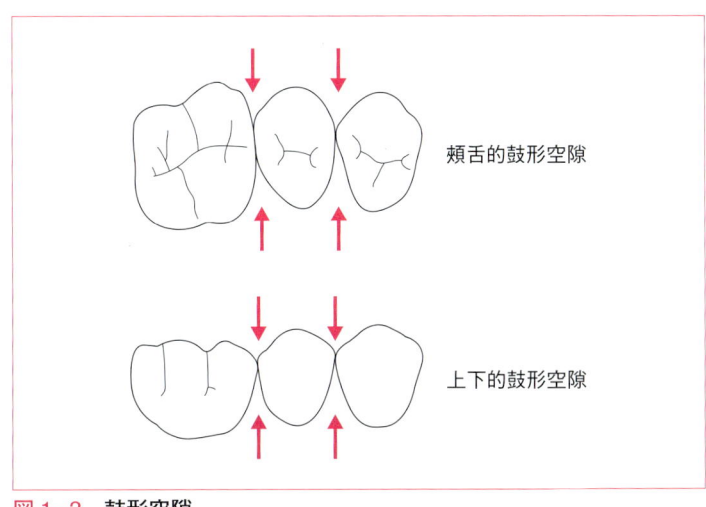

図1-2　鼓形空隙

2) 被蓋（overlap）とカントゥア（contour）

　　正常歯列において咬頭嵌合位で咬合したとき，上顎歯列は下顎歯列を覆っている．水平的には上顎歯列が下顎歯列の外側にあり，この被蓋を水平被蓋（overjet）と呼ぶ．前歯部では上顎中切歯の切縁から下顎中切歯唇面との距離で水平被蓋の量を表し，上顎前歯の切端が下顎の唇面より前方にある場合が「＋」，被蓋のない切端咬合が「0 mm」，下顎前歯が前方にある反対咬合では「－」となる．臼歯部についても水平被蓋を用いてオーバラップの量を表現することがあるが，前歯ほどは一般的ではない．舌側においては，下顎臼歯が上顎臼歯の内側にあり頬側とは逆の被蓋となっている．水平的な被蓋（絶対値）が小さすぎると，頬粘膜や口唇あるいは舌を嚙みやすくなり，クラウンや義歯を製作する際，歯科技工士はこのことにも注意を払っている．

　　また，歯冠の形態のなかで，頬舌面の豊隆を特にカントゥアと呼び，これは咀嚼中の食物の流れや，ときには頬粘膜の咬傷にも関連する歯の形態要素の一つである．豊隆はその大きさと最大豊隆部の上下的な位置が問題となる．天然歯の豊隆を基準として，それより大きすぎると（オーバーカントゥア），食物の流れや頬粘膜と接触しにくくなる部分の自浄性が低下して，最大豊隆部の下部にプラークが貯まりやすくなる．逆に豊隆が小さすぎると（アンダーカントゥア），自浄性は良好となるが，咬合面から流れた食物が辺縁歯肉に直接衝突し，過剰な刺激となり為害作用をもたらす[5]．

2　歯周組織

　　歯周組織は歯を支える周囲組織の総称で，軟組織の歯肉および歯根膜と硬組織の歯槽骨と歯の構成要素でもあるセメント質からなる．歯肉は歯槽骨に付着する付着歯肉と，歯や歯槽骨から遊離し，歯頸部に歯肉溝を形成する遊離歯肉，および歯間部歯肉（歯肉乳頭）からなる．また，歯槽骨は，上顎骨および下顎骨の一部分であり，歯を植立する歯槽突起部を指し，歯槽内壁の固有歯槽骨と歯槽骨外壁に相当する支持歯槽骨およびこの間を埋める海綿骨からなる．固有歯槽骨と同じく支持歯槽骨も皮質骨であり，上顎に比べて下顎が厚く特に下顎臼歯部の頬側が最も厚い．

　　咬合の観点から歯周組織を眺めるとき，咬合力を支持する働きをもち，力を感知する機械受容器（mechanoreceptor）が存在する歯根膜は特に重要である．歯根表面と歯槽窩内壁との間は約 0.2 mm の空隙（歯根膜腔）があり，歯根膜線維（シャーピー線維）がセメント質と歯槽骨のそれぞれに結合し，歯を歯槽窩に植立している．脈管に富み粘弾性体である歯根膜は，弾性要素の大きい歯槽骨や顎骨とともに咬合圧を負担している．歯根膜は数 kgf から，ときには数十 kgf 以上にも及ぶ咀嚼やブラキシズム中の咬合力に対する緩圧作用をもち，荷重，衝撃や摩擦から歯質や顎関節あるいは脳を守っている．安静時にも，歯は歯根膜にある脈管系によって，約 0.5 μm の波高をもつ脈動に対応した変位をたえず行っている[6]．咬合力を受けたときの歯は2相性に変位するといわれ，初期の弱い咬合力に対しては歯根膜内で歯根膜線維の伸張と脈管組織などの流体抵抗に対抗する歯の変位が先ず起き，さらに咬合力が強くなると歯槽骨や顎骨の弾性変形による変位が観察される．

1 歯，歯周組織，顎関節，咀嚼筋

歯根膜に多数存在する機械的受容器は，歯の変位にともなう機械的刺激に対して応答し，歯に加わる力の大きさや方向，あるいは咀嚼する食品の硬さなどに関する情報を，三叉神経の感覚核である三叉神経中脳路核，主知覚核，脊髄路核のニューロンに伝える．このニューロンに伝わった信号は，一つは中枢の各領域へ伝達し，もう一つは三叉神経の運動核に送られ，種々の口腔反射を引き起こすトリガーとなる（次項，「神経筋反射機構」参照）．

三叉神経中脳路核
主知覚核
脊髄路核

歯根膜の受容器には方向特異性があり，ある特定の方向に対して感受性が高くなっている．Johnsen らは，微小タングステンワイヤー電極を下歯槽神経に刺し，下顎の第一・第二小臼歯および第一大臼歯の歯根膜感覚受容器からの単一の求心性線維を同定し，6方向に負荷をかけたときの求心性の神経活動を解析した．その結果，第一・第二小臼歯に比べて第一大臼歯の感覚受容器は力をかける方向に対して，強い方向特異性を示し，とりわけ遠心舌側方向に対する力に対して顕著であったということであった[7]．このように方向特異性が歯種によって差がみられることは，「それぞれの歯の咀嚼における役割に差があること」や，さらにいえば「それぞれの歯の歯根の数や形状，あるいは咬合面形態や咬合接触状態」および，「それらによって影響を受ける歯の変位特性の違い」を反映していることを示唆するものである（「第Ⅰ編 第4章 咀嚼と咬合面形態 ③ 咬合面形態と咀嚼運動」のコラム3参照）．

歯根膜感覚受容器の方向特異性

③ 顎関節

顎関節

顎関節は下顎骨にある下顎頭と側頭骨の下顎窩との間につくられた関節で，咀嚼や発音などの顎運動を伴う顎口腔機能において，歯，神経，筋とともに重要な役割を担っている．顎関節は側頭骨下顎窩，関節隆起，および下顎頭の3つの骨組織部と，関節包および顎関節を上下の関節腔に二分する関節円板から構成される（図1-3）．関節腔内面には関節円板や骨表面の軟骨組織を除く関節包の内面を覆う滑膜があり，関節腔内に滑液を分泌して関節の潤滑をよくする働きや，関節腔内の局所代謝産物の排出などの役割を担っている[8]．また，顎関節は外側靱帯，蝶下顎靱帯，茎突下顎靱帯の3つの靱帯により補強され，過剰な運動や脱臼を防いでいる．

下顎窩
関節隆起
下顎頭
関節円板
滑膜

顎関節の運動は，回転（蝶番）運動を主体とする他の関節とは異なり，関節円板の下面と下顎頭関節面の間（下関節腔）で行われる回転運動のほかに，下顎頭と一体となった関節円板の上面と関節隆起後方斜面との間（上関節腔）で行われる滑走運動（移動）がある．

1－下顎窩と関節隆起

下顎窩
関節隆起

顎関節の構成要素の一つである下顎窩は関節窩とも呼ばれ，その前方は関節隆起の後方斜面に，また，内方は関節隆起の内側斜面にそれぞれ移行している．下顎の前方や開口運動に際して，下顎頭は前下方へ運動し，また，非作業側になったときは前下内方へ運動するが，これらの運動は主としてこの斜面で行われる．作業側の下顎頭の運動は，回転運動が主であり，わずかな外方への運動をともなう．また，顎関節のMRI画像所見でわかるように，顎関節は脳底に近接しており，下顎窩の最深部の骨の厚みは非常に薄く，この部分で大きな圧を負担するとは思えない．関節隆起は上述の2つの斜面のほかに前方斜面があり，最大開口時には下顎頭は関節隆起を越えてこの前方斜面まで移動する．顎関節の脱

第Ⅰ編第2章　咬合を理解するための形態（解剖）と機能（生理）

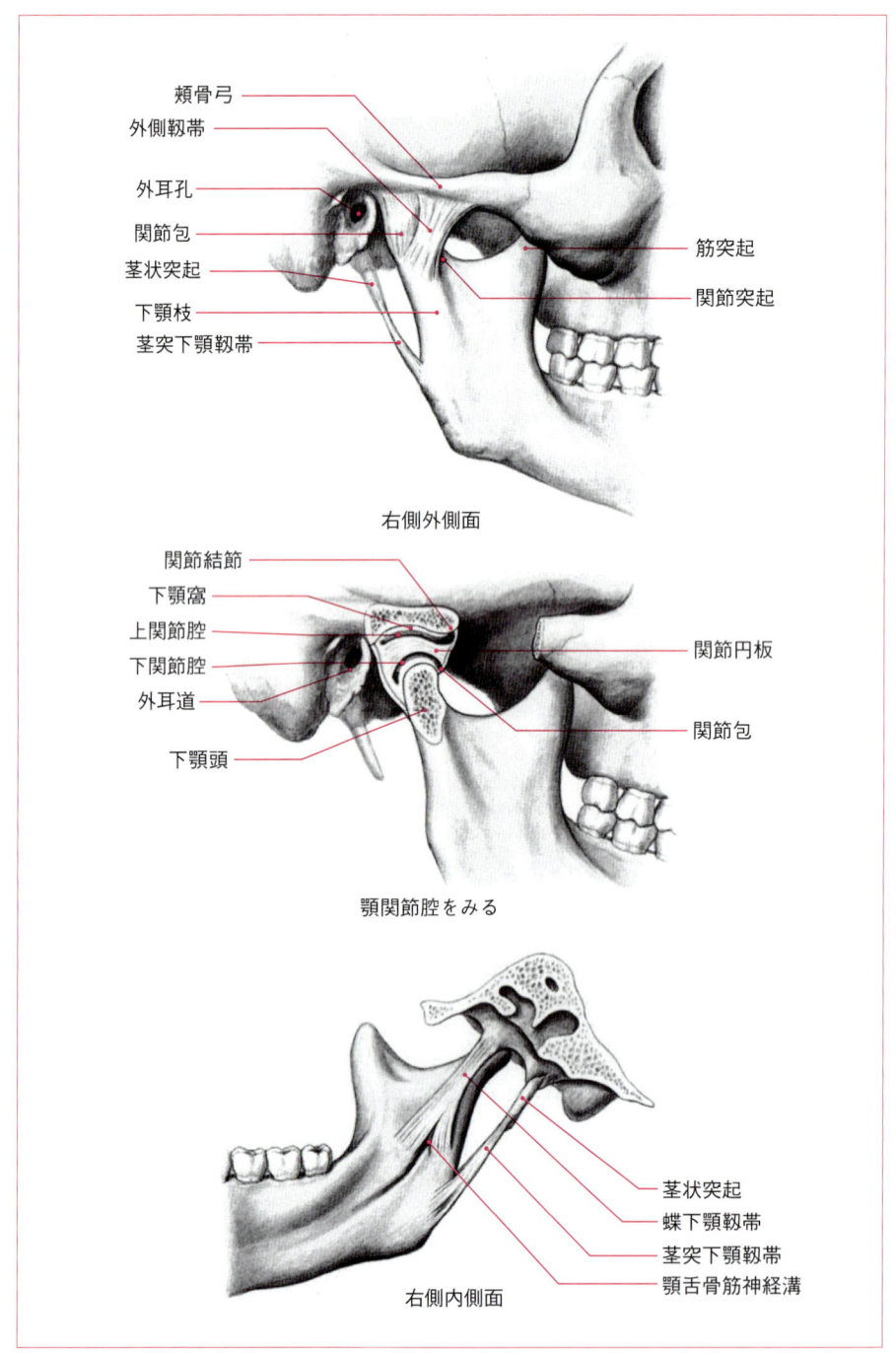

図1-3　顎関節および周囲の骨組織と靭帯
（歯科医学大事典編集委員会：歯科医学大事典．参考文献2)，p.367より．）

臼は，関節隆起を越えて前方に移動した下顎頭が，何らかの原因で後方の下顎窩に戻れなくなり閉口できない状態をいう．

　補綴臨床などにおいて，下顎頭の運動経路は矢状顆路あるいは非作業側顆路といわれ，咬合器の顆路調節機構に再現される．顆路傾斜は関節隆起の後方斜面の傾斜の大きさなどの影響を受ける．顆路の傾斜は歯のガイドの傾斜と調和がとれていることが望ましく，補綴装置に与えるガイドの傾斜は，顆路傾斜に応じ下顎の逆回転を起こさないような傾斜を与える必要がある（「第Ⅱ編　第3章　咬合の5要素に基づいた咬合治療　2　歯のガイド」参照）．関節隆起の高さは下顎窩の深さと密接に関係し，乳児期や無歯顎になると低くな

り[9]．犬歯部のガイドがない下顎前突患者でも同じく低い[10]．これらのことは，関節隆起の発達や骨吸収が，咬合によって規定される顎運動機能と密接に関係していることを示している．

2-下顎頭（顆頭）

下顎頭　　　　　　　　下顎頭（mandibular head, condyle）は下顎骨関節突起上端の長楕円形をした部分であ
関節円板中央狭窄部　　り，関節面は線維性の軟骨で覆われ，閉口時には関節円板の中央狭窄部を介して関節隆起後方斜面と対向している．

　　　　　　　　　　　下顎頭の前後径は約10 mm，内外径は約20 mmと記憶しておけばよく，水平面内では下顎頭の長軸は，内側が外側より後方にあり顆頭間軸に対して約15度の角度をもっている．また，前頭面方向からみると，内側がやや高く外側が低い．

下顎窩　　　　　　　　下顎頭の下顎窩内における位置は咬頭嵌合位の位置によって規定されるものであり，健常者では下顎窩内の中央あるいはやや前方の上方に位置している．大石は，咬頭嵌合位が明確な新鮮屍体から摘出した顎関節標本を用いた研究で，咬頭嵌合位において下顎頭（顆
顆頭安定位　　　　　　頭）は下顎窩のなかで緊張なく非常に安定した位置にあるとし，この顎位を顆頭安定位と命名した[11]（「第Ⅱ編　第1章　咬合診断のための基本的事項」図1-2参照）．ナソロジー学派の咬合論では，咬頭嵌合位を下顎頭が下顎窩内の後上方にある中心位（古い定義の中心位）に設定すべきであるとしていたが，生理的（機能的）な位置であるとは言い難く，現在では否定されている．

3-関節円板

関節円板　　　　　　　関節円板は，閉口状態において，下顎窩および関節隆起と下顎頭との間に介在する神経脈管を含まない線維性の結合組織であり，関節腔を上下に二分している．関節円板は下顎頭を帽子のように被覆し，内外側で下顎頭と強固に結合している．関節円板の後方は弾性
円板後部組織　　　　　線維に富む上層と結合組織からなる下層の2層をもつ円板後部組織に移行する．関節円板
外側翼突筋上頭　　　　の前方は側頭骨関節結節前方部に直接付着し，外側翼突筋上頭の一部が内側下面に付着している．

　　　　　　　　　　　関節円板の矢状断面は，上面と下面が共に陥凹するbiconcave状を呈し，閉口時には中央狭窄部が下顎頭と関節隆起後方斜面との間の空隙を埋めている．開口すると下顎頭は開口方向に回転しながら前方に移動するが，このときの関節円板の下顎頭に対する位置は，常に中央の狭窄部が顎関節の関節面にくるように位置関係を変えていく．すなわち，関節円板の中央狭窄部は閉口時には下顎頭の前上方に位置していたものが，最大開口位では，下顎頭の後上方に位置するようになる．

　　　　　　　　　　　関節円板の位置の異常は顎機能障害（顎関節症）の病態の一つであり，日本顎関節学会の顎関節症の病態分類[12]の4つの症型のうち，Ⅲ型は関節円板の位置の異常をともなう
関節円板前方転位　　　症型である．Ⅲ型には復位性の関節円板前方転位のクリッキングを主徴とするⅢa型と，
クリッキング　　　　　非復位性の転位であるロッキングを主徴とするⅢb型の2つがあり，MRIによって鑑別
ロッキング　　　　　　診断がなされる．

　　　　　　　　　　　関節円板の位置の異常は，顎関節にかかる過剰な負荷によってもたらされると考えられ，ブラキシズム習癖や歯の嚙みしめ癖などの口腔習癖と関連し，とりわけ咬合に異常が

ある場合には，過度な荷重が顎関節に加わり病態を進行させると考えられる（「第Ⅱ編第4章　顎機能障害（顎関節症）と咬合」参照）．

4　咀嚼筋 (chewing muscle, masticatory muscle)

咀嚼筋
三叉神経
舌骨上筋

咀嚼筋は解剖学的には咬筋，側頭筋，内側翼突筋，外側翼突筋の4筋で，いずれも三叉神経の第3枝である下顎神経の支配を受ける．舌骨上筋である顎二腹筋や顎舌骨筋などは咀嚼に大きく関与するにもかかわらず，解剖学的には咀嚼筋には含めないとする考え方が一般的であるが，生理学では舌骨上筋の顎二腹筋や顎舌骨筋を含めて咀嚼筋として扱っている．

各筋群の協調的な働きにより，下顎の挙上，下制および前方（前進）・後方（後退）・側方への運動が行われ，これらを巧みにかつ微細に組み合わせて，咀嚼，嚥下，発音などの機能的動作やブラキシズムなどの非機能的動作が遂行される．

機能的動作
非機能的動作

1－咬　筋 (masseter muscle)

咬筋
咀嚼
浅層
深層

咀嚼をはじめとする顎機能において，側頭筋と共に重要な役割を担う筋肉である．起始は頬骨弓の下縁および内面，停止は下顎骨の下顎枝および咬筋粗面で，浅層と深層に分けられる．浅層は頬骨弓の前方2/3から起こり，下顎角に向けて後下方に走行し咬筋粗面に停止するのに対して，深層は頬骨弓の後部2/3から起こり，下方に走行して浅層の停止より上の下顎枝に停止する．各層の働きの違いは，浅層が下顎骨の前方挙上など大きな運動に，深層は運動距離の小さい咬合や噛みしめ動作などに際して働くといわれている．咀嚼においては閉口相や咬合相において主導的な役割を担う．咬筋は噛みしめたときその膨隆を皮膚上から触知することが可能で，顎機能検査において咬筋の表面筋電図記録がしばしば採取され，咀嚼機能に関する評価や睡眠中の記録はブラキシズムの判定にも用いられる．また，著しい噛みしめ習癖がある人では過剰に発達した咬筋や下顎骨の特徴から異常習癖を推測できる．

2－側頭筋 (temporal muscle)

側頭筋
浅側頭筋
深側頭筋

咬筋と共に代表的な閉口筋であり，浅側頭筋と深側頭筋に分かれ，「こめかみ」にあたる眼窩外側から耳介上部および耳介後部まで広がる扇状をした扁平な筋である．筋の位置する部位から前部，中部，後部という便宜的な分け方もある．浅側頭筋は側頭筋の前部を占め，側頭筋膜の深部より起こり，下方（縦方向）に走行し筋突起に停止する．深側頭筋は眼窩外側から耳介後上部にかけての側頭骨鱗部から起こり，筋突起や下顎枝の内・外面に停止する扇状の筋である．深側頭筋の前部は浅側頭筋と同様に縦方向に走行するが，筋後部の下端はほぼ水平方向に走行しているので，部位によって筋の作用は大きく異なる．

筋突起

下顎の挙上
噛みしめ
下顎の後退
側方運動
外側翼突筋下頭
拮抗的な働き

側頭筋の前部，中部は下顎骨を筋突起部で挙上し，咬筋，内側翼突筋と共に閉口筋として下顎の挙上や噛みしめ時の咬合力発現に関与する．後部は水平方向の走行から，下顎を後退させる力を発現し，両側が収縮すると下顎全体を後退させる．側方運動においては作業側の側頭筋後部が活動し，非作業側は休止して，下顎頭を前方に引っ張る外側翼突筋下頭と拮抗的な働きをする．

1 歯，歯周組織，顎関節，咀嚼筋

緊張型頭痛　　　　側頭筋の過剰な緊張は緊張型頭痛の原因となり，こめかみあたりの頭痛の多くは筋緊張性の頭痛であり，噛みしめ習癖，舌習癖，あるいは咬合位を捜したり，咬合を確認する動作などが発症に関係していることが多い．

3－内側翼突筋 (medial pterygoid muscle)

内側翼突筋　　　　側頭下窩にあり，咬筋が下顎骨の外側に走行しているのに対して，下顎骨の内側にあり，咬筋と共に下顎骨を内外でつり上げているような走行となっている．そのため，片側でも大きな咬合力を発現するのに適した配置となっており，下顎骨半側切除症例でもある程度の咬合力を発現することができる．蝶形骨翼状突起外側板内面の翼突筋窩に起こり，咬筋の協力筋　　　後下外方に走行し下顎角内面の翼突筋粗面に停止する．内側翼突筋は咬筋の協力筋で，両下顎の挙上　　　側が収縮した場合，下顎の挙上や咬合力発現に関与する．また，筋の走行から下顎角部を咬合力発現　　　内上方へ移動させる力が働き，側方運動の非作業側で外側翼突筋下頭と共に下顎を反対側側方運動　　　に移動させる．

4－外側翼突筋 (lateral pterygoid muscle)

外側翼突筋　　　　上頭と下頭の2つからなり，同名の筋であるがむしろ拮抗的な働きをする．上頭は蝶形上頭　　　　　骨大翼側頭下面から起こり，後外方に走行し関節円板ならびに下顎頸に停止する．一方，下頭　　　　　下頭は蝶形骨翼状突起外側板に起こり後上外方に走行し下顎頸前方の翼突窩に停止する．外側翼突筋の筋電図記録は容易ではなく，とりわけ上頭の働きは，過去には十分明らかになっていなかった．しかし，ファインワイヤー電極などを用いた筋電図記録と顆頭運動のファインワイヤー電極　記録が可能な顎運動測定器を用いることにより，詳細な検討がなされるようになった．下筋電図記録　　　頭については下顎頭の前下内方への運動時に働くことが以前から明らかになっていたが，上田[13]は6自由度顎運動測定と外側翼突筋下頭の活動の同時測定により，下顎頭の前方下顎頭の前方移動　移動量と外側翼突筋下頭の活動量の間に，非常に高い相関があることを明らかにした．また，顎機能を評価する指標として下顎限界運動の範囲の大きさや左右の対称性があるが，下顎限界運動の範囲　側方限界開口運動の範囲に影響を及ぼす要因として，作業側の外側翼突筋の活動開始時期活動開始時期　　がある．これが通常より早く活動を開始すると，作業側下顎頭が早く前方移動を開始するので，側方の限界開口経路がより前方の経路をとるようになり左右的な範囲も狭くなってしまう．この要因として西川[14]は，非作業側（平衡側）臼歯の咬合接触の有無をあげており，非作業側の接触があると作業側の側方限界開口運動路が狭くなるとしている（「第Ⅰ編　第4章　咀嚼と咬合面形態　④　顎機能制御系」参照）．

　　　　　　　　　上頭については日比野ら[15]の研究で，閉口相や咬合相で強い筋活動を示すことが明らかになり，外側翼突筋上頭の主な働きとしては，咬合力発現時に下顎頭を関節隆起後方斜面に保持・安定させる働きがあるとしている．側方運動時には非作業側の外側翼突筋下頭が収縮して下顎頭を前下内方に引っ張り，作業側では下頭は休止し代わりに側頭筋後部が活動して下顎を後方に引っ張り，作業側下顎頭の回転を中心とした運動を実現する．側方の咬合位で咬合力を発現するときには，作業側の外側翼突筋上頭が収縮して上述のように下顎頭を保持・安定　　下顎頭を保持・安定させるように働いている．

5-舌骨上筋群（suprahyoid musucles）

舌骨上筋群
舌骨
顎二腹筋
顎舌骨筋

　舌骨上筋群はその名の通り舌骨に付着し，これより上方にある筋のことで，顎二腹筋（digastric muscle）の前腹・後腹，顎舌骨筋（mylohyoid muscle），オトガイ舌骨筋（geniohyoid muscle），茎突舌骨筋（stylohyoid muscle）がある．茎突舌骨筋と顎二腹筋の後腹以外は下顎骨に起始をもち，いずれも舌骨に停止する．舌骨より下方にあり舌骨に停止をもつ舌骨下筋群と協調して，下顎の下制（開口）や後方への運動に際して活動する．また，嚥下運動においては，下顎骨が固定している状態で収縮することにより舌骨を挙上させ喉頭挙上に関与する．

下顎の下制
嚥下運動
喉頭挙上

5　下顎運動と咀嚼筋の活動

下顎運動

　下顎運動は左右側の顎関節における下顎頭の回転と顆路に沿った並進（滑走）運動を組み合わせた運動であり，下顎骨は左右が一体となっているので，両側の顎関節での運動は互いに影響を受け独立しては動くことができない．下顎の基本的運動としては，開閉口運動や側方運動および前進ならびに後進（後退）がある．それぞれの下顎運動は各筋の走行，起始停止の位置などに応じた活動によって，全体として目的とする運動を遂行できるように調節されている．下顎の運動範囲を規定する要素としては，咀嚼筋群の走向，顆路を規定する顎関節の解剖学的形態，関節包や靭帯，咬合接触などがある．特に咀嚼や滑走運動においては咬合接触状態の影響を大きく受ける．

　咀嚼運動は食物を咀嚼，粉砕するための非常に重要な機能運動であり，上記の基本運動を複雑・微細に組み合わせた運動である．食品を歯列咬合面にのせる動作では舌筋と協調し，また，咬合力（咀嚼力）を発現するときには閉口筋群とともに下顎頭を関節隆起後方斜面に安定・保持するために外側翼突筋上頭が働くなど，咀嚼筋群はうまく制御されている．咀嚼だけではなく嚥下，会話などの機能運動時やブラキシズム（歯ぎしり）などの非機能的運動においても，咀嚼筋群は活動する．

　主な下顎運動時に働く咀嚼筋を整理すると以下のようになる．

1-開口運動

開口運動
舌骨下筋群

下顎頭の前方移動

外側翼突筋下頭の収縮

　開口は30 mm程度までは顎関節での下顎頭の前方移動なしに回転だけで遂行することができ，舌骨下筋群や顎二腹筋後腹や茎突舌骨筋が舌骨を固定した状態で，顎二腹筋と顎舌骨筋が収縮して下顎を後下方に下制する．大開口を行うためには，下顎頭の前方移動が必要となり最大開口位では下顎頭は顆路の最前方位（咬頭嵌合位の位置から約20 mm前下方）に位置する．下顎頭の前方移動は外側翼突筋下頭の収縮によってもたらされる．開口運動時には閉口筋群の活動は休止するが，閉口筋にスパズムや拘縮があると開口量は制限される．

2-閉口運動

閉口運動
咬筋
内側翼突筋
側頭筋の前部

　開口状態から下顎を閉口するときには下顎の前上方への挙上と，前方に移動している下顎頭の後方移動を必要とする．開口筋である舌骨上筋群は弛緩し，咬筋と内側翼突筋および側頭筋の前・中部が下顎を前上方に挙上し，側頭筋後部が筋突起を後方に牽引して下顎

3-側方運動

側方運動 　側方運動のうち，歯の接触滑走がある運動を側方滑走運動といい，咀嚼やグラインディングタイプのブラキシズム（歯ぎしり）と密接に関係している．側方運動において切歯点
作業側 では，動かす側である作業側に移動し，顆頭点では作業側の下顎頭は下顎窩の中でほとん
非作業側 ど移動することなく回転するのに対して，非作業側では顆路に沿って，前下内方に移動す
側頭筋の後部 る．咀嚼筋は作業側では側頭筋の後部が，非作業側では外側翼突筋の下頭と内側翼突筋が
外側翼突筋の下頭 活動する．
内側翼突筋

4-前進運動

前進運動 　下顎を前に突き出す動作では下顎頭を含む下顎骨全体の前方移動があり，最前方咬合位
外側翼突筋下頭 において，下顎頭は全顆路長の半分くらい（約10 mm）前方に移動する．両側の外側翼突筋下頭が活動し，咬筋や内側翼突筋も弱く活動をして閉口状態を保つ．歯の接触をとも
前方滑走運動 なう下顎の前進運動を前方滑走運動といい，この運動は顆路と歯のガイド（矢状切歯路）の関係で回転量が規定され，両者が等しい場合には平行移動となり，顆路よりも切歯路のほうが急な傾斜で正の回転，切歯路の方が緩い傾斜で逆回転となる（「第Ⅱ編　第3章
逆回転 咬合の5要素に基づいた咬合治療　②　歯のガイド」参照）．

5-後退運動

後退運動 　前方に位置する下顎を後方に牽引する運動であり，前進運動と逆の運動となる．咬頭嵌
咬頭嵌合位 合位から下顎最後退位（最後方咬合位）までの後退運動は人によって異なるが，0.3〜
下顎最後退位 1.0 mm程度あり，嚥下動作においても下顎は咬頭嵌合位よりも後方の位置をとる．後退
嚥下動作 運動では側頭筋後部と顎二腹筋が活動する．咬頭嵌合位近くまで後退すると外側翼突筋上
側頭筋後部 頭が活動し，関節円板の位置を調節し，前述のように下顎頭の下顎窩内での安定・保持の
顎二腹筋 役割を担う．
外側翼突筋上頭

（中野雅徳・中村真弓）

【文　献】

1) 渡部厚史：側方滑走運動による上下顎大臼歯間の接触間隙の変化．補綴誌，**39**：517〜529, 1995.
2) 草刈　玄：接触点に関する研究，特に歯間離開度について．補綴誌，**9**：161〜182, 1965.
3) 三浦宏之：隣接歯間関係の動態に関する研究．補綴誌，**29**：158〜166, 1985.
4) Oh SH. et al.: Relationship between occlusal tooth contact patterns and tightness of proximal tooth contact. *J oral Rehabil*, **33**：749〜753, 2006.
5) 川島泰三：天然歯および歯冠補綴物の歯肉辺縁付近における歯垢沈着について．補綴誌，**22**：432〜459, 1978.
6) 加藤　均：歯周組織の機能状態に関する研究，第2報　臼歯の機能時の変位と安静時の脈動．補綴誌，**26**：133〜147, 1982.
7) Johnsen SE. et al.: Receptive field properties of human periodontal afferents responding to loading of premolar and molar teeth. *J Neurophysiol*, **89**：1478〜1487, 2003.

8) 覚道健治：滑膜組織．上村修三郎ほか編，顎関節小事典．日本歯科評論社，東京，1990，38〜41．
9) 井出吉信：顎関節部の基本形態．日本顎関節学会編，顎関節症．永末書店，京都，2003，338〜346．
10) 杉崎正志ほか：側頭骨（下顎窩，関節隆起，関節結節）．日本顎関節学会編，顎関節症．永末書店，京都，2003，14〜17．
11) 大石忠雄：下顎運動の立場からみた顎関節構造の研究．補綴誌，**11**：197〜220，1967．
12) 日本顎関節学会編：顎関節疾患および顎関節症の分類．日顎誌，**8**：113〜117，1996．
13) 上田龍太郎：外側翼突筋下頭の活動様式．補綴誌，**36**：94〜107，1992．
14) 西川啓介：顎運動と咀嚼筋活動に及ぼす咬合接触の影響．補綴誌，**33**：822〜835，1989．
15) 日比野和人ほか：ヒト外側翼突筋上頭・下頭の機能的相違について　1．各種基本運動時の活動様式並びに解剖学的考察．補綴誌，**36**：314〜327，1992．

【参考文献】
1) 白数美輝雄ほか：歯の形態学．医歯薬出版，東京，1970．
2) 歯科医学大事典編集委員会：歯科医学大事典．医歯薬出版，東京，1989．

顆路

コラム

＜古い用語も悪くない？＞

　下顎頭を表す名称として，補綴学領域では古くから顆頭（condyle）という用語を用いてきた．顆頭という用語は，小さい丸い形状を意味する「顆」が当（常）用漢字ではないという理由で，文部省（当時）学術用語集の歯学編では「果頭」と表記されたり，日本関節学会などでは使用しないほうがよい用語として扱われている．解剖学的な部位を指すときは下顎頭でよいが，顆頭間軸，顆頭運動，顆頭安定位（この用語は絶対に変えることはできない），あるいは顆路などのように，すでに定着している補綴関連の用語は変える必要はないと思われる．慣れれば違和感はなくなるかもしれないが，用語はできるだけ短いほうが好ましく，下顎頭間軸はまだしも矢状下顎頭路角などという用語が定着するとは思えない．欧文の文献をみても mandibular head よりは condyle のほうが多く使われているように思う．

　同じく「歯」を表す用語として古くから「歯牙」という用語が用いられてきたが，「牙」という字が当用漢字（常用漢字）になかったことと，「牙」という字に対する偏見？からか，歯牙という用語も過去のものとして葬り去られようとした．著者の学位論文は「側方滑走運動における顆路と歯牙路の関係」であるが，平成22年の常用漢字見直しで「牙」が新しく追加された196文字の中に入っており，この論文名もそれほど肩身が狭いものではなくなった．「側方滑走運動における下顎頭運動路と歯路（はろそれともしろ？）の関係」では，しっくりこないように思う．用語は短いほうがよいといったが，歯路は短か過ぎ，やはり3文字の「歯牙路」が収まりも響きも良いように思うのは私だけだろうか？

（中野雅徳）

2 運動制御，神経筋反射機構，咀嚼運動の制御，姿勢制御

1 運動制御

運動制御　　　　動物はそれぞれの生命活動を営むために，姿勢を維持するとともに機能的な運動を行う．とりわけ機能運動については，これを担う身体各部の筋群の協調的な活動によって，円滑な動作が成立する．あらゆる機能運動は大脳皮質運動野からの運動指令を必要とする

随意運動　　　随意運動であるが，各筋を中枢指令で順番に収縮させていくというのではなく，発育過程
運動プログラム　の学習などを経て中枢に形成された運動プログラムがあり，半ば無意識的（自動的）に動作がスムーズに実行される．そのためには，機能の目的とする対象（咀嚼では食品）や運動器がどのような状態にあるかを，五感や身体各部にある感覚受容器によってとらえ，逐

感覚受容器　　次感覚情報として中枢に伝え，種々の反射も織り交ぜながら，プログラムされた動作を修

制御システム　正し，円滑な機能を営むという制御システムができあがっている．

運動中枢　　　運動制御に関与する運動中枢には，脊髄，脳幹，大脳基底核，視床，小脳，大脳皮質が
α運動ニューロン　ある．筋に直接信号を送る運動ニューロン（α運動ニューロン）は脳幹と脊髄に存在し，咀嚼などの機能運動の運動ニューロンは脳幹部に，四肢の骨格筋の運動ニューロンは脊髄前角にある．咀嚼に関与するα運動ニューロン活動に影響を与える末梢からの主な感覚情

筋紡錘　　　　報として，筋の伸張状態や伸張速度については筋紡錘から，歯に加わった力の情報（強さ，
歯根膜機械受容器　方向）は歯根膜機械受容器から，下顎頭の回転方向・回転速度などの情報は顎関節機械受
顎関節機械受容器　容器から伝えられる．これらのほかに口腔軟組織からの感覚情報も影響を与える．

反射　　　　　種々の運動のなかで最も単純な運動は反射であり，脊髄または脳幹に反射中枢をもつ神経回路により構成され，脊髄に中枢がある反射を脊髄反射，脳幹に中枢がある反射を脳幹反射と呼んでいる．咀嚼などのより複雑な運動は，上記のように，上位の中枢を含む制御システムによって調節されている．

顎口腔機能　　　また，顎口腔機能においては，咬合状態の影響を大きく受ける顎機能制御系[1]がある
顎機能制御系　といわれている（「第Ⅰ編　第4章　咀嚼と咬合面形態　④　顎機能制御系」参照）．

1-筋収縮

咀嚼筋　　　　咀嚼筋や骨格筋に代表される種々の身体運動にかかわる筋は，アクチンとミオシンの
横紋筋線維　　フィラメントからなる横紋筋線維で構成されている．筋線維には，脳幹の運動神経核や脊
神経筋接合部　髄前角に存在するα運動ニューロンの軸索終末が神経終板として終止し，神経筋接合部を形成する．上位中枢からの運動指令と筋紡錘や他の受容器からの感覚入力によって，α運

活動電位　　　動ニューロンが興奮し活動電位を生ずると，活動電位は軸索を伝搬し神経筋接合部に至り，神経終板からアセチルコリンを放出する．このシナプス伝達により筋細胞膜に活動電位が発生すると，T管系を介して筋小胞体に伝わり，筋小胞体からカルシウムイオンが放出され，筋収縮のスイッチが入り筋収縮が始まる．

　　　　　　　筋収縮は，アクチンフィラメントがミオシンフィラメント頭部にたぐり寄せられ，滑走してその間に滑り込み，筋節が短縮することによって達成される．収縮が起こるとカルシウムイオンがふたたび筋小胞体へくみ取られ，筋細胞内のカルシウムイオンの減少によっ

て，ミオシン頭部とアクチンフィラメントとの結合ができなくなり，結果として筋が弛緩する．

2-α運動ニューロンと運動単位

α運動ニューロン　　α運動ニューロンは筋線維に直接収縮の指令を出す運動神経細胞で，細胞体は脳幹や脊髄前角にある．1つの運動ニューロンは複数の筋線維を支配しており，全体で1つの運動単位となり，筋収縮は支配下の筋線維で一斉に起こる．1つの運動ニューロンが支配する筋線維の数を神経支配比といい，神経支配比が小さいもので数本，大きいものでは数千本あるといわれている．非常に微細な運動を行っている手指の筋などでは神経支配比が小さく，微細な運動を必要としない筋では大きい．また，1つの運動ニューロンが支配する筋線維の所在は1カ所にまとまっているのではなく広く分布しており，他の運動ニューロンが支配する筋線維に混ざりモザイクのように分布している．

運動単位

神経支配比

α運動ニューロンの細胞体の大きさには大小があり，大きいものは収縮が早いtype IIの筋線維を多数支配して，大きな力を発生する．一方，小さいものは収縮の遅いtype Iの筋線維を少数支配して小さな運動単位として，小さい力を発生する．運動には弱い力から大きな力まで目的に応じてさまざまな大きさの力を発現できるような仕組みがある．最初，閾値の低い運動ニューロンから活動が始まり，閾値の高い運動ニューロンへと活動が移行していく法則（recruitment order）があり，筋が徐々に力を増強していくとき，細胞の大きさの小さい運動ニューロンから大きい運動ニューロンが活動するようになる[2]．この法則をサイズの原理（size principle）と呼ぶ．

recruitment order

サイズの原理
（size principle）

また，細胞の大きさの小さい運動単位は疲労しにくいという性質があり，姿勢の保持や運動の準備などに適しているのに対して，細胞の大きさの大きい運動単位は，大きい力を発現できるが疲労しやすい性質がある．

3-筋紡錘とγ運動ニューロン

筋紡錘　　咀嚼筋を含む骨格筋の多くには筋紡錘が存在しており，筋の伸張状態を検出している．筋の伸張状態に関する情報は他の感覚情報とともに，脊髄後角や脳幹（三叉神経においては中脳路核，主知覚核および脊髄路核）にある感覚神経細胞からα運動ニューロンなどに送られ，運動調節に必要な求心性の情報となる．また筋紡錘の内部には，錘内筋と呼ばれる筋線維があり，筋紡錘の感度を調節する役割を担っている．錘内筋の収縮はγ運動ニューロンによって支配されており，筋の伸張状態に応じて，あるいはストレスレベルなどの影響を受けながら，筋紡錘の感度をコントロールしている．なお，錘内筋という名前は筋収縮を担う筋線維を錘外筋と呼んで，両者を区別するために付けた名称である．

錘内筋

γ運動ニューロン

ヒトの咀嚼筋では開口筋にはほとんど筋紡錘が存在しないが，閉口筋には筋紡錘が500個くらい存在するといわれている[3]．後述するように下顎をハンマーで下方に槌打したとき，閉口筋が急速に伸張され，このとき筋紡錘からの筋が伸張されたという情報は，下顎張反射を引き起こし閉口運動が起こる．開口筋には筋紡錘がないのでこのような反射はないが，顎口腔系の機構には，その必要がないのかもしれない．

2 神経筋反射機構

1-閉口筋の筋紡錘を介する反射（下顎張反射）

下顎オトガイ部の正中付近を木槌で下方向に叩くと，下顎は受動的に開口した後，瞬時に閉じて元の位置に戻る．これを下顎張反射という．この反射は閉口筋に存在する筋紡錘が受容器となり，三叉神経中脳路核感覚ニューロンからの末梢突起を求心路，その中枢突起と閉口筋運動ニューロンとの間に1つのシナプスを介し，閉口筋運動ニューロンの末梢突起を遠心路，閉口筋を効果器とする単シナプス性反射である（図2-1）．三叉神経中脳路核感覚ニューロンは，末梢突起を閉口筋の筋紡錘のほか後述する歯根膜機械受容器にも送っている．

2-歯根膜を介する反射（閉口反射と開口反射）

歯に咬合力などの外力が加わり，歯根膜が圧縮や引っ張りの力を受け，変形して歯が変位するが，これには咬合圧（咀嚼圧）の大きさ，咀嚼過程の食物の物性，咬合接触状態などが影響する．歯根膜にある機械受容器は，歯の変位量や変位方向などの感覚情報を中枢に伝える．歯根膜への機械的刺激は，閉口反射と開口反射を引き起こす場合がある．

ヒトの前歯を叩くと，咬筋が収縮し，歯根膜-咬筋反射と呼ばれる閉口反射が起こる[4]．これにかかわる感覚ニューロンは三叉神経中脳路核に細胞体をもつ感覚ニューロンで，末梢突起を歯根膜に送り，中枢突起は前述した閉口筋の筋紡錘からの感覚ニューロンと同様に，閉口筋運動ニューロンに送る（図2-2）．歯根膜機械受容器からの情報は，閉口筋運動ニューロンを単シナプス性に興奮させ，歯根膜-咬筋反射を誘発する．一方，歯根膜には三叉神経節に細胞体をもつ感覚ニューロンからも末梢突起が送られており，歯根膜からの感覚情報は，このニューロンを介して三叉神経脊髄路核にある興奮性介在ニューロンに伝わり，これとシナプス結合する開口筋運動ニューロンを興奮させ，開口反射を惹起する[5]．この開口反射は2シナプス性の反射である（図2-2）．

閉口反射である歯根膜-咬筋反射は，正のフィードバックにより咀嚼力を増強する働き

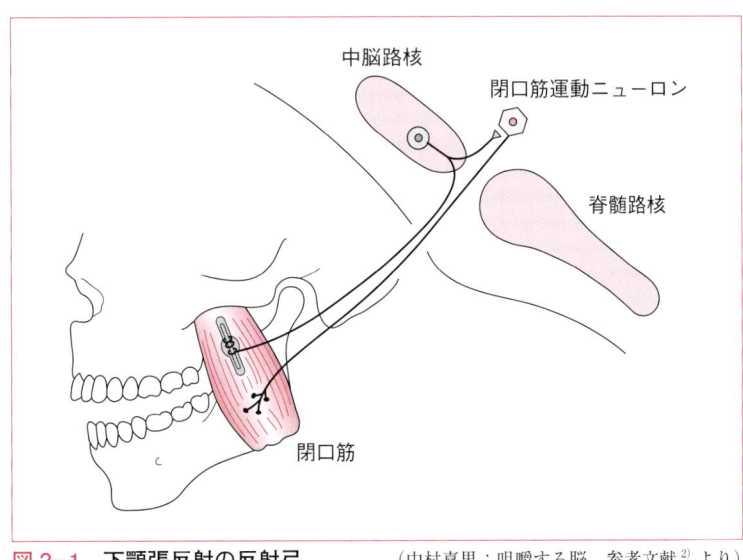

図2-1　下顎張反射の反射弓　　（中村嘉男：咀嚼する脳．参考文献[2]より）

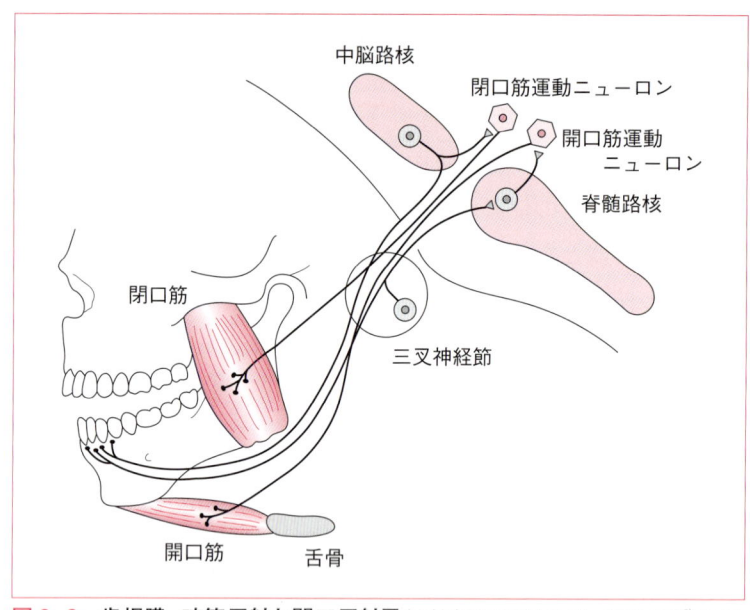

図2-2 歯根膜-咬筋反射と開口反射弓(中村嘉男：咀嚼する脳．参考文献[2]より)

がある．すなわち硬いものを嚙むと，咀嚼力により歯根膜機械受容器が刺激され，閉口反射が誘発される．この反射は咀嚼力を自動的に増強し，増強した咀嚼力は歯根膜機械受容器をさらに強く刺激し，より強い閉口反射が引き起こされる．このようにして硬い食物の粉砕を可能にしている．一方，食物が咬断・粉砕・臼磨されることにより歯根膜への荷重が減少したときには，閉口反射の増強はなくなり，また，咀嚼力が過度に大きくなった場合には，防御的に開口反射が生じ，歯や歯周組織への傷害を防いでいる．このように，咀嚼力は食物の硬さや咬断・粉砕・臼磨の状態に応じて随時適切に調整されている．

3-顎口腔領域への刺激による反射（開口反射）

開口反射　　　　　顎口腔領域へのさまざまな刺激は開口反射を引き起こす．開口反射は，咀嚼中に口腔内
非侵害性刺激　　　の食物が口腔粘膜や歯肉に接触圧迫したときのように，組織を損傷しない刺激（非侵害性
侵害性刺激　　　　刺激）による場合と，過大な外力などが加わり組織を損傷する刺激（侵害性刺激）によっても，誘発される．

　　　　　　　　　反射経路は歯根膜刺激による開口反射の経路と同じで，三叉神経節に細胞体をもつ感覚ニューロンは舌神経，下歯槽神経，歯髄神経にも末梢突起を送っている．このニューロンは中枢突起を三叉神経脊髄路核に送っており，顔面，顎口腔領域からの情報により開口筋
興奮性介在ニューロン　運動ニューロンにシナプス結合する興奮性介在ニューロンを興奮させる．その結果，開口筋運動ニューロンが興奮して開口筋が収縮し，開口反射が生ずる（図2-3）[6]．この反射は最短経路が2シナプス性で，多シナプス反射である．

　　　　　　　　　開口反射が生じる際，閉口筋の筋活動が抑制され閉口筋の弛緩が起こる．閉口筋の力は開口筋の力よりもはるかに強いので，たとえ開口筋が収縮しても，閉口筋が収縮していると口を開くことはできない．顎機能障害患者で閉口筋のスパズムがある場合，術者が強制的に開口させようとしても，防御的に閉口筋が収縮して開口が制限される（防御的スプリンティング）．開口反射時の閉口筋の弛緩は，閉口筋運動ニューロンの抑制によるものであり，開口筋からの反射性の抑制ではない（開口筋には筋紡錘がない）．三叉神経節感覚

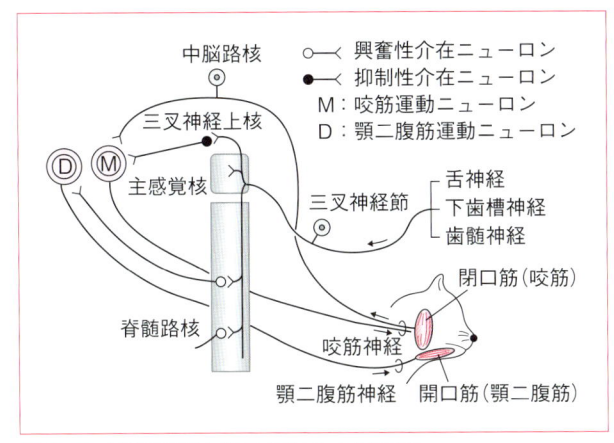

図 2-3 開口反射と閉口反射の中枢経路
(中村嘉男:咀嚼する脳,参考文献[2]より)

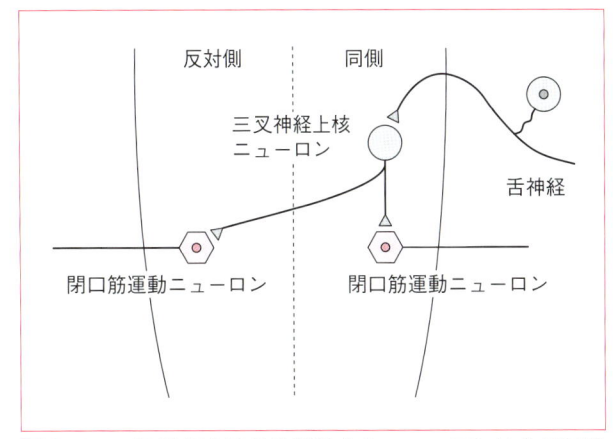

図 2-4 三叉神経上核の抑制性介在ニューロンによる同側および反対側閉口筋運動ニューロンの両側対称性の抑制
(中村嘉男:咀嚼する脳,参考文献[2]より)

ニューロンの中枢突起は脳幹に入ると2本に分かれ,1本は三叉神経脊髄路核を介して開口反射を引き起こすが,もう1本は三叉神経運動核の周辺領域にある閉口筋運動ニューロンを抑制する抑制性介在ニューロンにシナプス結合して,このニューロンを興奮させる(図2-3).その結果,閉口筋運動ニューロンが抑制され,閉口筋の弛緩が起こる.この抑制性介在ニューロンは,刺激と同側だけでなく反対側の閉口筋運動ニューロンにも軸索を送り抑制する(図2-4).開口反射では,開口筋の収縮と閉口筋の弛緩が両側対称性に起こり(両側対称性効果),四肢における屈曲反射とその仕組みは異なっている.

4 - 四肢の反射との違い

四肢の筋は関節を「曲げる」屈筋と「伸ばす」伸筋があり,拮抗筋として相反性に制御されスムーズな関節運動を実現している.屈筋と伸筋のいずれにも筋紡錘が存在し,一方の筋に伸張反射を引き起こす筋紡錘からの情報は,その拮抗筋の運動ニューロンを抑制し,拮抗筋を弛緩させる.この抑制は拮抗抑制あるいは相反性Ia抑制と呼ばれている.閉口筋と開口筋はその機能から拮抗筋といえるが,閉口筋の筋紡錘からの情報は,開口筋運動ニューロンに拮抗抑制を起こさない.これは閉口筋の力は開口筋の力よりもはるかに強いので抑制する必要がないためと考えられる.また,開口反射を引き起こす刺激は,刺激と同側だけでなく反対側の開口筋運動ニューロンも興奮させる.たとえば,食事中に片側の舌を噛んでしまった場合,開口反射は噛んだ側の筋だけでなく反対側にも起こる.四肢においては左右の一側に屈曲反射を起こす侵害性の刺激は,他側には伸展を引き起こして左右側が逆の反射が起こり,これを交叉性伸展反射と呼ぶ.咀嚼筋には交叉性伸展反射はなく,上述した開口反射における両側対称性効果は,咀嚼筋における反射の大きな特徴である(図2-4).

3 咀嚼運動の制御

咀嚼は摂食・嚥下の一連の行程のうち,食物を視覚,嗅覚などを使って認知(認知期)し,口へ取り込み,食塊を形成する準備期に行われる.取り込んだ食物を舌と歯を巧みに

第Ⅰ編第2章　咬合を理解するための形態（解剖）と機能（生理）

食塊　　　　　　　使って咬断・粉砕・臼磨し，唾液と混ぜて食塊を形成する．食物を歯列咬合面に載せ，噛み始める初期の咀嚼運動は随意的動作であるが，食物がこなれてくる時期には不随意的な運動となっている．咀嚼により形成された食塊は舌により咽頭に送られ嚥下される．

顎運動のリズム形成　　咀嚼運動は歩行運動と同じようにリズミカルな運動である．顎運動のリズム形成に関して運動ニューロンの細胞内電位変化を調べた研究[7]によると，大脳皮質への連続刺激は閉口筋運動ニューロンには閉口相に一致した興奮（EPSPとスパイク）と開口相に一致した抑制（IPSP）を誘発した．また開口筋運動ニューロンには開口相に一致した興奮（EPSPとスパイク）のみを誘発し，閉口相では膜電位変化は認められなかった．この閉口筋運動ニューロンと開口筋運動ニューロンのリズム形成，すなわち膜電位変化の違いはそれぞれの筋の筋紡錘の有無に関係があると考えられている．この顎運動リズム（咀嚼リズム）は，

リズム発生器　　　以前より脳幹に存在するリズム発生器により中枢性に形成されると考えられていたが，モ
延髄網様体　　　　ルモットを用いた実験で延髄の内側部の延髄網様体巨大細胞網様核に存在することが明らかにされている[8]．リズム発生器を含め咀嚼運動を制御する脳幹部を咀嚼中枢と呼ぶことがある．咀嚼運動中，口腔内に存在する機械受容器により逐次，食物の大きさ，硬さ，位置についての感覚情報が中枢に送られる．送られてきた情報より咀嚼中枢は咀嚼筋などの活動調節を食物の性状に合うように適切に行っている．

末梢性調節機構　　咀嚼運動の調節機構として，脳幹部や運動神経レベルで反射性に行われる末梢性調節機
中枢性調節機構　　構と大脳皮質が関与する中枢性調節機構とがある．咀嚼運動中の開口相では閉口筋が伸張され，筋紡錘から下顎張反射を誘発するように感覚情報が中枢に送られる．もしこの情報により下顎張反射が誘発されると，開口運動は妨げられることになる．しかし中枢指令により閉口筋運動ニューロンは強く抑制され，スムーズな開口運動が出現する．閉口相においては食物が口腔粘膜を刺激し，口腔粘膜の機械受容器からの情報により開口反射が誘発されるはずであるが，閉口相には開口筋の筋活動は認められず[9]，閉口運動がスムーズに行われる．咬合相では口腔粘膜の機械受容器のほかに歯根膜機械受容器が刺激される．したがって開口反射と閉口反射の両方を誘発する情報が中枢に送られることになる．歯根膜機械受容器からの情報の一部は閉口反射を増強することにより開口反射は抑制され，中枢指令により閉口運動が遂行され，食物は粉砕される．随意運動の中枢指令と末梢からの情報による反射が相互に拮抗する場合，末梢情報によって誘発される反射は抑制され，中枢指令が優先されて随意運動が出現する．

　　　　　　　　　また咀嚼運動中，誤って舌や頰粘膜を噛むと，侵害性刺激が加わったことになり，このとき誘発される開口反射は通常の開口反射とは異なり，閉口相と咬合相で増強され，遂行中の閉口運動や噛む運動を直ちに停止させて舌や頰粘膜への傷害を防いでいる．

4　姿勢制御

　　　　　　　　　ヒトは重力に対して姿勢を維持するため反射のメカニズムを利用している．これに関係
下顎安静位　　　　するものに臨床歯科では下顎安静位がある．ヒトが覚醒した状態で頭部直立位をとった場合，閉口筋である側頭筋や咬筋などは下顎に働く重力に拮抗して弱い反射性の持続性収縮を起こし，下顎の重みと閉口筋の張力とが釣り合うように働く．その釣り合った状態が上
安静空隙　　　　　下顎の切歯間に2～3 mmの安静空隙を生み出し，このときの閉口筋の活動を表面筋電図

で測定すると，10 ～ 30 μV の微弱な持続性放電が観察される．安静位といえども決して安静休止しているのではない．

意識状態
情動

　この下顎安静位は意識状態や情動によっても変動する．ヒトは眠気が起こって意識レベルが下がり，居眠りを始めると閉口筋の緊張が低下して通常の安静空隙よりも口が開き気味となる．ブラキシズム研究に関連して睡眠中の6自由度顎運動を同時に測定した研究[10]では，睡眠時安静位の開口量は2.5 ～ 5.0 mm から，ときには10 mm 程度に及ぶとしている．

　一方，ヒトはストレスを感じ，緊張しているときには口元も緊張させ，歯を噛みしめたり，たえず歯を接触させる動作をとったりする．神経質な顎機能障害の患者では，この傾向が特に強いように思われる．

　これらのことから，下顎安静位を保持する神経メカニズムは情動や睡眠と深い関係があり，脳幹網様体や大脳辺縁系の関与が示唆される．

（久保吉廣）

【文　献】

1) 坂東永一：顎機能制御系．長谷川成男ほか監修，臨床咬合学事典　第1版第2刷．医歯薬出版，東京，2008，101 ～ 102．
2) Burke RE. : Motor unit types of cat triceps surae muscle. *J Physiol*, **193** : 141 ～ 160, 1967.
3) 東京医科歯科大学歯学部顎口腔総合研究施設編：咀しゃくの話．日本歯科評論社，東京，1983，51 ～ 53．
4) Goldberg LJ. : Masseter muscle excitation induced by stimulation of periodontal and gingival receptors in man. *Brain Res*, **32** : 369 ～ 381, 1971.
5) Funakoshi M. et al. : Periodontal jaw muscle reflexes in albimno rat. *J Dent Res*, **53** : 588 ～ 591, 1974.
6) Sumino R. : Central neural pathways in the jaw-opening reflex in the cat. *In* : Dubner D. and Kawamura Y.(Eds.), Oral-Facial Sensory and Motor Mechanisms. Appleton-Century-Crofts, New York, 1971, 315 ～ 331.
7) Kubo Y. et al. : Synaptic basis of orbital cortically induced rhythmical masticatory activity of trigeminal motoneurons in immobilized cats. *Brain Res*, **230** : 97 ～ 110, 1981.
8) Nozaki S. et al. : Localization of central rhythm generator involved in cortically induced rhythmical masticatory jaw-opening movement in the guinea pig. *J Neurophysiol*, **55** : 806 ～ 825, 1986.
9) Lund JP. et al. : The importance of reflexes and their control during jaw movement. *Trends Neurosci*, **6** : 458 ～ 463, 1983.
10) 鈴木善貴ほか：睡眠中の咀嚼筋安静（低緊張）状態における垂直的顎位―スプリントの最適な咬合挙上量の検討―．顎機能誌，**17** : 113 ～ 124，2011．

【参考文献】

1) 森本俊文ほか編：基礎歯科生理学　第5版第1刷．医歯薬出版，東京，2008．
2) 中村嘉男：咀嚼する脳―咀嚼運動をコントロールする脳・神経の仕組み―．医歯薬出版，東京，2005．

3 咀嚼効率，咬合力，バイオメカニクス，歯の運動，歯のひずみ

1 咀嚼効率 (masticatory efficiency)

咀嚼（chewing, mastication）とは，上下歯列間で食物を切断，破砕して，唾液や消化液との接触面積を増大させて，食塊を形成し嚥下に至るまでの一連の生理的過程である．この咀嚼能力（ability of mastication）を測定あるいは検査し評価する方法に関して多くの研究や著書，ガイドラインなどがある[1~4]．咀嚼能力はアンケートや食品・咀嚼試料などで直接判定する方法と，顎運動，筋活動，咬合状態，咬合力などの他の要素から間接的に判定する方法に大きく分類することができる．

食塊
咀嚼能力

1−直接的評価方法

1）客観的評価法

咀嚼効率
咀嚼能率

（1）咀嚼試料の粉砕状態により咀嚼効率を判定する方法

『歯科補綴学専門用語集』[5]によれば，咀嚼効率は咀嚼能率と同義語であり，咀嚼能力の一部を示す指標で，食物が規定の粉砕度になるまでに要する作業量である．すなわち，試験食品を同じ程度に粉砕するために必要とした健全歯列者の平均的な咀嚼回数と，被験者が必要とした咀嚼回数との比を百分率（%）で表したものを咀嚼効率という．この咀嚼効率を，規格化された試験条件で到達できる食物粉砕度として測定することを咀嚼能率測定という．

この方法の代表的なものが篩分法であり，測定法および表示法が確立されていて信頼度が高い．噛むと割れて細分化されるような食品の一定量を一定回数噛ませて，粉砕された食品の全量を口腔内から採取した後に，これを種々の目の大きさの篩にかけて篩い分けすることによって，どのように細分化されたかを数量化して判定する方法である．篩分法を用いた測定法の代表として，マンリーら[6]によるピーナッツを用いた方法と，石原[7]の生米を用いた方法をあげることができる．

篩分法

篩分法の試料の要件

篩分法の試料としては，噛みやすいこと，大きさや硬さが適切であること，組成が均一であること，唾液や水で変化しないこと（化学的に安定），保存性が優れていることなどの条件が満たされている必要がある．この条件を満たす材料として，築山ら[4]は，歯科用の寒天印象材を用いた咀嚼能率測定を行っている．竹内ら[8]は，寒天印象材を用いて咬頭嵌合位での咬合接触に加え，咀嚼運動中の咬合接触を累積咬合面積として計測し，咀嚼能率や粉砕片数との相関を求めたところ，実際の咀嚼では咬合接触のある部位のみではなく，その周囲で接触はしないが，対顎歯に近接し食物の粉砕を補助する部分の面積も重要であることを示した．特に，咀嚼回数が少なく咀嚼片がまだ大きい時期には，咬合面間距離がやや大きい部位でも食物の粉砕に重要な役割を果たしている．

溶出成分による方法

（2）溶出成分による方法

咀嚼により，試料の内容物から溶出した成分の変化を測定する方法である．チューインガム，グミゼリー，米，ATP顆粒剤などの試料が用いられ，溶出した糖，ゼラチン，グルコース，デンプン，色素などの量を重量や比色法で測定するものである．

3　咀嚼効率，咬合力，バイオメカニクス，歯の運動，歯のひずみ

混合能力　　　　（3）食物の混合能力による評価

　　　　　異なる色のチューインガムやワックスなどの人工試料の混合状態で，混合能力を評価するものである．

　　　　　赤と緑のパラフィンワックスチップを市松模様に組み上げた1辺12 mmのワックスキューブを咀嚼後，色の混合程度や試験試料の形状を画像解析して評価する．

　　　　　また，咀嚼にともない青紫色から赤色に変色する色変わりチューインガムを用いて，咀嚼後に色変わりの程度を専用の判定スケールと比較して，どの段階まで色変わりが進行したかを判定し，咀嚼能力の高さを評価する．

食塊形成能力　　（4）食塊形成能力の評価

　　　　　口腔内における食物動態を調べるために，さまざまな食品を用いて食片の貯留状態や食塊形成状態を評価しようとするものである．咀嚼時における側方位から咬頭嵌合位へと噛み込む状況を想定すると，側方位においては咬合面上に近心口蓋側方向が解放された閉鎖的な空間が形成され，咬頭嵌合位へと閉口するに従い，その空間は急激にその体積を減少させる様相がうかがえる．この空間を食物の粉砕圧搾を行いつつ，流れを制御する空間で

圧搾空間　　　あると想定し，圧搾空間（squeezing room）と呼ぶ[9]．（「第Ⅰ編　第4章　咀嚼と咬合面形態　② 主機能部位」参照）．この観点から咬合面上に乗せられた食物は，粉砕を受けつつ，圧搾空間の消失にともない近心舌側方向へと送られることが予想される．この食物の流れを利用して，食品として唾液を吸収しやすく粉砕性の高い煎餅（亀田製菓製）を用いて，嚥下直前までの咀嚼回数と唾液分泌量や粉砕食物の舌側貯留率との関係が予測可能であり，咀嚼回数から咀嚼効率を評価する方法がある[10]．頰側咬頭を削除し，圧搾空間が形成されないと食物が歯列頰側の口腔前庭に落ち，嚥下しづらくなることから，嚥下に必要な食塊形成と舌側への移動に頰側咬頭が重要であるとされている．義歯装着患者125名をアイヒナーの分類により3群に分類し，義歯非装着時の煎餅の咀嚼回数はA群8.4回，B群13.4回，C群20.3回と増加し，義歯装着時には咀嚼回数の改善率はA群19.1％，B群25.4％，C群32.1％で歯牙欠損がA群，B群，C群と大きくなるに従い，回数差，改善率の増加が認められた．

2）主観的評価方法

咀嚼難易度　　　まず各食品の咀嚼難易度を測定して咀嚼機能評価表を作成し，被験者の実際の摂取可能
咀嚼機能評価表　な食品を調査して，咀嚼能力を判定する方法である．主に義歯装着患者における咀嚼機能
山本式総義歯咀嚼能率　の評価に使用されており，「山本式総義歯咀嚼能率判定表（咬度表）」[11]が一般的に知られ
判定表（咬度表）　ているが，佐藤ら[4]による新しい「咀嚼スコア評価表」，平井ら[4]による「摂取可能食品アンケート法」，最近ではKoshinoら[12]による咀嚼効率と相関が認められた35品目の食品の5段階評価法がある．

2-間接的評価方法

　　　　　さまざまな機器を用いて，咀嚼時の筋活動[13,14]や顎運動の分析，咬合力，咬合接触面積の分析[15]などにより，咀嚼能力を間接的に評価するものである．

筋電図　　　　　筋電図を用いて咀嚼能力を評価・判定する方法は，咀嚼筋筋電図のバースト波形出現の
咀嚼リズム　　　規則性から咀嚼リズムの安定性を評価することが一般的である．咀嚼能力と関連が深いの

は，咀嚼初期の筋放電持続時間と咀嚼中期における咀嚼リズムの安定性[13]である．チューインガム咀嚼時の咬筋の放電パターンに曲線モデルのあてはめを行い，その様相から間接的に下顎の運動機能の様相と咀嚼効率との関係を見出した[14]．また，最大咬合力と咀嚼能力との関連性については高いという報告もあれば，低いという報告もあり，その関係は明確でない．咬合に関係する咬合面形態から咀嚼効率を求めたところ，咬合面積と咀嚼効率との間に有意な相関関係を認めて，両者の回帰方程式によって咬合面積から咀嚼効率を推定することは可能である[15]．しかし，その相関係数の値からみると咀嚼の能力は咬合面積だけによって決定されるものではなく，咀嚼圧や下顎の運動機能などの因子の影響を受けることも指摘しており，また個人内での評価には有効であるが，個人間での評価には問題があるとも指摘されている．

2　咬合力 (occlusal force, biting force)

咬合力

咬合力[16,17]とは，咀嚼筋の力により上下顎の対向する歯の間に生じた力である．歯は1歯対1歯，あるいは1歯対多数歯，さらには多数歯対多数歯の場合もある．また，天然歯とは限らず，人工につくられた補綴装置の場合もある．咀嚼時の咬合力は咀嚼力（masticatory force, chewing force）[18]と呼び，咬合力と区別することもある．さらに，単位面積に対する力を咬合圧（occlusal stress, biting pressure）と呼び，咬合力と咬合圧は厳密には定義が異なる．

咀嚼力

咬合圧

咀嚼は，食品を切断，破砕して食塊を小さくし嚥下しやすくすると共に，唾液や消化液との接触面積を増大させるもので，この咀嚼機能の原動力となるのが咬合力であり，咬合と密接に関係した要素である．この咬合力が適度に歯周組織に加わっていないと，廃用性萎縮を起こしたり[19]，外傷を受けたりする．つまり健康な歯周組織を維持するためには，適当な機能力が加わっていることが必要であり，必要な咬合力が発揮できないと噛めないという症状となって現れる．噛めないことの原因として，筋力そのものが発現されず必要な咬合力が得られない場合や，歯根膜や粘膜および顎関節などに異常があり，咬合時に疼痛や不快感が発生することで筋にネガティブなフィードバックがかかって，それ以上の力の発現が抑えられる場合などが考えられる．咬合力の測定は前述の咀嚼効率と共に，天然歯列および義歯を含めた各種補綴装置や咀嚼筋など，顎口腔系の機能検査の手段として臨床に導入されてきた．

咬合力の単位

咬合力の単位は，ニュートン（N），ダイン（dyn）で表示されるが，重量キログラム（kgf, kgw）や重量グラム（gf, gw）も利用されている場合がある．各単位間の関係は $1\,\text{N} = 10^5\,\text{dyn}$，$1\,\text{kgf} = 9.8\,\text{N} = 9.8 \times 10^5\,\text{dyn}$ となる．咬合圧の単位は N/m^2，dyn/cm^2，パスカル（Pa）であり，kgf/m^2 あるいは gf/cm^2 も利用されている場合がある．また，各単位間の関係は $1\,\text{Pa} = 1\,\text{N/m}^2 = 10\,\text{dyn/cm}^2$，$1\,\text{kgf/cm}^2 = 9.8 \times 10^5\,\text{dyn/cm}^2 = 9.8 \times 10^4\,\text{Pa} = 0.098\,\text{MPa}$ となる．

1 – 咬合力の種類

1）最大咬合力と咀嚼力

最大耐久力としてのものと，対象とする咬合力が通常の機能的なものであるかによって

最大咀合力と咀嚼力に分類される．咬合力測定器は，19世紀末よりバネ式，スプリング式，油圧式，タンブール式，歯車式のものが開発されてきたが，それらは測定法によって値がさまざまであった．一般的な測定が可能になったのは，歪みゲージを組み込んだ電気式の咬合力計が市販されるようになってからである．最大咬合力は，歯種だけでなく性別，年齢，骨植状態，対合関係などの種々の影響を受けるだけでなく，ロードセルの挿入方向や保持方向により噛みやすいかどうかも大きな要因となってくるため，測定条件により異なってくる．抵抗線歪計式咬合力測定装置により，健常永久歯を有する20歳代の男子150名から個歯垂直最大咬合力を測定したところ，上顎では第一大臼歯が最大（65.43 kg）で，次いで第二大臼歯（60.85 kg），第二小臼歯（49.24 kg），第一小臼歯（41.08 kg），犬歯（28.96 kg），側切歯（16.89 kg），中切歯（15.53 kg）の順であった．下顎は第一大臼歯（74.49 kg），第二大臼歯（70.44 kg），第二小臼歯（55.36 kg），第一小臼歯（44.32 kg），犬歯（31.46 kg），中切歯（20.15 kg），側切歯（19.65 kg）の順であり，上下顎とも有意差のあるものを不等号で示すと，第一大臼歯 ≒ 第二大臼歯 > 第二小臼歯 > 第一小臼歯 > 犬歯 > 中切歯 ≒ 側切歯となった[20]．

　咀嚼中などの機能時の咬合力を測定するためには，ロードセルを上下の歯の間に介在させる方法では不都合であり，歪みゲージ（ストレインゲージ），インダクタンス，コンデンサ，圧電素子などを利用したトランスデューサを組み込んで測定する方法がとられている．

　坂東[21]は，独自のテレメータ機構を利用して可及的に自然な咀嚼機能を再現し，垂直咀嚼力を測定した結果，咀嚼の前期に大きな咬合力がみられ，末期にいくに従い漸減するパターンが観察された．一般に咀嚼力の最大値は，最大咬合力の$1/2 \sim 1/4$程度の値である[18]．

2) 個歯咬合力と歯列咬合力

　個々の歯について表現されるものと，歯列全体について計測した顎力としてのものとして，個歯咬合力と歯列咬合力に分類される．個歯咬合力は，上述のように歯種によって大きく異なり，歯周組織の状態などによっても影響を受ける．口腔内にシーネを装着して，スタイラス部に歯列としての全荷重を集中して測定し，これを顎力すなわち歯列咬合力の大きさとした[22]．スタイラスの位置と高さを変えて，最大値を示す顎位での咬合力は，平均 92.6 kg（咬頭嵌合位の 3.9 mm 前方，5.0 mm 右側，10.7 mm 下方の開口位において）であった．図 3-1 は，さまざまな下顎位で測定した最大咬合力のうち，値が等しい下顎位を結んでできた等力線図[22]である．下顎の全運動野に対し，等力線図が立体的かつ模式的に描かれている．咬頭嵌合位よりやや開口した位置で最も大きな咬合力を発揮することができ，その下顎位より前後，左右，上下のどちらへ移動しても，同心円的に咬合力は小さくなる．

　Gibbs ら[23]によれば，成人男女 20 名の最大咬合力を顎力全体の測定が可能な gnathodynamometer を用いて測定した結果，74 kgf であったと報告している．また，西川ら[24]は，咬合力計をデンタルアプライアンスに装着して $23 \sim 36$ 歳の 10 名で最大咬合力を測定した結果，平均 79 kgf であり，睡眠時では平均 42.3 kgf であった．しかし，なかには覚醒時よりも睡眠時の最大咬合力が大きい被験者が認められた．

第Ⅰ編第2章　咬合を理解するための形態（解剖）と機能（生理）

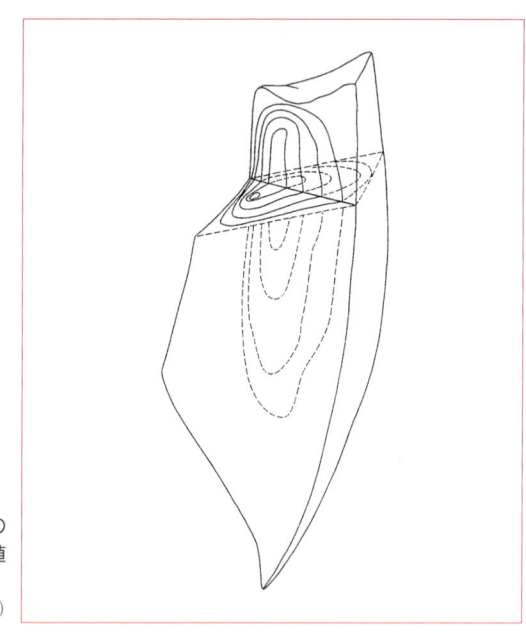

図 3-1　下顎の全運動野内の等力線図（模式図）
上下的には下方（開口）へ 10.7 mm，前後的にはやや前方の 3.9 mm，側方的には 5 mm 右側で最大咬合力を示し，その値は 92.6 kg であった．
（平林健彦：種々な下顎位における咬合力に関する研究．文献 22) より）

　　　　T-scan システム[25]やデンタルプレスケール[26]などの歯列咬合力が測定可能な機器で測定したところ，健常者に比べて顎機能障害（顎関節症）患者では，接触部位，接触面積，咬合力は少なく，左右的に非対称性を示すことが多い．

3) 垂直咬合力（咀嚼力），側方咬合力（咀嚼力），三次元咬合力（咀嚼力）

三次元咬合力
垂直咬合力
側方咬合力

　　　　歯に加わる力の方向を規定して表現したものとして，垂直咬合力（咀嚼力），側方咬合力（咀嚼力），三次元咬合力（咀嚼力）などがある．歯周組織は垂直力にはよく耐えるが，側方力には弱く，障害を受けやすいといわれている．1本義歯のなかに頰舌側側方咬合力を測定するためのトランスデューサを組み込んだ装置を用いて，ピーナッツやプリッツ，カマボコなどの9食品における咀嚼力の側方分力（頰側荷重と舌側荷重）を測定した結果，側方咀嚼力が被験者の咬合様式や試験食品の性状によって多様な結果を示したが，その最大値の平均は，装着側咀嚼の頰側荷重が 1.9 kgf，舌側荷重が 1.2 kgf，非装着側咀嚼の頰側荷重が 1.8 kgf，舌側荷重が 0.1 kgf と垂直力に比べて数分の一程度の大きさであった[27]．

　　　　また，20歳代の3名の下顎第一大臼歯の歯冠内に，2方向ロードセルを装着して咀嚼力を測定した結果では，側方咀嚼力のうち頰側荷重の発現頻度が高く，舌側荷重の2，3倍であったが，最大垂直咀嚼力に対しては頰側荷重で 1/2.5，舌側荷重で 1/7.1 と歯根が天然歯の場合も側方咀嚼力は垂直咀嚼力の数分の1であった[28]．

　　　　歪みゲージを応用した小型三次元咬合力センサを歯冠内に埋入して，種々の咬合接触を与えたときの三次元咬合力を歯の変位と同時測定したところ，咬頭嵌合位において，咬合力の方向は上顎第一大臼歯で口蓋側歯根方向，下顎第一大臼歯で歯根方向となり，嚙みしめ強度が増加してもその方向が大きく変化することはなかった[29]．

4) 天然歯列，義歯，インプラントの咬合力

　　　　義歯の咬合力については，27～82歳の120名の全部床義歯装着者について検討したと

ころ，中心咬合位における第一大臼歯部の咬合力は左右差がほとんどなく，右側臼歯部を例にあげると，中心咬合位での咬合力は27〜69歳群で男性12.54 kg，女性9.37 kg，一方70〜82歳群では男性9.46 kg，女性6.33 kgであった[30]．男女間ではどの年代においても女性の咬合力が低く，増齢的に咬合力はおおむね低下するが，60歳代までの低下率は低く，70歳を超えると目立って低下するうえに，全部床義歯の咬合力は天然歯の咬合力に比べて低い．

近年，増加傾向にあるインプラント補綴に関しても咬合力の測定研究があり，塩田ら[31]は，片側臼歯欠損症例のインプラント補綴前後で，デンタルプレスケールによる咬合力測定を行った結果，インプラント部でも相応の咬合力負担が行われ，咬合力配分は健常歯列者と同程度まで回復した．また，下顎管の走行や上顎洞底の位置によっては，大臼歯部へのインプラント埋入が不可能な症例でも小臼歯部インプラントには大臼歯インプラントと同様の咬合力がかかることから，歯列内で最後方に位置するインプラントには十分な負担能力を有するインプラント体の適用が必要になるといわれている．

2 - 間接的に咬合力を推定する方法

1）歯冠の歪みにより推定する方法

天然歯冠を構成している象牙質，エナメル質は生体組織中で最も硬く，エナメル質表面はヌープ硬度で2000に達する非常に硬い組織であるが，咬合力が加われば歪む．大塩[32]は，一次元の微小変位計を用いて歯の変形と咬合力との関係を報告しており，詳しくは後述の「歯の変形」の項で述べる．

2）歯の変位より測定する方法

歯の変位

歯の支持組織である歯周組織の力学的性状が明らかであれば，歯の変位を測定することにより，咬合力を推定することができる．古木ら[33]は，三次元微小変位計とデンタルプレスケールを用いて，上顎左側第一大臼歯の変位量と咬頭嵌合位での噛みしめ時の咬合力は，直線回帰できる関係であることを明らかにした．その回帰式は，$F = 2.38 D + 50.1$（F：咬合力（N），D：変位量（μm））で，推定の95%信頼区間の幅は70〜160 μmの範囲では$\pm(114.7-125.9)$ Nである．

3）筋電図より推定する方法

咬合力の発生源である筋活動を測定することにより，咬合力を推定しようとする方法である．筋活動量は噛み方によっても影響を受けるので，筋電図の放電が大きいからといって，ただちに力を発揮しているとはいえず，筋電図から咬合力を推定するためには，解析方法などの改良が必要とされている．

3 バイオメカニクス (biomechanics)

バイオメカニクス
生体力学

咀嚼筋群が発揮する筋力は，頭蓋や下顎骨に伝達され，下顎運動を遂行し，咀嚼時，咬合時には上下顎歯列上に咬合力が，顎関節部には顎関節荷重が負荷される[34]．

下顎運動にともなう下顎骨の幅径変化は，正常有歯顎者の大臼歯を測定点として，左右

下顎骨弓の幅径変化
外側翼突筋下頭

大臼歯間距離の変化を歯根膜の歪みも含めた変化量としてGatesら[35]を始め多くの研究者により測定されている．下顎運動と下顎骨の幅径変化を測定した研究[36]で，開口運動，前方運動，側方運動において幅径が減少し，これらの運動には外側翼突筋下頭の筋活動が深くかかわっている．このことは6自由度運動顎運動測定器により，下顎運動と外側翼突筋下頭の筋活動を同時測定した上田[37]の研究でも，最大開口位，前方位および側方限界咬合位の非作業側において，ほぼ最大の筋活動量を示したことから，うかがうことができる．Burch[38]によるストレインゲージを用いた左右第一大臼歯間の各限界運動時の幅径減少量を調べた研究や，原ら[36]による変位センサを用いた測定において，開口運動よりも前方運動で幅径減少量が大きいことが示された．池田ら[39]は，左右大臼歯部および小臼歯部にインプラントを埋入した症例について，下顎運動時のインプラント間の距離をストレインゲージで測定したところ，小臼歯部よりも大臼歯部で幅径減少量は大きく，また開口運動時 $91.1\pm10.6\,\mu m$，前方運動時 $172.6\pm30.3\,\mu m$，側方運動時 $61.0\pm9.7\,\mu m$ と前方運動時で最も減少量が大きいと報告している．

また，片側大臼歯部のインプラント間での距離の変化は，最大開口位で $8\sim25\,\mu m$，最前方咬合位で $10\sim37\,\mu m$ と，いずれの場合も近心側インプラントよりも遠心側インプラントのほうが舌側への変位量が大きかった[40]（表3-1）．

顎骨の歪み

咀嚼や噛みしめ時における，複雑な顎骨の歪みや顎関節への負荷を非侵襲的に測定することはむずかしく，そのため多くの研究は，動物実験や新鮮屍体・乾燥頭蓋骨を用いた実験，あるいは有限要素法などの数学モデルによるシミュレーション解析が行われてきた．

後述の歯の動きを測定する装置を用いると，咬合力を負荷した歯が歯槽窩のなかで動く様子を測定できる．これらの測定器は，被験歯（測定対象歯）に咬合力などの負荷を与えた際に歯がどう動いたかを測定することができるが，仮に，被験歯とは別の歯に咬合力を負荷した場合でも被験歯が運動したような測定結果が得られることがある．この場合は被験歯が歯槽窩内で動いたのではなく，咬合力による顎骨の歪みを測定したことになる[41,42]．たとえば，坂東ら[43]の高分解能6自由度運動測定器を用いて，上顎左側第一小臼歯に対する上顎右側第一小臼歯の運動を測定したとき，隣接歯間接触のない犬歯に咬合力を負荷したにもかかわらず第一小臼歯が平均 $178\,\mu m$ 動き，このことからも歯槽骨の歪みが確認される[44]．

竹内ら[45]は，咬合力作用時の顎運動解析において，上顎歯列を含む顎骨の歪みが顆頭

表3-1 下顎運動時の下顎骨の歪み

年	研究者	測定対象	測定機器	各種下顎運動時の減少量		
				開口運動	前方運動	側方運動
1972	Burch JG	左右第一大臼歯間	ストレインゲージ	224 ± 119	432 ± 205	112 ± 108
1998	池田ら	左右大臼歯部に埋入したインプラント	ストレインゲージ	91.1 ± 10.6	172.6 ± 30.3	61.0 ± 9.7
		左右小臼歯部に埋入したインプラント	ストレインゲージ	7.1 ± 0.8	9.7 ± 1.4	6.7 ± 1.3
2001	原ら	左右第一大臼歯間	変位センサ	295.25 ± 52.92 (42.16 ± 8.73)	333.73 ± 96.25 (10.18 ± 2.92)	77.04 ± 33.31 (7.81 ± 2.65)
1995	堀内ら	片側に埋入した大臼歯部のインプラント間	磁気センサ	8〜25	10〜37	

（単位：μm）　　（　）内は切歯点移動量（単位：mm）

部における解析に影響を及ぼすことを研究し，咬頭嵌合位での噛みしめで，下顎頭は上下方向に平均 63 μm の変位を認めた．

顎関節負荷
上関節腔内圧

顎関節負荷を推定するために，ヒトの上関節腔内圧について測定した研究[46]では，下顎安静位ではおよそ 0 mmHg で，咬頭嵌合位での噛みしめ時では 8〜200 mmHg と報告されている．また顎関節症患者 35 名の上関節腔内圧は，最大開口時には降圧となり平均 −53.82 ± 34.4 mmHg，クレンチング時には加圧となり平均 63.90 ± 52.25 mmHg であった．さらに，22 名の患者についてスプリントによる臼歯部咬合挙上を行った場合のクレンチング時の上関節腔内圧は，スプリント非装着時には 68.8 ± 49.1 mmHg であったのに対し，スプリントを装着した場合には平均 7.9 ± 10.9 mmHg に減少し，スプリントを装着することで顎関節負荷を軽減することができることを示した．

4 歯の運動，歯の変位，歯の動揺 (tooth movement, tooth displacement, tooth mobility)

歯の運動
歯の変位
歯の動揺

歯周組織は，上皮に覆われた結合組織性の器官で，セメント質，歯根膜，歯肉，歯槽骨から構成され，歯を支持する機能をもつ．このうち，歯根膜は厚さ 90〜230 μm の線維性結合組織で，歯根膜の主体をなしているのは Sharpey 線維と呼ばれるコラーゲン線維である．歯根膜は歯に加わる咬合圧，咀嚼圧を緩和したり，多数の感覚器で歯の動きをとらえて，歯の変位や咬合力に対する感覚を生じさせると共に，食物の性状を識別したり，下顎運動を反射的に調節したりする．また，歯根膜の循環系は，セメント質や歯槽骨の一部に栄養を供給するなどの機能を有している[47]．咬合力計を噛んだときや咀嚼・嚥下などの機能時には，この粘弾性体である歯根膜により，歯は歯槽骨の中で動くことが可能で，その動揺度は歯周組織の健康状態を表す明瞭な徴候のひとつとして，臨床的に古くから注目されてきた．名称については，歯の運動（tooth movement），歯の変位（tooth displacement），歯の動揺（tooth mobility）など，さまざまに表現されている．

1 - 測定法開発の歴史

歯の動揺度

歯の動揺度を客観的に評価する測定器の開発として，海外では Mühlemann[48]，日本では石橋[49]が，ダイヤルゲージを利用したペリオドントメータを開発し，初めて歯の動きをとらえた．ダイヤルゲージを用いた機械的測定法は，その測定方式から，歯の変位量の時間的な変化を連続的に記録することが不可能である．

その後，機械的測定法の短所を補うように電気的測定法が開発され，時系列の連続測定が可能となり，さらに測定器の改良により一次元測定から，近遠心方向，頰舌方向，歯冠歯根方向と多次元での観察ができるようになってきた．初期にはストレインゲージや差動トランスを用いた方法が行われたが，温度特性や大きさの問題があり，最近では，小型軽量化された磁気センサが歯の変位センサに応用されるようになった．また，Körber[50] の非接触型センサを始めとして，種々の非接触型変位装置による歯の運動測定もある．さらに近年，6 自由度顎運動測定器の測定方式を応用して，坂東ら[43]は，歯の 6 自由度運動測定器を開発し，歯を剛体とみなし，各種条件下での 6 自由度運動データを発表した．この測定器では，直視できない部分の歯の運動を解析することが可能であり，歯根部付近での運動も正確に解析可能である（図 3-2）．

6 自由度運動測定器
歯の 6 自由度運動

第Ⅰ編第2章　咬合を理解するための形態（解剖）と機能（生理）

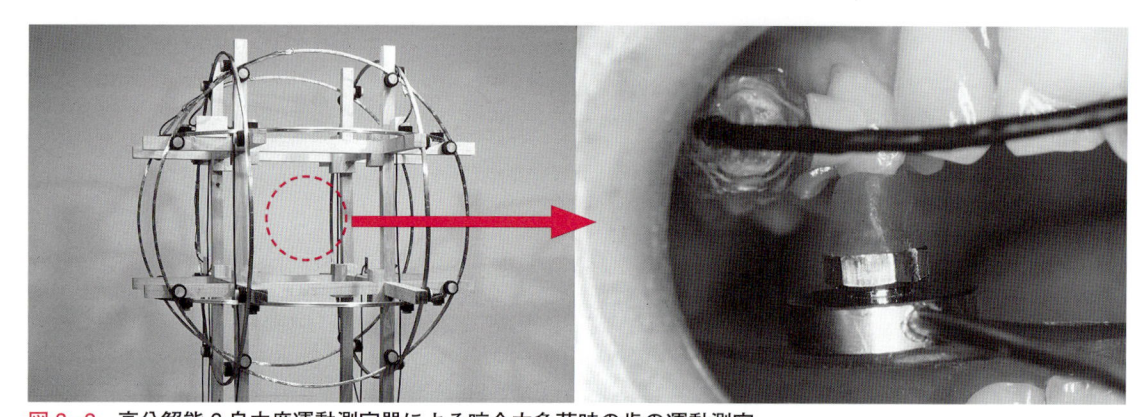

図3-2　高分解能6自由度運動測定器による咬合力負荷時の歯の運動測定
ヘルムホルツコイル（一次コイル）の中央部は一様な磁場が形成されており，一次コイルの中央に二次コイル（センサーコイル）を設置することで，高精度の運動測定が可能となる．右図は咬合力計を介在させたときの測定風景．
（薩摩登誉子：上顎第一小臼歯の運動の6自由度測定と解析．文献44）より）

2-歯の変位（運動）量

咀嚼などの機能時には，歯は歯槽骨の中に押し込まれて上顎臼歯部は口蓋側遠心歯根方向へ，下顎臼歯部は回転成分の強い舌側方向への変位を示し，歯および顎骨が受ける咬合力を歯根膜が緩衝している．その一方で，歯は歯槽骨の中へ押し込まれながら歯列弓の幅を狭める方向に変位するとともに，隣在歯と緊密に接触することによって隣接歯間関係が負荷状態となり，歯間部を食片圧入などから保護している．

歯根膜

隣接歯間接触関係

微小変位計

具体的には，微小変位計を用いた測定[51]）で，咬頭嵌合位での噛みしめ時に上顎の臼歯は口蓋側歯根方向，やや遠心寄りに約100μm（頬側咬頭部点で74〜128μm，頬側歯頸部点で66〜123μm），下顎の臼歯はやや遠心，舌側方向へ約50μm（頬側中央部点で40〜66μm）の変位を示す．上顎第一大臼歯は，咬頭嵌合位での噛みしめ時には，対合歯との咬合接触関係の影響を受けた方向に変位する．すなわち，上顎第一大臼歯は，頬側咬頭と口蓋側咬頭でほぼ等しい咬合接触がある場合には，歯根方向への咬合力が歯に均等に加わるために，歯根方向への平行移動成分が強い変位経路を示すのに対して，口蓋側咬頭内斜面に強い咬合接触がある場合には，口蓋側方向へ回転成分の強い変位経路を示す．下顎第一大臼歯は歯軸傾斜の影響を受けて，舌側への回転成分が強い変位経路を示す．下顎第一大臼歯は，上顎第一大臼歯に比べて変位量が少ない．これは上下顎間の顎骨構造，歯周組織の相違によると考えられる．

6自由度運動測定器

咬合力と歯の運動との関係を測定するために，薩摩[44]）は6自由度運動測定器を用いて上顎右側第一小臼歯の歯の運動を測定したところ，頬側咬頭に咬合力計を介在させて噛みしめたときの被験者3名の歯の運動量は，咬合面中央部の解析点において平均268μmであり，単位咬合力あたりの運動量は12.3μm/kgfであった．口蓋側咬頭負荷時では平均105μm，単位咬合力あたり4.8μm/kgf，咬合面中央部では平均142μm，単位咬合力あたり6.6μm/kgfであった．咬合力を負荷する方向によっては運動が収束する点，すなわち回転中心が歯の近傍にある場合とない場合があり，なかには歯髄へつながる脈管を傷つけないように回転中心が根尖部付近にある運動も認められた．また，微小変位計を用いて咬合接触点の位置を変化させたときの歯の変位様相を検討した結果，上顎第一大臼歯において口蓋側咬頭の咬頭頂あるいは内斜面に咬合力が加わると，歯の変位方向は口蓋側歯根方向となり，天然歯での機能時の生理的変位経路と類似していたが，頬側咬頭頂付近で噛ませ

咬合接触点の位置

歯の変位方向

ると，変位経路は不安定になり（図3-3のD, D'），同じ咬合力でも変位量は大きくなっている[52]．歯根膜は機能時に十分な咬合支持が担えるように，本来力が加わる方向に配列しており，このように変位量が著しく大きい場合には外傷性の変化が起こる場合がある．

3 - 歯根膜の粘弾性

歯根膜の粘弾性
歯の動きは，荷重量によって第1相と第2相に分けられるといわれている．第1相では，歯根膜の変形によって急速に変位が増加する（歯根膜の歪みに由来する）のが観察され，第2相に入ると，歯根膜のたわみが歯根膜の厚みに近づき増加率が減少する．第2相は，歯槽骨を含む歯周組織の歪みに由来すると考えられる．この2相性は，上顎の歯で顕著に現れる．また，最大咬合力を発現し最大荷重に達するまでの歯の移動を往路，最大咬合力を発現して以降を復路とすると，往路と復路では同じ経路を描かずに，同じ咬合力に対応

ヒステリシス
する移動量は往路より復路のほうが大きく，ヒステリシス[44]をもっている（図3-4）．

4 - 隣接歯間接触関係の動態

隣接歯間接触関係
三浦[53]は，隣接する一方の歯に測定子を，他方の歯に燐青銅板を付け，ストレインゲージをトランスデューサとする歯間距離測定装置を作製して，咬頭嵌合位での噛みしめ時の近遠心方向での歯間距離（標点間距離）を測定したところ，第二小臼歯と第一大臼歯との間で，上下顎ともに75μm前後の距離の減少がみられた．

笠原ら[54]は，舌側にハロゲン光源を固定し，頬側にCCDマイクロスコープに接続したピンスコープを設定して，咬頭嵌合位での噛みしめ時における隣接歯間部の観察を行った．歯の安静時には，歯間部に光が通過している間隙が3〜21μmあるが，噛みしめ時には光が通過しなくなって間隙が閉鎖していた．通常，安静時には隣接歯間部に間隙が

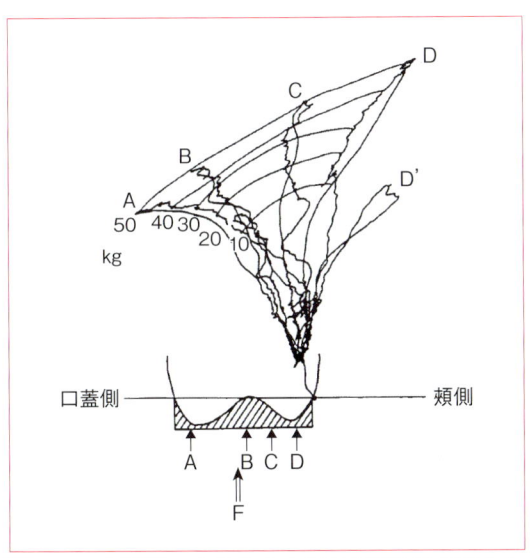

図3-3 上顎第一大臼歯の咬合面各部位での咬合力計噛みしめ時の歯の変位の等力線図（前頭面投影）
受圧テーブルを介して荷重部位を口蓋側（A）から頬側（D）へと変化させたときの歯の変位経路（A〜D'）
（長谷川成男：咬合力による歯列の動態，文献[52]より）

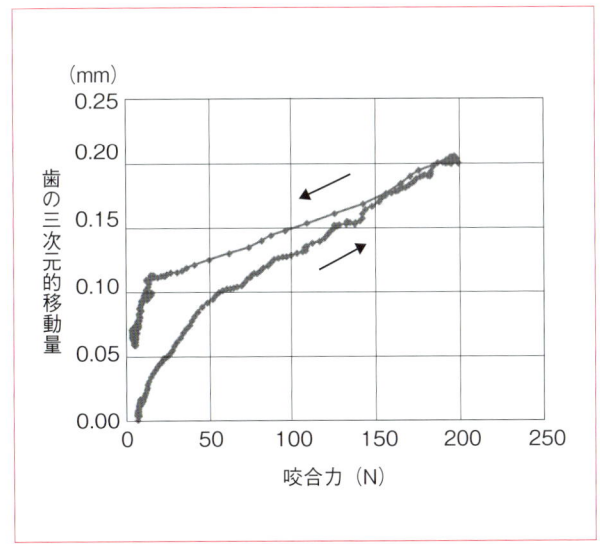

図3-4 頬側咬頭に咬合力を負荷したときの咬合力と上顎右側第一小臼歯の三次元的移動量
同じ咬合力に対する移動量は往路より復路のほうが大きくヒステリシスをもつ．
（薩摩登誉子：上顎第一小臼歯の運動の6自由度測定と解析，文献[44]より）

あって，機能時にはその間隙が閉鎖する方向に歯が変位し，隣在歯と緊密に接触している．

噛みしめ時の隣接歯間接触関係

Ohら[55]は，噛みしめ時の隣接歯間接触関係を評価することが可能な装置を開発し，20名の被験者において，上顎第二小臼歯－第一大臼歯間と下顎第二小臼歯－第一大臼歯間において，安静小開口時，20% MVC 噛みしめ時，50% MVC 噛みしめ時の30 μm のステンレススチール箔の引き抜き強さを測定した．上顎は安静時，20% MVC，50% MVC の順で 0.58 N，8.38 N，12.12 N であり，下顎は 0.77 N，5.02 N，8.44 N であり，噛みしめが強くなるに従って引き抜き強さが有意に増加した．機能時における歯の変位様相[53,56]から，

引き抜き試験

噛みしめ時に歯は歯列弓を狭めるように動くことが，引き抜き試験の結果からもうかがえる．噛みしめ時には下顎に比べて上顎のほうが引き抜き強さが有意に大きく，これは下顎骨が上顎骨に比べてより緻密であること，歯軸の方向や噛みしめ時の歯の運動中心に対する咬合接触点の位置関係が上下顎歯で異なることなどの要因が考えられる．

B咬合小面

また，咬合との関係を調べた結果，咬合接触の A，B，C 咬合小面のうち，B 咬合小面に咬合接触がある場合に比べて，B 咬合小面に咬合接触がない場合は隣接歯間の接触強さが非常に強くなった．すなわち，B 咬合小面に接触がなく A 咬合小面に接触がある場合がこれに該当し，図3-3 に示す変位量の大きい頰側荷重 D に対応する．噛みしめ時に隣接歯間が緊密になり過ぎるのは，歯の移動や接触面の咬耗の原因になって好ましくないと思われる[57]．

5-歯の脈動

歯の脈動

歯根は，歯根膜の籠状血管網の上に乗っている状態にあるため，歯は動脈の脈動に一致して振動する．これは噛みしめとは無関係に，安静時においても起こり，Parfitt[58]は，初めて歯の脈動（歯周脈波）を報告した．

加藤[56]によると，安静時の歯の脈動は，前頭面内での測定によれば，上顎第一大臼歯で頰側歯冠方向あるいは歯冠方向，下顎第一大臼歯で頰側歯冠方向あるいは舌側歯冠方向で，咀嚼時の歯の変位方向と対向している．すなわち機能時に変位した歯を復位させる方向へ歯根膜の血管に由来する脈動をしている．その振幅値は，上顎で 0.25～0.70 μm，下顎で 0.40～0.65 μm と，上下顎間での差はなかった．池田[59]によると，強い咬合接触を与える前の安静時では，上顎第一大臼歯で 0.17～0.50 μm，下顎第一大臼歯で 0.63～1.15 μm 歯軸方向に脈動し，強い咬合接触を与えるとその振幅値が減少する場合と増加する場合があった．田中[14]は，約 100 μm 高い補綴装置を装着すると歯周脈波の振幅値が減少し，

歯周脈波

咬合の過高と歯周脈波の変化

約 300 μm 高い補綴装置では逆に増加を示したと報告している．約 300 μm 高い補綴装置を装着すると，歯周組織に外傷が生じ，歯根膜線維の断裂により歯周組織の弾性定数が低下して歯の動揺が大きくなり，歯周脈波の振幅が増加する．それに対して，約 100 μm 高い補綴装置を装着した場合には，歯周組織圧の上昇により血管口径の縮小や血管走行の変化を生じて血流量が減少し，また，歯が歯根方向に押し込まれて歯根膜線維が緊張すると歯根膜の弾性定数が増大し，これが原因で，歯周脈波の振幅値が減少する傾向となる[14,59]．

歯の脈動測定は補綴治療時の診断にとっても有用であるが，その振幅値が 1 μm 前後ときわめて小さいことから測定が容易でない．

5 歯の変形 (tooth deformation)

歯質の非齲蝕性の実質欠損は日常臨床で頻繁に遭遇し，その原因として咬耗（attrition），摩耗（abrasion），酸蝕（erosion）が古くから考えられてきたが，それだけでは説明困難な欠損に出会うことがある．たとえば，数歯にわたって唇（頬）側歯頸部に実質欠損を認める場合は，過度のブラッシング圧で横磨きをすることによって生じることが多く，実験的にも証明されているが，ある特定の歯の歯頸部のみに欠損を認める場合は，ブラッシングによるものだけとは考えにくく，またブラッシングによる影響を受けにくい歯肉縁下にも欠損が観察されることがあり，これらは咬合力が実質欠損を引き起こす因子ではないかといわれている．歯は生体の中で最も硬い組織であるが，力を受ければ微小ではあるが変形し，最も顕著な例は，強い噛みしめ習癖やブラキシズムによる歯の変形が実質欠損を引き起こす[60〜62]というものである．

Grippo は，咬合の負荷によって歯頸部に生じたと考えられる実質欠損を表す用語として，アブフラクション（abfractions）を提唱[60]した．Bader らは，abrasion, erosion, abfraction のような単一の病因と結びついた名称は，それ以外の要因を排除してしまい，正しい理解を妨げる可能性があるとして，非齲蝕性の歯頸部の歯質欠損を表す用語を non-carious cervical lesions（NCCLs）に統一すべきであるとの見解を示した[63]．

アブフラクションによる実質欠損の発生メカニズムとしては諸説あり，tensile stress 説[61]，fatigue 説（疲労説），stress corrosion 説，piezoelectric effect 説があるが，いずれの仮説も完全には実証されていない[64]（表3-2）．

1-咬合力により応力が発生する部位

咬合力を負荷したときに荷重部位の咬合面ではなく，なぜ歯頸部付近で応力が起こるのかを解析する方法として，理論的に解析する有限要素法（a finite element stress analysis）や実験的に求める光弾性法（photoelastic stress analysis），ひずみゲージ（strain gauge）により直接被験歯の応力を求める方法がある[65]．

咬合面に加えられた荷重は，主として弾性率の高いエナメル質を通して根尖側へと伝達され，エナメル質が途切れるセメント－エナメル境（CEJ）で象牙質へと移行していく．この課程で，CEJ を中心としてエナメル質と象牙質に応力が発生する．この応力の発生原因として，エナメル質と象牙質の弾性率の違いがあげられる．

表3-2 アブフラクションによる実質欠損の発生メカニズム

tensile stress 説	咬合力によって歯頸部に引っ張り応力が集中し，エナメル質を構成するアパタイト結晶の結合が破壊され，化学的あるいは機械的な侵襲を受けやすくなる結果，くさび状欠損が生じる．
fatigue 説（疲労説）	アブフラクションは1回の強い咬合力負荷で歯質の破壊が進むのではなく，それよりも低い荷重が繰り返しかかることにより発生すると考えるほうが妥当であり，材料疲労に基づいた欠損の発生モデル．
stress corrosion 説	応力が集中している部位では酸蝕の進行が促進されることを示し，咬合負荷と酸蝕との間には相加・相乗効果がある．
piezoelectric effect 説	アパタイトなどの結晶体に力を加えたときに，特定の結晶面の間に電位差が現れ，この電位差によってイオンの溶出が起きて，歯質の欠損に繋がる．

2 - 歯に加わる力

歯に加わる力すなわち咬合力には生理的なものと非生理的なものがあり，生理的な咬合力は，咀嚼や嚥下時に発生するものである．非生理的な咬合力として，ブラキシズムや噛みしめ習癖などのパラファンクションがあげられる．咀嚼時の咬合力は，食物の性状にもよるが最大咬合力の数分の1程度である[18]．一方，ブラキサーの咬合力は，正常者の6倍にもなること[66]や睡眠中の咬合力は，時として覚醒時の最大咬合力をこえる可能性がある[24]という報告がある．

3 - 一次元微小変位計による歯の変形測定

大塩は，磁気位相空間[67,68]を用いた変位計測技術を応用して，一次元の微小変位計[32]を開発した．微小変位計は，大きさ8×8×6 mmの直方体，重さ1.7 gときわめて小さくかつ軽量で，直接歯に貼付しても，測定器本体の形態や重量の影響を受けにくい．測定器は磁場発生用の一次コイル2個，磁場検出用の二次コイル1個で構成されており，位相変化量から歯の変形量を測定する磁気位相空間を応用した測定方式である．測定器は，図3-5のように2カ所の標点（A，B）のみで歯面に接着しており，この標点間距離を測定することでエナメル質の伸長，短縮を測定する．

13名の被験者の上顎犬歯，上顎第一小臼歯を被験歯として，頰（唇）側歯面中央部に測定器を貼付し，ロードセルを介在させ咬合力を負荷したとき，咬合力の大きさに応じて歯の変形が起こり，咬合力と歯の変形には比例関係にあることが認められた．これを咬合力100 N，標点間距離1 mmあたりの伸長量に換算すると，上顎犬歯で−208 nm（0.208 μm），上顎第一小臼歯頰側咬頭負荷時で−171 nm（0.171 μm），上顎第一小臼歯舌側咬頭負荷時で+34 nm（0.034 μm）であった．

また，空口噛みしめ時の歯の変形測定を，咬頭嵌合位と偏心位の2顎位で行うと，咬合状態の違いから測定器の標点間距離が短縮する場合と伸長する場合があり，一定の傾向は

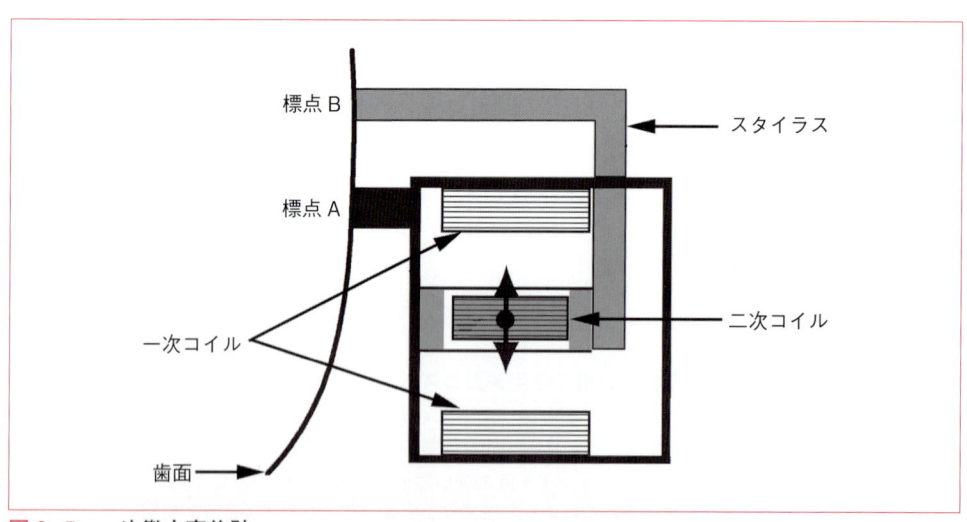

図3-5 一次微小変位計
2個一組の一次コイルは標点Aを介して歯面に接着，二次コイルはスタイラスから標点Bを介して歯面に接着しており，安静時には標点間距離4 mmになるように設置した．咬合力が負荷されたときの標点間距離の変化を一次コイルに対する二次コイルの位置の変化から算出し，その変化量を歯の変形量とする．

（大塩恭仁：咬合力負荷時の歯の変形．文献[32]より）

みられないが，偏心位に比べて咬頭嵌合位での歯の変形量が有意に小さかった．歯の変形量と咬合力との間には，ほぼ一対一の関係が認められるので，咬合接触部位が一定であれば，歯の変形から咬合力が推察可能である．

(田島登誉子)

【文　献】

1) 森　隆司：咀嚼効率．長谷川成男ほか監修，臨床咬合学事典．医歯薬出版，東京，1997，106〜107．
2) 大山喬史ほか：咀嚼能力検査法のガイドライン．日歯医学会誌，**24**：39〜50，2005．
3) 日本補綴歯科学会ガイドライン作成委員会：咀嚼障害評価法のガイドライン―主として咀嚼能力検査法―．補綴誌，**46**：619〜625，2002．
4) 沖本公繪ほか：よくわかる顎口腔機能．日本顎口腔機能学会編，医歯薬出版，東京，2005，126〜147．
5) 日本補綴歯科学会編：歯科補綴学専門用語集　第3版．医歯薬出版，東京，2009．
6) Manly RS. et al.：Masticatory performance and efficiency. *J Dent Res*, **29**：448〜462，1950．
7) 石原寿郎：篩分法による咀嚼能率の研究．口病誌，**22**：207〜255，1955．
8) 竹内久裕ほか：咬合面形態評価の定量化に関する研究．2004〜2007年度　科学研究費補助金（研究課題番号：16591955），2008．
9) 渡部厚史：側方滑走運動による上下顎大臼歯間の接触間隙の変化．補綴誌，**39**：517〜529，1995．
10) 本間　済ほか：煎餅の咀嚼回数を指標とした咀嚼能力評価法による義歯装着効果の評価．補綴誌，**50**：219〜227，2006．
11) 山本為之：総義歯臼歯部人工歯の配列について（2）-特に反対咬合について-．補綴臨床，**5**：395〜400，1972．
12) Koshino H. et al.：Development of new food intake questionnaire method for evaluating the ability of mastication in complete denture wearers. *Prosthodont Res Pract*, **7**：12〜18，2008．
13) 長沢　亨ほか：1歯欠損患者における可撤性局部床義歯と固定性架工義歯の咀嚼機能の比較に関する研究　2．咀嚼筋筋電図について．補綴誌，**16**：22〜27，1972．
14) 田中伐平：咬頭嵌合位における補綴物の高さが顎口腔系に及ぼす影響．補綴誌，**19**：666〜692，1976．
15) 平沼謙二：咬合面積並びにその咀嚼効率に及ぼす影響．補綴誌，**1**：17〜36，1957．
16) 田中貴信：咬合力と咀嚼力．長谷川成男ほか監修，臨床咬合学事典．医歯薬出版，東京，1997，108〜116．
17) 坂東永一：ヒトの咬合力とその測定法．バイオメカニズム学会誌，**4**：10〜19，1980．
18) 三浦不二夫ほか：咬合圧（咀嚼圧）に関する研究．日歯医師会誌，**7**：293〜298，1954．
19) 井上昌幸：歯根セメント質の組織学的構造に現れた機能的影響について．補綴誌，**4**：124〜146，1960．
20) 高見沢　忠：健常永久歯の相対咬合力および個歯咬合力に関する研究．補綴誌，**9**：217〜234，1965．
21) 坂東永一：口腔機能のテレメータリング．医用電子と生体工学，**7**：281〜288，1969．
22) 平林健彦：種々な下顎位における咬合力に関する研究．補綴誌，**18**：337〜360，1975．
23) Gibbs CH. et al.：Occlusal forces during chewing and swallowing as measured by sound transmission. *J Prosthet Dent*, **46**：443〜449，1981．
24) 西川啓介ほか：睡眠時ブラキシズムにおける咬合力の研究．補綴誌，**42**：740〜746，1998．
25) 仲西健樹ほか：咬頭嵌合位における咬みしめ強度上昇に伴う咬合接触力の左右的ならびに前後的バランスについて．補綴誌，**37**：1312〜1318，1993．
26) 佐藤智明ほか：咬みしめ強さと歯列における咬合力分布．顎機能誌，**2**：101〜109，1996．
27) 田中貴信：頰舌側側方咬合力について．補綴誌，**16**：321〜349，1973．
28) 森川昭彦：下顎第一大臼歯における機能時の咬合力に関する研究．口病誌，**61**：250〜274，1994．

29) 鈴木正章：噛みしめ強度に伴う三次元咬合力と歯の変位の関係．口病誌，**73**：79〜89，2006．
30) 森谷良彦：総義歯の咬合力に関する研究．補綴誌，**11**：1〜26，1967．
31) 塩田　真ほか：インプラント適用に伴う片側臼歯欠損症例の咬合力配分の変化．口病誌，**65**(3)：297〜301，1998．
32) 大塩恭仁：咬合力負荷時の歯の変形．補綴誌，**44**：254〜264，2000．
33) 古木　譲ほか：歯の変位から咬合力を推定する方法．顎機能誌，**14**：1〜12，2007．
34) 佐々木啓一：よくわかる顎口腔機能．日本顎口腔機能学会編，医歯薬出版，東京，2005，49〜52．
35) Gates GN. et al.：Evaluation of mandibular arch width change. *J Prosthet Dent*, **46**：385〜392：1981.
36) 原　佳代子ほか：下顎運動に伴う下顎骨弓幅径変化について．歯科医学，**64**：271〜282，2001．
37) 上田龍太郎：外側翼突筋下頭の活動様式．補綴誌，**36**：94〜107，1992．
38) Burch JG.：Patterns of change in human mandibular arch width during jaw excursions. *Arch Oral Biol*, **17**：623〜631，1972.
39) 池田隆志ほか：下顎左右臼歯部インプラント間に生じる幅径変化および狭窄力．補綴誌，**42**(99回特別号)：86〜86，1998．
40) 堀内政信ほか：骨結合型インプラントを利用した下顎運動時の下顎骨体の歪測定．補綴誌，**39**：285〜289，1995．
41) Picton DCA.：Distortion of the jaws during biting. *Arch oral Biol*, **7**：573〜580，1962.
42) 三浦宏之ほか：咬合力による歯周組織の歪み—上顎臼歯部について—．補綴誌，**37**：1305〜1311，1993．
43) 坂東永一ほか：高分解能6自由度運動測定器の開発．補綴誌，**43**：149〜159，1999．
44) 薩摩登誉子：上顎第一小臼歯の運動の6自由度測定と解析．補綴誌，**43**：344〜354，1999．
45) 竹内久裕ほか：咬合力による顎口腔系の変形が顎運動解析に及ぼす影響．補綴誌，**34**：1150〜1161，1990．
46) Nitzan DW.：Intraarticular pressure in the functioning human temporomandibular joint and its alteration by uniform elevation of the occlusal plane. *J Oral Maxillofac Surg*, **52**：671〜679，1994.
47) 坂田三弥ほか：基礎歯科生理学　第2版．坂田三弥ほか編，医歯薬出版，東京，1994，287〜292．
48) Mühlemann HR.：10 years of tooth-mobility measurements. *J Periodontol*, **31**：110〜122，1960.
49) 石橋真澄：歯牙の動揺に関する実験的研究（第1報）荷重と動揺との関係について．口病誌，**20**：187〜191，1953．
50) Körber KH.：Die elastische Deformierung menschlicher Zähne. *Dtsch Zahnärztl Z*, **17**：691〜698，1962.
51) 三浦宏之：歯の変位．長谷川成男ほか監修，臨床咬合学事典．医歯薬出版，東京，1997，427〜431．
52) 長谷川成男：咬合力による歯列の動態．口病誌，**66**：235〜242，1999．
53) 三浦宏之：隣接歯間関係の動態に関する研究．補綴誌，**29**：1134〜1142，1985．
54) 笠原健一：機能時における隣接歯間関係の観察．口病誌，**66**：370〜381，1999．
55) Oh SH. et al.：Evaluation of proximal tooth contact tightness at rest and during clenching. *J Oral Rehabil*, **31**：538〜545，2004.
56) 加藤　均：歯周組織の機能状態に関する研究．第2報　臼歯の機能時の変位と安静時の脈動．補綴誌，**26**：133〜147，1982．
57) Oh SH. et al.：Relationship between occlusal tooth contact patterns and tightness of proximal tooth contact. *J Oral Rehabil*, **33**：749〜753，2006.
58) Parfitt GJ.：Mearurement of the physiological mobility of indivisual teeth in an axial direction. *J Dent Res*, **39**：608〜618，1960.
59) 池田隆志：強い咬合接触が歯の感覚および歯周組織に及ぼす影響．補綴誌，**31**：675〜688，1987．
60) Grippo JO.：Abfractions：a new classification of hard tissue lesions of teeth. *J Esthet Dent*, **3**：14〜19，1991.

61) Lee WC. et al. : Possible role of tensile stress in the etiology of cervical lesions of teeth. *J Prosthet Dent*, **52** : 374 ～ 380, 1984.
62) 阿南恵三：くさび状欠損の成因に関する研究―くさび状欠損発生にかかわる咬合力の影響―. 九州歯会誌, **50**：307 ～ 318, 1996.
63) Bader JD. et al. : Case-control study of non-carious cervical lesions. *Commun Dent Oral Epidemiol*, **24** : 286 ～ 291, 1996.
64) 黒江敏史ほか：アブフラクションの成因・治療に関する文献的考察　成因論編（総説）. The Quintessence, **21**：853 ～ 864, 2002.
65) Caputo AA. et al. : Biomechanics in Clinical Dentistry（歯科臨床とバイオメカニクス）. 伊藤秀美ほか監訳, クインテッセンス出版, 東京, 1995.
66) Gibbs CH. et al. : Limits of human bite strength. *J Prosthet Dent*, **56** : 226 ～ 229, 1986.
67) 坂東永一：高精度6自由度運動測定器の開発研究. 補綴誌, **46**：309 ～ 323, 2002.
68) 坂東永一：磁気を応用した顎口腔機能研究. 日磁歯誌, **11**：1 ～ 8, 2002.

4 咀嚼時の顎運動と力

1 生体機構のモデル化

生体機構のモデル化
6自由度

咀嚼をしているとき，顎関節にはどのような力が働いているのであろうか？
6自由度で測定した咀嚼運動データを解析したGibbsら[1]，鈴木ら[2]は，食物を噛もうと閉口するとき，咀嚼側下顎頭は非咀嚼側下顎頭より早く後方へ戻り，咀嚼の第4相ではほとんど動かず回転中心とみなせること，開口路に比較した閉口路は，咀嚼側顆路は下方を，非咀嚼側顆路は上方を通ることなどを報告している．

咀嚼力と顎関節空隙

咀嚼力が発揮されているとき顎関節の関節空隙が咀嚼側で拡大し，非咀嚼側で縮小するということは，顎関節の関節面に力が加わるとしても可能性があるのは非咀嚼側ということになる．

間接測定

6自由度顎運動測定器が出力する顎関節部の運動データは，センサ部で計測した値から生体を剛体とみなして計算した結果，すなわち間接測定結果であるので，咀嚼力発現時における歯の動きや顎骨の変形がどの程度影響しているのかを検討しておく必要がある．竹内ら[3]は，咬合力を発揮したとき下顎頭がどのように動くかを同一被験者について顎運動データと，直接測定であるエックス線画像データから求め，顎運動データから得られた

直接測定

結果がエックス線画像データから得られた結果と同様であったと報告している．したがって，力が加わるとしても非咀嚼側顎関節ということでよさそうである．顎関節に加わる力は，咀嚼側より非咀嚼側が大きいと考える研究者[4]は過去にも少なからずいた．

長年にわたり作業側顆頭の6自由度運動を顆頭周囲の多点解析から研究した真柳[5]は，

作業側顆頭の運動
passiveな運動

側方滑走運動時の作業側顆頭の運動はpassiveな運動であると考えるようになり，その一端をTsurutaら[6]，Otakeら[7]とともに報告している．つまり，作業側顆頭は回転中心となるようにコントロールされているのではなく，歯と非作業側顎関節でガイドされた結果，作業側顆頭がほぼ回転中心となるような運動となっているということである．

咀嚼力の負担
主機能部位
非咀嚼側顎関節

咀嚼時は力を負担している主機能部位の歯と非咀嚼側顎関節でガイドされているのではないかと考えられるが，犬歯にガイドを付与すると咀嚼運動路が変化するという報告もあるので，運動路は力を負担している歯のみでなく歯列全体の咬合状態によって決まるようである．

また，新鮮屍体を肉眼解剖学的に観察した大石[8]は，平衡側運動時に，「顆頭が関節窩を出るまでは顆頭前面の滑走面のほぼ全体が関節窩前壁斜面に対して関節円板の最薄部を介して接触移動するものと認めた」と記載している．

顎関節部に加わる力を直接測定できればよいのだが，骨にひずみゲージを貼付するとか，センサを関節空隙に挿入すれば自然の状態とは異なる状態を測定してしまう可能性がある．ハイゼンベルクの不確定性原理[脚注]ほど根源的なことではないにしろ，観測することの影響を十分考慮しておかなければならない．自然な状態で測定することはかなりむず

脚注）不確定性原理：量子力学の領域では，たとえば，電子の位置と運動量を同時に測定しようとしても，観測することが影響して正確に知ることはできず，結果は不確定になる．

かしそうである．

力学モデル
てこ（梃子）

　咀嚼時の力学モデルとして，顎関節を支点，咀嚼筋を力点，食物を咀嚼している部位を作用点とする「てこ（梃子）」とみなす考え方がある[9]．矢状面でみた2次元の図で第3種のてこと説明されることが多い[9,10]．生体機能を理解するのに，てこと考えるのが良いのか，別のモデルを採用したほうが合理的であるのか[4]は別として，てこと考えるのであればこれまで述べた知見に照らすと，非咀嚼側の顎関節が支点となっていると考えるのが良さそうである．下顎頭を切除した場合に，切除側での咀嚼が反対側での咀嚼より容易である[11]こと，すなわち咀嚼には咀嚼側顎関節より非咀嚼側顎関節が重要なことからもこのモデルは支持される．

支点

力点
第2種のてこ
第3種のてこ

　非咀嚼側顎関節を支点と考えた場合には，力点である咀嚼側咀嚼筋は第2種のてこ，非咀嚼側咀嚼筋は第3種のてこの関係となる．第2種のてことなる咀嚼側咀嚼筋は同じ筋力で第3種のてこより大きな咀嚼力を発揮することができる．第3種のてことなる非咀嚼側咀嚼筋の役割は，咬合力の発揮にも寄与するが，下顎の回転方向を制御して下顎を安定化することのほうが大きいのではないかと推察できる．このように考えると，咀嚼系は非常に合理的につくられていると納得できる．

　2次元，3次元のどちらのモデルで検討しても咀嚼中には顎関節にそれほど大きな力は加わらないが，臨床では顎関節の組織が傷害された患者に遭遇することがあるので，顎関節に大きな力が作用することはありそうである．どのような場合にそうなるのか具体的な解明が待たれる．

運動モデル
てこモデル

　咀嚼力発揮時に運動モデルの回転中心となるのは咀嚼側顎関節であり，てこモデルの支点となるのは非咀嚼側顎関節である．支点の位置は咀嚼運動にともない変化するので不動点とはならないが，いずれの位置においても力の平衡は保たれている．

　それでは非咀嚼側顎関節が支点となるというモデルで具体的に検討してみる．

2 咀嚼時に顎関節が負担する力

顎関節が負担する力
顎関節負荷

　咀嚼力発現時の力の平衡条件から顎関節にどの程度の力が加わっているのか（顎関節負荷）を検討する．モデルは，咀嚼力が比較的大きい咀嚼初期の咀嚼第4相の状態を想定する．

　下顎の形態，咀嚼筋が発揮する力のベクトルの位置を図4-1[2]から求める．力のつり合いを計算するとき，てこの支点からの距離は，その比がわかればよいので水平面投影図を実測した値を用いることとする．

　図を実測すると，

　　　OW = 74 mm = 0.074 m
　　　OB = 27 mm = 0.027 m
　　　OT = 66 mm = 0.066 m　である．

　OTを，Oを支点とした「てこ」とみたときの力のモーメントの平衡条件を考えるが，両側の咀嚼筋はOTに垂直な方向に力を発揮しているものとして，その大きさは，咀嚼側が f_w，非咀嚼側が f_b，咬合面に加わる力 f_t を仮に100Nとすると，

開口方向へのモーメントが，100×0.066

閉口方向へのモーメントが，$f_w \times 0.074 + f_b \times 0.027$

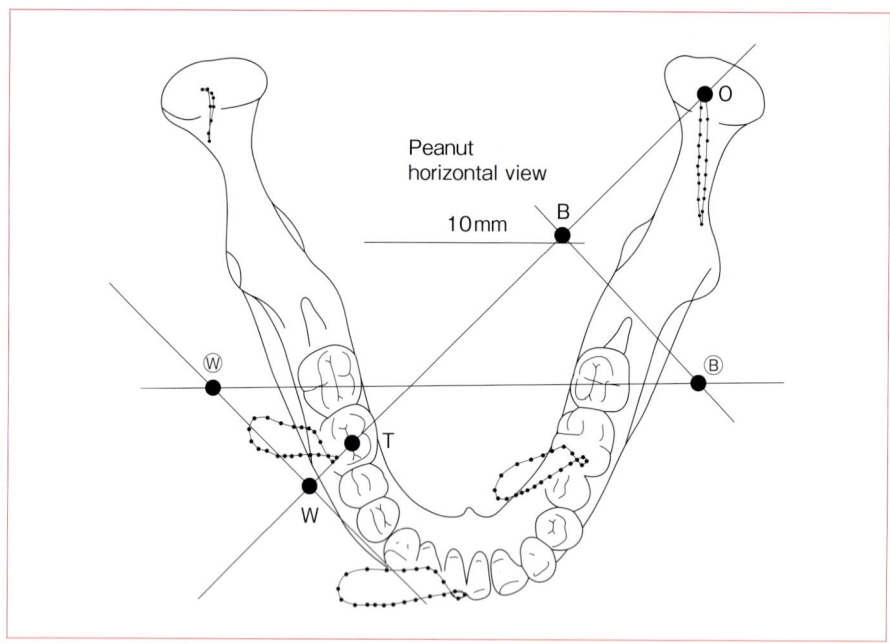

図 4-1 てこモデルの水平面投影図(鈴木　温ほか：咀嚼運動の 6 自由度解析. 文献[2]から引用改変)
O は，非咀嚼側顎関節の支点
T は，咀嚼力を発現している点
Ⓦは，咀嚼側の筋力発現の位置
W は，Ⓦから直線 OT におろした垂線の足
Ⓑは，非咀嚼側の筋力発現の位置
B は，Ⓑから直線 OT におろした垂線の足

この両者がつりあっているので，
$$6.6 = 0.074 f_w + 0.027 f_b \quad \cdots \cdots (1)$$

　咀嚼側下顎頭はほとんど動かないことより，OT の軸回りのモーメントもつりあっている.
図から　　ⓌW = 19 mm = 0.019 m
　　　　　ⒷB = 27 mm = 0.027 m　　なので，
$$f_w \times 0.019 = f_b \times 0.027 \quad \cdots \cdots (2)$$
(1) 式と (2) 式を連立させて解くと，
$f_w ≒ 71$
$f_b ≒ 50$
つり合いの条件は，力の和 = 0，かつ力のモーメント = 0 である．顎関節に働く力を f とすると，上向きの力は f_w, f_b 下向きの力は f_t, f なので，
$f_w + f_b - f_t - f = 0$
$f ≒ 71 + 50 - 100$
　= 21 (N)
となり，下顎頭は前内上方からの力を受ける．
　このとき，咀嚼筋が発揮している筋力は，咀嚼側が約 71 N，非咀嚼側が約 50 N と求まり，非咀嚼側は咀嚼側の約 0.7 倍の筋力となっている．この比を西川[12]が咬筋の筋電図の活動比から求めた値，咬合様式により 0.50〜0.87 と比較すると似通った値となってい

る．筋力の大きさは筋電位の大きさと線形の関係ではないことや筋力は内側翼突筋などすべての筋が対象となることを考慮すると離齬はないと考えてもよいのではないか．

このモデルでは顎関節に加わる力の大きさは，咬合面部で発揮される力の大きさに比例する．力が大きいときに，平衡側大臼歯に咬合接触が出現して，力の一部を負担することは支点部となっている顎関節の保護という観点[13]からは望ましいと考えられる．

3 歯に加わる力

歯に加わる力

このとき，主機能部位である下顎第一大臼歯にはどのような力が加わっているのであろうか？

てこの支点となる下顎頭Oから咬合平面におろした垂線の足をO'としたときのOO'の距離を知りたいので，鈴木ら[2]の矢状面投影図や『歯科医学大事典』[14]の28頁，338頁の図などを参考にして，O，O'，Tを含む平面で見た位置関係を図4-2のように求めた．なおO'Tがy軸となす角は図4-1を実測して45°とした．

したがって，咀嚼力 f_t を100Nとしたとき，咬合平面に垂直な力 f_v は，図から約93N，咬合平面に平行な力 f_h は約38N，と求まる．また，O'Tはx軸（前後軸）およびy軸（左右軸）と各々45°の角度をなすので，咬合平面に平行な力のうち頬側から舌側へ向かう分力 f_{bl} は約27N，前方から後方へ向かう分力 f_{ap} は，同じく約27Nとなる．

垂直咬合力
側方咬合力

垂直咬合力と側方咬合力の比は，93/27 ≒ 3.4なので側方咬合力は垂直咬合力の約3.4分の1となる．

側方咬合力を被験者について測定した田中[15]はこの値を数分の1，森川[16]は2.1～2.7分の1で平均2.3分の1，岡崎[17]は10～25分の1，大平[18]は6～93分の1と報告している．∠OTO'が小さくなれば，垂直咬合力と水平咬合力の比は大きくなり，∠OTO'が大きくなれば比は小さくなるが，モデルから求めた値は実測値と大きくは異なっていない．

大平[18]は前方から後方へ向かう力はほとんど観察されず，後方から前方へ向かう力は垂直咬合力の10.2～1547分の1であったとするデータを示している．咀嚼側下顎頭Cか

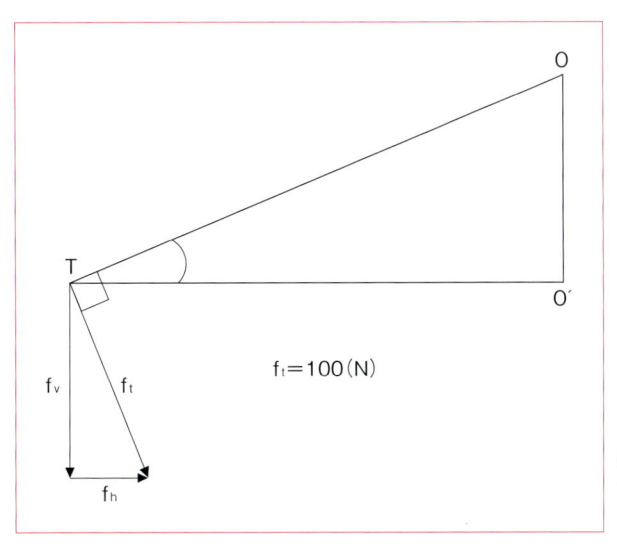

図4-2 非咀嚼側下顎頭OとOから咬合平面におろした垂線の足O'ならびに歯の咀嚼部位Tを含む平面内での位置関係

ら咬合平面へおろした垂線の足をC'とすると，∠C'O'Tが小さくなれば，側方咬合力と前方咬合力の比が大きくなる．前後方向の分力について，このモデルから求まる値と大平の実測値とは一致していない．さらなる検討のため，頰舌方向も含めた実測データの充実を期待したい．

　解析の対象としている第一大臼歯の前後の歯や反対側の歯が咬合力の一部を負担する場合には，その状態に応じてモデルを変更する必要がある．田中[15]は，測定装置の反対側で咀嚼した場合にinterferenceのない装置側で側方咬合力が観測されたと報告している．垂直咬合力を測定した坂東[19]は，装置の反対側で咀嚼した場合に装置側で咬合力がみられたのは咀嚼の末期であったと報告している．咬合様式や咀嚼の時期，状態に応じてモディファイする必要はあるが，生体について考えるときこのモデルは，これまでの知見とかなりよく合致しているので基本モデルとしてよいのではないかと考えられる．

　個々の筋を考慮した複雑なモデルも提案されているが，知りたいことがわかるのであれば単純なモデルのほうが理解しやすい．しかし，検討できるのは当然ながら，そのモデルが想定した要素の範囲に限られるので，知りたいことを適切に表現できているかどうかの検証が必要である．

4　過渡状態時について

過渡状態

　これまで静的な状態や等速運動を行っている定常状態のときについて考えてきた．しかし，咀嚼中には食物が破砕された直後など急激に力が変化する過渡状態と考えるべきときがある．

　まず，食物を上下顎歯列間にとらえて嚙むときの，咀嚼筋が発揮する力について考える．前頭面で考えると，咀嚼側歯列上に食物があり，その外側に咀嚼側咀嚼筋が，反対側の歯列外側に非咀嚼側咀嚼筋がある．仮に，両側の咀嚼筋が食物からの距離に反比例した大きさの力を発揮すると，下顎に回転力を加えることなく，食物に力を作用することができ，両筋の力の合計が食物を粉砕できる力に達したとき食物が壊れ始める．

　ピーナッツ1粒を嚙んだときを考えると，最初の1咀嚼閉口路のなかで，ピーナッツはまず何個かに壊れ，つづいてさらに細分化される．最初に壊れた直後や次にピーナッツに

回転力

力が加わり始めた直後など下顎に回転力が加わらないようにするためには，短い時間で筋力を変化させなければならないが，このような過渡状態のとき，筋力の調整が時間的に間に合わず，前述した定常的な状態における平衡がくずれ下顎に回転力が加わる可能性が大

回転方向が逆向きとなる力

きい．食物が壊れたときと食物に力が加わり始めたときでは，回転方向が逆向きとなる力が発生する．このような不安定な状態を避けるためには，非咀嚼側咀嚼筋の発揮する力を下顎が回転しない平衡がとれた状態より，あらかじめ大きくしておいて新たに回転力が発

回転方向が変化しない

生しても非咀嚼側顎関節で調整して，過渡状態時に回転方向が変わらないようにしておくのが一つの方法であり，前述のモデル計算ではこの条件が満たされている．

　細部についてはさらに検討する必要があるが，ヒトの咀嚼は基本的にはこれまで述べたような機序であると考えてよいのではないか．すなわち咀嚼第4相において，非咀嚼側下顎頭は，関節円板を介して関節窩と咀嚼力の数分の一の力で接し，咀嚼側下顎頭が回転中

回転モーメント

心となるような運動をガイドするとともに，下顎に働く回転モーメントが変化しても回転

方向が変化しないように働いていると考えられる．

非咀嚼側下顎頭を平衡側顆頭と命名した先人の慧眼に敬服させられる．

(坂東永一)

【文 献】

1) Gibbs CH. et al. : Advances in occlusion. John Wright PSG Inc, Boston, Bristol, London, 1982, 2～32.
2) 鈴木 温ほか：咀嚼運動の6自由度解析．下顎運動機能とEMG論文集，6：15～24，1988.
3) 竹内久裕ほか：咬合力による顎口腔系の変形が顎運動解析に及ぼす影響．補綴誌，34：1150～1161，1990.
4) Hylander WL. : The human mandible : lever or link? *Am J Phys Anthropol*, **43** : 227～242, 1975.
5) 真柳昭紘：personal communication
6) Tsuruta J. et al. : An index for analysing the stability of lateral excursions. *J Oral Rehabil*, **29** : 274～281, 2002.
7) Otake T. et al. : The role of posterior guidances under the altered anterior guidance. *J Oral Rehabil*, **29** : 1196～1205, 2002.
8) 大石忠雄：下顎運動の立場からみた顎関節構造の研究．補綴誌，11：197～220，1967.
9) 石井千穎：ライフサイエンス 物理学．初版，廣川書店，東京，1980，68～70.
10) 加藤 均：咬合力の発生メカニズム．日本顎口腔機能学会編，よくわかる顎口腔機能—咀嚼・嚥下・発音を検査・診断する．第1版，医歯薬出版，東京，2005，41～42.
11) 平川輝行ほか：ヒツジ片側下顎頭切除が咀嚼筋活動に及ぼす影響．九州保健福祉大学研究紀要，4：67～76，2003.
12) 西川啓介：顎運動と咀嚼筋活動に及ぼす咬合接触の影響．補綴誌，33：822～835，1989.
13) Minagi S. et al. : Accurate evaluation of balancing-side contacts in relation to internal derangements of the temporomandibular joint : possible roles of balancing-side protection. *Hiroshima J Med Sci*, **38** : 117～120, 1989.
14) 歯科医学大事典編集委員会：歯科医学大事典［縮刷版］．医歯薬出版，東京，1989，28，338.
15) 田中貴信：頰舌側側方咬合力について．補綴誌，16：321～349，1973.
16) 森川昭彦：下顎第一大臼歯における機能時の咬合力に関する研究．口病誌，61：250～274，1994.
17) 岡崎正史：咀嚼力の三次元的解析に関する研究—下顎第一大臼歯における検討—．歯科学報，88：1643～1666，1988.
18) 大平洋志：咬合面形態の違いが咀嚼力に及ぼす影響に関する研究—特に下顎第一大臼歯について—．歯科学報，92：1233～1259，1992.
19) 坂東永一：口顎機能のテレメータリング．医用電子と生体工学，7：281～288，1969.

第3章
咬合と顎運動
―咬合をダイナミックにとらえるために―

1 基準点，基準線，基準面

歯科臨床では歯列が頭蓋に対してどのような位置にあるか調べるために，頭蓋や顔面の周囲に基準点を設けることが多い．たとえば全部床義歯を製作する際には，目や耳，鼻などの位置を参考にして咬合平面の位置や傾きが決定される．また矯正治療においては，頭部エックス線規格写真を分析することで，頭蓋と歯列の位置関係やそれぞれの形態について評価することが行われている．現在では三次元CTなどを用いることにより頭蓋全体の構造を空間的な形態情報として記録し，診査を行うことも可能となっている．しかし一般的な歯科治療では，頭部の複雑な三次元形状そのものを記録して用いるよりも，計測の容易な基準点を参照することで，診療のために必要な情報を求めるほうが簡便で実用性も高い．また歯科臨床に関連して用いられる基準線や基準面の多くは，臨床術式の進歩とともに意義づけられるようになっており，これらを正しく理解することは歯科臨床において咬合や顎運動に関する研究がどのような変遷を受けてきたかを知ることにもつながる．

そこで本章では，咬合を評価するために用いる基準となる頭蓋顔面の基準点・線・平面などについて，主に補綴学的な観点から解説を行う．

基準点
基準線
基準面

1 フランクフルト平面と咬合平面

フランクフルト平面
カンペル平面
咬合平面
眼耳平面

歯科領域で用いられる代表的な基準平面にフランクフルト平面と咬合平面，カンペル平面などがある（図1-1）[1]．フランクフルト平面は頭蓋に対する水平的な基準面であり，眼窩下点と耳珠上縁（耳珠中央，耳珠下縁，外耳道上縁）を基準点として用いることから眼耳平面とも呼ばれる．フランクフルト平面は頭位が直立した状態で水平面と平行に近くなることが知られており，歯科だけでなく形成外科領域等においても利用されている．また，眼窩下点と左右の顆頭点を結ぶ平面であるアキシスオルビタールプレーンはフランクフルト平面と近似した平面であり，ほぼ同義に用いられている．

フランクフルト平面が頭蓋における基準面であるように，口腔における水平基準面が咬合平面である．咬合平面は，上顎歯列に咬頭嵌合した際の下顎歯列の位置を基準に設定する仮想平面で，下顎左右中切歯の近心切縁隅角の中央点（切歯点）と左右第二大臼歯の遠心頰側咬頭頂の3点を含む面であり，フランクフルト平面に対して前方に傾いた方向にあ

切歯点

る.

　咬合に関する基準点や基準線の位置や傾きを考える際に，フランクフルト平面と咬合平面のどちらに基準を置くべきかは，頭蓋と歯列のどちらに基準を設けるかによって決定される．調節性咬合器はフランクフルト平面を基準として上顎歯列模型の位置を決定するものが多く，模型の咬合平面は前傾した位置で咬合器に取り付けられることになる．これに対して平均値咬合器は咬合平面を水平基準面とする構造のものが多く，咬合平面に対する歯軸や咬頭傾斜を評価するうえでは扱いやすい．

2　仮想咬合平面

仮想咬合平面

　歯の欠損により上下顎の歯列同士による咬頭嵌合位が損なわれると，咬合を回復するために補綴装置が用いられる．上下顎の歯をすべて喪失した症例では，全部床義歯による欠損補綴が行われるが，義歯の製作時の仮想咬合平面を決定するために，頭蓋顔面の解剖学的形態が指標となる．

　頭蓋の水平基準面であるフランクフルト平面は，歯列の有無によって影響を受けず経年的に安定しているが，咬合平面に対しては前後的に角度差をもつため，臨床において仮想咬合平面の指標とすることは少ない．咬合平面とほぼ平行であり咬合採得に利用されることの多い平面にHIP平面とカンペル平面がある（図1-1）．HIP平面は，上顎の左右側ハミュラーノッチと切歯乳頭を含む平面であり，歯の欠損による軟組織の経年的な変化が起こりにくいことから，上顎の無歯顎症例において，咬合平面の傾きを設定するための基準として用いられている．またカンペル平面は，鼻翼下縁と左右の耳珠上縁を結ぶ平面であり側方からみて鼻翼下縁と耳珠上縁を結ぶ線（鼻聴道線）に対応する．また咬合採得においては，咬合平面板を用いて鼻聴道線と平行であることを確認して咬合平面の位置や傾きを決定することが多く，この意味からもカンペル平面は特に補綴臨床において重要であ

HIP平面
カンペル平面

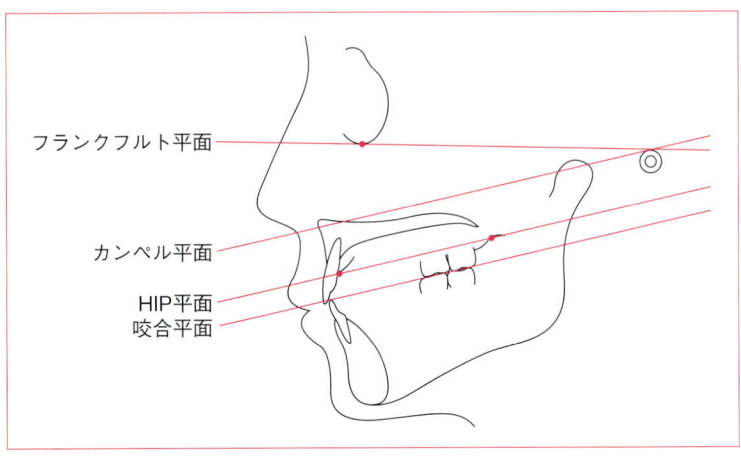

図1-1　咬合に関係する平面の位置関係
フランクフルト平面は左（または右）の眼窩下点と左右の耳珠上縁の3点を含む平面である．また頭部エックス線規格撮影法においては眼窩下縁と外耳道上縁が用いられる．カンペル平面，HIP平面は咬合平面とほぼ平行で，歯の欠損によっても影響を受けにくいために，義歯の咬合平面を決定する際の参考として用いられている．

（長谷川成男ほか監修：咬合学事典．文献[1]より）

第Ⅰ編第3章　咬合と顎運動−咬合をダイナミックにとらえるために−

る．

3　空間座標の設定

空間座標　　　　　　調節機構をもった解剖学的咬合器が開発されると，義歯を作製する際に口腔外で顎運動の再現が試みられるようになる．解剖学的咬合器はヒトの顎関節の構造を模した顆路指導機構を備えており，顆路傾斜や顆頭間距離などを調整することで，顎関節における下顎頭顎運動の再現　　　の動きを模倣している．したがって，咬合器に取り付けた歯列模型によって顎運動を再現するためには，顎関節と歯列の位置関係を咬合器の顆路指導機構と歯列模型の位置関係にフェイスボウトランス　　よって対応させることが必要となる．この目的で開発された術式が，フェイスボウトランスファー　　　　　　スファーである（図1-2）．

　　　　　　　　　咬合器と歯列模型の位置関係を顎関節と歯列の位置関係に一致させるということは，数学的に表現すると2つの異なる三次元空間座標の位置関係を重ね合わせることに等しい．これは，それぞれの座標系において対応する3点の位置を重ね合わせることによっても行われるが，フェイスボウトランスファーテクニックでは両側の顎関節付近を通る仮想の回転軸と頭蓋前部の標点の位置を，生体と咬合器の間で共有させることで位置関係の再現を後方基準点　　　　行っている．この仮想軸を設定するための指標が後方基準点であり，平均的顆頭点やター平均的顆頭点　　ミナルヒンジポイントなどが用いられる．また前方基準点には眼窩下点と鼻翼下縁が用いターミナルヒンジポイ　　られることが多く，眼窩下点を用いる場合には咬合器の水平基準面はフランクフルト平面ント　　　　　　となり，鼻下点を用いる場合にはカンペル平面に相当する．
前方基準点

4　直交座標系の概念

直交座標系　　　　　　フェイスボウトランスファーテクニックは，歯列と顎関節の相対的な位置関係を記録するが，これは数値化した計測値を求めることを目的とした方法ではない．補綴装置の製作を目的として咬合器を用いる際には，咬合に関する記録を数値として表すことがなくとも平均的な値を使って顆路の調整が可能である．しかし，それぞれの症例の咬合を客観的に評価する際には，これらの臨床記録を何らかの方法で数値化することが望ましい．

　　　　　　　　　補綴診療で用いられる咬合に関する数値として，顆路角や切歯路角などがある．これらの角度は基準平面に対する顆路や切歯路，すなわち顎運動経路の傾きを表しているため，

図1-2　フェイスボウトランスファー
後方基準点として顆頭点を，前方基準点として右側の眼窩下点を使用している．顎関節に対する上顎歯列の位置関係は，この3点を基準とすることで咬合器の顆路調節機構に対する上顎歯列模型の位置に置き換えられる．

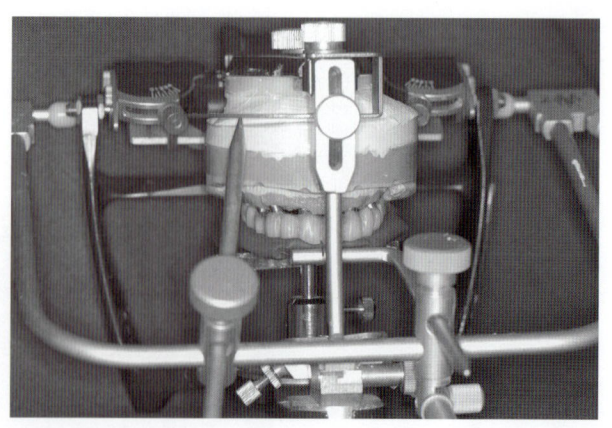

1 基準点，基準線，基準面

図 1-3　頭蓋を基準とした右手直交座標系
X方向が前方，Y方向が側方（左方向が＋），Z方向は上方を示している．XY平面は水平面，YZ平面は前頭面，XZ平面は正中矢状面とそれぞれ平行である．

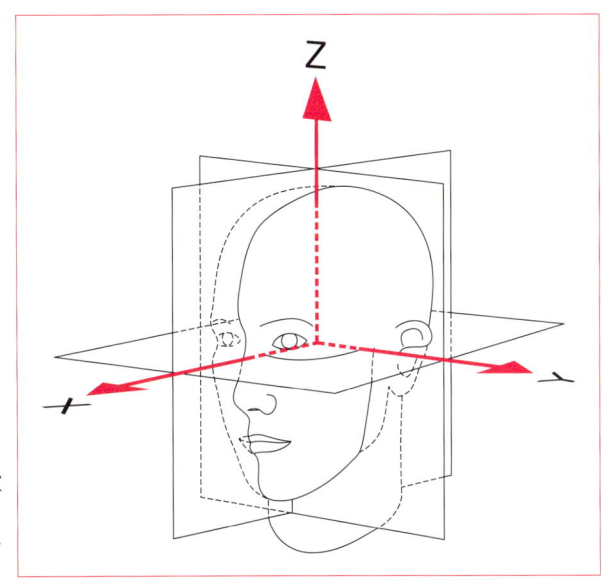

右手（直交）座標系

矢状面
水平面
前頭面

基準として用いる平面によって同じ経路でもその値は異なってくる．一般に三次元空間内の基準平面は，空間を左右，上下，前後方向に分割する矢状面，水平面，前頭面の3つが用いられる（図 1-3）．このうち矢状面はヒトが基本的には左右対称な解剖学的構造をもつため，正中矢状面が用いられる．水平基準面については先に述べたように頭蓋を基準とするか，あるいは歯列を基準とするかによって，フランクフルト平面か咬合平面のいずれかが選択される．また前頭面は矢状面および水平面の両者に垂直な平面であるために，選択する水平面の種類によって決定される．

5　基準座標系の設定

基準座標系

矢状面，水平面，前頭面の三平面を設定することで，頭蓋または歯列を基準とした直交座標系の方向が決定される．一般的な補綴臨床で用いられる数値の多くは，これらの三平面に対する角度として表すことができる．しかし顎運動測定器を用いて顎運動を記録し，解析を行うためには，平面に加えて座標系の中心である原点を設けて，三次元基準座標系の設定を行うことが必要となる．顎運動解析を行うための基準座標系の設定方法は測定手段によって異なっており，歯列を基準とするもの，頭蓋を基準とするもの，歯列・頭蓋に無関係に測定器自体の取り付け位置を基準とするものなど，さまざまである．

著者らは，顎運動測定の基準座標として，上顎左右側中切歯の近心切縁隅角の中点（上顎切歯点）と，上顎左右側の第一大臼歯咬合面の中心小窩とを含む平面を基準とした上顎咬合平面座標系を用いている[2,3]．この座標系ではこれらの3点の重心の位置を原点とし，原点と上顎切歯点を結ぶ直線を前後軸，前後軸に直交し上顎咬合平面に平行な直線を左右軸，原点を通り両軸に直交する直線を上下軸と定義している（図 1-4）．歯列に標点を設けることの利点として，標点の位置を高い精度で計測できるため，繰り返し測定を行った場合でも座標系の正確な重ね合わせが期待できることがある．しかしこの反面，歯の欠損や歯冠修復により基準点が変化するため，経年的な安定性に欠けることにもなる．これに対し頭蓋を基準とした座標系は，長期間の安定性が期待できるが，多くの場合は皮膚表面

上顎咬合平面座標系

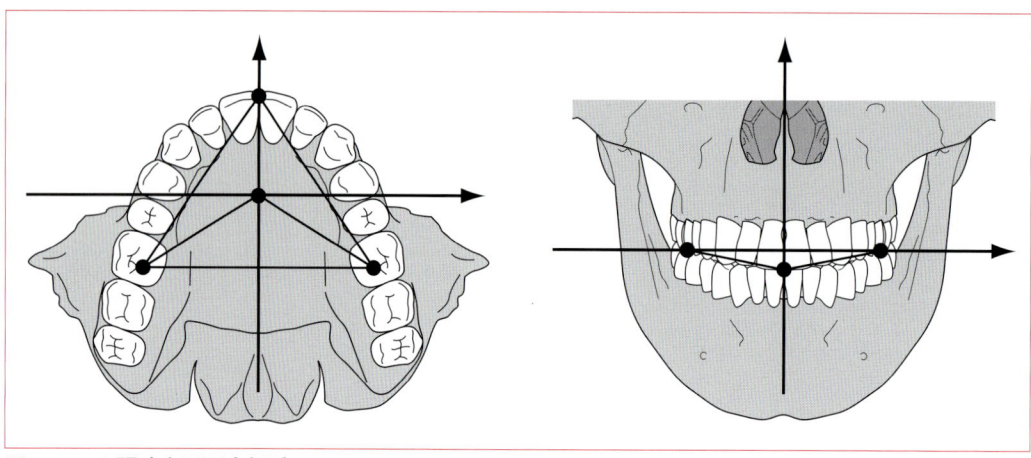

図 1-4　上顎咬合平面座標系
上顎中切歯近心切縁隅角の中点（上顎切歯点）と左右第一大臼歯中心窩の3点の重心を原点として，原点と上顎切歯点を結ぶ線分を前後軸，原点を通り3点を含む平面上にあり前後軸と直交する線分を左右軸，前後軸および左右軸と直交する線分を上下軸として定義する．歯の欠損などにより影響を受けるため経年的な安定性には劣るが，非常に高い精度で座標の位置を設定することができる．

に基準点を設けるため，厳密な正確さには劣ることが考えられる．また，生体とは無関係に測定器内部に基準をもつ方法では，顎運動測定装置の取り付け方によって座標系の位置が影響を受けるため，繰り返し測定を行った際の再現性を確保することがむずかしい．

（西川啓介）

【文　献】

1) 吉田恵一：基準点・基準線・基準面．長谷川成男ほか監修，臨床咬合学事典，医歯薬出版，東京，2008，136〜137．
2) 鈴木　温：ディジタル方式下顎運動測定器による下顎限界運動の6自由度解析．補綴誌，**31**：712〜725，1987．
3) 西川啓介：上顎咬合平面．長谷川成男ほか監修，臨床咬合学事典．医歯薬出版，東京，1997，142．

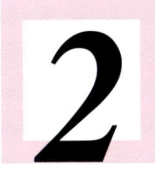

2 顎位，顎運動の表現方法

はじめに

咬合状態が良好であれば顎運動軌跡は安定しており，咬合状態が変化しなければ顎運動軌跡も安定している．一方，咬合状態が変化すれば下顎限界運動範囲や咀嚼運動軌跡も変化することから，顎運動のデータには，顎口腔系の機能に関してのみならず形態に関しても多くの情報が含まれている[1,2]．歯科臨床で咬合をとらえるとき，下顎運動に調和した咬合面形態が常に求められることになるが，まずは下顎全体の運動を把握することが必須の条件である．坂東は，切歯点における限界運動軌跡が（1）広くて，（2）滑らかで，（3）安定であるような状態を顎運動からみて咬合状態がよい，と定義することを提案している[1]．

また中野は，機能を重視して咬合を評価する場合，顎機能が異常なく営むための望ましい咬合の条件として，次の5要件をあげている[3]．

（1）咬頭嵌合位が適切な位置にある．
（2）咬頭嵌合位で安定した咬合接触がある．
（3）滑走運動を誘導する部位が適切である．
（4）滑走運動を誘導する方向が適切である．
（5）咬合平面が適切である．

すなわち，咬頭嵌合位が正しい位置にあり，その位置で安定した咬合接触が存在することを大前提として，そのうえで側方や前方などの滑走運動をガイドする方向と誘導部位が適切であること，さらに咬合接触面を連ねる平面（曲面）が適切な位置と傾きや彎曲をもち，滑らかに移行していることである．

先人達の長い咬合学研究の歴史にもかかわらず，咬合を客観的に観察評価する方法は，未だに確立されていないのが現状である．しかし，近年6自由度運動計測技術の進歩により，顎口腔系の形態と機能を高精度でとらえることが可能となり，顎口腔機能にとって望ましい咬合が科学的に徐々に解明されつつある．

ここでは，咬合を機能的にとらえるための咬合と関連のある顎運動・顎位，およびその観察法について述べる．

1 顎運動の測定・解析と自由度

顎運動は立体運動であり，空間内の各軸方向への移動と各軸周りでの回転運動が組み合わされた複雑な6自由度運動である．この複雑な顎運動を直感的に理解することはむずかしく，自由度を落として安静空隙や開口量などの一要素，あるいは切歯点付近の運動など限られた要素だけを解析対象とすることが多い．ここでいう自由度とは，ある測定法によって測定可能な下顎の運動要素を示す．一要素のみを対象とする1自由度測定としては，日常歯科臨床において顎機能障害の診査を目的として，物差しを用いて測定される開口量や側方偏位量などがあげられる．また，無歯顎患者の下顎の水平的な位置を決定するのに

側注：
顎運動データ
顎口腔系の機能・形態に関する情報

限界運動軌跡

望ましい咬合の条件

回転運動
6自由度運動

1自由度
2自由度
3自由度

第Ⅰ編第3章　咬合と顎運動　咬合をダイナミックにとらえるために

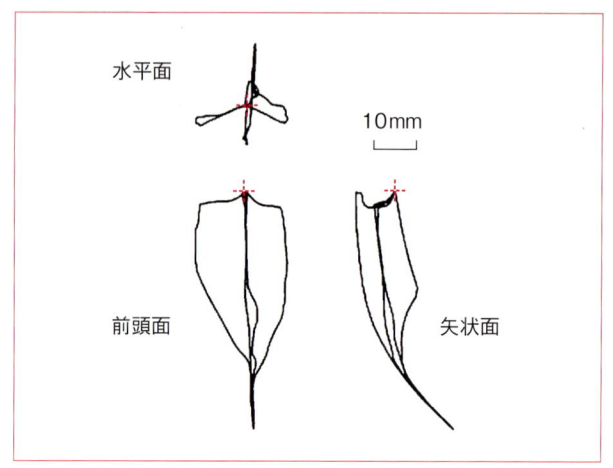

図 2-1　切歯点の顎運動軌跡の三平面投影図

用いられるゴシックアーチは，2自由度（1点二次元）の測定法である．

下顎限界運動および咀嚼運動などの機能運動を解析するためには，少なくとも3自由度（1点三次元）もしくは6自由度での測定が必要となる．シロナソグラフ（カノープス社製）やMKG（Myotronics社製）は，3自由度測定が可能な測定器であり，下顎前歯に装着した磁石の位置を測定するもので，測定点と解析点が同一である．これらの測定器からは，切歯点付近の下顎運動軌跡が得られ，各測定座標系の矢状面，前頭面，水平面への三平面投影図として観察，解析されることが多い（図2-1）．一方，6自由度測定は，3自由度測定に比較して測定点のみならず任意点の運動を解析することができる．6自由度顎運動測定器としてはMM-JI，MM-JI-E，MM-J2（松風社製），ナソヘキサグラフ（小野測器社製），トライメット（東京歯材社社製），WinJaw（Zebris社製），ARCUSdigma（Kavo社製），Fastrack（Polhemus社製）などが，これまでに国内で販売されている．

6自由度顎運動測定器は，測定方式にかかわらずセンサ設置部位以外，すなわち測定点以外の任意点を解析対象とすることができる．このため，直接観察が不可能である顆頭点の運動解析も可能である．また，歯列や顎関節部の形態情報と組み合わせることで，咀嚼運動時の咬合接触や顎関節空隙の可視化が可能となる．6自由度顎運動は，顎運動のほぼすべての情報を包含しているので，顎運動からより多くの診断情報を得るためには，6自由度顎運動測定データを解析対象とすることが望ましい．当然，6自由度測定結果の自由度を落として，1自由度や3自由度の解析も可能である．

2　各解析点における顎運動経路

一般に顎運動を解析する場合，代表的な解析点（参照点）における運動範囲あるいは運動軌跡が対象となることが多い．

なかでも切歯点は特別な測定装置を必要とせず直接観察でき，開口量や開閉口時の下顎の偏位などを簡単に観察，測定することが可能である．その簡便性ゆえ，臨床研究および日常臨床においては有効な解析点として普及している．切歯点の運動範囲は，ポッセルトフィギュアとしてよく知られている．切歯点より後方では運動範囲の上下幅は小さくなり，下顎頭付近で収斂した形態となる（図2-2）．

2 顎位，顎運動の表現方法

平均的顆頭点
解剖学的顆頭中央点
蝶番軸点
全運動軸点
運動論的顆頭点

　顆頭運動は，直接観察できないため顆頭運動の測定，解析の参照点として，いくつかの顆頭点が提案されて用いられている．解剖学的に求められた平均的顆頭点や解剖学的顆頭中央点，運動論的に求められたMcCollumの蝶番軸点（ヒンジアキシスポイント），全運動軸点[4]，運動論的顆頭点[5]などが使用されている（図2-3）．

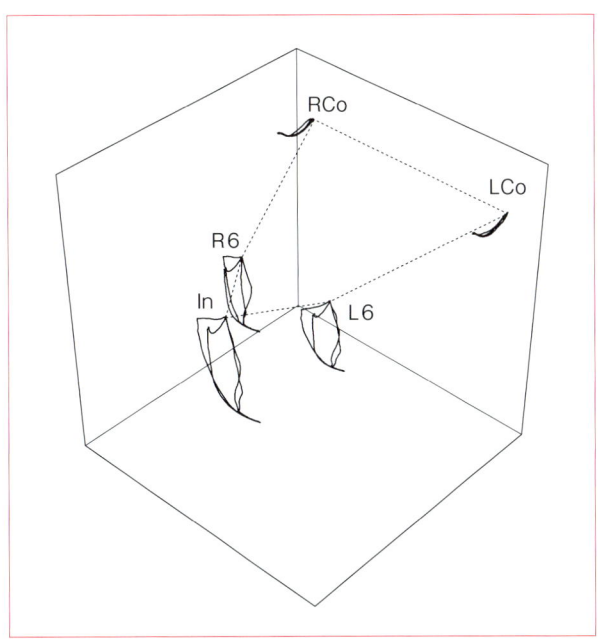

図2-2　下顎の各点における運動範囲
In：切歯点，L6：左側第一大臼歯，R6：右側第一大臼歯，LCo：左側顆頭点，RCo：右側顆頭点

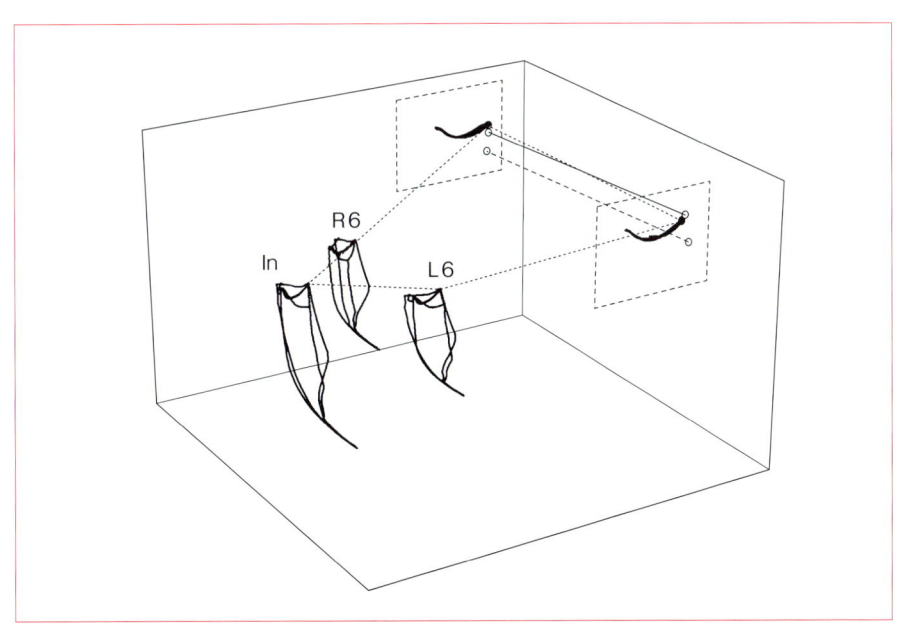

図2-3　運動論的に求められた顆頭参照点
点線：運動論的顆頭点を結ぶ顆頭間軸，実線：全運動軸，破線：蝶番軸

3 顎運動モデルと基準座標系

蝶番軸　　　　　　McCollum の蝶番軸は1自由度，河野の全運動軸は3自由度，運動論的顆頭点は6自
終末蝶番運動　　由度モデルである．蝶番軸は，顆頭最後退位における終末蝶番運動（矢状面内限界運動の
顎運動モデル　　後方限界運動路中の後方変曲点から最後方咬合位の間の限られた顎運動）だけに対応する
　　　　　　　　　運動モデルである．

全運動軸　　　　　全運動軸は矢状面内のあらゆる運動に対応する運動モデルで，すべての矢上面内での顎
　　　　　　　　　運動は，全運動軸点の顆路に沿った移動とこの点の周りの回転で表現できる．また，開口
　　　　　　　　　運動と前方滑走運動から求める Kinematic Center [6] が報告されているが，全運動軸とほ
　　　　　　　　　ぼ同じものである．

　　　　　　　　　矢状面内のあらゆる運動といっても実際の顎運動は，完全な矢状面内運動ではないた
　　　　　　　　　め，側方運動要素も含めたすべての運動に対応する運動モデルが必要となる．これが，3
運動論的顆頭点　自由度の全運動軸を6自由度に拡張した運動論的顆頭点である．運動論的顆頭点は，下顎
　　　　　　　　　が運動できるすべての範囲を運動したときの運動軌跡が最も収斂する点で，健常者では左
　　　　　　　　　右下顎頭の中央部付近に存在している．全運動軸と運動論的顆頭点の運動経路は，そ
　　　　　　　　　れぞれ曲線，曲面とならず矢状面である程度の厚みをもっており，各々 0.7 mm [4]，
　　　　　　　　　0.74 mm [5] と報告されている．長谷川は，基準点としての顆頭点の要件として，(1) 顆頭
　　　　　　　　　点の運動範囲は面となる，(2) 顆頭点の運動範囲の断面は水平になる，(3) 顆路が歯のガ
　　　　　　　　　イドの影響を受けない，(4) 顆路の個人差が少ない，ことをあげている [7]．運動論的顆頭
　　　　　　　　　点から，少しでも離れた点での運動軌跡は複雑にねじれた形態となることから，顆頭運動
　　　　　　　　　を定量的に評価することは非常に困難となる．

　　　　　　　　　顎運動から顎口腔機能を解析する場合，顎がどのくらい移動したのか，どのくらい回転
基準座標系　　　したのかを評価するためには，運動の基準座標系をどこに設定するかが大きな問題となっ
　　　　　　　　　てくる．一般的には，上顎に基準座標系を設定し，これに対する下顎上の参照点（切歯点，
　　　　　　　　　顆頭点など）の動きを測定，解析することが多い．先に述べた蝶番軸，全運動軸および運
　　　　　　　　　動論的顆頭点も，上顎に対する下顎の運動を解析することで得られる．しかし，実際の歯
　　　　　　　　　科臨床では，ゴシックアーチ記録法や Condylar 型咬合器にみられるように，下顎を基準
　　　　　　　　　にして相対的に上顎の運動を記録，再現することが少なくない．そのため，下顎に基準座
　　　　　　　　　標系を設定して，下顎に対する上顎の運動を理解しておくことも重要である．坂東らは，
下顎運動　　　　顎運動を考えるとき，上顎を基準としたときを下顎運動，下顎を基準としたときを相補下
相補下顎運動　　顎運動と定義することを提案している [8]．

　　　　　　　　　図2-4 に各参照点における下顎運動経路を黒実線で，相補下顎運動を赤実線で示す．
運動論的顆頭点　下顎運動が6自由度で収斂する運動論的顆頭点では，相補下顎運動は収斂しない．相補下
相補運動論的顆頭点　顎運動が収斂する点を相補運動論的顆頭点と呼び，健常者では両側顎関節の関節結節（隆
　　　　　　　　　起）中央部付近にそれぞれ1点存在する．このように，運動論的顆頭点と相補運動論的顆
Arcon 型咬合器　頭点は異なった位置に存在している．これまで，Arcon 型と Condylar 型咬合器の運動再
Condylar 型咬合器　現性に関する議論が多くなされて，Arcon 型が顎運動再現性に優れているといわれてきた．
　　　　　　　　　Condylar 型咬合器上で咬合高径やガイドを変化させると，顆路に影響を及ぼすとする主
　　　　　　　　　張によるものであるが，これは相補下顎運動という概念の欠如による誤解である．上顎に
　　　　　　　　　顆路指導部を有する Arcon 型咬合器は，下顎運動を再現するのに対して，下顎に顆路指

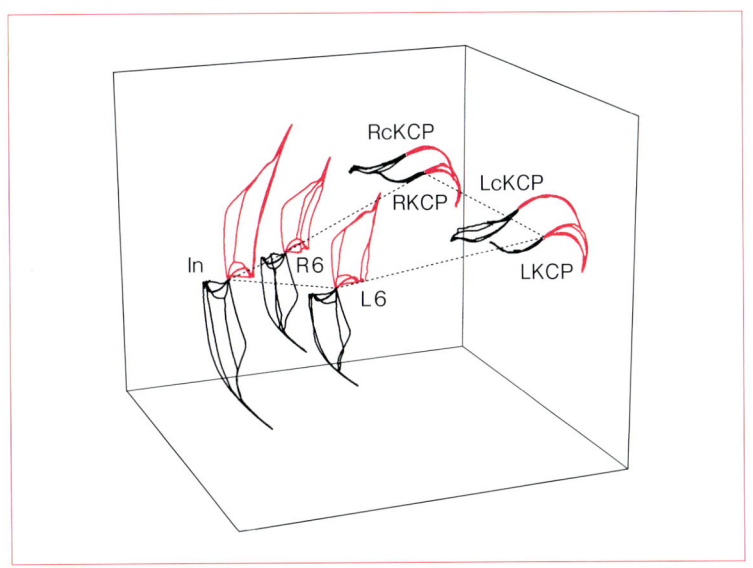

図 2-4　下顎運動と相補下顎運動範囲
In：切歯点，L6：左側第一大臼歯，R6：右側第一大臼歯，LKCP：左側運動論的顆頭点，RKCP：右側運動論的顆頭点，LcKCP：左側相補運動論的顆頭点，RcKCP：右側相補運動論的顆頭点
※黒実線は下顎運動を，赤実線は相補下顎運動を示す．

導部を有する Condylar 型は相補下顎運動を再現している．それぞれの顆頭の参照点として運動論的顆頭点，相補運動論的顆頭点を用いることで，両者の咬合器の顎運動再現性は数学的に等価となる[9]．

顎間軸　　　　　鈴木は，下顎運動と相補下顎運動を統一的にとらえるために顎間軸[10]という顎運動モデルを提唱した．蝶番軸，全運動軸および運動論的顆頭点が，多くの顎位からなる複雑な顎運動を理解するための運動モデルであるのとは異なり顎間軸は，2顎位間の関係を理解するための顎運動モデルである．また下顎運動と相補下顎運動は顎間軸に対して，まったく対称的な運動としてとらえることができるなど，複雑な6自由度顎運動を理解するのに有効である．この顎間軸モデルは，咬合を考えるときに威力を発揮するもので，顎運動に
咬合参照面　　調和した咬合面形態を決定するための基準面である咬合参照面[11]という概念に繋がっている．

4　顎位の評価

下顎の位置は，歯，顎関節，咀嚼筋群などによって制限を受ける．なかでも，上下の歯の接触関係によって規定される咬合位は補綴学的に重要で，咬頭嵌合位，側方咬合位など
咬頭嵌合位　　である．咬頭嵌合位は，上下顎の歯列が最大の接触面積を有して嵌合した下顎位で，咀嚼や習慣性開閉口運動の終末位でもある．顎機能健常者では，顎口腔系の筋群の機能に適
中心咬合位　　した位置である中心咬合位と一致し，機能的に最も重要な下顎位のひとつである．また，こ
顆頭位　　　　の位置における顆頭位は，顆頭安定位と定義されている[12]．中心咬合位と咬頭嵌合位が
顆頭安定位　　一致しない，すなわち咬頭嵌合位が適切な位置にない場合は，咀嚼筋群や顎関節に為害的に作用し，顎機能障害を誘発する可能性がある．咬頭嵌合位が適切である場合，切歯点の咀嚼運動の閉口路は咬頭嵌合位に収束するとともに，顆頭運動も咬頭嵌合位で収束する．

第Ⅰ編第３章　咬合と顎運動　咬合をダイナミックにとらえるために

つまり，顆頭運動が咬頭嵌合位で収束しない場合は，咬合に何らかの異常が疑われる．一方，側方咬合位は咀嚼運動などにみられる歯の接触滑走にともなって側方滑走運動路上を連続的に変化する咬合位であり，咬頭嵌合位のように一点に定まる顎位ではない．側方滑走運動路の傾斜量とそのときに接触する歯の部位は，望ましい咬合の重要な要件である[3]．

嚥下位
下顎安静位

安静空隙量

上下的下顎位決定の指標

咬合挙上量

　その他，咬合と関連する顎位として，下顎安静位，嚥下位があげられる．下顎安静位は，有歯顎，無歯顎にかかわらず存在し，下顎に付着する筋肉等の均衡によって決定される下顎位である．切歯点部での平均安静空隙量は２～３mmといわれており，補綴装置を製作するときに下顎安静位から平均安静空隙量を引いた咬合高径を咬合位に設定するなど，上下的下顎位決定の指標として広く臨床で利用されている．咬合挙上後には新たな安静空隙が獲得されるとのことであるが[13]，咬合再構成や顎機能障害へのスプリント製作時の咬合挙上量は，この安静空隙量以下に設定することが望ましいとされている．嚥下位は，嚥下時の下顎位で，有歯顎では咬頭嵌合位から約0.5mm後方の位置にある[14]．また無歯顎では咬合支持が喪失しているため，有歯顎に比較してより低位の顎位として記録されることが多い．このため，無歯顎の咬合採得に嚥下位を利用する場合，その咬合高径は低くなる傾向にあるため，利用にあたっては注意が必要となる．

5　顎運動の評価

　咀嚼や発音といった顎口腔機能は，顎運動をともなって営まれる．顎口腔機能に異常のある場合，顎運動路はその機能状態によって変化してくる．したがって，顎運動路から顎口腔系の評価・診断が可能となる．

磁気方式６自由度顎運動測定器

小型三軸コイル

　ここでは，磁気方式６自由度顎運動測定器[15]を用いて測定した健常有歯顎者36名（男性17名26.7±6.3歳，女性19名25.3±2.8歳）の６自由度顎運動データを基に，顎運動の概要について述べる．使用した測定器は，上下顎に小型三軸コイルを装着するだけで６自由度顎運動測定が可能であり，高精度測定と高い操作性を兼ね備えている．顎運動データは，上顎咬合平面を基準座標系とし切歯点および左右運動論的顆頭点における運動軌跡を解析対象とした．顎運動データによる顎口腔機能の評価・診断のために，上田らは種々の顎運動評価パラメータを提案し[16]，数値化している[16,17]．これらは下顎限界運動から算

顎運動評価パラメータ
下顎限界運動範囲に関するパラメータ
滑走運動に関するパラメータ
顎運動の協調性に関するパラメータ
最大開口量

出した６自由度運動パラメータで，表2-1に，健常有歯顎者36名の各パラメータの平均値と標準偏差を男女別に示す．下顎限界運動範囲に関するパラメータは，運動制限などの機能障害や，過剰な運動の診断目的に，滑走運動に関するパラメータはガイドの状態を含む咬合診断に，顎運動の協調性に関するパラメータは，運動の滑らかさや，左右下顎頭の運動機能の評価に有効であると考えられる．下顎限界運動時の運動範囲は，切歯点では最大開口量は男性54.5mm，女性48.9mm，前後的移動量は，男性24.0mm，女性22.5mm，左右的移動量（片側）は男性11.3mm，女性11.2mm，上下的移動量は男性49.9mm，女性45.7mmである．顆頭点の最大移動量は，男性19.0mm，女性17.8mmである．この運動パラメータを用いてクリッキングを認める33名（男性16名25.1±2.6歳，女性17名24.3±2.6歳）の顎運動について検討した結果，協調性に関するパラメータで健常者の平均値から大きく外れるものが認められるなど，その有用性が示されている[18]．この他

表 2-1　6自由度顎運動パラメータ

	検査項目		単位		男性	女性
下顎限界運動範囲	最大切歯点移動量	開口量	(mm)	*	54.54 ± 6.18	49.89 ± 5.73
		前後的移動量	(mm)		23.98 ± 6.26	22.47 ± 6.38
		左右的移動量	(mm)		11.32 ± 2.63	1.18 ± 1.98
		上下的移動量	(mm)	*	49.93 ± 5.01	45.69 ± 4.60
	最大顆頭移動量		(mm)		19.00 ± 2.22	17.81 ± 3.44
	最大下顎回転量	［矢状面内］	(度)		36.00 ± 4.25	35.78 ± 5.98
		［水平面内］	(度)		5.99 ± 1.60	6.47 ± 1.49
		［前頭面内］	(度)		2.51 ± 0.61	2.59 ± 0.79
	面積	矢状面軌跡	(mm^2)	*	403.26 ± 108.85	322.09 ± 68.41
		前頭面軌跡	(mm^2)		313.71 ± 100.08	288.38 ± 66.39
	前方限界咬合位	切歯点移動量	(mm)		10.00 ± 1.92	9.16 ± 1.98
		顆頭移動量	(mm)		10.00 ± 1.94	9.07 ± 2.11
		下顎回転量　［矢状面内］	(度)		−1.66 ± 1.22	−1.46 ± 0.96
	側方限界咬合位	切歯点移動量	(mm)		10.50 ± 2.17	10.20 ± 1.77
		顆頭移動量　作業側	(mm)		0.93 ± 0.56	1.11 ± 0.59
		平衡側	(mm)		9.43 ± 2.19	9.07 ± 1.78
		下顎回転量　［矢状面内］	(度)	*	0.32 ± 0.76	−0.12 ± 0.85
滑走運動	3.0 mm 前方咬合位	下顎回転量　［矢状面内］	(度)		0.04 ± 0.54	−0.08 ± 0.54
		切歯路角　　［矢状面］	(度)		37.80 ± 12.76	35.76 ± 13.27
		顆路角　　　［矢状面］	(度)		36.37 ± 8.61	36.09 ± 8.95
	3.0 mm 側方咬合位	下顎回転量　［矢状面内］	(度)		0.40 ± 0.36	0.28 ± 0.42
		切歯路角　　［前頭面］	(度)	*	35.86 ± 9.41	30.02 ± 10.99
		展開角　　　［水平面］	(度)		72.32 ± 9.19	72.42 ± 6.96
		切歯路角　　［矢状面］	(度)		65.74 ± 13.83	58.78 ± 17.86
		平衡側顆路角［矢状面］	(度)		37.82 ± 9.65	37.69 ± 9.63
習慣性開閉口運動の協調性	切歯点側方偏位量		(mm)		3.04 ± 1.20	2.85 ± 1.29
	左右側顆頭移動差	開口経路	(mm)		2.11 ± 1.13	1.99 ± 0.76
		閉口経路	(mm)		2.57 ± 1.42	2.38 ± 0.90
	下顎回転量［矢状面内］に対する顆頭移動量の比率（T/R）	開口経路			1.09 ± 0.19	1.11 ± 0.19
		閉口経路			0.62 ± 0.38	0.64 ± 0.46
	顆頭点に対する切歯点の移動速度の比率（I/C）	開口経路			0.97 ± 0.43	1.07 ± 0.40
		閉口経路		*	0.90 ± 0.37	1.12 ± 0.42
	加速度	開口経路　（切歯点）	(mm/sec^2)		2.79 ± 0.99	2.25 ± 0.85
		（顆頭点）	(mm/sec^2)		3.37 ± 1.72	2.57 ± 2.57
		閉口経路　（切歯点）	(mm/sec^2)	**	4.12 ± 1.15	3.18 ± 0.75
		（顆頭点）	(mm/sec^2)		4.08 ± 2.41	3.46 ± 1.90

t-test　＊ $P<0.05$，＊＊ $P<0.01$

にも，顎口腔機能の診断のために種々のパラメータが提案され，測定器に依存しないパラメータについての検討も行われている[19]．

下顎限界運動軌跡　　左右運動論的顆頭点を結ぶ顆頭間軸上の点における下顎限界運動軌跡を，図 2-5 に示顆頭間軸　　　　す．顆頭間軸上で，運動論的顆頭点は運動経路が最も収斂する点であり，矢状面に投影した顆路の厚みは，0.98 mm（男性 1.02 mm，女性 0.95 mm）である（図 2-6）．また，運

咀嚼運動の解析　　動論的顆頭点に対して全運動軸は後方（平均 0.7 mm）に，一方蝶番軸は後下方（後方へ
咀嚼リズム　　　　平均 3.6 mm，下方へ平均 6.8 mm）に分布する（図 2-7）．
運動経路のパターン
ストロークの安定性　　また，咀嚼運動の解析については，咀嚼リズム，運動経路のパターン分類，およびスト

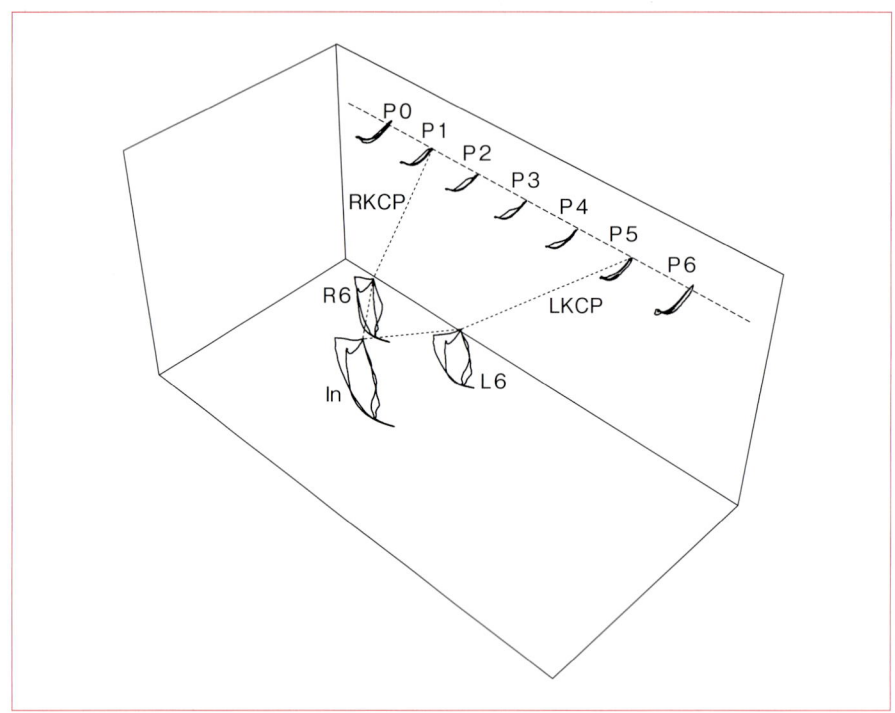

図2-5 左右運動論的顆頭点を結ぶ顆頭間軸上の顎運動軌跡
破線：顆頭間軸
P1，P5はそれぞれ左右運動論的顆頭点を示す．

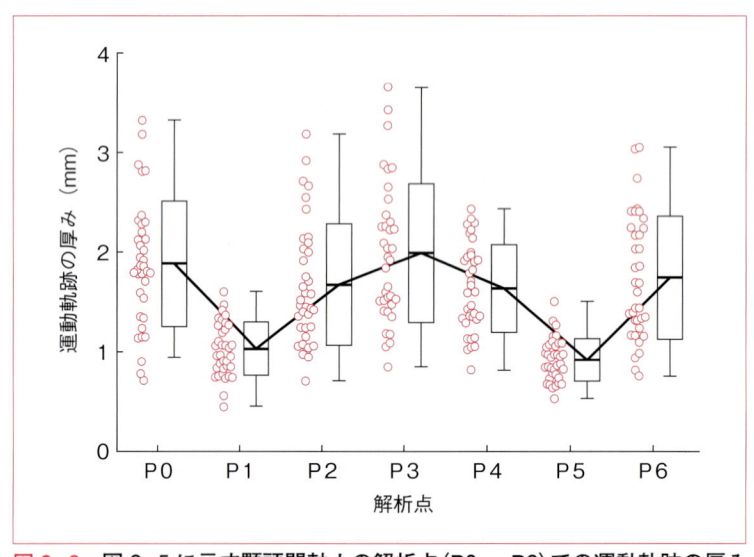

図2-6 図2-5に示す顆頭間軸上の解析点（P0～P6）での運動軌跡の厚み

ロークの安定性などがあげられる．咀嚼運動範囲は限界運動経路内にあるが，食品の性状や咀嚼の時期によっても異なることが知られており，個人差が大きい．ガム自由咀嚼時の下顎運動範囲は，下顎限界運動範囲に対して切歯点では，前後方向約21％，左右方向約56％，上下方向約41％である．運動論的顆頭点では，前後方向に約45％である．左側あるいは右側の片側咀嚼時の運動論的顆頭点における前後的運動範囲は，咀嚼側下顎頭では約38％，非咀嚼側下顎頭では約46％である（図2-8）．

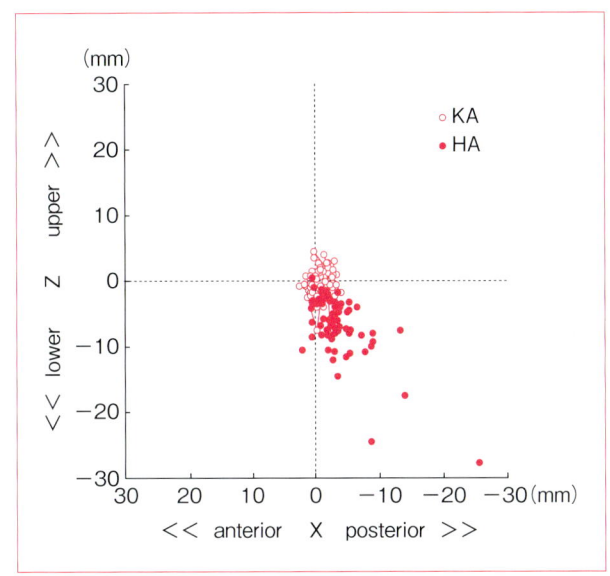

図 2-7　運動論的顆頭点に対する全運動軸点および蝶番軸点の分布
KA：全運動軸，HA：蝶番軸
※図中原点は，運動論的顆頭点を示す．

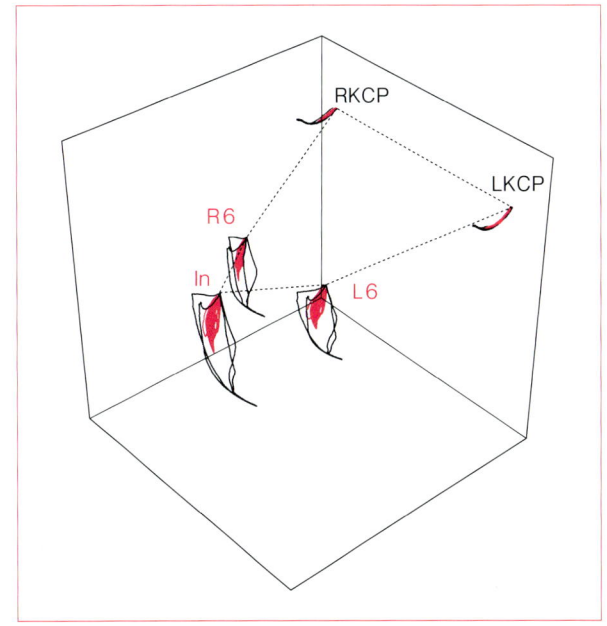

図 2-8　咀嚼運動範囲
赤実線は自由咀嚼運動軌跡を示す．

6　咬合接触状態の評価

咬合接触像
咬合紙

　ほとんどの歯科処置で，咬合接触状態を診査することは不可欠である．歯科臨床においては，その簡便性から咬合紙が使用されることが多い．咬合紙の厚みは約 35 μm であり，その咬合接触部位の色の抜け具合から 10 μm の咬合調整が可能である．短冊型の咬合紙を片側で使用するとタッピングポイントが偏位するとの報告[20]もあり，全歯列の咬合接触記録が採取できる全歯列用の咬合紙の使用が望ましい．またブラックシリコーンは，その透過度をもって咬合接触を判定できるとともに，どの咬合小面が接触しているのかを容易に判定できる利点を有しているが，これらの咬合診査手段で判定できるのは「静的な」

静的咬合接触
動的咬合接触

咬合接触関係であり，咀嚼運動時やブラキシズム発現時の「動的な」咬合接触像の判定には，6 自由度顎運動データと歯列の形態データ，およびその重ね合わせ技術からなる咬合の可視化が必要である．顎口腔機能の可視化については研究段階ではあるが，さまざまな取り組みがなされている[21〜23]（詳しくは「第Ⅰ編　第 3 章　咬合と顎運動─咬合をダイナミックにとらえるために─　④　顎運動と歯列形態・顎関節形態の可視化」に記載）．しかし，生体が咬合面形態に要求する精度は 10 μm 程度と考えられている[9]が，この精度で簡便に 6 自由度顎運動と歯列の形態を記録し重ね合わせる技術は完成されていないので，日常臨床に普及するには，もう少し時間が必要である．

　咬合は，歯科において長い間の大きな研究課題であるが，まだ学問体系が確立しているとはいえない状態で，臨床経験の積み重ねによるところが大きいのが実態である．これ

咬合可視化装置

は，咬合を客観的に評価する方法がないのが一番の問題と考えられる．咬合可視化装置が日常歯科臨床で手軽に使えるようになれば，歯科診療中に咬合あるいは顎機能を客観的に評価するための有益な診療情報を術者，患者双方に提供することができる．術者は，自分が行っている咬合調整の確実な指標を得ることで，より的確な診断が可能となり，効率的

に処置を行うことで治療レベルが向上し，国民に質の高い歯科治療を提供できる．一方，患者は歯科治療によって，自分の咬合機能がどのように変化し，改善したかを客観的に知ることができ，歯科治療への高い満足度を得ることができると期待できる．

(重本修伺)

【文　献】

1) 坂東永一：成人前期における咬合の管理からみた顎運動要素の補綴学的意義．関根弘編，咬合の育成と維持．第1版，クインテッセンス出版，東京，1991, 151〜169.
2) 坂東永一：咬合破綻の予防と回復における下顎運動測定の必要性．三谷春保編，咬合の生涯維持．第1版，クインテッセンス出版，東京，1992, 77〜87.
3) 中野雅徳：咬合接触関係．下里常弘ほか編，口腔診断学．デンタルダイヤモンド社，東京，1992, 354〜364.
4) 河野正司：下顎の矢状面内運動に対する顆頭運動の研究　第二報　マルチフラッシュ装置による矢状面運動軸の解析．補綴誌，**12**：350〜380, 1968.
5) 鈴木　温：ディジタル方式下顎運動測定器による下顎限界運動の6自由度解析．補綴誌，**31**：721〜725, 1987.
6) Yatabe M. et al.: The kinematic center: A reference for condylar movements. *J Dent Res*, **74**: 1644〜1648, 1995.
7) 長谷川成男：咬合学序説　機能的咬合面形態を求めて．第1版，医歯薬出版，東京，1988, 60.
8) 坂東永一ほか：滑面板の一症例．顎顔面補綴，**4**：67〜69, 1981.
9) Bando E. et al.: Current status of researches on jaw movement and occlusion for clinical application. *Japanese Dental Science Review*, **45**: 83〜97, 2009.
10) 鈴木　温：顎位，顎運動の表現方法について．顎機能誌，**3**：127〜134, 1984.
11) 美馬さとみ：顎運動に調和した咬合小面の形態．補綴誌，**32**：624〜638, 1988.
12) 大石忠男：下顎運動の立場からみた顎関節構造の研究．補綴誌，**11**：197〜220, 1967.
13) 石原寿郎ほか：臨床家のためのオクルージョン―石原・咬合論―．医歯薬出版，東京，1972, 5〜18.
14) 川口豊造：電気的測定装置による習慣的閉口運動および嚥下運動時の歯牙接触位に関する研究．補綴誌，**12**：398〜423, 1968.
15) 石川輝明：三軸コイルを用いたチェアサイド用6自由度顎運動測定器の開発と応用．四国歯誌，**19**：55〜66, 2006.
16) 上田龍太郎ほか：顎口腔機能診断のための6自由度顎運動パラメータの検討．補綴誌，**37**：761〜768, 1993.
17) 郡　元治ほか：磁気位相空間を応用した6自由度顎運動測定による女性被験者についての顎運動機能評価．顎機能誌，**1**：269〜274, 1995.
18) Yamamoto T. et al.: Kinematic characteristics of jaw movements in patients with temporomandibular joint clicking. *J Dent Res*, **85**(Special Issue): 124, 2007.
19) 竹内久裕ほか：顎運動解析パラメータの標準化に関する検討―6自由度顎運動解析―．補綴誌，**52**：321〜330, 2008.
20) 山本修史：磁気計測技術を用いた顎機能評価法の開発．四国歯誌，**22**：15〜26, 2009.
21) 大久保由紀子：咬合接触の3次元解析システムの開発．補綴誌，**36**：53〜63, 1992.
22) Enciso R. et al.: Three-dimensional visualization of the craniofacial patient: volume segmentation, data integration and animation. *Orthod Craniofacial Res*, **6**(Suppl. 1): 66〜71, 2003.
23) Kamegawa M. et al.: 3D morphological assessment of occlusal treatment by measuring dental casts with a micro-focus X-ray CT. *J Oral Rehabil*, **35**: 382〜389, 2008.

3 咬合様式

下顎が咬頭嵌合位から側方に運動するときの咬合接触状態により，

①カスピッドプロテクティッドオクルージョン（図3-1）

側方滑走運動時に作業側犬歯のみが接触滑走する咬合様式

②グループファンクションオクルージョン（図3-2）

側方滑走運動時に作業側の複数の歯が接触し，非作業側では離開する咬合様式

③フルバランスドオクルージョン（図3-3）

側方滑走運動時に作業側の歯とともに，非作業側の歯も接触する咬合様式

の3つに分類される．

- カスピッドプロテクティッドオクルージョン
- グループファンクションオクルージョン
- フルバランスドオクルージョン

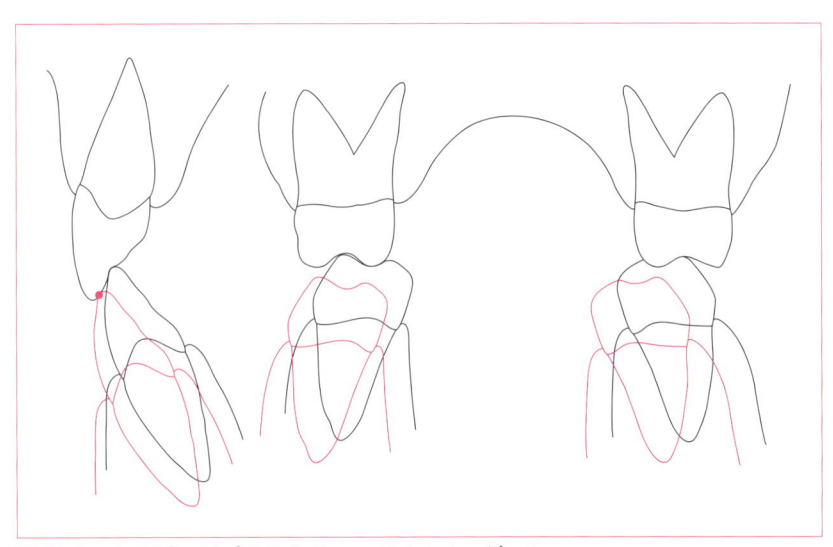

図3-1 カスピッドプロテクティッドオクルージョン
（黒線は咬頭嵌合位）

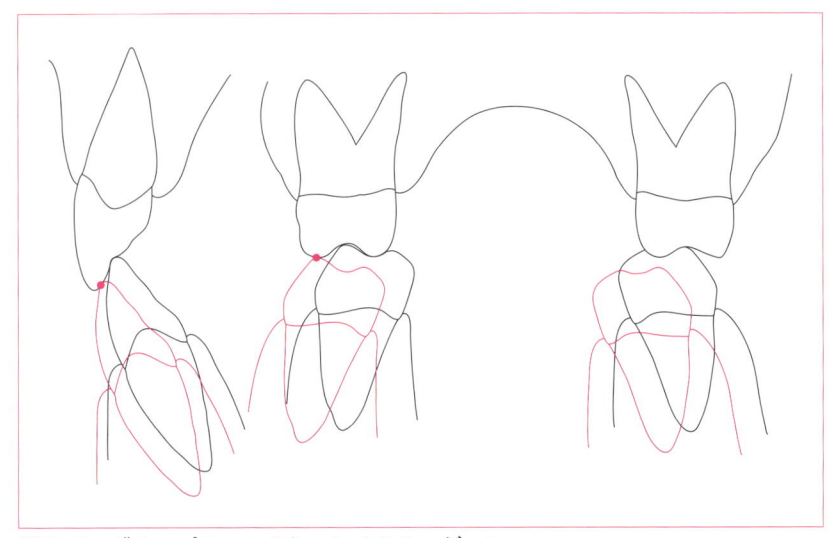

図3-2 グループファンクションオクルージョン
（黒線は咬頭嵌合位）

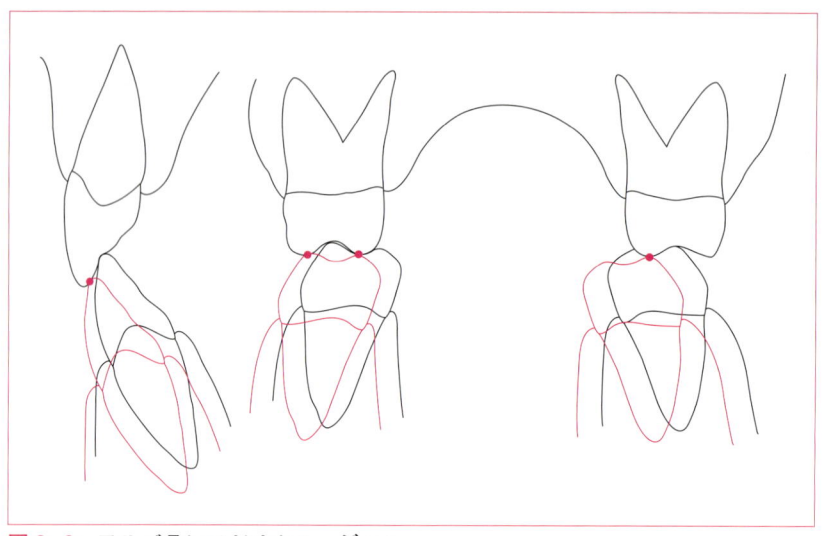

図3-3 フルバランスドオクルージョン
(黒線は咬頭嵌合位)

　1920年代のナソロジー学派では，マッカラムの提唱により，有歯顎者の側方滑走運動の咬合様式として，フルバランスドオクルージョンが理想と考えられていた．これは，無歯顎者の総義歯に与える理想の咬合様式と考えられていたフルバランスドオクルージョンを，有歯顎者でも同様に考えたものである．しかし，フルバランスドオクルージョンは，健常有歯顎者にはほとんどみられず，あったとしても過度の咬耗によるものであり，健康な状態とはいえないものであった．

ミューチュアリプロテクティッドオクルージョン

　1950年代後半に同派のスチュアートが，有歯顎者における理想の咬合様式としてミューチュアリプロテクティッドオクルージョンを提唱した．この咬合様式は，咬頭嵌合位では前歯部がわずかに離開しており咬合圧を臼歯が負担することで前歯を保護し，前方運動では上下顎切歯がガイドすることにより犬歯と臼歯を保護し，側方運動では作業側犬歯のみがガイドすることで切歯と臼歯を保護する咬合様式である．この側方運動時の咬合様式がカスピッドプロテクティッドオクルージョン（犬歯誘導咬合）である．

　日本人成人の正常天然歯列において，カスピッドプロテクティッドオクルージョンの占める割合は15％弱と少なく，グループファンクションオクルージョンのほうが多いとされている[1]．側方滑走運動時の咬合接触部位としては，上顎犬歯舌面の近心に向いた咬合小面と下顎犬歯の遠心に向いた咬合小面で誘導されるM型のガイドが，その逆のD型ガイドに比較して顎関節への負荷が少ないといわれており[2]，実験的にも示されている[3]．

M型ガイド
D型ガイド

　また，側方滑走運動時の非作業側の咬合接触は，顎関節に悪影響を及ぼすと考えられてきたが，顎機能正常者の31％に認められるという報告もあり[1]，最近の研究では，咀嚼運動時や咬合力の作用しているときには偏心位における非作業側（平衡側）の咬合接触が認められ，下顎の支持安定のために必要である可能性が高いことがわかってきた．

　皆木[4]らの研究では，顎関節内障と非作業側接触の関係を調べた結果，上下顎犬歯の切端咬合位で噛みしめたときに発現する非作業側の第一あるいは第二大臼歯の咬合接触が，顎関節内障患者に比べて顎機能健常者に高頻度でみられた．このような非作業側接触は，ブラキシズムなどによって生じる顎関節への過剰な負荷を軽減する働きがあるとし，「平衡側防護接触」と呼び，必要なものと提言している．

平衡側防護接触

さらに，大久保[5]らは，咀嚼運動時や滑走運動時の咬合接触状態の観察から，咀嚼時のような咬合力が加わった状態では非咀嚼側の接触が下顎を支持し，安定をはかる役割を果たしている可能性があると指摘している．すべての非作業側接触が有害というわけではなく，咬頭嵌合位に比較的近い顎位で，しかも作業側と同時に接触する非作業側接触は，むしろ必要であると考えられている．

(郡　元治)

コラム

＜咀嚼側と作業側にまつわる表現の混乱＞

咀嚼側は食物を咀嚼する側であり，作業側は側方運動において顎を動かした側である．しかし，咀嚼をする側も作業側として記述してある論文もあり，両者を明確に使い分けないと混乱を招く可能性がある．例えば臼歯部で食物を咀嚼する時の咬合接触状態を表現する場面を想定すると，「咀嚼の第4相では咀嚼側の大臼歯の作業側咬合小面（この用法は一般的ではないかもしれないが，側方滑走運動の作業側で接触するA咬合小面のこと）と非咀嚼側大臼歯の非作業側咬合小面（側方滑走運動の非作業側で接触するB咬合小面）にも接触がある」というような表現になる．それでは，第5相ではどうだろうか？

「咀嚼の第5相で咀嚼側の非作業側咬合小面（B咬合小面）が接触する」という表現になる．また，咀嚼ストロークが逆方向になるいわゆる逆ストロークの場合，「咀嚼側の非作業側咬合小面が接触し咀嚼の終末位を経て作業側咬合小面が接触し開口する」というふうになる．もしこれらの記述において咀嚼側を使わないで作業側を使うと，表現が混乱することは間違いない．

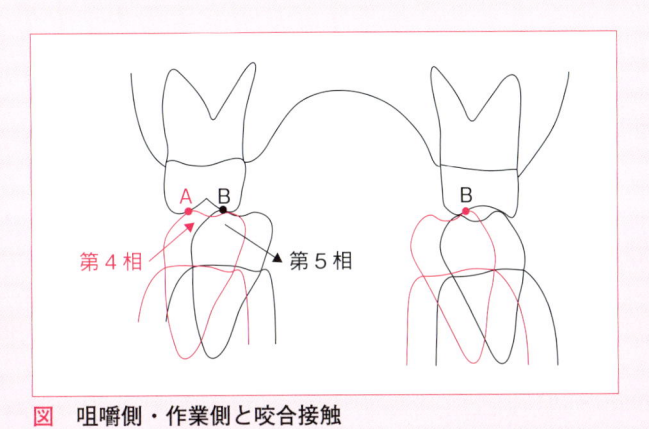

図　咀嚼側・作業側と咬合接触

(郡　元治)

【文献】

1) 藍　稔ほか：顎口腔系の形態，機能に関する臨床的調査．第2報　咬合について．補綴誌，19：385～390，1975．
2) 中野雅徳：加齢という観点から見た顎口腔機能の評価—咬合評価のための顎運動測定—．補綴誌，46：451～462，2002．
3) 佐藤　裕：側方滑走運動のガイド面の方向が顎運動に及ぼす影響．補綴誌，42：298～306，1998．
4) 皆木省吾ほか：顎関節内障の発症調整メカニズムに関する研究—平衡側防護接触が平衡側顎関節の動態に及ぼす影響—．補綴誌，34（84回特別号）：56，1990．
5) 大久保由紀子ほか：機能運動時の咬合接触およびクリアランス．補綴誌，36：746～760，1992．

4 顎運動と歯列形態・顎関節形態の可視化

1 咬合を客観的に評価することの意義

咬合の客観的評価

　咀嚼・嚥下に代表される顎機能を可能な限り正常に保つことは，寝たきりの高齢者の発生を抑え，認知症等の進行抑制や改善をもたらすなど，国民の健康長寿を支えるために重要な役割を担っていると広く認識されるようになってきた．また，第三の歯科疾患といわれる顎関節症の病因の一つとして咬合の不調和があげられるが，NIH のカンファレンス（「第Ⅱ編　第 4 章　顎機能障害（顎関節症）と咬合　②　顎機能障害に対する咬合治療の適応症と治療の進め方」参照）以降，これに対する論争は今も続いている．

　咬合と全身機能や QOL の関係について，あるいは咬合と顎機能の関係についても，これらを詳細に研究しようとするとき，研究の成否は咬合をどの程度客観的に評価できるかにかかっており，両者の関係が明確に示されるまでには至っていない．また，人々の歯科治療に対するニーズは，「とにかく痛みがなく嚙めればよい」から，たとえば「見栄えや装着感もよく嚙み心地もよい」，「英語の微妙な発音に影響しないように」というように多様化・高度化がみられる．このようなニーズに応えるには，歯科医師は咬合に関する深い知識と高度な技術が求められる．しかし，咬合に関する学問体系は未だ確立しているとはいえない状態で，臨床経験の積み重ねによるところが大きいのが実態である．具体的には「義歯やクラウン・ブリッジなどの咬合採得において，下顎位をどう決定するか」，「冠や義歯にどのような咬合接触を付与するか」，「歯周病の管理のための咬合調整などにおいて，どの部位をどのくらい削るか」などは，歯科医師の経験によるところが非常に大きい．経験を積むことは重要であるが，咬合をより客観的に，合理性をもって，しかも動的（ダイナミック）に評価できるように学問体系を確立しなければならない．

2 咬合の可視化

　歯科臨床で利用される咬合の診査法としては，その簡便性から咬合紙が使用されることが多く，咬合診査用のブラックシリコーンやワックスなども用いられることがある．最近では，T-Scan システム（ニッタ社製）やデンタルプレスケール（ジーシー社製）を使用することで，咬合状態を定量的に評価できるようになった（「第Ⅱ編　第 2 章　咬合に関する診査法　①　各種の診査法」参照）．しかしこれらの診査法では上下歯列間に咬合紙や専用のシートなどを介在させる必要があるため，判定できるのはほとんどが「静的な」

静的咬合接触
動的咬合接触

咬合接触関係であり，機能時の「動的な」咬合接触関係を判定することは困難である．生体が咬合面形態に要求する精度は 10 μm 程度と考えられている[1~3]．このように高い精度が要求される咬合の動的状態やその動態を直接観察できない顎関節の検査，診断および治

咬合可視化
三次元形状測定

療の効果の判定には咬合可視化技術が必要不可欠である．ここでいう咬合可視化技術とは，高精度 6 自由度顎運動測定技術，高精度三次元形状測定技術，顎運動データと歯列および顎関節形態データの重ね合わせ技術およびシステム化技術を指す．咬合可視化に関する研究は，国内外で研究されている[4~12]が，日常歯科臨床に普及するには至っていない．

この要因として，咬合解析に必要な高精度測定と簡便な操作性を兼ね備えたシステムが存在しないことが考えられる．

　一般的に歯列形態データは，接触式プローブ，非接触レーザースポット，ラインレーザー，パターン光などの測定技術を用いて歯列石膏模型を測定することによって，あるいはCT（computed tomography）より得ている．近年の歯科用CAD/CAMの普及にともない現在では高速測定が可能でかつ数十μmの高い計測精度を有する歯科用の三次元測定機の入手が可能となった．顎関節形態データは歯列形態データほど高精度を必要としないためか咬合接触像の可視化に比較して多くの研究報告があり，主としてCT，MRI（magnetic resonance imaging system）および古くはエックス線断層撮影装置がデータ取得に使用されてきた[5]．一方，顎運動測定器はこれまでに光学式[13~15]，機械式[16,17]，超音波式[18]，磁気式[19]などさまざまな方式が国内外で開発されているが，日常臨床で咬合解析に必要な精度で簡便に記録できるものはなく咬合可視化技術普及への大きな課題といえる．

三次元測定機

3 徳島大学歯学部歯科補綴学第二講座（現大学院ヘルスバイオサイエンス研究部咬合管理学分野）で行ってきた咬合可視化システムの開発

ディジタル方式6自由度顎運動測定器

　当分野の顎運動・咬合研究グループでは，これまでディジタル方式6自由度顎運動測定器（図4-1）（MM-JI[17] 松風社製），CNC三次元測定機（マイクロコードFN503，ミツトヨ社製）およびエックス線断層撮影装置（オプチプラニマート，シーメンス社製）を用いた歯列および顎関節部の可視化技術を開発している[4,5]．この可視化技術は研究段階としては一応完成しているが日常臨床で使用するためには，測定時間およびデータ処理時間の短縮化，操作の簡便化が必要であった．これらの問題を解決するために，日常臨床で容易に使用できる6自由度顎運動測定器の開発を中心に咬合可視化システムの実用化研究を進めている．

咬合可視化装置（システム）

　6自由度顎運動測定器は，咬合可視化技術の性能に大きく影響する主要構成要素である．我々の研究グループでは，これまでさまざまな磁気方式6自由度顎運動測定器の開発研究[20~27]を行ってきた．なかでも独自に開発した一対の三軸コイルを用いた測定方式（特

磁気方式6自由度顎運動測定器

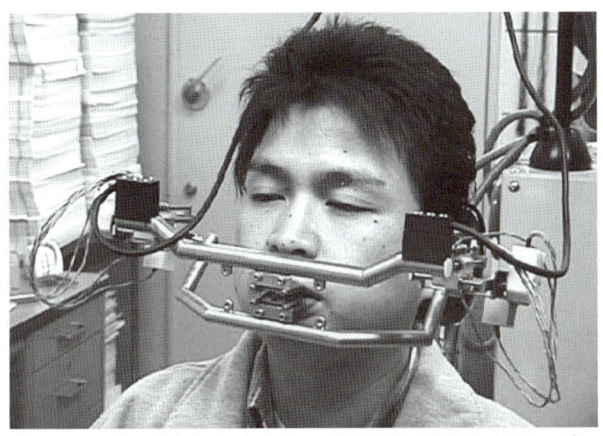

図4-1 ディジタル方式6自由度顎運動測定器（MM-JI）

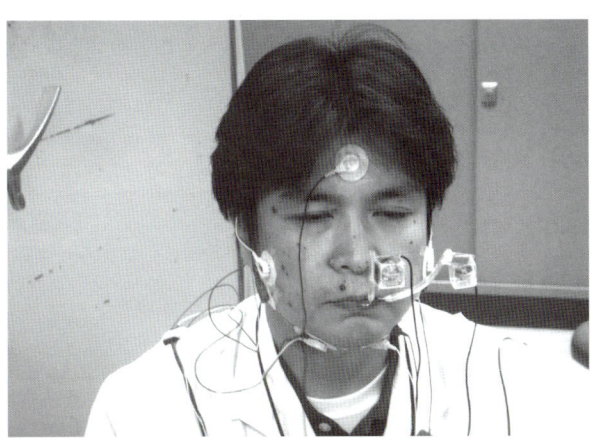

図4-2 磁気方式6自由度顎運動測定器（CS-IIi）
表面筋電図等の生体現象の同時測定が可能．

第Ⅰ編第3章　咬合と顎運動－咿合をダイナミックにとらえるために－

許4324386号）と三軸コイルで測定された磁束密度から三軸コイルの位置と姿勢を高精度
磁場の逆問題の解法　に復元する磁場の逆問題の解法（特許申請中）を採用した研究用試作器[25]は，上下顎に
小型三軸コイル　小型三軸コイル（20×20×20 mm 7 g）を装着するだけで，現在市販されている顎運動
測定器に比較して高速測定（サンプリングレート：25～800 Hz）および高精度測定（位
置分解能：0.003～0.048 mm，姿勢分解能：0.0001～0.034°）を実現しており優れた操作
性と高い静特性，動特性を兼ね備えている．また，表面筋電図などの生体現象の同時記録
が可能であり，顎機能を多面的に評価することができる（図4-2）．

4　咬合可視化システムで何がみえるか

咬合平面座標系　　この測定器を用いて測定したデータを，咬合平面座標系[28]（図4-3）を基準座標系とし
て解析，表示を行った結果を以下に示す．図4-4に矢状面内限界運動路の各限界位（A：
咬頭嵌合位，B：最前方咬合位，C：最大開口位，D：後方変曲点）における歯列および
顎関節部の可視化例を示す．図中の歯列形態データは被験者の歯列模型をCNC 3次元測
顎関節形態データ　定機を用いて，顎関節形態データはスパイラルCT（Somatom Plus4，シーメンス社製）
座標系の重ね合わせ　を用いて取得した．これらの形態データと顎運動データの座標系の重ね合わせを行い，コ
コンピュータグラ　　ンピュータグラフィックターミナル（OCTANE 2，SGI社製）上に表示させたものである．
フィックターミナル　下顎運動にともなって変化する下顎全体の動態の観察が可能である．

図4-5に，個性正常咬合を有する成人男性被験者の咬頭嵌合位における咬合接触像を
示す．上下歯列の咬合接触関係を観察，評価するために大久保ら[29]の方法に準じて上下
咬合小面間距離　顎歯列の対顎との咬合小面間距離を8段階に分類し色分けして表示している．大久保ら
近接域　は，咬合小面間距離が200 μm以下を近接域を含む咬合接触とし，200 μm以上をクリア
咬合接触　ランスとして扱った．これによって咬合面間に何も介在させずに咬合接触像の観察が可能
クリアランス

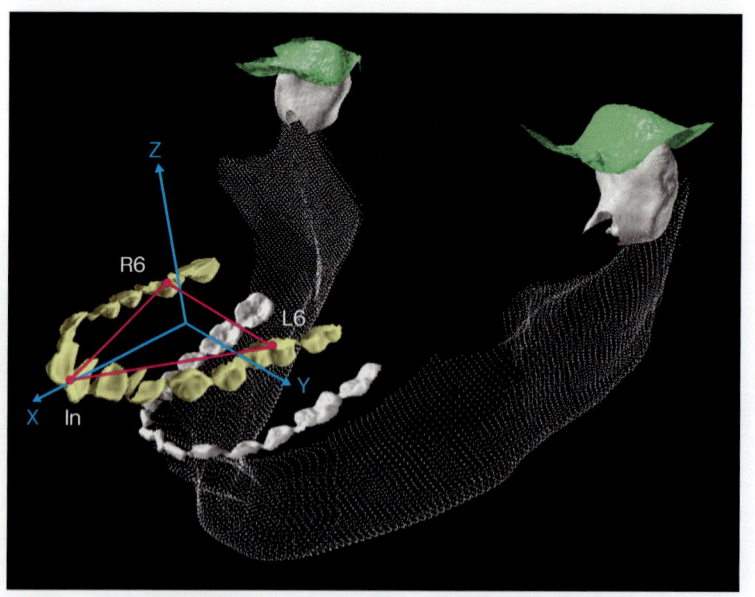

図4-3　咬合平面座標系
上顎切歯点（In），左右上顎第一大臼歯中心窩（L6, R6）でできる平面を咬合平
面とし，この3点の重心を原点，原点と切歯点を結ぶ直線をX軸，原点を通る
咬合平面の法線をZ軸，両軸に垂直な直線をY軸にもつ座標系．

4 顎運動と歯列形態・顎関節形態の可視化

A：咬頭嵌合位　　　B：最前方咬合位

切歯点の運動軌跡
（矢状面）

C：最大開口位　　　D：後方変曲点

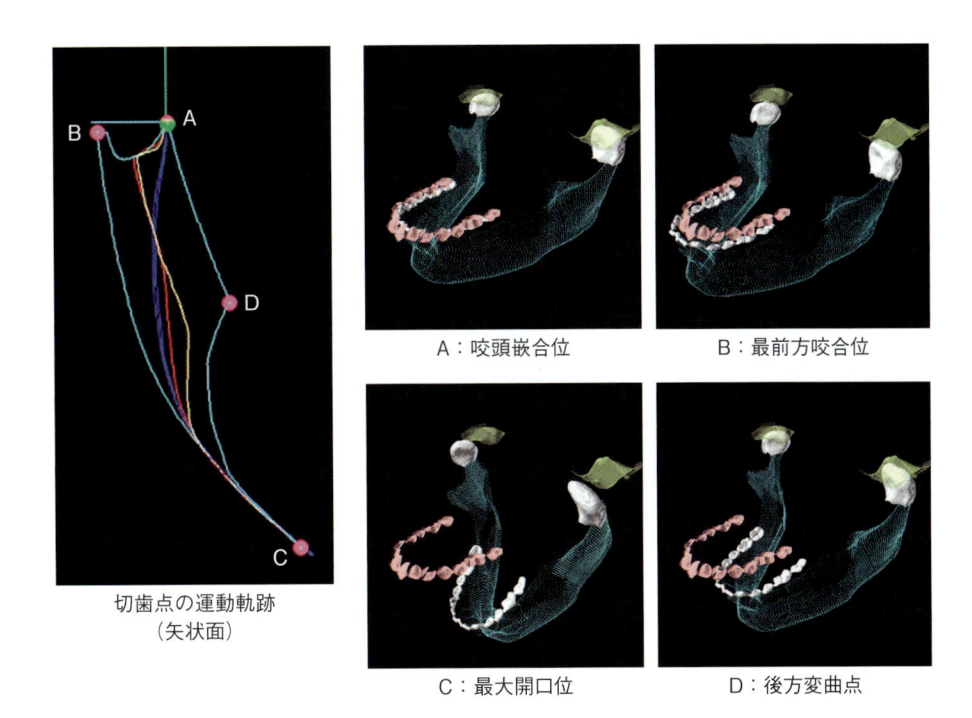

図4-4 矢状面内限界運動路の限界位における可視化例

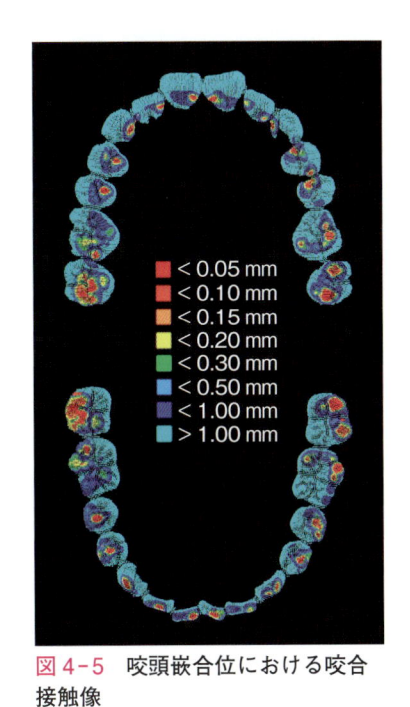

< 0.05 mm
< 0.10 mm
< 0.15 mm
< 0.20 mm
< 0.30 mm
< 0.50 mm
< 1.00 mm
> 1.00 mm

図4-5 咬頭嵌合位における咬合接触像

となり，さらに顎運動データとの対応をとることで，咀嚼など機能時の動的咬合接触を観察できる．

右側方滑走運動時の切歯点における1mm，2mmおよび3mm側方移動時の各顎位の咬合接触像を図4-6に示す．咬頭嵌合位から右側方滑走運動にともなって上下歯列の咬合接触部位およびクリアランス量が変化していることがわかる．

次に習慣性開閉口運動時の顎関節部の可視化例を示す（図4-7）．開口量の増加にとも

第Ⅰ編第3章　咬合と顎運動－咬合をダイナミックにとらえるために－

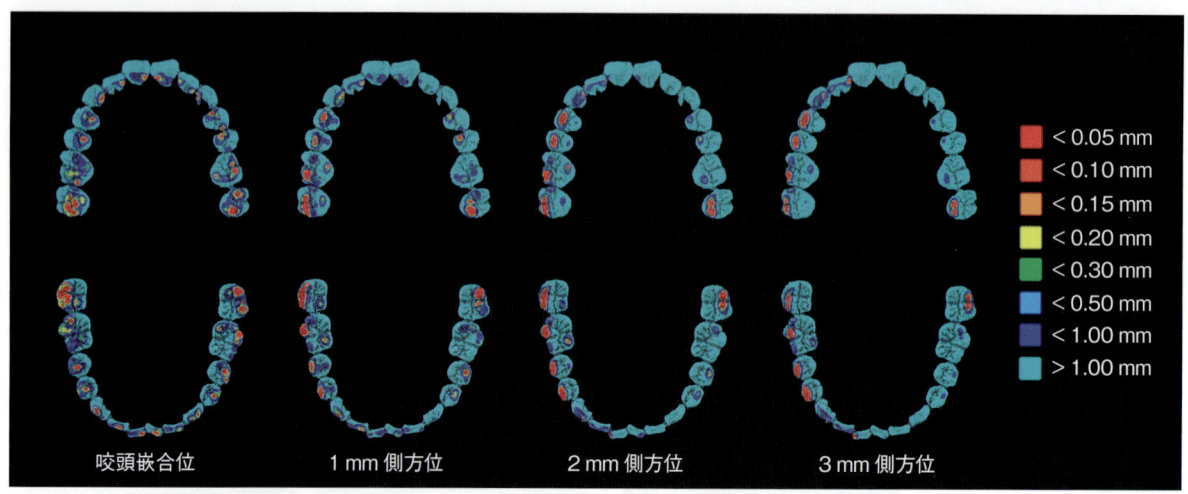

図4-6　右側方滑走運動時の咬合接触像

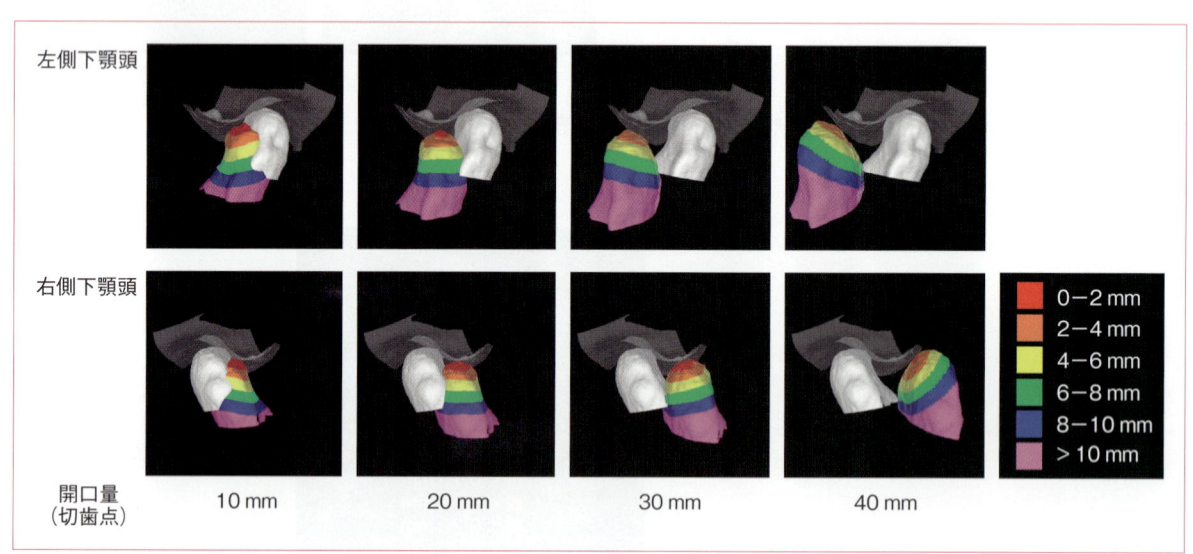

図4-7　習慣性開閉口運動時の下顎頭の動態

なう左右側下顎頭の各部位と関節窩との距離を色分けして表示した．白色は咬頭嵌合位における下顎頭を，各顎位における下顎頭については咬頭嵌合位と重ならない部位を表示している．開口量の増加にともない左右側の下顎頭が同調して前方に移動しているのがわかる．また，下顎頭の関節窩に近接する領域（図中赤色）は，下顎頭の前上方部から後上方部へ移動していることが観察できる．関節円板は，開口運動時の下顎頭の前方移動に際して，内外側の下顎頭への付着部を結ぶ線を中心にして，下顎頭の前上方〜上方〜後上方へと回転するように位置を変える．このとき，関節円板の中央狭窄部が常に関節隆起と下顎頭の間に介在するように運動するが，上記の近接領域の変化と非常によく対応している．

図4-8は左側方滑走運動時の左右側の下顎頭の運動を示す．図4-7と同様に，白色は咬頭嵌合位における下顎頭を，緑色で示す各顎位における下顎頭については咬頭嵌合位と重ならない部位を表示している．側方滑走運動時の作業側顆頭はほぼ回転中心になることが知られているが，作業側（左側）下顎頭は内側極付近は前方へ，外側極付近は後方へわずかに移動し，下顎頭全体として回転していることがわかる．一方，非作業側（右側）下

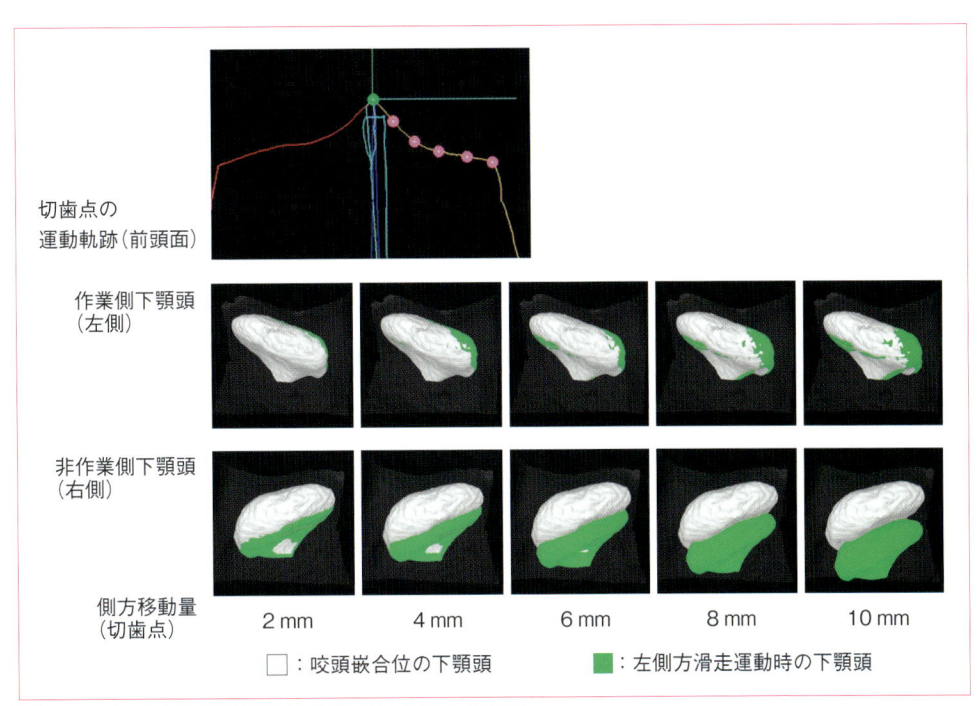

図4-8 左側方滑走運動時の下顎頭の6自由度運動

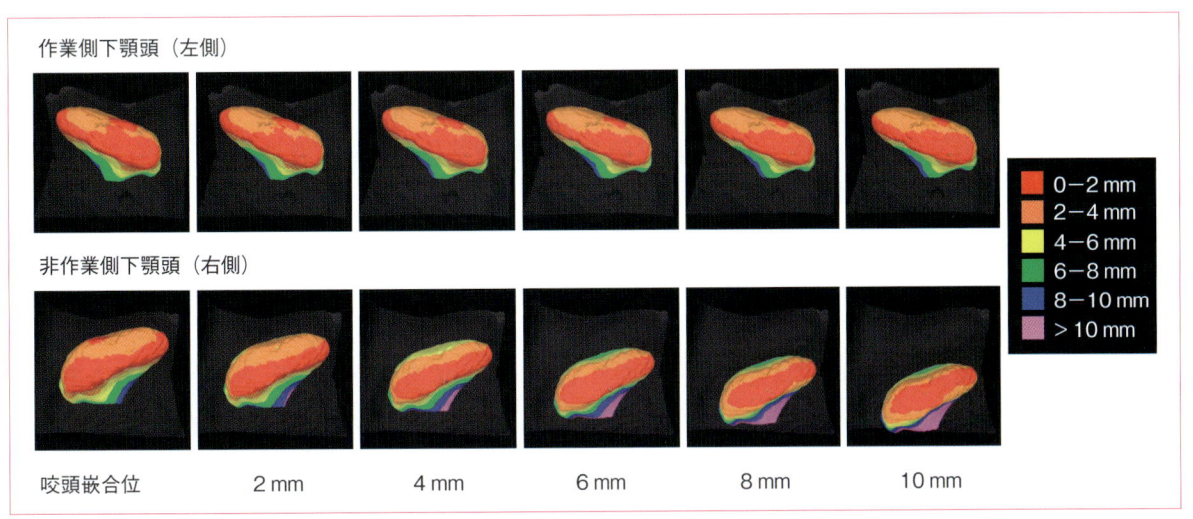

図4-9 左側方滑走運動時の下顎頭と関節窩の距離の変化

顎頭は咬頭嵌合位からの側方移動量が増えるに従い前内方へ移動している．このときの下顎頭と関節窩との距離を色分けして表示したものが図4-9である．作業側と非作業側の下顎頭と関節窩との距離が2mmに近接している領域（図中赤色）の面積の変化を観察すると，切歯点の移動量が増すに従い減少し，10mm移動時で咬頭嵌合位での面積に比較して，作業側は78%，非作業側は46%に減少していた（図4-10）．

このように顎運動データと形態データを同一座標系で取り扱うことで，顎運動にともなう上下顎歯列間の咬合接触像とクリアランス量や下顎頭の関節窩に対する位置の変化を客観的および定量的に観察することが可能となり，可視化技術は歯科診療に有用な情報を提供するものである．

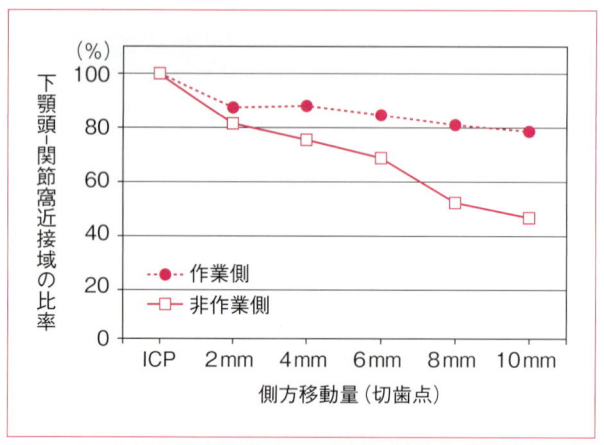

第Ⅰ編第3章　咬合と顎運動－咬合をダイナミックにとらえるために－

図4-10　左側方滑走運動時の下顎頭－関節窩近接域の変化

5　歯の6自由度運動と可視化

咬合力負荷部位による歯の運動の違い

歯の6自由度運動　　　通常6自由度で顎運動を取り扱う場合，上下顎を剛体と仮定して解析を行うが，個々の歯は，咀嚼運動や側方滑走運動時の咬合力負荷による歯周組織の変形にともない運動している．そのため有歯顎者の顎口腔機能に調和した理想的な咬合面形態を設計するためには，これまでの顎運動解析に加えて個々の歯の6自由度解析が必要である．

　　　薩摩[30]は，高分解能6自由度運動測定器[23]を用いて顎運動，歯の運動および咬合力の同時測定を行い（図4-11），咬合力の負荷部位によって被験歯（上顎右側第一小臼歯）の変位方向および変位量が変化することを報告している．咬合力負荷時の被験歯咬合面中央部に設定した解析点における変化量は，頰側咬頭負荷時には近心頰側歯根方向に148μm（そのときの咬合力：189 N）移動した．口蓋側咬頭負荷時では口蓋側歯根方向へ119μm（194 N），咬合面中央部負荷時では近心歯根方向に95μm（175 N），前方歯（上顎犬歯）負荷時では近心歯根方向に119μm（105 N）移動した（図4-12）．なお図は平行移動量と回転移動量を歯の大きさに対して拡大して表示している．頰側咬頭負荷時に比較

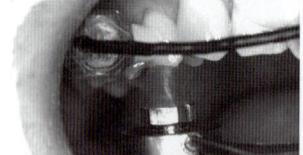

咬合力負荷時の歯の変位

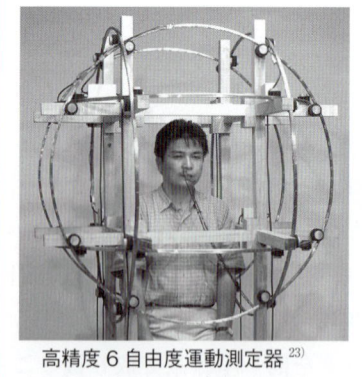

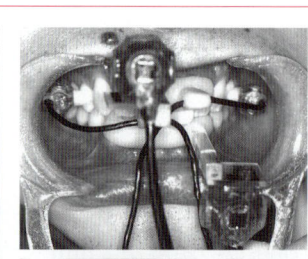

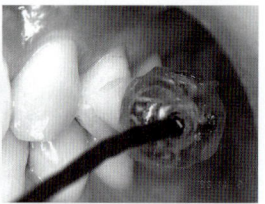

図4-11　顎運動，歯の運動，咬合力の同時測定

4 顎運動と歯列形態・顎関節形態の可視化

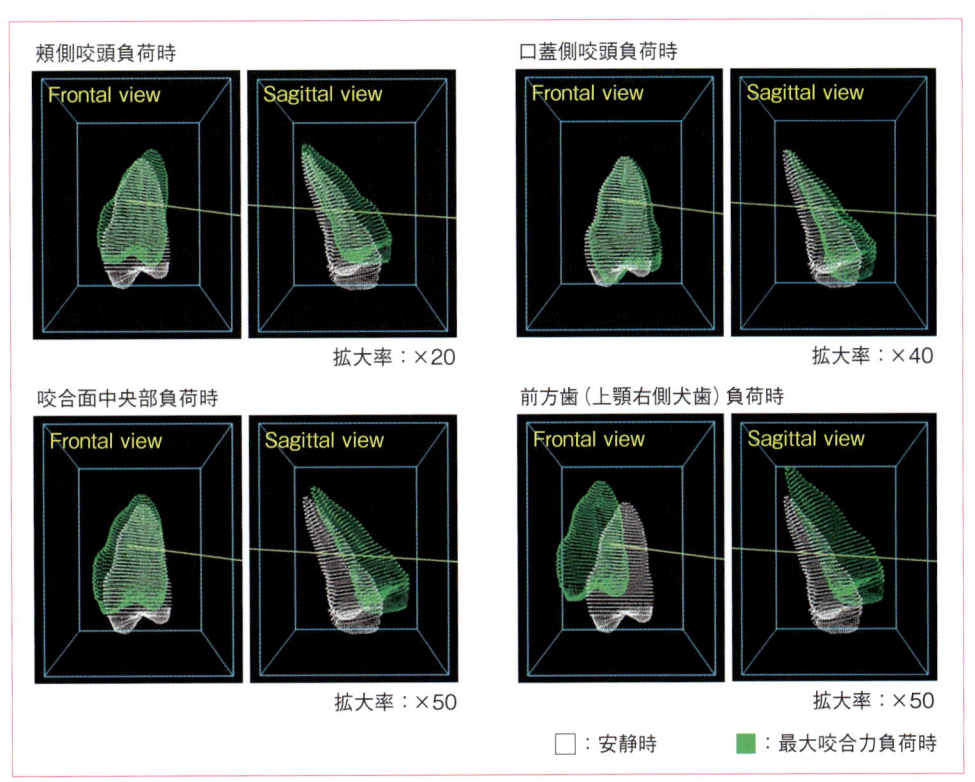

頰側咬頭負荷時　　　　　　　　　　　口蓋側咬頭負荷時
Frontal view　Sagittal view　　　　　Frontal view　Sagittal view
拡大率：×20　　　　　　　　　　　　拡大率：×40

咬合面中央部負荷時　　　　　　　　　前方歯（上顎右側犬歯）負荷時
Frontal view　Sagittal view　　　　　Frontal view　Sagittal view
拡大率：×50　　　　　　　　　　　　拡大率：×50

□：安静時　　■：最大咬合力負荷時

図4-12　咬合力負荷時の歯の運動（上顎右側第一小臼歯）

して，口蓋側咬頭や咬合面中央部負荷時の単位咬合力あたりの移動量は小さい．その値は，口蓋側咬頭負荷時が最も小さく移動方向は口蓋側歯根方向であった．咬合力負担能力や咬合力発現時の歯列の安定性を考えると，機能咬頭である口蓋側咬頭に咬合接触を付与することが適切であると考えられる．また前方歯に咬合力を負荷しても歯の運動が観察されたことから，隣接接触点あるいは歯槽骨を介して被験歯が影響を受けることが推察できる．咬合力の大きさや咬合接触点が隣接歯間接触強さに影響するとの報告[31]もあり，咬合力発現時には歯槽骨の変形を含んで歯が移動し，それによって咬合接触部位も変化すると考えられる．

隣接歯間接触強さ

6 嚙みしめ強さの違いによる咬合接触の変化

嚙みしめ強さと咬合接触

上記と同じ測定器を使用して，咬頭嵌合位で軽く嚙んだときと強度嚙みしめ時の上下顎右側第一大臼歯の6自由度運動測定を行い，そのときの被験歯の咬合接触像を図4-13に示す．咬合力によって咬合接触部位と接触面積が変化していることが確認できる．

顎運動データと歯列および顎関節部の形態データを高精度に記録し，それぞれの座標系を高精度に重ね合わせる技術はまだ完成しておらず，今後の研究成果が待たれる．しかし，可視化技術は，直接観察できなかった機能時の咬合接触像や下顎頭の動態を観察することや，定量的に解析することを可能とし，顎口腔機能に関する新しい多くの情報を提供するものであり，咬合学の学問体系としての確立と歯科臨床の質の向上に大きく貢献すると思われる．

（重本修伺・田島登誉子）

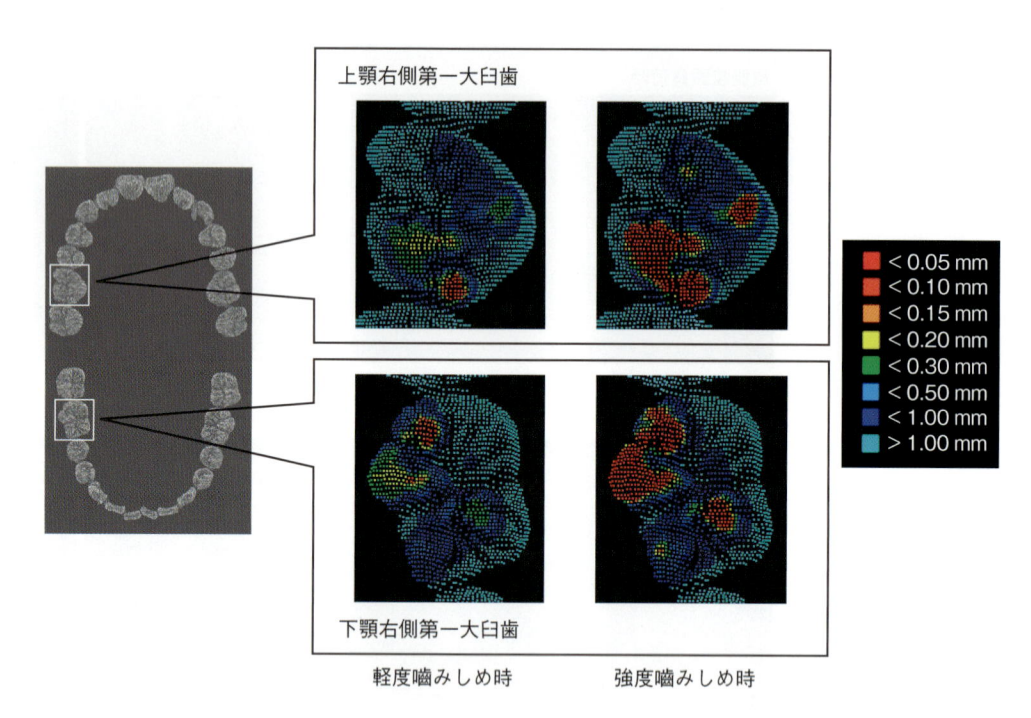

図4-13 咬合力による咬合接触部位の変化

【文　献】

1) Hasegawa S. et al. : Occlusion of full cast crown at the intercuspal position. *Bull Tokyo Med Dent Univ*, **28** : 53〜60, 1981.
2) Lundqvist S. et al. : Occlusal perception of thickness in patients with bridges on osseointegrated oral implants. *Euro J Oral Sci*, **92** : 88〜92, 1984.
3) 池田隆志ほか：強い咬合接触が顎口腔系に及ぼす影響－症状および歯の移動，咬合接触状態の変化について－．顎機能，**6**：81〜86，1987.
4) 大久保由紀子：咬合接触の3次元解析システムの開発．補綴誌，**36**：53〜63，1992.
5) 田中英央：顎関節の再構築と運動解析．補綴誌，**36**：264〜278，1992.
6) Okamoto A. et al. : Occlusal contacts during lateral excursions in children with primary dentition. *J Dent Res*, **79** : 1890〜1895, 2000.
7) Palla S. et al : Jaw tracking and temporomandibular joint animation. *In* : McNeill, C.(Eds.), Science and Practice of Occlusion. Quintessence, Chicago. 1997, 365〜378.
8) Bisler A. et al. : The virtual articulator-Applying VR technologies to dentistry. Proceedings of the Sixth International Conference on Information Visualisation. 2002, 600〜602.
9) Enciso R. et al. : Three-dimensional visualization of the craniofacial patient: volume segmentation, data integration and animation. *Orthod Craniofacial Res*, **6** (Suppl. 1) : 66〜71, 2003.
10) 重田優子ほか：側方滑走運動時の下顎頭運動の評価法に関する研究－従来法と4次元下顎運動解析法の比較－．補綴誌，**47**：787〜796，2003.
11) 青木義満ほか：顎歯列形態・機能解析を目的とした4次元顎運動可視化システムの開発．*Med Imag Tech*，**22**：225〜233，2004.
12) Kamegawa M. et al. : 3D morphological assessment of occlusal treatment by measuring dental casts with a micro-focus X-ray CT. *J Oral Rehabil*, **35** : 382〜389, 2008.
13) Airoldi RL. et al. : Precision of the jaw tracking system JAWS-3D. *J Orofac Pain*, **8** : 155〜164, 1994.
14) Hayashi T. et al. : A high-resolution line sensor-based photostereometric system for measuring jaw movements in 6 degrees of freedom. *Frontiers med biol engng*, **6** : 171〜186, 1994.

15) Naeije M. et al. : OKAS-3D : optoelectronic jaw movement recording system with six degrees of freedom. *Med Biolo Eng Comput*, **33** : 683〜688, 1995.
16) Messerman T. et al. : Investigation of functional mandibular movements. *Dent Clin North Am*, **13** : 629〜642, 1969.
17) 藤村哲也ほか：ディジタル方式顎運動測定器の開発．補綴誌，**35**：830〜842, 1991.
18) Hugger A. et al. : Accuracy of an ultrasonic measurement system for jaw movement recording. *J Dent Res*, **80** : 1226, 2001.
19) 桐原孝尚ほか：磁気空間位置検出装置を応用した6自由度顎運動測定装置の開発．補綴誌，**47**：814〜823, 2003.
20) 郡　元治ほか：磁気位相空間を応用した上顎6自由度下顎6自由度運動測定器の試作．補綴誌，**37**：337〜349, 1993.
21) 重本修伺ほか：ブラキシズム解析用顎運動測定器の開発．補綴誌，**40**：379〜389, 1996.
22) 芝崎寿郎：チェアサイド型6自由度顎運動測定器の開発．四国歯誌，**10**：185〜194, 1997.
23) 坂東永一ほか：高分解能6自由度運動測定器の開発．補綴誌，**43**：149〜159, 1999.
24) 川口貴穂：一対の三軸コイルでセンサを構成した6自由度顎運動測定器．四国歯誌，**16**：33〜42, 2003.
25) 石川輝明：三軸コイルを用いたチェアサイド用6自由度顎運動測定器の開発と応用．四国歯誌，**19**：55〜66, 2006.
26) 北村万里子：口腔内センサによる6自由度顎運動測定に関する研究．四国歯誌，**19**：67〜75, 2006.
27) 野口直人ほか：睡眠時ブラキシズム発現に伴う顎運動の測定解析法の検討．顎機能誌，**16**：1〜14, 2009.
28) 鈴木　温：ディジタル方式下顎運動測定器による下顎限界運動の6自由度解析．補綴誌，**31**：712〜725, 1987.
29) 大久保由紀子ほか：機能運動時の咬合接触およびクリアランス．補綴誌，**36**：746〜760, 1992.
30) 薩摩登誉子：上顎第一小臼歯の運動の6自由度測定と解析．補綴誌，**43**：344〜354, 1999.
31) Oh SH. et al. : Relationship between occlusal tooth contact patterns and tightness of proximal tooth contact. *J Oral Rehabil*, **33** : 749〜753, 2006.

コラム

＜歯科医療の質を高める咬合可視化技術＞

　平成19年歯科医療機器産業ビジョンによると，身体の健康に満足している人は67.3％であるのに対し，口腔の健康に満足している人は46.0％で，満足している人の割合が低い．患者さんの歯科治療への満足度は患者さんの歯科治療への期待度（理解度）と歯科医師の技術レベルのギャップが理由の一つにあげられる．義歯やクラウンブリッジの咬合調整ひとつをとっても，使用する道具は同じでも誰が行うかによって結果が異なってくる．臨床を通じて体得した咬合，顎機能に関する歯科医師の「感覚」を人に伝えることは非常に困難である．また患者さんが，どう噛めていないかを歯科医師に正しく伝える方法もない．これは咬合，顎機能を客観的に評価する方法がないのが一番の問題と考えられる．咬合可視化技術は，咬合および顎機能の客観的な情報を歯科医師と患者が共有することを可能とし，歯学教育および歯科診療が行いやすくなり歯科医療が国民の健康長寿にこれまで以上に貢献できると期待できる．

（重本修伺）

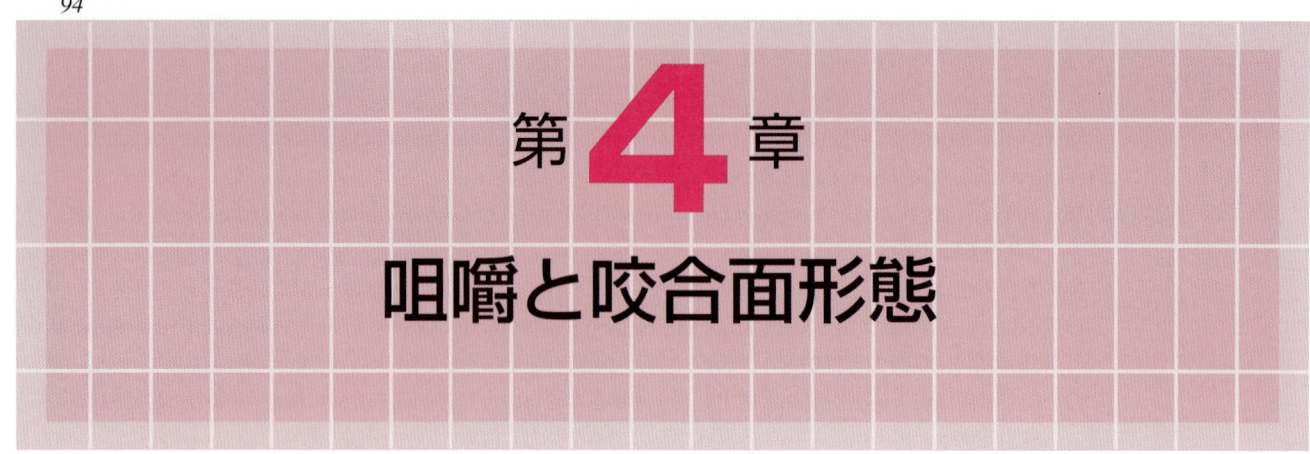

第4章 咀嚼と咬合面形態

1 咀嚼運動

1 咬合と咀嚼運動

咀嚼運動
随意運動
パターン発生器

「咀嚼とは，食物を口腔内に取り込んでこれを上下顎の歯や歯列間で切断，粉砕し，唾液と混合することによって嚥下できるまでの食塊を形成する一連の過程である」(『臨床咬合学事典』)[1]と説明されている．そしてこの咀嚼を支えているのが，咬合と咀嚼運動である．咀嚼運動は，意思によって開始，停止がコントロールできる随意運動であるとともに，脳幹にある中枢性パターン発生器からのリズミカルな協調運動指令に基づいて行われている[2]．その運動は，口腔内の食品の性状に関する末梢からの情報により適宜修正される．そして咬合は咀嚼運動と密接に関連し，食物の切断，粉砕，臼磨を担っている．

2 咀嚼運動路

咀嚼運動路

中澤の5相説

咀嚼運動路については古くから研究されており，一般的には切歯点の運動経路として表現されてきた（図1-1）．咀嚼運動中の1経路を示したものとしては，咬頭嵌合位から開口（第1相），咀嚼側に偏位（第2相），次にそのまま閉口（第3相）して，それに続く歯の接触滑走によって咬頭嵌合位へと閉口（第4相），さらにそのまま非咀嚼側方向へ咬頭斜面にそった滑走運動（第5相）を行うとする中澤の5相説がある[3]（図1-2）．

これ以外ではZsigmondy（1912）の3相説（開口，咀嚼側への偏位，閉口），Gysi（1929）の4相説（開口，咀嚼側への偏位，閉口，側方位での歯の接触から閉口位までの滑走運動），観点は異なるがMurphy（1965）の6相説（準備相，食物塊との接触相，咀嚼相，咬合接触相，食物粉砕相，中心咬合相）がある[4]．Murphyと前後するが，藍[5]は成人男女10名の咀嚼運動を計測，切歯点における3次元での空口時の側方滑走運動と咀嚼運動を測定し，側方滑走運動路と咀嚼運動路の間に関係があり，咀嚼運動は歯の咬頭傾斜に影響を受けていることを明らかとしている．また中澤が報告した第5相についても，多く認められたと報告している．ただし，これらの咀嚼運動経路は口腔内の食品の状態によっても変化し，さらに咀嚼の時期（初期，中期，後期など）によっても異なる．またストローク毎にも変化し，個人差も大きいことが知られている．

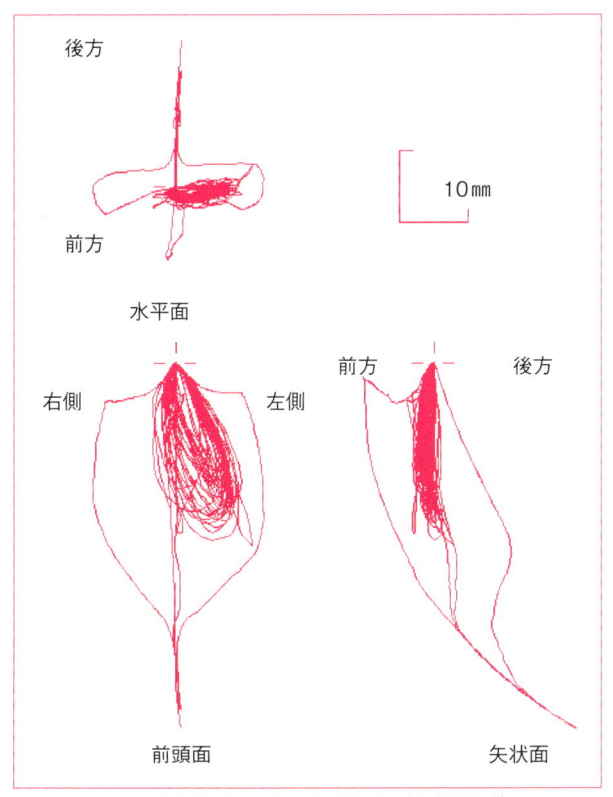

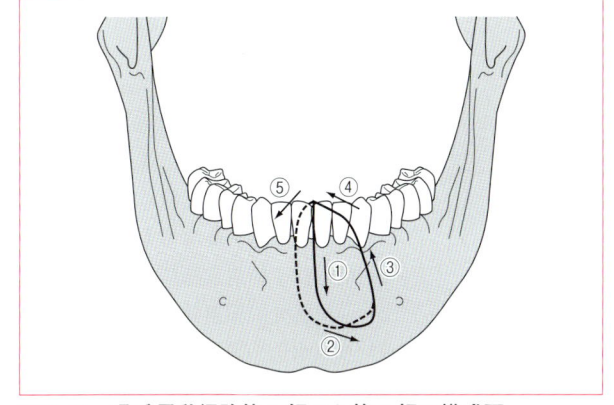

図 1-1　限界運動軌跡とガム咀嚼経路（左側咀嚼）

図 1-2　咀嚼運動経路第 1 相から第 5 相の模式図

　　　　　　　西川[6]は，被験者 9 名（男性 8 名，女性 1 名）で 6 自由度顎運動測定を行い，次のように報告している．すなわち，側方滑走運動時に平衡側臼歯部の接触をともなう 2 例で，咬頭嵌合位に直接嚙み込み，咀嚼側の側方滑走路を経て開口するいわゆる逆ストロークが認められたが，その内 1 例では平衡側臼歯部の接触を除くことで，この逆ストロークは直ちに消失したと報告している．これらのことは坂東[7]が示すように，咬合状態に応じて筋活動の協調性を制御する系（「第Ⅰ編　第 4 章　咀嚼と咬合面形態　4　顎機能制御系」参照）の存在を示唆している．

逆ストローク

3　咀嚼運動と側方滑走運動

側方滑走運動

　　　　　　　咀嚼運動経路については，高精度の 6 自由度顎運動測定器により詳細な解析結果の報告がなされている．鈴木ら[8]は，成人男性 10 名のピーナッツ咀嚼運動を 6 自由度で計測し，咀嚼側の下顎第一大臼歯は咬合平面に対しほぼ垂直に開口し，後方から咬頭嵌合位へ向かうと報告している．

　竹内ら[9]が 4 名（男性 3 名，女性 1 名）の被験者の咀嚼運動を 6 自由度で測定解析し，咬合平面を水平基準面とした場合，咀嚼初期における咀嚼側下顎第一大臼歯の運動経路は，閉口路終点に嚙み込む直前では，水平面投影でみて側方滑走運動路よりもわずかに後方寄りから閉口路終点に向かう傾向を示し，閉口路終点から開口に転じた直後は，側方滑走運動路よりも前下方に向かって開口している場合が多かったと報告している．

　大久保ら[10]は，5 名（男性 4 名，女性 1 名）の被験者について測定・解析を行い，咀嚼運動中に非咀嚼側にも強い咬合接触を認める場合があることを報告している．さらに運

第Ⅰ編第4章　咀嚼と咬合面形態

側方滑走開口運動

涙滴状

動経路としては，咀嚼側臼歯部の閉口路はやや後方寄りであり，開口路は側方滑走開口運動に比較して前方寄りの要素をもつ場合が多かったと報告している．

　咀嚼運動と咬合は，互いに影響を及ぼしながら咀嚼を営んでいる．咀嚼運動を概略的にとらえれば，切歯点での前頭面投影経路は作業側方向に下方がふくらんだ涙滴状であり，咬合相におけるその運動経路は，左右の側方滑走運動路に近似している．さらに詳細にみれば，第4相では側方滑走運動路よりもやや後方よりから閉口し，第5相では側方滑走運動路よりもやや前下方方向へ臼磨しながら開口する経路をとると考えられる．

（竹内久裕）

【文　献】

1) 森　隆司：長谷川成男ほか編．臨床咬合学事典．第1版，医歯薬出版，東京，103．
2) 中村嘉男：咀嚼する脳—咀嚼運動をコントロールする脳・神経の仕組み—．第1版，第5章　咀嚼運動のパタン形成．医歯薬出版，東京，2005，47～62．
3) 中澤　勇．下顎運動の補綴的研究　有歯顎の運動．口病誌，13：81～98，1939．
4) 歯科医学大事典編集委員会：歯科医学大事典．第1版，医歯薬出版，東京，1989，1626～1627．
5) 藍　稔：切歯点部における咀嚼運動の解析．補綴誌，6：164～200，1962
6) 西川啓介：顎運動と咀嚼筋活動に及ぼす咬合接触の影響．補綴誌，33：822～835，1989．
7) 坂東永一：顎機能制御系．長谷川成男ほか編，臨床咬合学事典．第1版，医歯薬出版，東京，1997，101～102．
8) 鈴木　温ほか：咀嚼運動の6自由度解析．顎機能，6：15～24，1988．
9) 竹内久裕ほか：咀嚼初期における咀嚼側臼歯の顎運動解析．補綴誌，43（102回特別号）：90，1999．
10) 大久保由紀子ほか：機能運動時の咬合接触およびクリアランス．補綴誌，36：746～760，1992．

2 主機能部位

はじめに

歯は悠久の昔から食性と結び付きながら機能的な形態へと進化し，肉食動物，草食動物，雑食動物の歯となった．そして，さまざまな食物を食べることができる歯を獲得したヒトは最も発達した雑食動物といわれている．そのようなわれわれの歯の咬合面形態が咀嚼時に果たす役割を追求することは，咬合学にとっての重要な課題である．本稿では，近年明らかとなった現代人の第一大臼歯に備わる「主機能部位」という食物の粉砕時に中心となって機能する部位の概要を述べるとともに，第一大臼歯の咬合面形態と咀嚼機能との深いかかわりについての進化学的なアプローチにも言及する．

主機能部位

1 現代人における主機能部位

1－主機能部位とは

食物の粉砕

食物を粉砕・細分化して嚥下可能な食塊を形成する一連の咀嚼行動のなかで，咬合面は特に食物粉砕時に重要な役割を演じている．この食物の粉砕が歯列上のどこで，どのように行われているのかを知ることは機能的な咬合面形態を追求するための第一歩であり，その部位にこそ，咀嚼時に適切に機能する咬合面形態を解明するための鍵が隠されているはずである．

ストッピング

そこで，歯列上での食物の粉砕部位を明らかにするために，さまざまな試験食品を試作，検討することにした．その結果，直径3.4 mmのストッピングを長さ4 mmに切断した小片（以下，ストッピング）を，常温状態の硬いままで試験食品として舌上にのせ，咀嚼時を想定して噛みやすい部位で1回噛みしめたときの位置を口腔内や模型上で観察することで，咀嚼初期の食物粉砕時に中心となって機能する部位を特定できることが明らかとなった（図2-1）．ストッピングの噛みしめ部位は，繰り返し試行しても1カ所に集中することが多く，この部位は食物を噛みやすく，咀嚼時には中心的な役割を果たしているであろうと考えて，この部位をその被験者の被験側にとっての"主機能部位"と名付けた[1]．

習慣性咀嚼側
噛みやすい部位

主機能部位は嗜好側（習慣性咀嚼側）とは違って，その顎側で最も噛みやすい部位という意味から左右両側に求めることができる．

ストッピングは，試験食品としては一見小さすぎるようにも思えるが，咬合面にある各咬頭の機能性を明らかにするのには適当な大きさで，噛みしめた部位で広がりすぎることがなく，噛みしめ後の変形も少ないという点でベストチョイスであったといえる．噛みしめられたストッピングは咬合力によって直径8 mm前後に広がるが，その全体を主機能部位とした．日常，摂取される食物はストッピングよりも大きいが，粉砕されていく過程で中心となって機能する部位をストッピングが広がった範囲は表しているものと考えられる．

耐圧強度

ストッピングが広がった面積は，作用した咬合力の大きさの概要をも示し，耐圧強度が 55.2 kg/cm^2 であるストッピングが，直径8 mm前後に広がったときの噛みしめ時の咬合力は約25 kgとなる．咀嚼力は食品の種類によって異なるが，通常は10〜20 kg程度[2]

咀嚼力

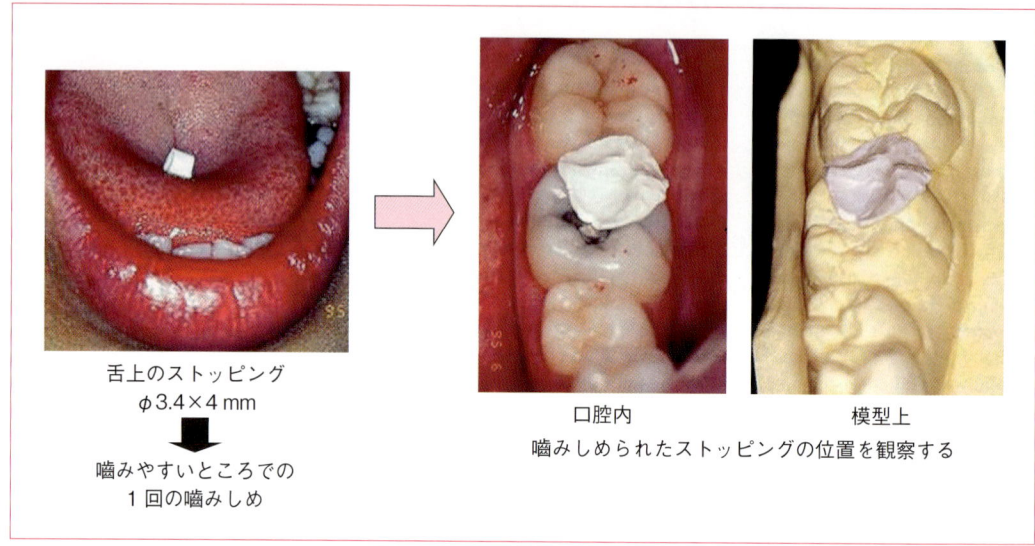

図2-1 主機能部位の求め方

舌上のストッピング
φ3.4×4mm

噛みやすいところでの
1回の噛みしめ

口腔内　　模型上
噛みしめられたストッピングの位置を観察する

第一大臼歯の機能咬頭間に存在することが多かった

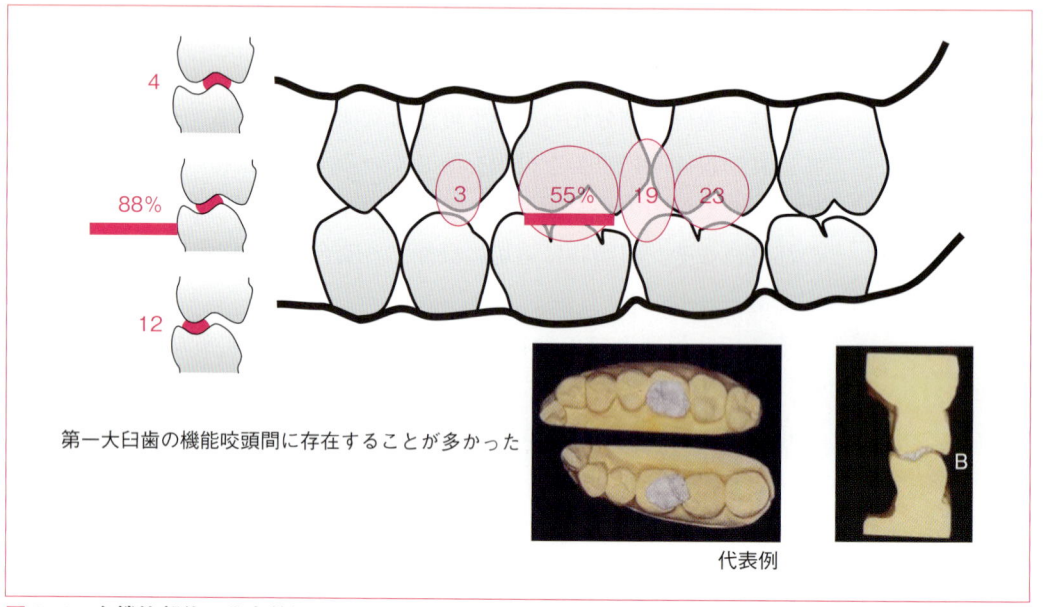

代表例

図2-2 主機能部位の分布状況

と考えられているので，噛みしめ時の咬合力という点からも主機能部位の観察にはストッピングが適しているといえる．なお，冬期には常温では若干硬すぎることがあって，体温程度に暖めてから使用することもある．

2 - 主機能部位の歯列内での分布

　　主機能部位の分布状況を25～61歳の被験者22名，24被験側（2名のみが両側）について調査・観察した結果，5回の噛みしめで主機能部位は全被験側の67％で1カ所に集中し，その部位は近遠心的には上下顎第一大臼歯間が55％と最も多く，頰舌的には上顎臼歯の口蓋側咬頭内斜面と下顎臼歯の頰側咬頭内斜面間が88％と最も多かった（図2-2)[1]．すなわち，主機能部位の多くが第一大臼歯の機能咬頭間に存在していたということになる．

第一大臼歯の機能咬頭間

2 主機能部位

主機能部位の獲得

　このように主機能部位の多くが第一大臼歯の一定部位に存在することの大きな要因としては，ヒト，一人ひとりの咬合の成立過程で，第一大臼歯の萌出後に始まる乳歯から永久歯への交換期に，第一大臼歯には孤軍奮闘しながら咀嚼機能の大半を担う期間があって，このときに獲得した主機能部位を第一大臼歯が後方歯の萌出後も長年にわたって維持し続けた結果が考えられる（図2-3）[3,4]．

緊密な咬合

　そしてまた，主機能部位が第一大臼歯部以外の第一・第二大臼歯の歯間部や第二大臼歯部となることの要因としては，第一大臼歯部での咬合関係のあり方，異常が考えられる．すなわち，主機能部位が第一大臼歯部にあった被験例と第一大臼歯部以外の部位となった被験例の第一大臼歯部での模型の頰舌断面を比較したところ，前者では機能咬頭間に緊密な咬合が存在していたのに対して，後者では機能咬頭間の緊密な咬合が欠如していた．このことは，第一大臼歯の機能咬頭間での緊密な咬合の存在が，第一大臼歯が主機能部位と

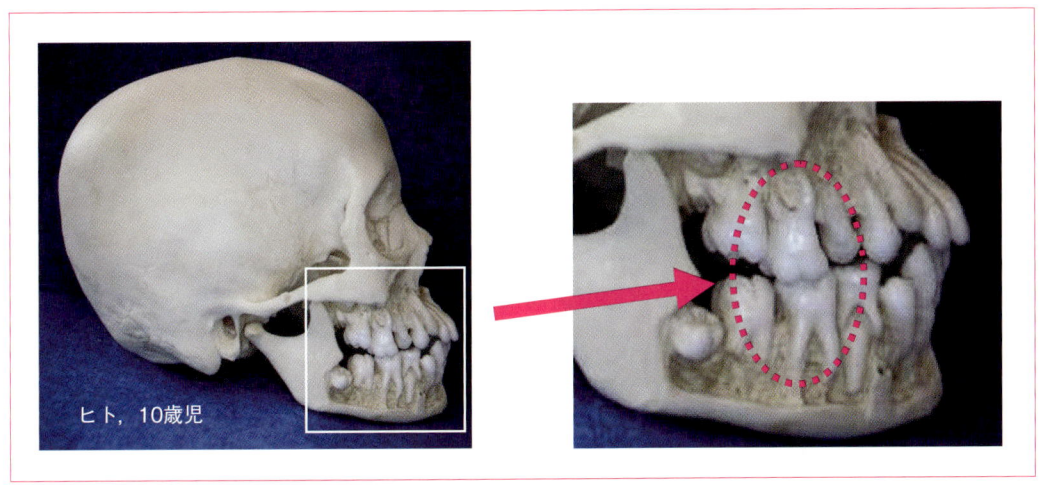

図2-3　ヒト，10歳児の頭蓋骨標本　　　　　　　　　　　　　　　　　　　（国立科学博物館提供）
乳臼歯の脱落によって第一大臼歯が咀嚼機能の大半を担う期間がある．

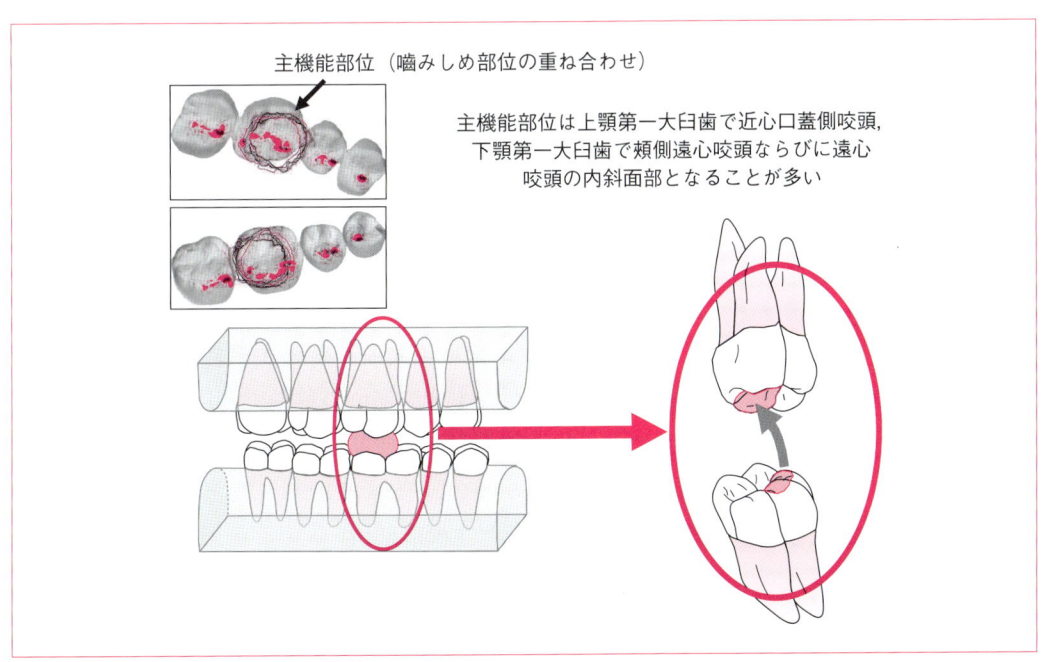

図2-4　第一大臼歯での主機能部位

第Ⅰ編第4章　咀嚼と咬合面形態

なるための重要な要件となることを示唆している．

咬合接触面積　　　　第一大臼歯における主機能部位の詳細については，徳田らが，咬頭嵌合位での咬合接触状況との関係をデジタル的に検討した結果，主機能部位は咬合接触面積と関連して一定の位置に定まり，多くがⅠ級の咬合関係に由来して，上顎では近心口蓋側咬頭，下顎では頬側遠心咬頭ならびに遠心咬頭の内斜面部となることが明らかとなっている（図2-4）[5]．

3- 主機能部位が関連する臨床上のトラブル

「日常の咀嚼は，臼歯列上の限局した主機能部位が中心となって営まれる」という新しい観点から臨床をみると，主機能部位があるがために障害を起こしたと考えられる症例が多いことに驚かされる．ここでは"主機能部位"の存在を裏付ける臨床上のトラブルのなかから，歯と歯の間に食物が挟まる不快症状である食片圧入症例とインレー辺縁歯質の破折症例についてだけ述べるが，咬合性外傷や歯根破折，咬耗などにも主機能部位がかかわっている可能性が考えられる．

1）食片圧入と主機能部位

食片圧入　　　　食片圧入を主訴とする症例のなかには，従来からその原因としてあげられてきた歯間部にかかわる問題点がみあたらない症例がある．そのような症例の主機能部位を診査する

緊密な咬合の欠如　と，第一大臼歯部での咬頭嵌合位における緊密な咬合が欠如し，主機能部位がより緊密に咬合する部位を求めて歯間部となり，食片圧入を惹起したケースが多くみられることがわかってきた．そこで，これらの症例について，食片圧入部とは直接にかかわりのない，従

緊密な咬合の回復　来は食片圧入の原因とはされていなかった第一大臼歯部の機能咬頭内斜面間に緊密な咬合
主機能部位の移動　を回復したところ，主機能部位は改善部に移動し，食片圧入は起こらなくなった[6]．

　　図2-5は代表的な症例で，患者は上顎左側第一・第二大臼歯歯間部の食片圧入による痛みを主訴として来院したが，歯間部にかかわる問題点が見当たらなかったことから，主機能部位について診査を行った．その結果，下顎第一大臼歯に装着されていたⅠ級インレーの咬合が，頬舌断面が示すように低かったことによって，機能咬頭間における咬頭嵌合位での緊密な咬合が欠如し，主機能部位がより緊密に咬合する部位を求めて遠心に移動し，上顎第一，第二大臼歯の歯間部となって同部に食片圧入を惹起していたものと考えられた．

　　そこで，下顎第一大臼歯をⅠ級インレーで再修復し，第一大臼歯部の機能咬頭間に緊密な咬合関係を回復したところ，主機能部位は回復当日に第一大臼歯部に移動して，その後食片圧入は起こらなくなった．

　　また，多くの症例における食片圧入改善時の主機能部位の移動量の平均は5mm前後で，この1咬頭相当のわずかな主機能部位の移動で食片圧入が防げたことは，咀嚼時には主機能部位が常に中心的役割をもって機能していることを示唆している[6]．

2）インレー周囲における辺縁歯質の破折と主機能部位

インレー辺縁歯質の破折　インレー周囲の辺縁歯質に破折がみられた大臼歯部インレー装着歯，31症例について，破折部位と主機能部位との関係を調査・観察したところ，破折部位はすべて機能咬頭の内斜面部にあって，30症例が主機能部位と一致し，22症例が第一大臼歯部にあった（図

2 主機能部位

《食片圧入時の状況》

患者： 46歳　男性

主訴： 7̄6̄ 歯間部食片圧入時の痛み

食片圧入部の歯間離開度：50μm

口腔内状況

```
         Cr   In
    5    6    7
   ─────────────
    5    6    7
              In 4/5冠
```

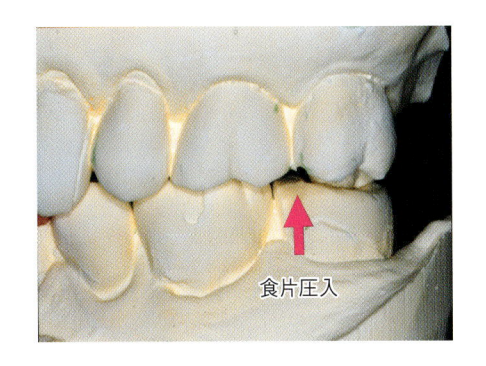

食片圧入

《咬合の改善と主機能部位の移動》

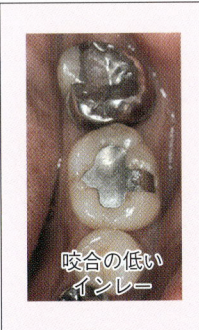

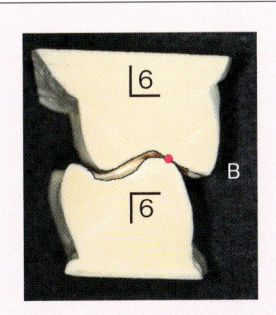

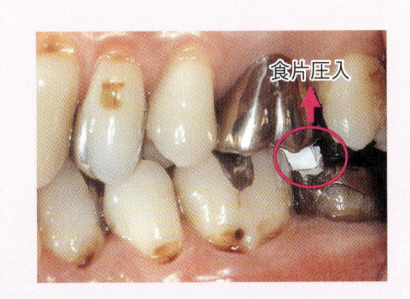

咬合の低い
インレー

初診時
下顎第一大臼歯に装着されていたⅠ級インレーの咬合が低く，主機能部位は
より緊密な咬合を求めて上顎第一・第二大臼歯の歯間部となっていた

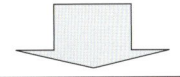

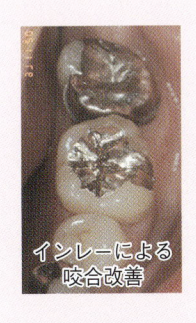

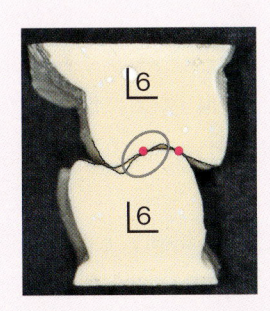

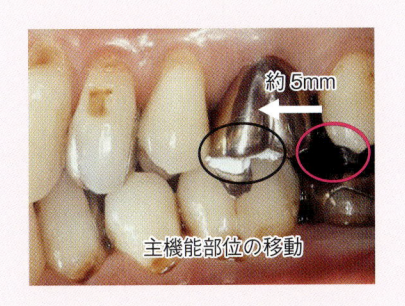

インレーによる
咬合改善

約5mm

主機能部位の移動

改善時
下顎第一大臼歯に新たなⅠ級インレーを装着して咬合を改善したところ，主機能
部位は上顎第一大臼歯の咬合面部に移り，食片圧入を防ぐことができた

図2-5　食片圧入改善症例

第Ⅰ編第4章　咀嚼と咬合面形態

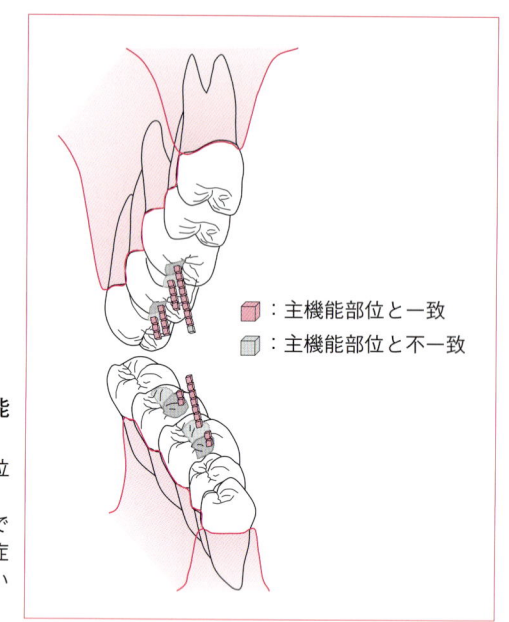

図2-6　インレー辺縁歯質の破折部位と主機能部位との関係
破折部位は大臼歯の咬合面を頬舌，近遠心の4部位に分けて検討した．
上顎では第一大臼歯近心口蓋側部の9症例，下顎では第一大臼歯遠心頬側部の7症例が最も多く，全症例の97％に及ぶ破折部位が主機能部位と一致していた．

■：主機能部位と一致
■：主機能部位と不一致

咀嚼力の集中

2-6)[7]．全症例の97％にも及ぶ破折部位が主機能部位と一致していたことは，同部位が咀嚼時に主機能部位となって常に咀嚼力を受け続けていたことが破折の大きな要因となったことを示唆している．一方，咀嚼運動の第4相では，上顎歯の頬側咬頭内斜面と下顎歯の頬側咬頭外斜面が滑走するようにして咬頭嵌合位へと閉口するが，同部で歯質の破折がみられなかったことは，滑走部では食物の粉砕が行われていない可能性を示しているのであろう．

4－主機能部位と咬合接触

咬合接触

食片圧入の改善症例において，緊密な咬合の回復による主機能部位の移動はその多くが改善当日にチェアーサイドで起こっていたことから，成人における主機能部位は，咀嚼を繰り返すうちに噛みやすい部位を探し求めた結果として獲得されるものではなく，咬頭嵌合位での噛みしめ時の咬合接触による咬合力の変化に対して歯根膜受容器などが敏感に，瞬時に反応して定まってくるものと考えられる．このような機能状況は，坂東が主張する顎機能制御系[8]（「第Ⅰ編　第4章　咀嚼と咬合面形態　4　顎機能制御系」参照）の存在を肯定するものであって，第一大臼歯が主機能部位となるためには，まず，主機能部位にふさわしい部位であることを顎口腔系に伝えるための適切な咬合接触が必要となる．検討の結果，この適切な咬合接触とは，噛みしめ時に咬合平面に垂直な方向へ咬合力が加わるような咬合接触の在り方と考えている（図2-7)[9]．

歯根膜受容器

顎機能制御系

直径3mmの範囲

咬合接触点を付与することによって主機能部位となった第一大臼歯の機能咬頭間には，さまざまな滑走運動に対して慎重に咬合調整を行ったうえで，なお円滑に食物の粉砕が行われるような緊密な咬合を通常では直径3mm程度の範囲に保持して好結果を得ているが，この緊密な咬合部の付近には咀嚼力が集中する可能性が高く，その付与に際しては十分な配慮が必要である（図2-8)[10]．咀嚼効率を優先すれば，緊密な咬合部は広い面積でしっかりと咬合していることが望ましいが，第一大臼歯部の負担能力に不安がある場合には，咀嚼効率を犠牲にしても，咬頭頂付近のややなだらかな斜面に狭い面積で緊密な咬合

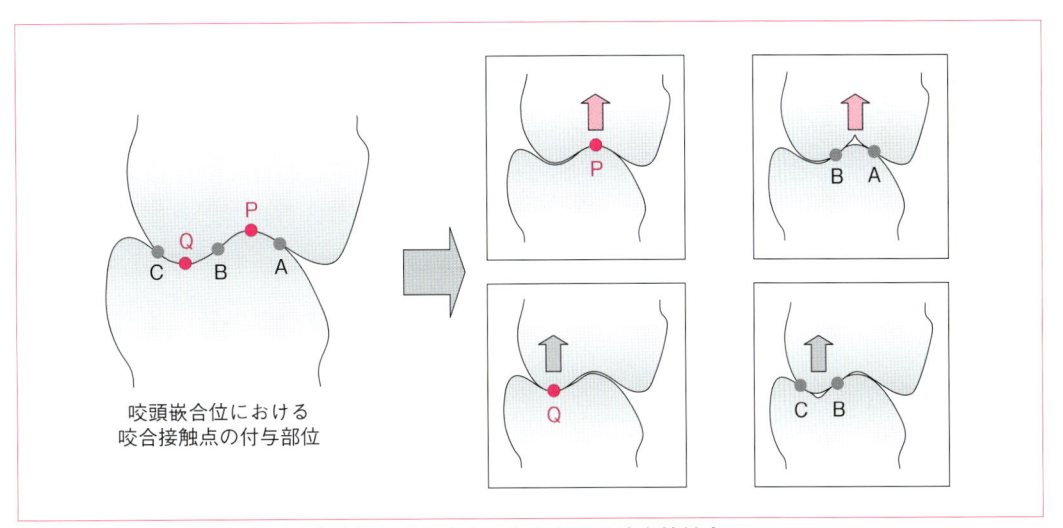

図2-7 咬頭嵌合位において咬合力を垂直方向に向かわせる咬合接触点
右図上段：上顎大臼歯の咬合面窩付近で，可及的に咬合平面に対して垂直方向へ咬合力が作用するような咬合接触点付与の2方法
右図下段：上顎大臼歯の口蓋側咬頭頂付近で，可及的に咬合平面に対して垂直方向へ咬合力が作用するような咬合接触点の2方法

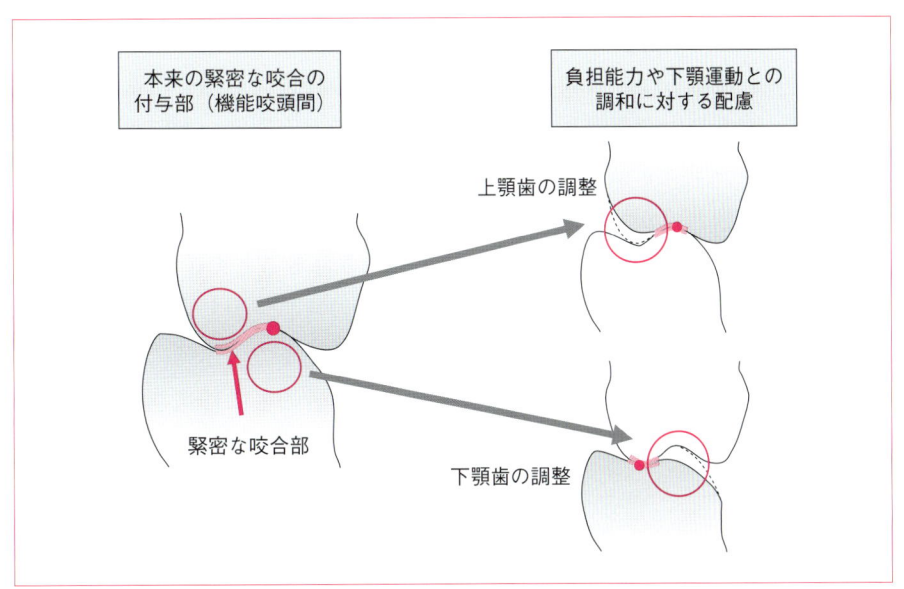

図2-8 緊密な咬合の付与部位と顎口腔系との調和
修復歯や対合歯の負担能力に問題があったり，側方ガイドが緩く主機能部位が咬頭干渉となりうる場合には，緊密な咬合部は咀嚼効率を犠牲にしても，咬頭頂付近のややなだらかな斜面に付与して，考え得る障害を可及的に回避する．

を付与し，考え得る障害を可及的に回避しなければならない．現在までの臨床では，主機能部位にふさわしい咬合接触さえ付与しておけば，咀嚼効率の低下が原因となって主機能部位が遠心部へ移動してしまうようなことはなく，むしろ食片圧入改善症例のように，第一大臼歯部以外の部位からは容易に第一大臼歯へ移動してくるようである．これらは，「主機能部位は第一大臼歯部からは去り難く，移動しても戻りたがる」という，主機能部位と第一大臼歯とのかかわりの深さを示すものと考えられる．

主機能部位と第一大臼歯

5-主機能部位での咀嚼状況

「食片圧入症例において，主機能部位が5mm前後移動することで食片圧入を防げたこと」に加えて，「インレー辺縁の歯質の破折の多くが，機能咬頭内斜面部に限局していたこと」を考え合わせると，主機能部位で実際に粉砕に関与している範囲は機能咬頭内斜面部のわずか5×5mm程度であろうと結論づけられる．そして，この機能範囲より大きい食物が，どのように主機能部位に運ばれて日常の咀嚼が進行していくのかについては，以下に示す「分割咀嚼」や「圧搾空間」の概念によって理解できる．

主機能部位の範囲

1）分割咀嚼

分割咀嚼

シリコーン印象材のパテタイプを代用食品とした咀嚼実験で咀嚼時の食物の動態を観察したところ，食品は咀嚼の進行とともに頰側で階段状に下顎方向へ流出するという特徴的な状況が観察された．すなわち，頰・舌の協調機能による咬合面への食物の載せ方には，舌側から適量ずつ咬合面に載せる咀嚼様相があることがわかり，これを分割咀嚼と名付けた（図2-9）[11]．そして，この分割咀嚼は，主機能部位に食物を送るのには有効な咀嚼様相と考えられる．

2）圧搾空間

圧搾空間

渡部らは，被験者の上下顎臼歯部の咬合面形態を精密に3次元計測したうえで，顎運動を6自由度測定し，コンピュータ上で上下顎第一大臼歯の咬合面間の3次元空間のシミュレーション観察を行った[12]．その結果，咀嚼運動路上で咬頭嵌合位へ向かう側方位（咬頭嵌合位から2mm）において，上下顎咬合面の頰側咬頭と舌（口蓋）側咬頭に囲まれた「圧搾空間」と呼ばれる空間が形成されることを確認している（図2-10）．この空間の遠心部は，上顎歯の斜走隆線と下顎歯の遠心咬頭とによって閉鎖されていることから，この空間に取り込まれた食物は，咬頭嵌合位までの運動によって粉砕・圧搾されると咬合面の近心舌側から固有口腔に押し出され，舌の上に移送されるようになっているという．

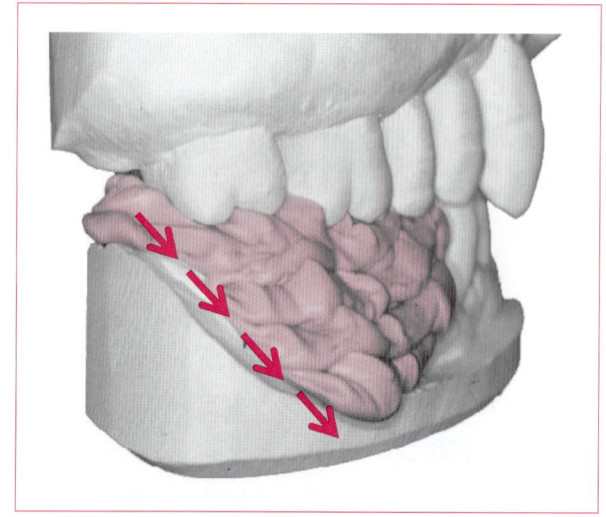

図2-9　代用食品の咀嚼実験結果（10咀嚼時）
頰側で下顎方向へ階段状に流出するという特徴的な結果が観察された．

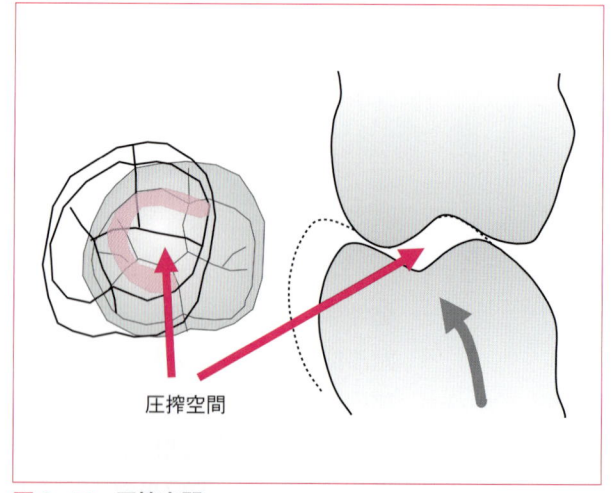

図2-10　圧搾空間
咬合面に食物を取り込む側方位においては，上下顎咬合面の頰側咬頭と舌（口蓋）側咬頭に囲まれた「圧搾空間」と呼ばれる空間が形成されている．

このように，主機能部位の機能範囲を超えた食物は，咀嚼のストローク毎に舌側から分割咀嚼によって適量が第一大臼歯部に運ばれ，さらに上下顎第一大臼歯の頬側咬頭と舌（口蓋）側咬頭によって形成される圧搾空間に取り込まれて，主機能部位で粉砕されていくものと考えられる．なお，誤解のないように付け加えれば，咀嚼は決して第一大臼歯だけで営めるものではなく，噛み砕いた食べ物を唾液と混ぜ，食塊を形成するためには，第一大臼歯を含む健全な歯列の存在が不可欠なことはいうまでもない．

6－現代人の主機能部位に関する知見のまとめ

ここで，現代人における主機能部位に関する知見を整理すると，次のようになる．

①"食物の粉砕"は臼歯部でランダムに行われるものではなく，無意識のうちに舌と頬が巧みに食物を運ぶことによって，第一大臼歯部のわずか数mm平方の範囲に局在する"主機能部位"で営まれることが多い．

②長年機能するうちに，何らかの原因によって主機能部位での緊密な咬合が欠如すると，主機能部位は後方歯部へ移動して不調和を起こすこともあるが，必要があれば歯冠修復によって第一大臼歯に適切な咬合接触と緊密な咬合を回復することで，元の部位に戻り，咀嚼が円滑に行われるようになる．

③主機能部位は，咀嚼を円滑に営むためには重要な部位ではあるが，咀嚼力が集中する部位でもあってトラブルの原因となることもあるので，日々の臨床で適切に管理する必要がある．

2　主機能部位の進化学的検討

進化学的検討

日々の臨床で主機能部位とのかかわりが深まるほどに，「なぜ，主機能部位が第二大臼歯の萌出完了後も第一大臼歯の一定の部位に留まろうとし，その多くが上顎では近心口蓋側咬頭内斜面部，下顎では遠心頬側咬頭ならびに遠心咬頭の内斜面部となるのか」という強い疑問がわいてくる．従来，このような咬合に関するエビデンスの多くは生理学的なアプローチから得られてきたが，ここでは，「"姿，形"つまりひとつの構造には"仕掛，仕組"つまりそれに特有の機能があり，その構造の成り立ちからその機能が類推できる．人の器官，組織も何億年かけて成り立って来ている．その間の形態の変遷をたどれば，その器官なりの大きな流れ，動きが機能として類推できる．」[13]という解剖学者の三木成夫の言葉に従い，古生物学や人類学の先行研究[14〜16]を参考にして進化学的に主機能部位を検討することにした[17〜21]．

1－臼歯の起源

単錐歯

5億年以上前に原始的魚類が初めて獲得した歯は，2億年前の爬虫類までは単錐歯のままで引き継がれ，単なる捕食器として機能していたが，その後爬虫類から哺乳類が生じる過程で，複数の咬頭をもつ臼歯へと進化して咀嚼器官になったといわれている（図2-11）．

トリボスフェニック型臼歯

時代を遡ってたどり着くことができた臼歯の基本型は，白亜紀（1億2,500万年前）の食虫類が獲得したトリボスフェニック型臼歯（図2-11中の5）で，1本の歯がギリシャ

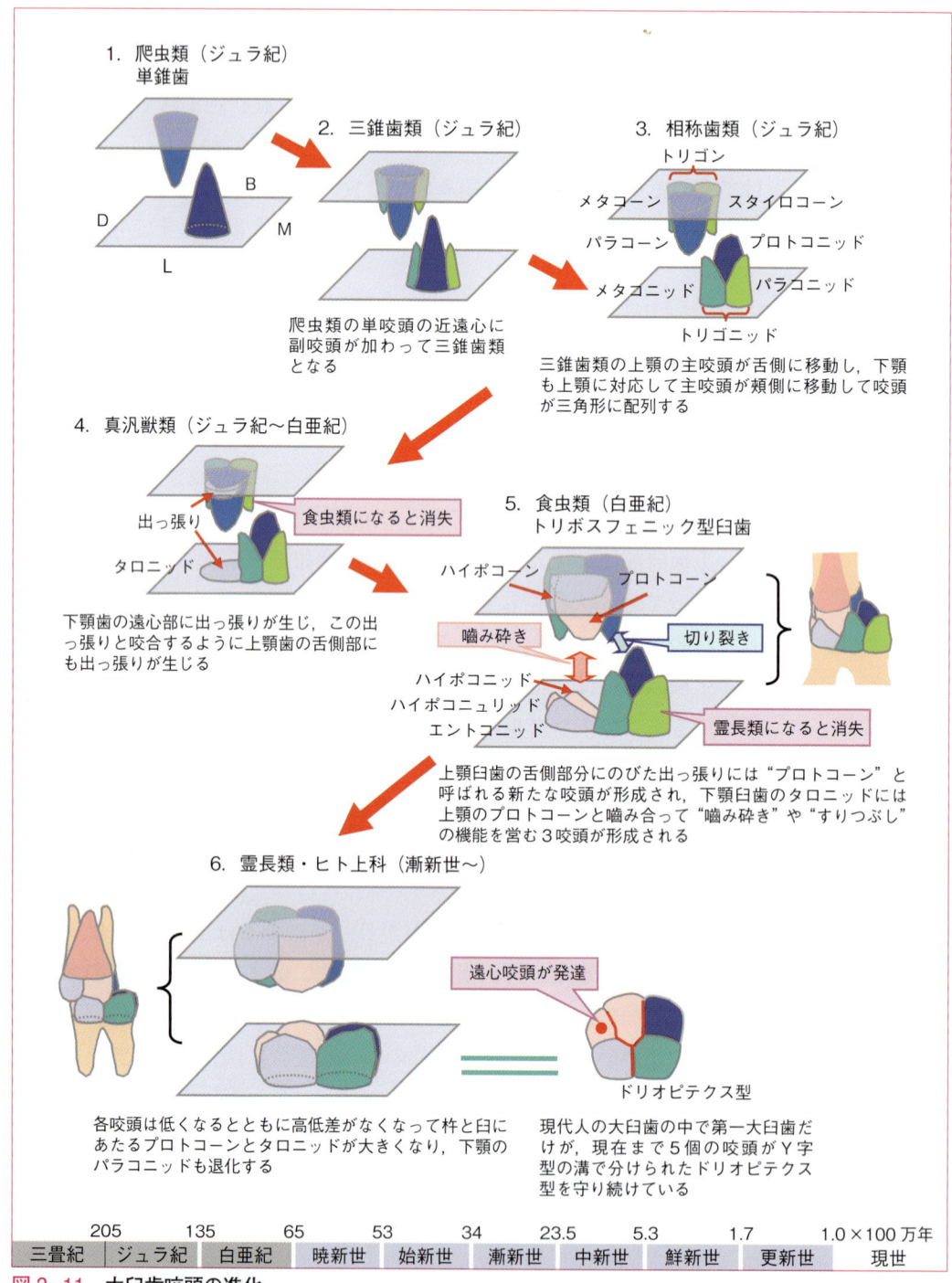

図2-11 大臼歯咬頭の進化

咬頭の分化については，咬頭ごとに色分けして分化の過程を示した．図は向かって右が近心の舌側観となっている．

1. 爬虫類（ジュラ紀）単錐歯

2. 三錐歯類（ジュラ紀）
爬虫類の単咬頭の近遠心に副咬頭が加わって三錐歯類となる

3. 相称歯類（ジュラ紀）
トリゴン／メタコーン／スタイロコーン／パラコーン／プロトコニッド／メタコニッド／パラコニッド／トリゴニッド
三錐歯類の上顎の主咬頭が舌側に移動し，下顎も上顎に対応して主咬頭が頰側に移動して咬頭が三角形に配列する

4. 真汎獣類（ジュラ紀〜白亜紀）
出っ張り／タロニッド／食虫類になると消失
下顎歯の遠心部に出っ張りが生じ，この出っ張りと咬合するように上顎歯の舌側部にも出っ張りが生じる

5. 食虫類（白亜紀）トリボスフェニック型臼歯
ハイポコーン／プロトコーン／噛み砕き／切り裂き／ハイポコニッド／ハイポコニュリッド／エントコニッド／霊長類になると消失
上顎臼歯の舌側部分にのびた出っ張りには"プロトコーン"と呼ばれる新たな咬頭が形成され，下顎臼歯のタロニッドには上顎のプロトコーンと噛み合って"噛み砕き"や"すりつぶし"の機能を営む3咬頭が形成される

6. 霊長類・ヒト上科（漸新世〜）
遠心咬頭が発達／ドリオピテクス型
各咬頭は低くなるとともに高低差がなくなって杵と臼にあたるプロトコーンとタロニッドが大きくなり，下顎のパラコニッドも退化する
現代人の大臼歯の中で第一大臼歯だけが，現在まで5個の咬頭がY字型の溝で分けられたドリオピテクス型を守り続けている

205　135　65　53　34　23.5　5.3　1.7　1.0×100万年
三畳紀｜ジュラ紀｜白亜紀｜暁新世｜始新世｜漸新世｜中新世｜鮮新世｜更新世｜現世

トリボス
スフェン

語ですりつぶし機能を意味する「トリボス」部と切り裂き機能を意味する「スフェン」部を兼ね備えていた．このトリボスフェニック型臼歯への進化の過程において下顎歯の遠心部と上顎歯の口蓋側部に新たな咬頭が生じたことこそが，現在のヒトの臼歯部における最も基本的な咬合関係である被蓋関係とアングルⅠ級の咬合関係の"ルーツ"であり，新たに生じたこれらの咬頭が噛み合って噛み砕きや，すりつぶしの機能を営んだことこそが，

主機能部位が機能咬頭間にあることのルーツ

取りも直さず「主機能部位が機能咬頭間にある」ことの"ルーツ"である．

2-第一大臼歯の進化と主機能部位

トリボスフェニック型臼歯が基本型となって哺乳類の臼歯はさまざまな形態に進化を始めることになるが，ヒトへと向かう霊長類は食虫性から果実食性あるいは草食性へと移行していった動物で，果実には硬いものが多いことから咬合面は切り裂く機能よりも嚙み砕きやすりつぶしの機能をもつことが大切になる．その結果，各咬頭は高低差がなくなって低くなり，杵と臼にあたるトリボス部が発達するとともにスフェン部は機能を失って，下顎歯ではスフェン部の1咬頭が消失した．

杵と臼

このような進化によって3,000万年前の漸新世に現れたヒト上科（類人猿とヒト）の祖先の臼歯は，すでにヒト上科としての特徴を備えていた．かれらの下顎大臼歯の形態はドリオピテクス型（図2-11中の6）と呼ばれ，トリボス部を構成している咬頭の一つである遠心咬頭が頰側寄りに発達して粉砕機能を高めたことで，5個の咬頭がY字型の溝で分けられるという独自の特徴をもつ．この時代の下顎大臼歯は3歯ともドリオピテクス型を示すことが多く，遠心に向かうほど大きくなっていたが，進化が進んで猿人以降になると，歯はそれぞれに小さくなり，大脳の拡大と反比例するように歯列は退縮することとなる（図2-12）．ここで注目すべきは，この進化の過程で第一大臼歯は小さくなりながらも形状を変えることはなく歯列のなかで最大となり，後方歯は第一大臼歯に嚙み砕きやすりつぶしの機能を託すかのように遠心咬頭を退化させて＋型やX型となり，遠心に向かって小さくなったことである．

ドリオピテクス型

粉砕機能向上
Y字型の溝

遠心咬頭の退化
咬合面の溝
＋型
X型
Y5型

中村によれば，1950年代の日本人の下顎第一大臼歯は60％以上がドリオピテクス型すなわちY5型（Y型・5咬頭）を維持し，第二・第三大臼歯では遠心咬頭の退化傾向によって2％前後でしかY5型は出現しないとのことである[22]．このように下顎第一大臼歯だけが3,000万年以上も前に獲得したほぼそのままの形を維持し，歯列のなかで最大のトリボス部をもつ歯となったことは，200万年前以降のホモ族に始まった咬合面への負荷を軽減するような，肉食化，石器の発達，火による調理などに起因する食性の変化（軟食化）によって，咬耗をはじめとした歯冠の損傷が減少し，咀嚼の中心が遠心へ移動することなく

食性の変化

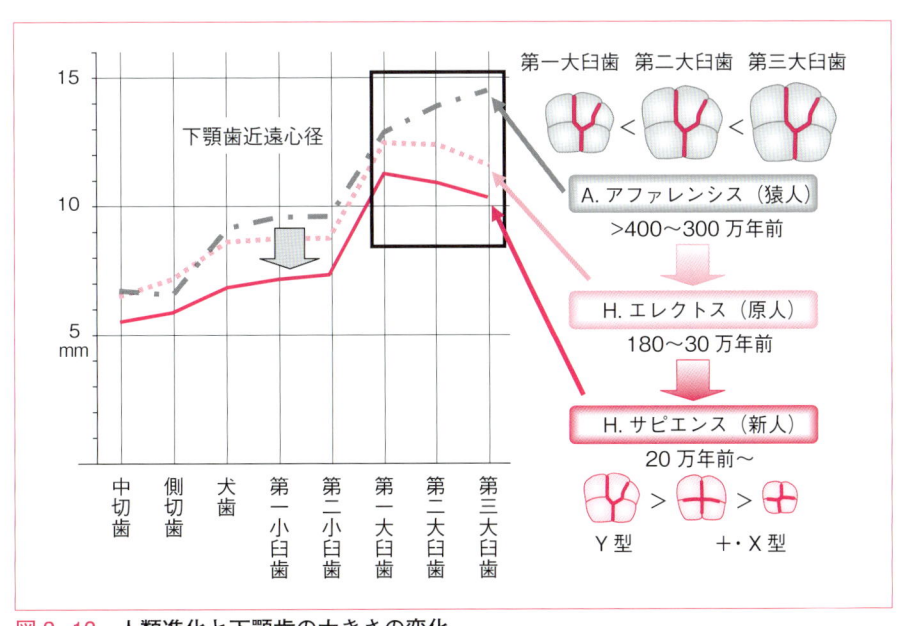

図2-12 人類進化と下顎歯の大きさの変化

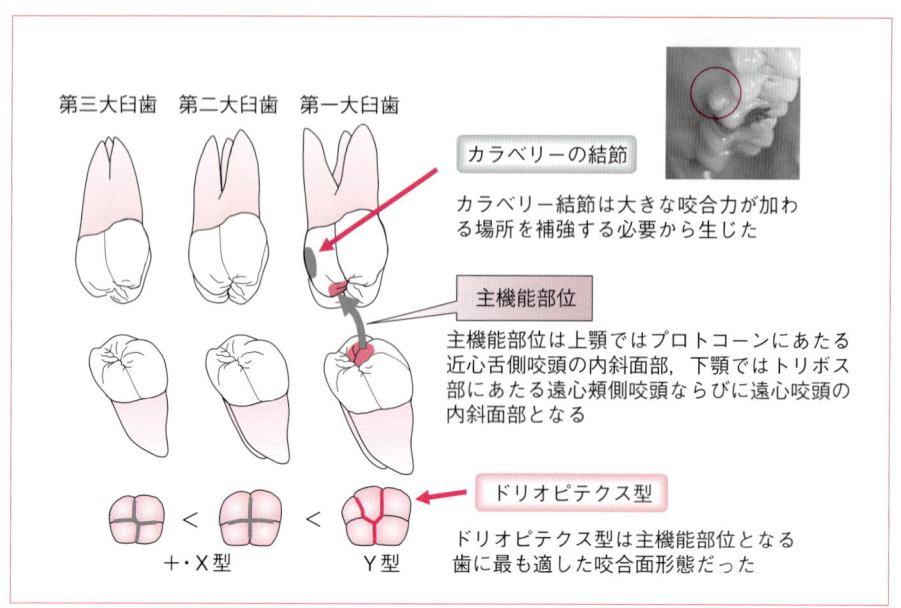

図2-13 大臼歯の解剖学的形態と主機能部位

- カラベリーの結節：カラベリー結節は大きな咬合力が加わる場所を補強する必要から生じた
- 主機能部位：主機能部位は上顎ではプロトコーンにあたる近心舌側咬頭の内斜面部，下顎ではトリボス部にあたる遠心頬側咬頭ならびに遠心咬頭の内斜面部となる
- ドリオピテクス型：ドリオピテクス型は主機能部位となる歯に最も適した咬合面形態だった
- ＋・X型 ＜ Y型

第一大臼歯部に長く留まった結果によるものと考えられる．すなわち，下顎大臼歯のなかでは第一大臼歯だけが3,000万年以上も前に霊長類が獲得した食物を噛み砕くための機能的な"臼"を，ほとんどそのままの形で大切に現在まで守り続けていたことになる．そして，主機能部位は現在も第一大臼歯部にあって，この"臼"と一致した部位に存在している．この事実は，トリボスフェニック型臼歯がドリオピテクス型臼歯のなかで生き続けていることを証明していることにもなる．

一方，上顎第一大臼歯については，主機能部位となる近心口蓋側咬頭の外斜面にカラベリー結節が最も多く出現するが，「カラベリー結節は大きな咬合力が加わる場所を力学的に補強する必要から生じた」という溝口の推論が示唆するように，主機能部位での咀嚼がカラベリー結節の出現を促したとも考えられる[23]．そして，そのカラベリー結節がヒトにおいて急激に発達した新しい形質であるということも興味深いところである（図2-13）．これらの事実こそ，時を越えて第一大臼歯が咀嚼の中心となって機能し続けてきたことを示すもので，咀嚼運動経路が外側から内側へ噛み込むことを考え合わせれば，トリボス部のなかでも上顎歯で近心口蓋側咬頭の内斜面部，下顎歯で遠心頬側咬頭ならびに遠心咬頭の内斜面部が主機能部位となることは，霊長目・ヒト科の進化の過程からみて，必然的な機能状況の結果であったと考えられる．

（欄外）カラベリー結節　大きな咬合力

おわりに

現代人の第一大臼歯を中心とした咀嚼状況の詳細な観察と，第一大臼歯が現在の形態に至った過程の進化学的な検討によって，第一大臼歯が主機能部位となって食物の粉砕を行うことは，われわれヒトの咀嚼行動を特徴づける重要な機能状況であることが明らかとなった．そして，主機能部位は咀嚼時に適切に機能する咬合面形態を実現するための重要な機能的要素となるばかりではなく，成長期・成人期・高齢期といったさまざまなライフステージのなかで，トラブルのない円滑な咀嚼機能を維持していくためにも適切に管理す

べき重要なことの一つと考えられる[10, 24〜26].

(加藤 均)

【文　献】

1) 加藤　均ほか：咀嚼時，主機能部位の観察．顎機能誌，**2**：119〜127，1996．
2) 坂東永一：ヒトの咬合力とその測定法．バイオメカニズム学会誌，**4**(4)：10〜19，1980．
3) 中田志保ほか：小児における咀嚼時の主機能部位の変化．小児歯誌，**41**：252〜258，2003．
4) Tsuchiya A. et al.：Comparison of the main occluding area between adults and adolescents. *J Med Dent Sci*, **55**：81〜90, 2008.
5) 徳田彩子ほか：咬合接触関係からみた主機能部位．顎機能誌，**13**：31〜37，2006．
6) 加藤　均ほか：続・咀嚼時，主機能部位の観察―食片圧入との関係―．顎機能誌，**5**：125〜133，1999．
7) 加藤　均ほか：続々・咀嚼時，主機能部位の観察―インレー装着歯に起こったトラブルとの関係―．顎機能誌，**9**：177〜184，2003．
8) 坂東永一：顎機能制御系．臨床咬合学事典．医歯薬出版，東京，1997，101〜102．
9) 加藤　均ほか：主機能部位と咬合接触．顎機能誌，**12**：6〜11，2005．
10) 加藤　均：顎口腔機能と咬合および咬合面形態との関係　第4回　機能的咬合面形態の実現．補綴臨床，**36**：602〜621，2003．
11) 加藤　均ほか：咀嚼時，食物動態の観察．顎機能誌，**7**：81〜89，2001．
12) 渡部厚史：側方滑走運動による上下顎大臼歯間の接触間隙の変化．補綴誌，**39**：517〜529，1995．
13) 原　一之：『姿，形と仕掛，仕組』と私．三木成夫追悼文集，三木成夫追悼文集編集委員会，東京，1989，94〜95．
14) 後藤仁敏ほか編：歯の比較解剖学，第1版．医歯薬出版，東京，1986，1〜123．
15) 酒井琢朗：歯の形態と進化―魚からヒトへの過程―，第1版．医歯薬出版，東京，1989，1〜289．
16) 埴原和郎：歯と人類学の話，第1版．医歯薬出版，東京，1992，1〜175．
17) 加藤　均ほか：主機能部位の進化学的検討．顎機能誌，**13**：124〜125，2007．
18) 加藤　均ほか：咀嚼機能における主機能部位の重要性．日歯医会誌，**27**：50〜57，2008．
19) Kato H.：The main occluding area of molar cusps in modern Japanese. *Anthropological Science*, **116**：251, 2008.
20) 加藤　均：なぜ，ヒトは主機能部位で咀嚼するのか―第1大臼歯の咬合面形態に託された咀嚼機能―．デンタルダイヤモンド，**34**(4)：23〜47，2009．
21) 加藤　均：人類学に学ぶ第一大臼歯の咀嚼機能．歯科に役立つ人類学，第1版．わかば出版，東京，2010，126〜143．
22) 中村光雄：日本人の下顎大臼歯歯冠の形態に関する研究．解剖学雑誌，**32**：510〜528，1957．
23) Mizoguchi Y.：Adaptive significance of the CARABELLI trait. *Bull Natn Sci Mus Ser D*, **19**：21〜58, 1993.
24) 加藤　均ほか：咀嚼時に適切に機能する歯冠修復のための咬合面形成法"主機能部位"の設計と製作のステップ．歯科技工，**32**：25〜55，2004．
25) 加藤　均：クラウンの咬合面形態を考える―主機能部位とは―．日歯医師会誌，**60**：1121〜1130，2008．
26) 加藤　均：主機能部位に基づく実践咬合論―第1大臼歯のミステリー　咀嚼のランドマークを探せ―．第1版，デンタルダイヤモンド社，東京，2010，1〜144．

3 咬合面形態と咀嚼運動

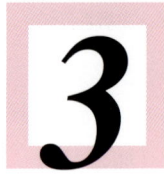

1 良く噛める咬合状態の追求

顎口腔機能

顎口腔機能は，咬合，神経筋機構，顎関節の3つの要素で構成され，それぞれの要素が互いに調和していることが良好な顎口腔機能を営むうえで重要である[1]．この3つの要素のうち，咬合は歯科医師が日常臨床のなかで直接関与する要素であり，咬合状態に異常があると，歯周組織や顎関節および顎口腔機能に悪影響を及ぼすこともある．代表的な顎口腔機能である咀嚼機能はとりわけ咬合状態の善し悪しに直接左右され，適切な咬合状態をもつ補綴装置は咀嚼の効率もよく，噛み心地もよい．良く噛めしかも噛み心地がよい咬合とはどのような咬合であるかは，補綴装置を装着する歯科医師やこれを製作する歯科技工士にとって最大の関心事であるが，具体的かつ明確に示されているとは言い難い．

「咬頭嵌合位が適切な位置にあり，歯列全体に均等な咬合接触があり早期接触や偏心位における咬頭干渉がない」ことが，良い咬合の必要条件であることに異論を唱える者はいないであろう．しかしこの要件からは，より良く噛める咬合面の具体的で詳細な形態まではみえてこない．咬頭嵌合位における静的な接触状態や滑走運動における咬合接触状態は咬合紙等の記録によって評価できるが，咀嚼など機能運動時の動的な咬合接触状態を評価することは困難であったので，良く噛める具体的な咬合面形態についての研究はほとんど進んでいなかった．

動的咬合接触状態

6自由度顎運動測定器 三次元測定機

近年になって6自由度顎運動測定器や高精度の三次元測定機の開発により，顎運動および咬合研究が飛躍的に進展する環境が整ってきた．1989年に坂東，大久保は，6自由度顎運動データと歯列模型を3次元デジタイズして得られる形態データを統合することにより，滑走運動および咀嚼運動中の咬合接触を観察・解析するシステムを開発した[2,3]．安陪[4]は，このシステムを利用して咀嚼第4相の顎運動と臼歯咬合小面の関係を調べ，さらに三好[5]は，この研究を引き継ぎ第5相について検討を加えた．これより先に加藤ら[6]は，ヒトが硬めの食品を咀嚼するとき，歯列の一定の部位で咀嚼することを見出し，主機能部位と命名した（「第Ⅰ編　第4章　咀嚼と咬合面形態　２　主機能部位」参照）．これらの研究によって，咀嚼機能にとって望ましい臼歯部咬合面形態に関するより詳細な研究がようやく始まったといえる．ここでは，上記の研究成果を紹介しながら，天然歯列およびクラウンブリッジに焦点を当てて，良く噛める咬合について考察する．

主機能部位

2 咀嚼運動中の臼磨運動と側方滑走運動

チョッパー型

古くは咀嚼運動中に滑走運動があるか否かの議論があったが，Jankelson（ジャンケルソン）[7]は，咀嚼中には滑走運動はなく咬頭嵌合位へ直接噛み込むいわゆるチョッパー型が咀嚼運動の基本であるとした．このような考え方に対して，藍[8]は，側方滑走運動と咀嚼運動の第4相の運動経路が咬頭嵌合位から約3mmの範囲で近似することから，咀嚼中には接触滑走があるとした（図3-1）．ピーナツなどの粉砕性の食品は，チョッパー型の運動でも咀嚼は可能であるが，臼磨動作を必要とする食品の咀嚼においては滑走運動に

3　咬合面形態と咀嚼運動

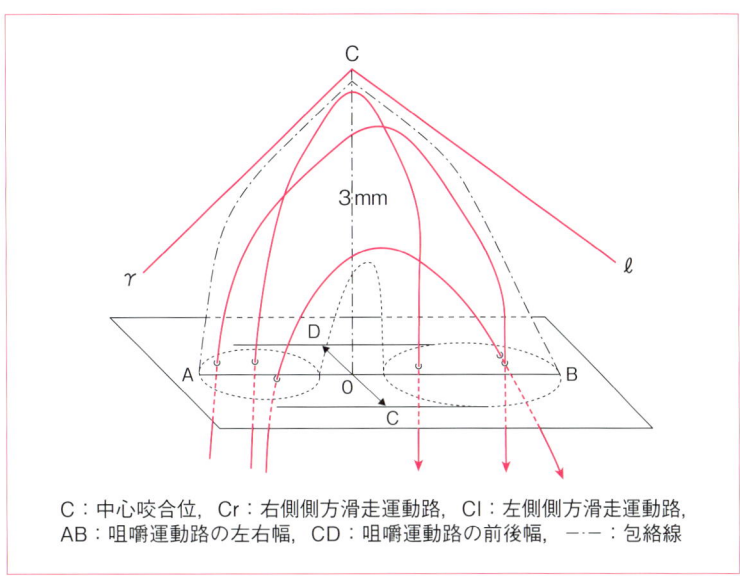

C：中心咬合位, Cr：右側側方滑走運動路, Cl：左側側方滑走運動路,
AB：咀嚼運動路の左右幅, CD：咀嚼運動路の前後幅, —・—：包絡線

図3-1　中心咬合位3mm下方の位置における咀嚼運動路の存在範囲
咀嚼運動経路は咀嚼終末位付近では側方滑走運動経路に近似しており咀嚼中に歯の滑走があることを示唆した.
（藍　稔：切歯点部における咀嚼運動の解析. 文献[8]より）

類似した磨り潰しの動作によって，効果的に食品を咀嚼することができる．これらのことからも，雑食動物であるヒトが滑走量の差はあるとしても，滑走運動様の咀嚼運動を行うことは十分にありうることであり，咀嚼のタイプはヒトによって，またどのような食品を咀嚼するかによって異なるといえる．

　側方滑走運動の咬合様式が犬歯誘導で，しかもチョッパー型の咀嚼運動しか行わない患者がいたと仮定する．この患者に対して臼歯部にクラウンを装着する場合，臼歯は側方滑走運動の誘導に関与しないため，臼歯部の咬合は咬頭嵌合位で必要な咬合接触を与え，側方滑走運動時にどの程度離開させるかを問題にすればよい．しかし，側方滑走運動様の臼磨動作があり，側方運動の咬合様式も犬歯誘導ではない症例に対しては，咀嚼中の臼磨運動に調和した咬合面形態を検討する必要がある．食品の咀嚼は主として大臼歯で行うので，噛みやすい咬合を追求するうえで，大臼歯の咬合面形態や咀嚼中の上下顎臼歯の各咬合小面の動的な対合関係を検討することは非常に重要である．

　クラウンを製作する場合や口腔内に試適して咬合調整を行う際，咬合紙を用いて咬頭嵌合位の接触と各種滑走運動の接触を調べる．同じ咬合小面で誘導される滑走運動でも水平面内の運動方向が変われば，運動経路の傾斜も変わり，歯列内の咬合接触部位も変わり得ることを認識しておく必要がある（図3-2，コラム2参照）．また，水平面方向から観察するとき，咀嚼運動路は側方滑走運動路より後方寄りの経路をとって咬頭嵌合位へ向かうといわれている[9,10]．たとえば，側方滑走運動時の咬合様式が作業側の犬歯から第二大臼歯まですべて接触するグループファンクションである場合，上顎の歯の咬頭傾斜（ガイド面の傾斜）は犬歯が最も急で，後方の歯ほど徐々に傾斜が緩くなっていることはよく知られている．これは，それぞれに対応する下顎対合歯の各部位における運動経路の傾斜角度が，犬歯が最も急で後方歯になるほど緩傾斜になっていることと対応している．咬合様式を犬歯誘導にしたい場合には，後方歯の傾斜をこの運動経路より緩くすることによって離

第Ⅰ編第4章　咀嚼と咬合面形態

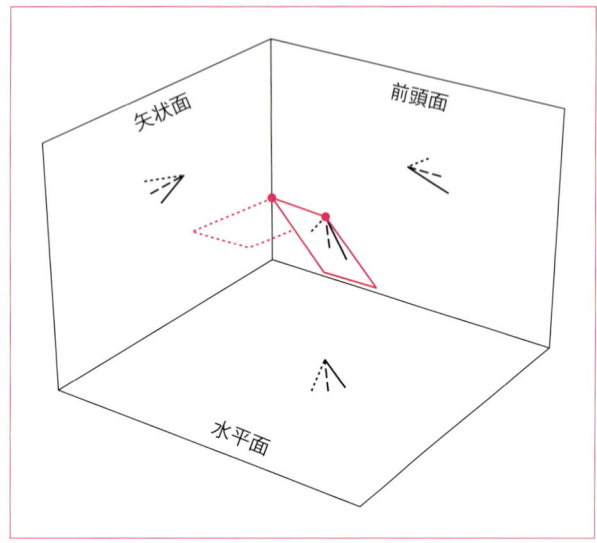

図3-2 同一咬合小面上にある経路の異なる3種類の滑走運動の各平面(矢状面，前頭面および水平面)への投影経路
同じ咬合小面で誘導される運動経路でも運動方向が異なると傾斜角度も異なることを示している．

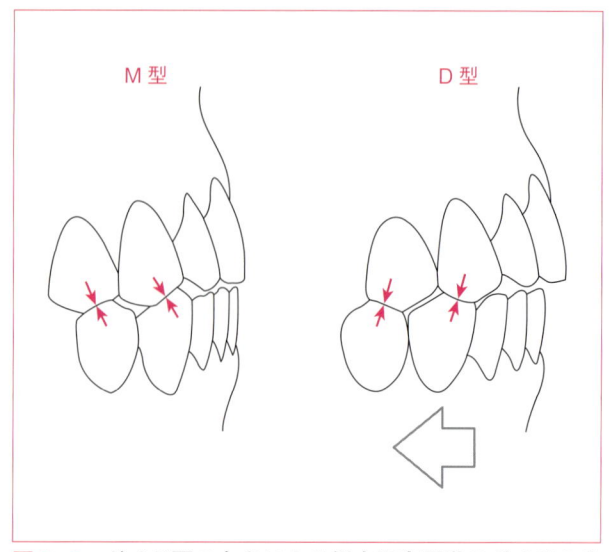

図3-3 ガイド面の向きによる側方滑走運動のガイドの分類
M型：上顎犬歯・小臼歯部の近心 (Medial) に向いた面と下顎の犬歯・小臼歯部の遠心に向いた面同士で誘導するタイプ
D型：上顎犬歯・小臼歯部の遠心 (Distal) に向いた面と下顎の犬歯・小臼歯部の近心に向いた面同士で誘導するタイプ
(中野雅徳ほか：側方運動のガイドをどのように与えるか．文献[11]より)

開を生じさせることができる（後述の「咬合参照面」参照）．側方運動の咬合様式が，作業側の歯がすべて接触するグループファンクションであっても，側方滑走運動路より少し後方寄りの滑走運動をさせると，犬歯が離開し後方臼歯が緊密に接触することがある．これは歯列上の各部位の運動経路と咬合小面の傾斜あるいは咬合小面の向く方向との関係によるものと思われるが，明確に示されるまでには至っていない．前方寄りの経路をとる側方滑走運動は犬歯が中心となって誘導し，後方寄りの経路をとる咀嚼運動の第4相は咀嚼側大臼歯部の頰側咬頭が誘導するという咬合接触状態は十分あり得る．M型の咬合小面[11]（図3-3）で誘導する犬歯誘導の咬合様式を与えたが，誘導面の向く前後的方向（AP値）[12]（図3-4，コラム1参照）を大きくし過ぎたために，臼歯部で食品を臼磨しようとしても犬歯が強く当たって嚙みにくいということが起こりうる．睡眠中のグラインディングタイプのブラキシズム（いわゆる歯ぎしり動作）における顎運動経路や咬合接触状態は十分明らかになっていないが，犬歯の咬耗は歯ぎしり患者のほうが正常者よりも有意に多いという報告がある[13]．歯ぎしり中の咬合圧負担は犬歯が中心的に担い，側方力に弱い臼歯の歯根膜を保護すると同時に咬頭の摩耗を防いでいると思われる．厳密に咬合接触状態を評価するには，咀嚼などの機能時あるいは歯ぎしりなどのパラファンクションにおいて，どのような運動経路をとり，またどの歯のどの部位に咬合接触があるか，あるいは干渉になっていないかを評価する必要がある．これらを前提にして臼歯の「良く嚙める咬合」を追求することになる．

咬合小面の向く方向
咀嚼運動の第4相
M型咬合小面
D型咬合小面
AP値
グラインディングタイプのブラキシズム

３　臼歯の咬合小面

健常天然歯列をもっていて，何でも良く嚙め食事がおいしく食べられる人の歯は，一本

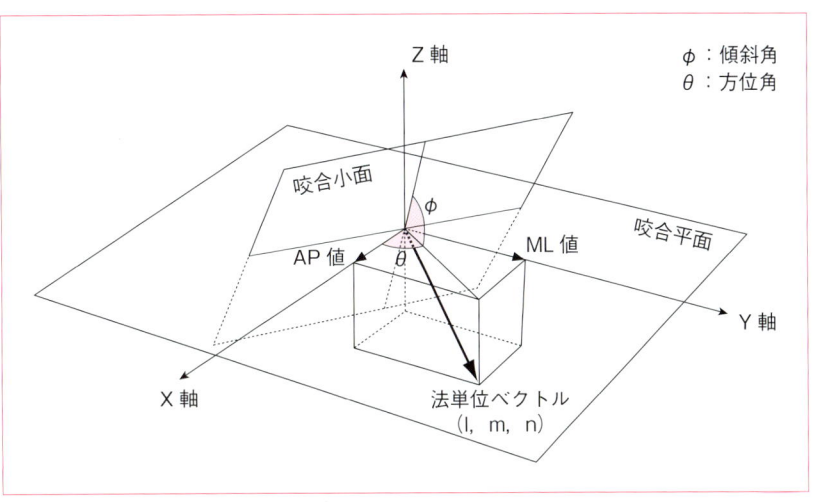

図3-4　咬合小面の向く方向の表示法
咬合小面に対して下向きに立てた法線の単位ベクトル（法単位ベクトル）のX成分は面の向く前後的方向を表しAP値と名付けた．AP値がプラスの値はM型咬合小面，マイナスの値はD型咬合小面となる．ML値は面の向く内外的方向を表す．
（中野雅徳ほか：方向余弦のx成分と傾斜角をパラメータとした咬合小面の定量的評価法の提案．文献[12] より）

法線ベクトル
法単位ベクトル

　一本をみてもまた歯列全体を眺めても美しく整い，しかも咬頭嵌合位で上下顎が緊密に噛み合い，微細な運動にも調和し最大限の機能を発揮しているように思われる．とりわけ複数の咬頭をもち複雑な形をした大臼歯においては，形態と機能の調和の妙は格別である．
　天然歯の咬合面を観察すると咬耗によって生じた小さな面がいくつも認められる．それらは食事中の食物を介して，あるいは直接歯同士が接触することによる摩擦によって生じたものであり，また非機能的動作であるブラキシズムによって生じたものでもある．いずれにせよ咬合小面はその人の顎運動と密接に関係しており，これを観察することで，その人の顎運動や咀嚼機能を推定することができる．尾花は，歯列全体の咬合小面を観察しこれを分類した[14]．中尾は，尾花の分類を修正して片側で上顎62面，下顎70面に咬合小面を分類し（図3-5），シリコーンブラック法を用いて咬頭嵌合位および各種滑走運動路の各顎位における咬合接触状態を詳細に検討した[15, 16]．その結果，咬頭嵌合位での咬合接触部位は咬合小面内に限定され，滑走運動が進むにともない接触部位は咬合小面内の位置を順々に変えることを示した．また，側方咬合位の作業側における咬合接触部位はいず

咬合小面の分類

咬合接触状態

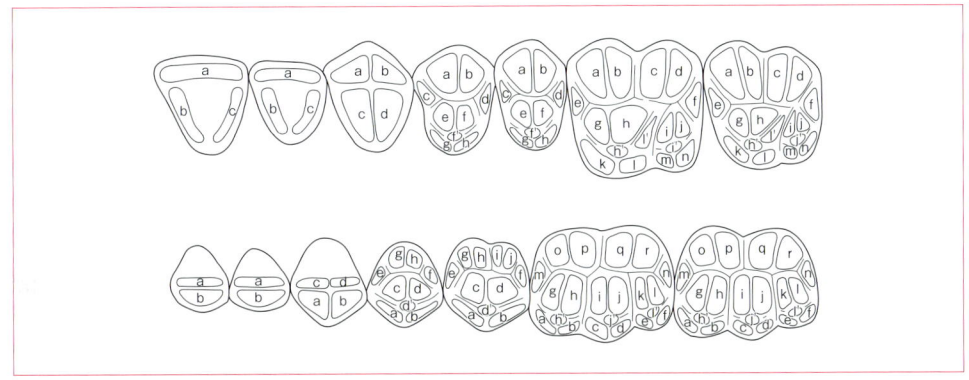

図3-5　咬合小面の分類
（中尾勝彦：正常天然歯列における咬合小面と歯牙接触に関する研究（咬頭嵌合位）．文献[15] より）

第Ⅰ編第4章　咀嚼と咬合面形態

接触頻度
高頻度接触咬合面
AM咬合小面
BD咬合小面

れの顎位も犬歯の接触頻度が最も高く，咬頭嵌合位から離れるに従い後方臼歯から順に離開することが示されている．また，側方滑走運動において臼歯の咬合小面の内，高頻度で接触が認められるのは，上顎の作業側では頰側咬頭近心内斜面（AM咬合小面）であり，非作業側では特に後方臼歯の機能咬頭遠心内斜面（BD咬合小面）であった（図3-6, 7, コラム1　参照）．側方滑走運動におけるこのような咬合接触状態は，咀嚼の第4相においてはAM咬合小面が，また咀嚼終末位から第5相にかけてはBD咬合小面が深く関与していることを示唆するものであった．

　　冒頭で述べた安陪[4]，三好[5]の研究を要約すると，咀嚼の閉口相末期（第4相）で臼歯のAおよびC咬合小面が近接して圧搾空間[17]を形成し，第4相ではB咬合小面が急速に近接し圧搾空間を狭め食品を圧搾・粉砕する．このとき，第4相ではAM咬合小面が誘導の主導となり，食品の咬断，臼磨に大きく関与するのに対して，食品を圧搾，粉砕する咬合小面としては機能咬頭内斜面のBD咬合小面が最も重要であることが示された（図

圧搾空間

機能咬頭内斜面

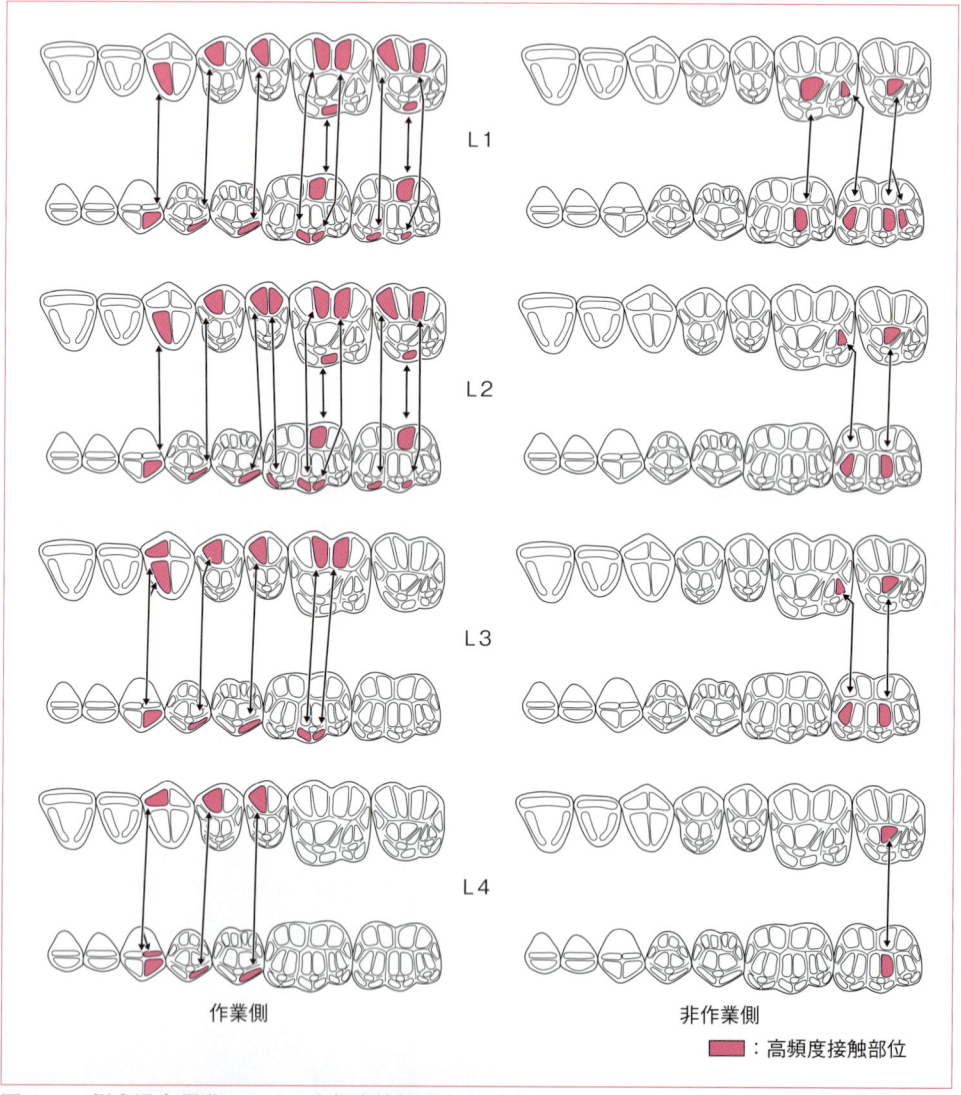

図3-6　側方滑走運動における高頻度接触咬合小面
作業側では上顎頰咬頭内斜面の近心に向いた咬合小面（AM咬合小面）の接触頻度が高く，非作業側においては，機能咬頭内斜面同士の接触，なかでも遠心方向を向いたBD咬合小面の接触頻度が高い．
（中尾勝彦：正常天然歯列における咬合小面と歯牙接触に関する研究（後方歯牙接触位，前方滑走運動，側方滑走運動）．文献[16] 改変引用）

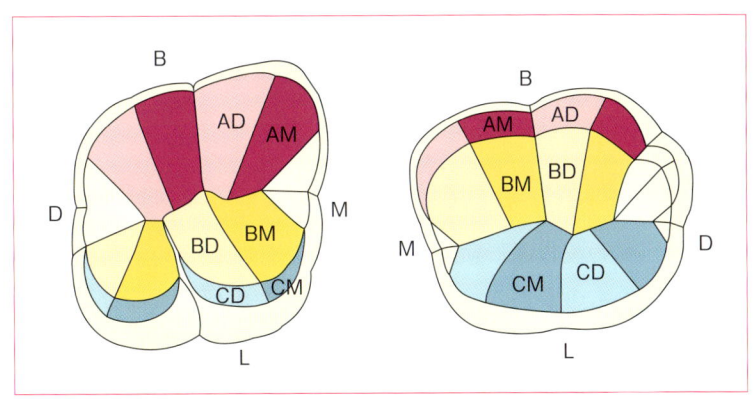

図 3-7　面の向く前後的および内外的方向から分類した臼歯部咬合小面
面の向く内外的（頬舌的）方向から分類した A, B, C 咬合小面に加えて，前後的（近遠心）方向から上顎では近心に向く M と遠心に向く D に細分類し（下顎では近遠心が逆になる）6 種類の咬合小面に分類した．
（三好礼子：内外および近遠心方向から 6 分類した臼歯部咬合小面の咀嚼運動時の咬合接触．文献[5]より）

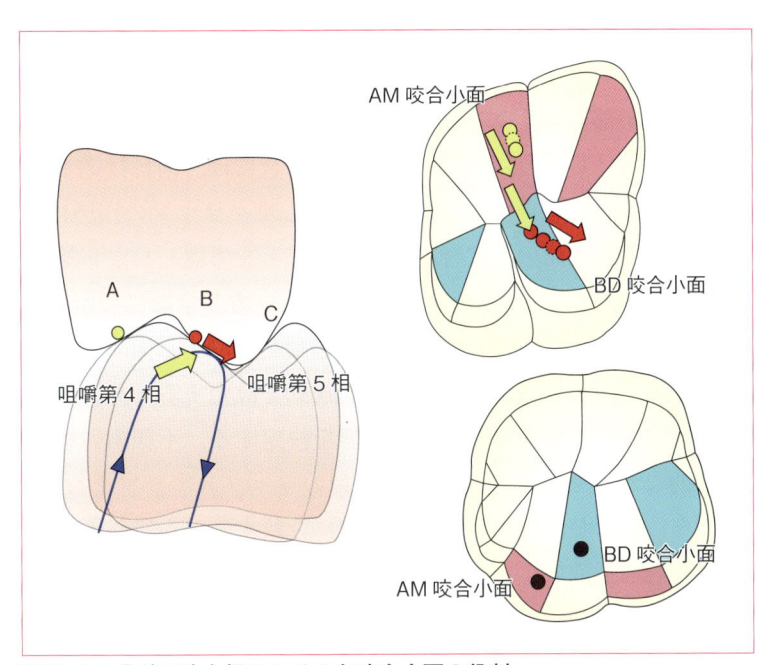

図 3-8　咀嚼の咬合相における各咬合小面の役割
第 4 相では AM 咬合小面が誘導の主導となり，食品の咬断，臼磨に大きく関与し，機能咬頭内斜面の BD 咬合小面で食品を圧搾，粉砕し，第 5 相へと移行する．
（中野雅徳ほか：1. 下顎運動②機能運動．文献[18]より）

3-8)[18]．菅原は，側方滑走運動の咬合接触状態をブラックシリコーン法で測定して，機能咬頭上の特定の点が対顎咬合面と接触滑走するとしており，下顎頬側咬頭頂付近の AM 咬合小面内のある点が，上顎頬側咬頭近心内斜面（AM 咬合小面）を滑走誘導することを示している[19]．なお，安陪の報告では咀嚼の第 4 相は A または C 咬合小面が誘導するとしていたが，三好の報告では上顎口蓋側咬頭外斜面と下顎舌側咬頭内斜面にある CM 咬合小面については，AM 咬合小面に比べて近接の度合いは小さく，ガイドとしての優位性が低いことを示している．C 咬合小面に強い接触があると，患者は「嚙み合わせが窮屈である」というような不快感を訴えることも多く，このような場合に下顎舌側咬頭内斜面の傾斜を緩くするように調整すると，「嚙み合わせが軽くなった」といわれることがある．嚙

第Ⅰ編第4章　咀嚼と咬合面形態

み心地の面からもC咬合小面の咬合接触は十分に診査を行い，強い接触や急すぎるガイド（干渉）を除去する必要があると思われる．

4 顎運動に調和し，良く噛める咬合小面

臼歯の咬合面形態および上下顎臼歯の咬合接触状態は，それぞれの咀嚼運動に調和した適切なものがあるはずである．また，歯列の一部分にクラウンやブリッジを装着する場合と，歯列全体にわたって咬合を再構成する場合とでは咬合面形態の与え方は必ずしも同じとは限らない．前者では，装着するクラウンやブリッジは補綴部位以外の咬合状態と調和させ，早期接触や咬頭干渉がないと同時に咀嚼の効率をあげるような形態にしなければならない．一方，後者ではガイドする歯を新たに設定するため，与える咬合そのものが咀嚼運動を変化させるので，患者固有の咀嚼運動の様態に合った咬合面形態を全顎にわたって付与しなければならない．以前にもっていた固有の咀嚼運動といっても，これを再現することは困難であるので，顆路傾斜を測定しこれと調和した歯のガイドや咬頭傾斜をもつ暫間補綴装置を装着し，噛みやすさの評価を行う必要がある．

顆路

臼歯部にクラウンを装着する症例で，顎機能に異常がなく対合歯を含め補綴歯以外の歯列における咬合に特に問題がない場合には，歯科技工士は通法に従ってクラウンのワックスアップを行い，歯科医師は完成したクラウンの口腔内試適と咬合調整を行い装着する．この際，上記の各咬合小面の役割などを考慮しながら適切な咬合接触が得られるように細心の注意を払わなければならない．一方，全顎にわたる補綴治療を必要とする症例では，顆路を再現した咬合器上で，顎運動を誘導する歯のガイドの方向を規定する切歯指導板の傾斜を調整し，患者に適した顎運動を設定する．そのうえで対合歯として最初に与える上顎または下顎歯列の咬合面形態を決定する．下顎歯列を先に設定する場合，通常は解剖学的な形態を参考にして下顎歯列のワックスアップを行い，次いで上顎歯列の咬合面形態を，術者が意図する咬合様式等に合致するように与える．しかし，最初に設定する下顎の咬合面形態によっては，意図する咬合様式が得られないことがある[20]ことを理解しなければならない．

切歯指導板の傾斜

咬合様式

相補下顎運動経路
咬合参照面

仮にフルバランスの咬合接触を与えたい場合には，最初につくる下顎の咬合面形態のうち，咬合接触させる咬合小面は，この部位に対応する上顎の点の運動経路である相補下顎運動経路[21, 22]に沿った面（咬合参照面[20]）に一致させなければならない．グループファンクションや犬歯誘導の咬合を与えようとすれば，離開させたい量に応じて，それぞれの咬合小面の傾斜を咬合参照面よりも緩く設定する．仮に，咬合参照面よりも急な咬合小面をもつ咬合面形態を最初につくってしまい，この対合歯に咬頭嵌合位で緊密に接触する上顎の咬合面をつくると，偏心咬合位で咬頭干渉を引き起こすようになる．だからといって偏心位での咬頭干渉を除去すると，今度は咬頭嵌合位でほとんど噛まない咬合接触状態となってしまう（図3-9）．美馬の咬合参照面の概念は一つの運動経路から導いた概念ではあるが，山内らは，側方滑走運動経路と後方または前方滑走運動経路を組み合わせた咬合参照面を設定し，これらの面が美馬と同様に咬合参照面となることを示した[23, 24]．すなわち，側方滑走運動作業側経路と後方滑走運動経路から得られる咬合参照面は，咀嚼の第4相において運動を誘導するAM咬合小面を設定する基準となり，側方滑走運動非作業側

咬合小面の傾斜

AM咬合小面

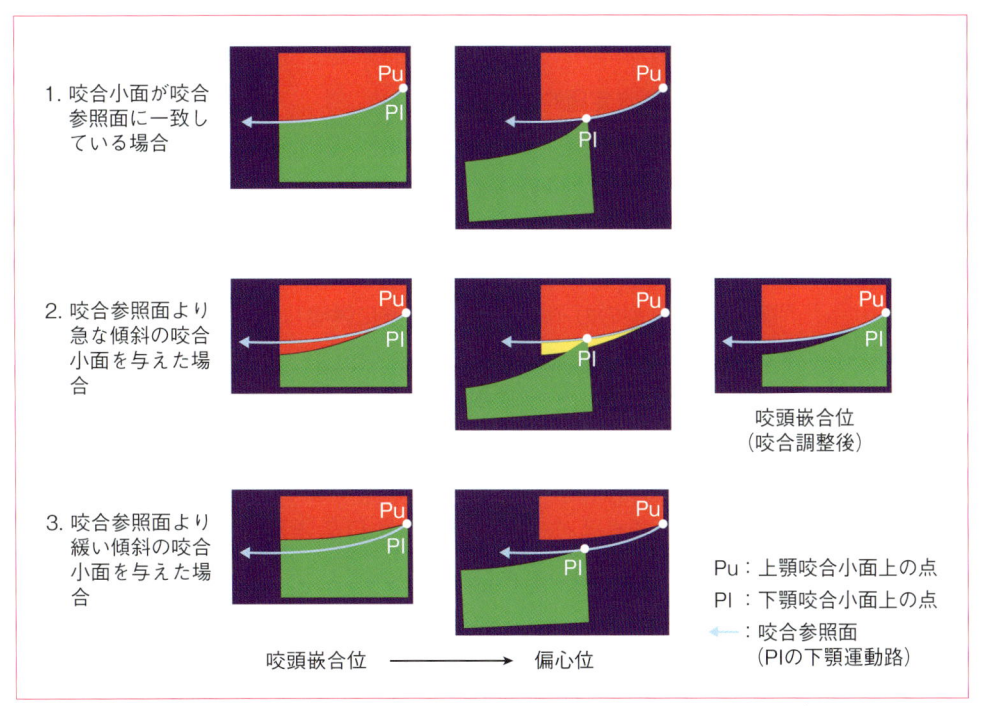

図 3-9 咬合参照面

咬頭嵌合位で上下顎の咬合小面に緊密な咬合接触を与えるという条件で，
1. の場合は偏心位でも咬合接触がある．
2. の場合は黄色部分が干渉となる．ただし，干渉部位を咬合調整すると右に示すように咬頭嵌合位ではとんど接触がなくなってしまう．
3. の場合は偏心位で離開する．

(美馬さとみ：顎運動に調和した咬合小面の形態．文献[20] より)

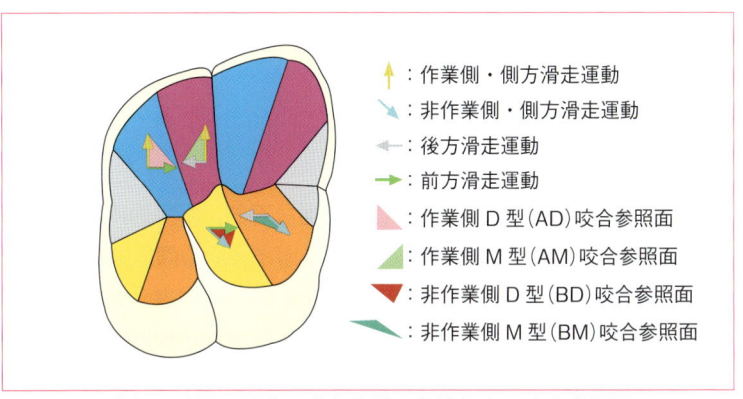

図 3-10 咬合面形態の形成や咬合診断の基準となる咬合参照面

側方滑走運動作業側経路と後方滑走運動経路から得られる咬合参照面は AM 咬合小面を設定する基準となり，側方滑走運動非作業側経路と前方滑走運動経路から得られる咬合参照面は BD 咬合小面を設定するための基準となる．
(中野雅徳ほか：方向余弦の x 成分と傾斜角をパラメータとした咬合小面の定量的評価法の提案．文献[12] より)

BD 咬合小面

経路と前方滑走運動経路から得られる咬合参照面は，機能咬頭内斜面にあって食品の圧搾粉砕に重要な役割を果たし，かつ第 5 相の誘導にも関与する BD 咬合小面を設定するための基準となることを示した（図 3-10）[12]．咬合参照面は，全顎的な補綴治療に限らず，部分的な補綴治療であっても顎運動を誘導する部位の補綴が必要な症例や対合歯に形態の異常がある症例において，あるいは咬合面形態が顎運動と調和しているか否かの診断などにおいても念頭に置くべき基準となる概念である．

第Ⅰ編第4章　咀嚼と咬合面形態

方位角

> **コラム1**
>
> **＜咬合小面を定量的に表す＞**
>
> 　ここで運動を誘導する咬合小面の向く方向について説明を加える．古くから咬合小面の向く方向を定量的に表す方法として傾斜角と方位角が用いられてきた．中野らは，ガイド面の向く方向によって側方運動を誘導する咬合小面をM型，D型に分類した（図3-3）[11]．上顎の咬合小面についてはM型が近心（前方）に，D型が遠心（後方）に向く面であり（下顎は逆），D型のガイドは下顎を後方に誘導しやすく好ましくないとした．さらに中野らはM型，D型の程度を定量的に表す方法として，咬合小面に立てた法線の単位ベクトルのx成分をAP値と名付け，面の向く前後的方向の度合いを表す指標とした[12]（図3-4）．AP値は1から−1の間の値をとり，法線を上下顎ともに面に対して下向きに立てることにより，プラスのM型，マイナスのD型というように一律に評価することができる．AP値の絶対値が1に近づくほど，よりMまたはDの要素が強くなり，0はM型でもD型でもない，前後方向に対してニュートラルなN型とでもいうべき咬合小面である（「第Ⅱ編　第3章　咬合の5要素に基づいた咬合治療　②　歯のガイド」参照）．この表現は側方運動のガイド面だけではなく臼歯部の咬合小面の評価にも応用することができ，三好[5]は咬合小面がA，B，Cのいずれの斜面にあるか，さらにM型かD型かによって，AM，AD，BM，BD，CM，CDの6種類に分類し，咀嚼における役割を検討した（図3-7）．咬合小面を定量的に評価するためには，①咬合小面の重心の位置，②咬合小面のAP値，ML値と傾斜角度，③大きさ（範囲）の3つの要素で表す必要があり，将来CAD/CAMで咬合面形態を設計・製作するうえで，このような定量的評価は不可欠となる．
>
> （中野雅徳）

> **コラム2**
>
> **＜同じ咬合小面で誘導される場合でも，水平面内の運動方向が変われば運動経路の傾斜も変わる．すなわち運動経路だけでガイド面の傾斜は表せない＞**
>
> 　山の同じ斜面を登る場合，頂上に向かって真っすぐ登る場合と左右にジグザグに登る場合とでは，傾斜のきつさが異なることは容易に想像できる．これと同じように，ガイドする面が同じ咬合小面であっても，運動経路の水平面的な方向が変われば，経路の傾斜も変わることになる．咬合小面に立てた法線と同じ方位方向が最も急な傾斜となり，これ以外の方向はこの方位から外れるほど徐々に緩い傾斜となる．
>
> 　また，咬合面の傾斜を評価するとき，一般には運動経路の傾斜で評価することが多いが，実際には正しく評価したことになっていない．一本の運動経路に対してこの経路に沿った面は，これを軸として，いかようにも取り得る（図3-11）．咬合器上で上顎大臼歯のクラウンをワックスアップするとき，咬合小面の向く前後的方向は，臼歯の解剖学的形態に調和させて，前方や後方運動で干渉とならないように歯科技工士の経験を頼りにつくられることが多いと思われる．また，できあがったクラウンの口腔内での調整に際し，歯科医師は咬合紙の着色部位を削除していくが，面の向く方向を考えずに無造作に調整を行うと，望ましい咬合接触が得られなくなることがある．AP値のことを考えながら咬合調整を行う歯科医師は，それほど多くないのではないだろうか．

3 咬合面形態と咀嚼運動

咬合参照面を基準として，各運動方向においてどのくらい接触させ，あるいはどのくらい離開させるかを設計（CAD）して，患者個々の顎運動に調和したクラウンを製作する（CAM）時代が遠からずやってくることと思われる．

(中野雅徳)

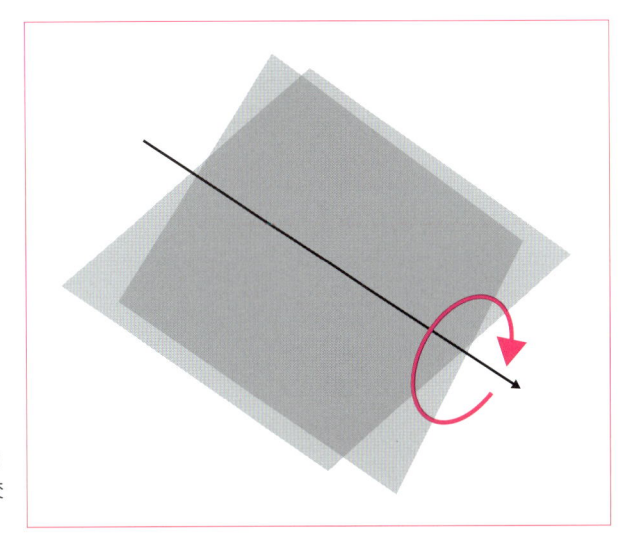

図 3-11　運動経路とこの経路に対応する無数の咬合小面
一本の軸（運動経路）に対してこの軸に沿った面は，軸の周り360度いかようにも取り得る．したがって運動経路だけから咬合小面の傾き等を評価することはできない．

コラム 3

<咀嚼運動，噛み心地を左右する第一大臼歯の咬合接触>

中村は，著書『咀嚼運動の生理学』[25]の序言で「咀嚼運動の共通の特徴であるリズミカルな顎・舌・顔面の協調運動の基本的司令は，末梢からの感覚入力の関与なしに中枢神経系のなかだけで形成され，この中枢司令が咀嚼運動に伴う顎・口腔・顔面領域の運動感覚情報と口腔内の食物の性状に関する感覚情報によって調整されて，食物に適した咀嚼運動が出現する．」と述べている．脳幹部でつくられるリズミカルな基本パターンは，筋紡錘や腱紡錘にある受容器および顎関節の回転などを感知する受容器などからの運動感覚情報と舌・口腔粘膜や歯根膜などの感覚受容器からの食物の性状などに関する情報によって修正され，食物の状態に応じた円滑な咀嚼運動が無意識的に遂行される．なかでも歯根膜にある感覚受容器は歯周組織を保護すると共に，より効果的に食品を咬断，粉砕するために，歯の変位による力の大きさや力の方向に関する情報を三叉神経の感覚中枢に送り，ニューロンを介して運動神経核に運動制御のための情報を送っている（「第Ⅰ編　第2章　咬合を理解するための形態（解剖）と機能（生理）　[2]　運動制御，神経筋反射機構，咀嚼運動の制御，姿勢制御」参照）．スウェーデン Umea 大学の Johanson と Truisson は，微小タングステンワイヤー電極を下歯槽神経に刺し，下顎の第一・第二小臼歯および第一大臼歯の歯根膜感覚受容器からの単一の求心性線維を45本同定し，6方向に負荷をかけたときの求心性の神経活動を解析した．この研究における興味ある結果は，第一・第二小臼歯に比べて第一大臼歯の感覚受容器は力をかける方向に対して強い方向特異性を示し，とりわけ遠心舌側方向に対する力に対して顕著であったということである[26]．主機能部位[6]が多くの人で第一大臼歯部にあり，この歯が

歯根膜受容器の方向特異性

力の方向に対する感度が高いということは，第一大臼歯の咀嚼における役割とこの歯の咬合面形態や咬合接触状態のあり方の重要性を改めて認識させるものである．上顎第一大臼歯の咬合面形態を変えて歯の変位様相を調べた研究[27]で，口蓋側咬頭を平坦に削除し頰側咬頭内斜面だけに咬合接触を与えた場合，歯の変位様相は根尖方向やや頰側寄りとなり，被験者は嚙みにくいといったとのことである．咀嚼運動経路と咬合小面の関係を調べた安陪と三好の研究[4,5]で，口蓋側咬頭内斜面の遠心に向いた面（BD咬合小面）が咀嚼の第4相で食品を粉砕するのに重要な役割を果たしていることが明らかになっている．以上のことから，第一大臼歯は咀嚼の効率だけでなく「嚙み心地の良さ」も左右する最も重要な歯である可能性もある．単に咬合接触があればよいというのではなく，上記のように咀嚼に重要な役割を果たしている咬合小面の接触は確実に確保しなければならない．

（中野雅徳）

（中野雅徳・安陪　晋）

【文　献】

1) 河村洋二郎：口腔生理学．永末書店，京都，1966, 237.
2) 大久保由紀子ほか：滑走運動時における咬合接触の3次元解析．補綴誌，33（32回特別号）：143, 1989.
3) 大久保由紀子：咬合接触の三次元解析システムの開発．補綴誌，36：53～63, 1992.
4) 安陪　晋：ガム咀嚼における咬合接触状態の運動学的解析．補綴誌，44：274～283, 2000.
5) 三好礼子：内外および近遠心方向から6分類した臼歯部咬合小面の咀嚼運動時の咬合接触．補綴誌，46：203～212, 2002.
6) 加藤　均ほか：咀嚼時，主機能部位の観察．顎機能誌，2：119～127, 1996.
7) Jankelson B. et al.: The physiology of the stomatognathic system. *J Am Dent Assoc*, 46: 375～386, 1953.
8) 藍　稔：切歯点部における咀嚼運動の解析．補綴誌，6：164～200, 1962.
9) 鈴木　温ほか：咀嚼の6自由度解析．下顎運動機能とEMG論文集，6：15～24, 1988.
10) 竹内久裕ほか：咀嚼初期における咀嚼側臼歯の運動解析．補綴誌，43：90, 1999.
11) 中野雅徳ほか：側方運動のガイドをどのように与えるか．日本歯科評論別冊／犬歯，125～134, 1989.
12) 中野雅徳ほか：方向余弦のx成分と傾斜角をパラメータとした咬合小面の定量的評価法の提案．顎機能誌，5：57～69, 1998.
13) Abe S. et al.: Tooth wear in young subjects: a discriminator between sleep bruxers and controls? *Int J Prosthodont*, 22: 342～350, 2009.
14) 尾花甚一：歯牙咬合小面の傾斜角度について．口病誌，24：40～59, 1957.
15) 中尾勝彦：正常天然歯列における咬合小面と歯牙接触に関する研究（咬頭嵌合位）．補綴誌，14：1～21, 1970.
16) 中尾勝彦：正常天然歯列における咬合小面と歯牙接触に関する研究（後方歯牙接触位，前方滑走運動，側方滑走運動）．補綴誌，16：289～319, 1972.
17) 渡部厚史：側方滑走運動による上下顎大臼歯間の接触間隙の変化．補綴誌，39：517～529, 1995.
18) 中野雅徳ほか：1. 下顎運動②機能運動．歯科技工別冊　生体本位の実践・咬合技工―ラボサイドで活かす咬合理論と咬合器操作：46～53, 2007.
19) 菅原規子：側方滑走運動時の咬合接触様相．口病誌，67：251～263, 2000.
20) 美馬さとみ：顎運動に調和した咬合小面の形態．補綴誌，32：624～638, 1988.

21) 坂東永一ほか：相補全運動軸について．補綴誌，**28**：131，1984．
22) 鈴木　温：相補下顎運動．長谷川成男ほか編，臨床咬合学事典．医歯薬出版，東京，1997，163～164．
23) 山内英嗣ほか：顎運動の調和という観点からみた大臼歯咬合面形態の検討．顎機能誌，**4**：77～84，1996．
24) 山内英嗣：コンピュータシミュレーションによる顎運動と咬合面形態に関する研究．補綴誌，**40**：390～399，1996．
25) 中村嘉男：咀嚼運動の生理学．医歯薬出版，東京，1998，1～254．
26) Johnsen SE. et al.: Receptive field properties of human periodontal afferents responding to loading of premolar and molar teeth. *J Neurophysiol*, **89**: 1478～1487, 2003.
27) 加藤　均：歯周組織の機能状態に関する研究　第2報　臼歯の機能時の変位と安静時の脈動．補綴誌，**26**：133～147，1982．

4 顎機能制御系
(Craniomandibular Control System, CCS)

顎口腔機能

　咬合と顎口腔機能，さらには全身機能とは関連があるのであろうか．「寝たきりのヒトに義歯を装着すると起き上がって歩きだした」というような臨床経験は数多く報告されていて，「咬合は全身の身体機能のみならず，精神機能とも密接に関連している」と感じている臨床家は少なくない．

　しかし現状は，科学的に実証されている事象となると，臨床家の多様な経験に比較するときわめて限られている．その理由は，咬合の客観的評価がきわめてむずかしいことに加えて，咬合との関連が疑われる機能の評価もそう簡単ではないこと，また，高度の機能を評価する必要があるので，試験管の中で実験するというわけにはいかず，ヒトを対象として研究せざるをえないということにある．

主機能部位
顎機能制御系

　このような状況のなかで，歯科臨床に一定の指針を与えはじめている現在研究中の考え方に，主機能部位（「第Ⅰ編　第4章　咀嚼と咬合面形態　② 主機能部位」参照）と顎機能制御系がある．

　"主機能部位"は，食事をするとき食物を最初に噛むのはどの部位であるのか，ということに興味をもった観察から研究が始まった．得られた成果からは，当初の関心とは直接

食片圧入

関係ない食片圧入（food impaction）の難症例に与えるべき咬合接触はどのようなものでなければならないのか，ということに対する指針が示されるまでにいたっている．

咬合接触状態
筋肉の協調活動

　"顎機能制御系"の考え方は，咬合接触の状態が多くの筋肉の協調活動の状態に影響を及ぼす，というもので，咀嚼運動のみならず限界運動にも影響を及ぼすことが報告されている．

1 顎機能制御系仮説の誕生

　「口が開かなくなり，好きなバナナが食べられなくなった」と訴えて，来院した患者の治療前と治療後の開口状態を図4-1に示す．

　徳島大学歯学部附属病院第二補綴科（現在は徳島大学病院かみあわせ補綴科）は，この患者の主治医を務めた中野を中心に，昭和55年4月から顎関節症の診療に取り組んできたが，この患者は，当診療科最初の顎関節症患者であり，多くのことを教えてくれることとなった．

　当時，顎関節症という病気は，一般の方にも医科の先生方にもほとんど認識されていない状況であった．

　このため患者は，整形外科をはじめ内科，耳鼻咽喉科など，多くの医科診療科を受診して，投薬や顎関節腔内注射，神経節ブロックなどの処置を受けたが，一時的に症状が軽快することはあっても治癒することはなく，行くところがなくなって開設間もない当診療科を受診した．

　患者は，当科初診時57歳の女性で，義歯による咬合高径は低く，咬合は不安定な状態であった．必要とする種々の歯科的治療を行ったが，大きな開口量を確保するのに密接に関係したのは，前歯部の咬合接触であった．図4-2は，上顎の治療用義歯の一部を示し

***4* 顎機能制御系**

ているが，楕円で囲んだ圧痕の部分に下顎前歯部が嵌合する．この部分に咬合接触（ガイド）があれば，図4-1の治療後に示すように痛みもなく大きく開口することができるが，この部分のレジンを削除して咬合接触をなくすると，一晩で症状は再発した．レジンを添加して，再度咬合接触を付与すると痛みは消え，開口量は増大した．

咬合治療で症状に変化が認められても，咬合が本当に関係しているのか臨床で確認することは一般にはむずかしいことが多いが，この患者の場合は治療用義歯であったため，可逆性を確認することができた．

顎関節脱臼　　次に，習慣性の顎関節脱臼を，咬合治療で治すことのできた患者の治療前と治療後の口腔内の状態を図4-3に示す．

患者は当科初診時23歳の男性で，35mmより大きく開口すると左側の顎関節が脱臼する状態となっており，1日数回以上脱臼するとのことであった．しかし，痛みはともなうものの，はずみをつけて閉口すれば整復できることを体得しており，自分で整復していた．

上顎左側の複数の歯にガイドを付与するような治療を試み，最終的には左側へ側方滑走運動を行ったとき強い咬合接触のあった$\overline{8|}$を抜歯し，咬頭嵌合位でクリアランスのあった$\overline{3|}$の口蓋面に白金加金製の金属板を図4-3の右に示すように接着して，咬頭嵌合位の顎位は変えることなく左側方滑走運動時には$\frac{3}{3}|$に咬合接触があるように治療した．

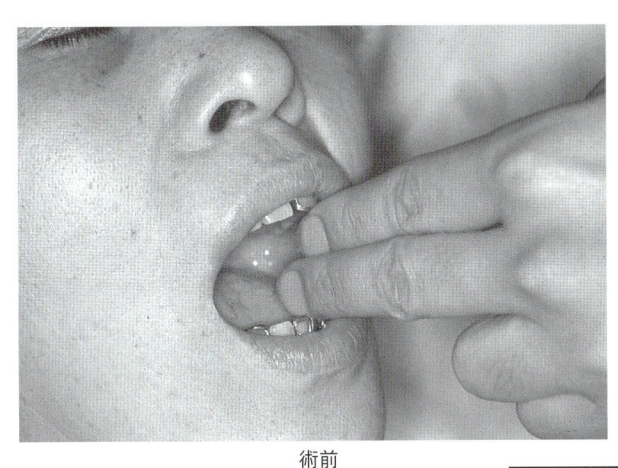

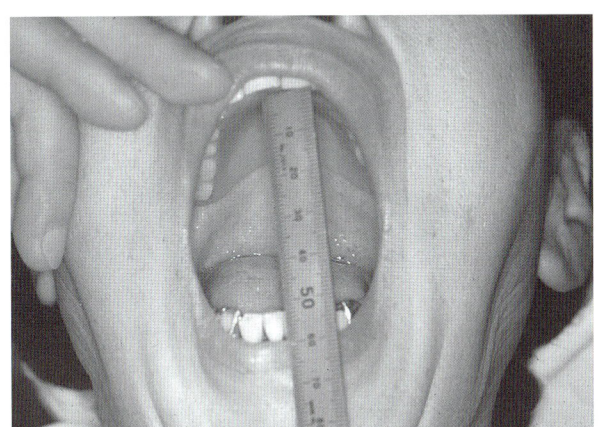

術前　　　　　　　　　　　　　　　　術後
開口量：二横指　　　　　　　　　　　開口量：53mm

図4-1　開口障害を訴え来院した患者の治療前・後の開口状態

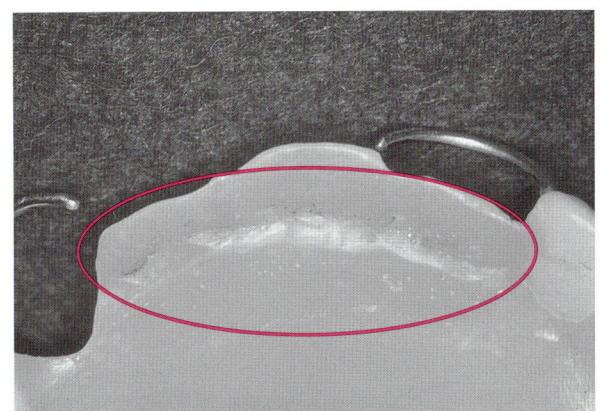

図4-2　上顎治療用義歯の一部
レジン床を削除して，楕円で囲まれた部分の咬合接触をなくすると，開口障害が発生し，レジンを添加して咬合接触（ガイド）を付与すると開口量が増大した．

この治療により左側顎関節は，その後27年間一度も脱臼することなく経過した．また，$\overline{3|}$の金属板を仮着しているときに，金属板が外れ$\overline{\frac{3}{3}|}$の咬合接触がなくなると顎関節部に違和感が生ずるが，再仮着して咬合接触を与えればこれも解消することが確認できた．

最初の患者は，バナナに嚙みつきたいのに前歯部の咬合接触がないと口が開かない．次の患者は，脱臼など起こしたくないのに$\overline{\frac{3}{3}|}$に咬合接触がないと脱臼あるいは違和感が生じてしまう．このような現象をどのように考えればよいのかということで，顎関節症外来責任者の中野と坂東ら教室員が，連日のように議論して次のような仮説を得た．

「咀嚼筋は横紋筋であり，自分の意思で動かすことのできる随意筋である．しかし，前述のような患者では咬合接触の有無により，自分の意思とは異なる顎運動が生じてしまう．これらのことから考えて，意識レベルの上位中枢よりもっと下位の部分に，咬合状態に応じて咀嚼筋群の協調活動をコントロールする系が存在しているのではないか」という仮説である．

この系を顎機能制御系（craniomandibular control system）と呼ぶこととし，略称をCCSとした．論文で最初に報告したのは西川で，図4-4のような概念図を発表している[1]．

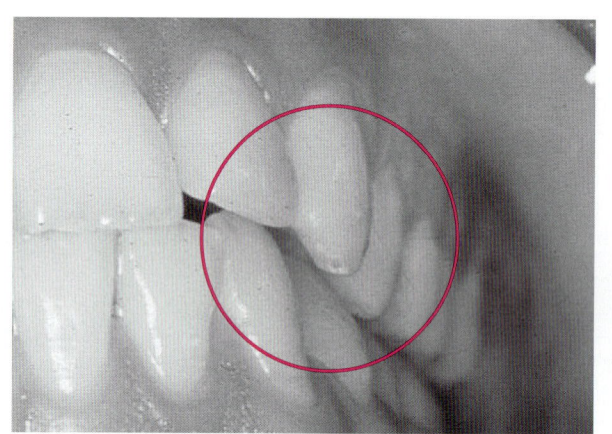

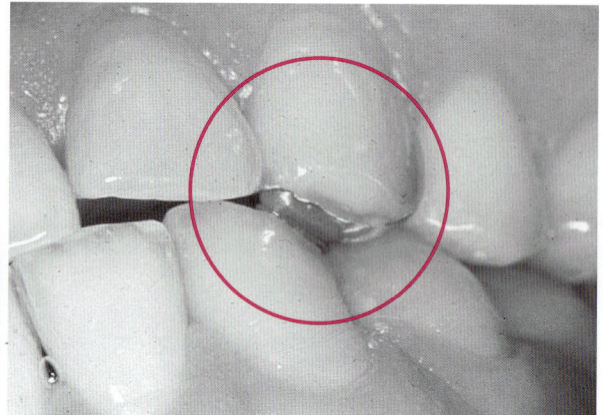

図4-3 習慣性顎関節脱臼患者の治療前（写真左）・後（写真右）の口腔内写真

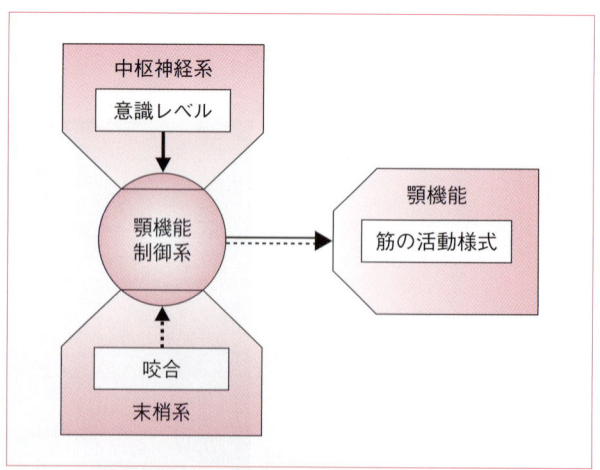

図4-4 顎機能制御系の概念図
（西川啓介：顎運動と咀嚼筋活動に及ぼす咬合接触の影響．文献[1]より）

2　咬合の変化による筋の協調活動の変化

　咬合状態に応じて咀嚼筋群の協調活動をコントロールする顎機能制御系が存在するとして，具体的にはどのようなことが起こっているのであろうか．

　西川は，咬耗が著しく，犬歯部のガイドが緩いと診断された41歳男性被験者の犬歯部ガイドを図4-5に示すように実験的に変化させて，筋電図と顎運動の観察を行っている[1]．

　以下にその内容を紹介する．顎運動は，それに関与する筋の活動を総和した結果を表していると考えることができるので，指標としての価値は高いといえる．

1-切歯点運動の変化

咬頭嵌合位
金属ガイド
下顎限界運動路

　咬頭嵌合位は変化させない金属ガイドを装着して，実験的に咬合状態を変化させたときの切歯点における下顎限界運動路を図4-6に示す．

　ガイド装着前は，左右の側方限界開口路は非対称で，右側方限界開口路は左と比較すると前内方の経路をとっており，被験者に運動を繰り返させてもほとんど同じ経路であった（図4-6a）．

　ガイドを装着した直後の右側方限界開口路は非常に不安定であったが，繰り返し運動を行わせることにより，その経路は右側方へ拡大して，左側とほぼ対称な運動ができるようになった（図4-6b）．

　ガイド装着3日後の右側方限界開口路は不安定であったが，装着直後よりは収斂する傾向があり，装着前より外方の経路をとることができた（図4-6c）．

　そこでガイドの咬合調整を行い，その翌日に観察すると，右側方限界開口路は左側に比較すれば，やや前内方の経路をとるようになったが，装着前よりは外方の経路で繰り返し運動させても安定して，ほぼ同じ経路をとるようになった（図4-6d）．

　最後にガイドを除去して，その5日後に観察すると，右側方限界開口路はガイド装着前と同様の前内方よりの経路をとるようになっていたが，詳細に観察すると装着前より外方へ運動できることもあった．この現象は水平面投影図のほうがみやすい（図4-6e）．

　ガイドが運動路に直接影響を及ぼすのは，咬頭嵌合位から数 mm の範囲で，図4-6の

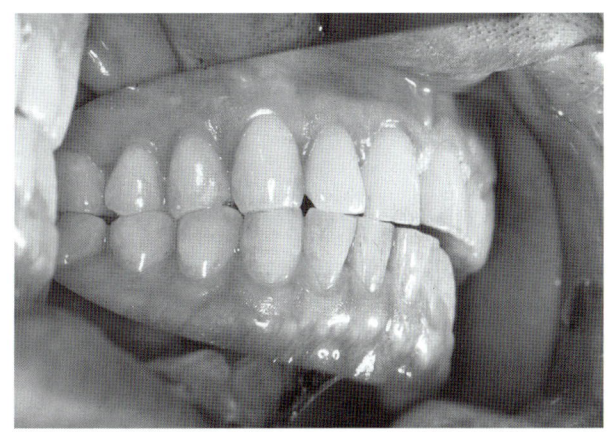

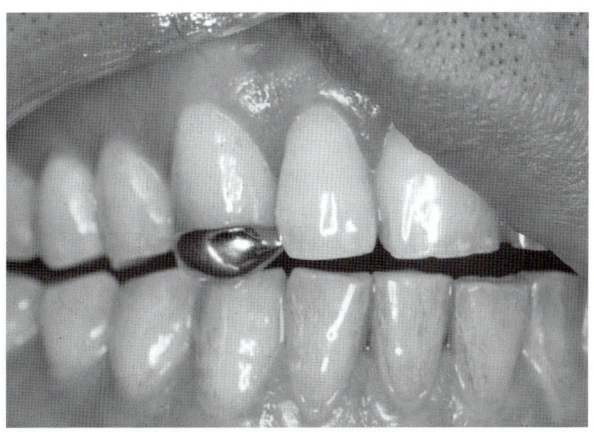

図4-5　金属製ガイドにより実験的にガイドを変更した術前（写真左），術後（写真右）の口腔内写真

第Ⅰ編第4章　咀嚼と咬合面形態

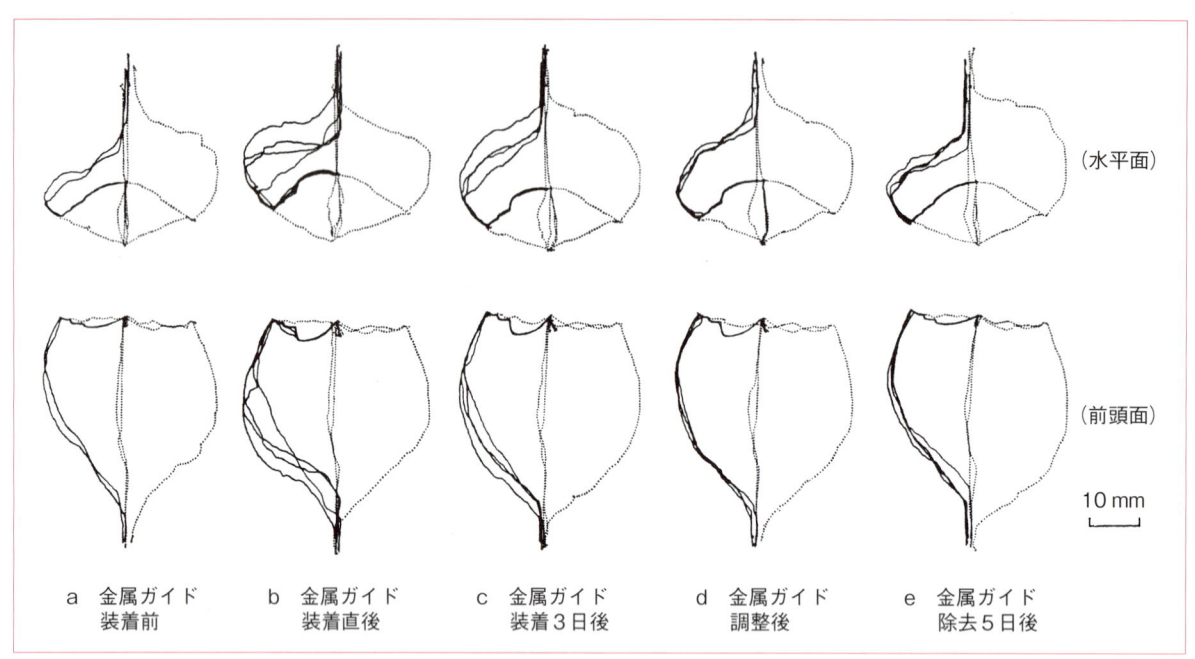

					（水平面）

					（前頭面）

10 mm

a　金属ガイド　　b　金属ガイド　　c　金属ガイド　　d　金属ガイド　　e　金属ガイド
　　装着前　　　　　装着直後　　　　装着3日後　　　調整後　　　　　除去5日後

図4-6　ガイド付与による切歯点における下顎限界運動の変化

(西川啓介：顎運動と咀嚼筋活動に及ぼす咬合接触の影響．文献[1] より)

(a, e) と (b, c, d) を比較してみれば，その範囲は明確にわかる．しかし，この部分の咬合接触が変化することで，右側方限界開口路は，ガイドが直接は関係しない大きく開口した部分で変化することは興味深いことである．

2-顆頭運動，筋活動の変化

運動論的顆頭点
下顎限界運動路
作業側顆頭

　この被験者の右の運動論的顆頭点における下顎限界運動路を図4-7に示す．右側方限界開口路は実線で示し，点線で示した他の経路と区別している．右側方滑走運動中は，作業側顆頭となる右顆頭は，後外方にわずかに移動し，その後前方に移動する．切歯点が側方限界咬合位から側方限界路上を開口する途中の側方変曲点の位置で，右顆頭は前方への移動を開始する．この開始時刻を黒丸で示し，この時刻を基準として筋電図データや左顆頭点運動，切歯点運動をみると図4-8～4-10のようになる．

顆頭の前方移動開始時刻

咀嚼筋活動データ

　図4-8は，右側方限界開口路時の咀嚼筋活動データである．筋活動は，表面筋電図データを時定数55 msecで実効値に変換した値で示されている．

　ガイド装着前後の開口筋である顎二腹筋の活動を，一点破線で示されている右顆頭の前方移動開始時刻を基準にして比較すると，ガイド装着前は顆頭の前方移動開始後に活動しているが，装着後は顆頭移動開始前に活動していることがわかる．顎二腹筋の活動開始時期を基準にすると，ガイド装着前は右顆頭の前方移動が早期に起こっていた．つまり，ガイドがあれば，開口量が比較的大きくなるまで作業側顆頭は回転中心となり前方に移動しないが，ガイドがないと早期に前方移動が始まる．

外側翼突筋下頭

　顆頭の前方移動は，外側翼突筋下頭の活動と密接に関係していることを，上田は双極ファインワイヤー電極を用いた筋電図データと6自由度顎運動データから示している[2]．ガイドがないと外側翼突筋下頭の活動が早期に始まり，側方運動が前方寄りの運動になってしまうということである．

（水平面）　　　　　　　　　　　　　　　　　（水平面）

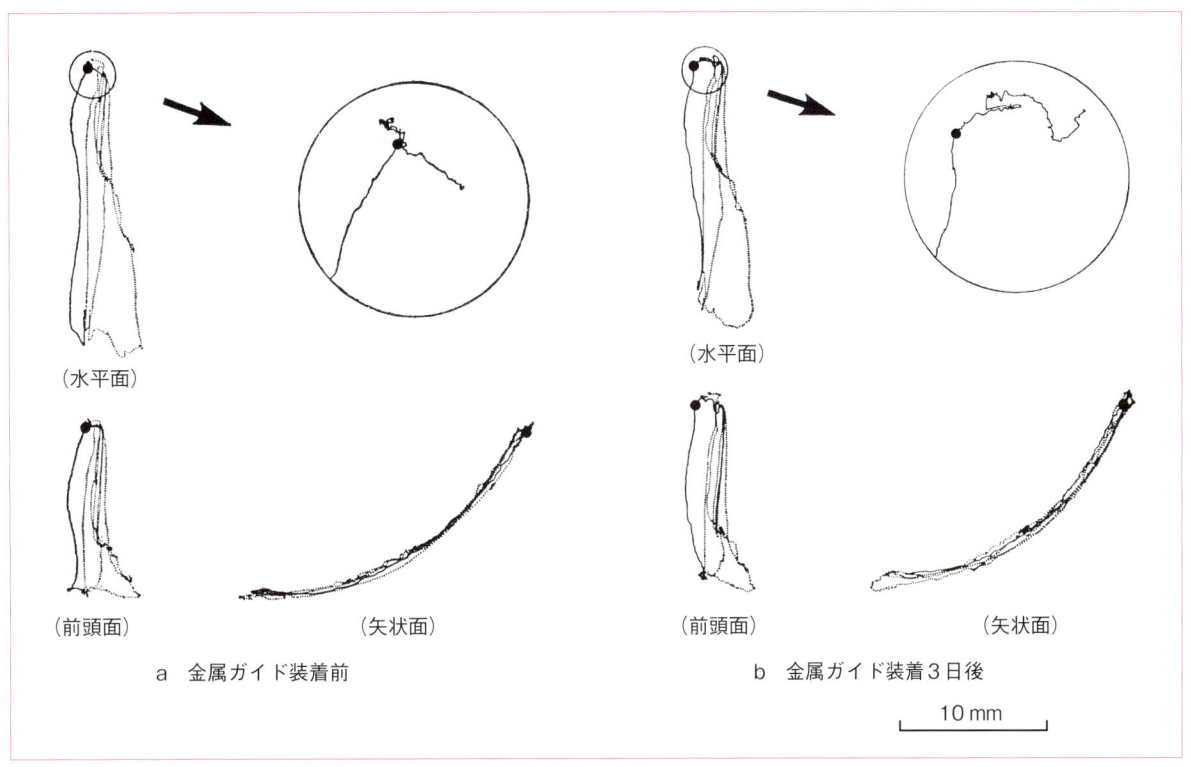

（前頭面）　　　（矢状面）　　　　　　　　（前頭面）　　　（矢状面）

a　金属ガイド装着前　　　　　　　　　　　b　金属ガイド装着3日後

10 mm

図4-7　ガイド付与による右顆頭点における下顎限界運動の変化
（西川啓介：顎運動と咀嚼筋活動に及ぼす咬合接触の影響．文献[1]より）

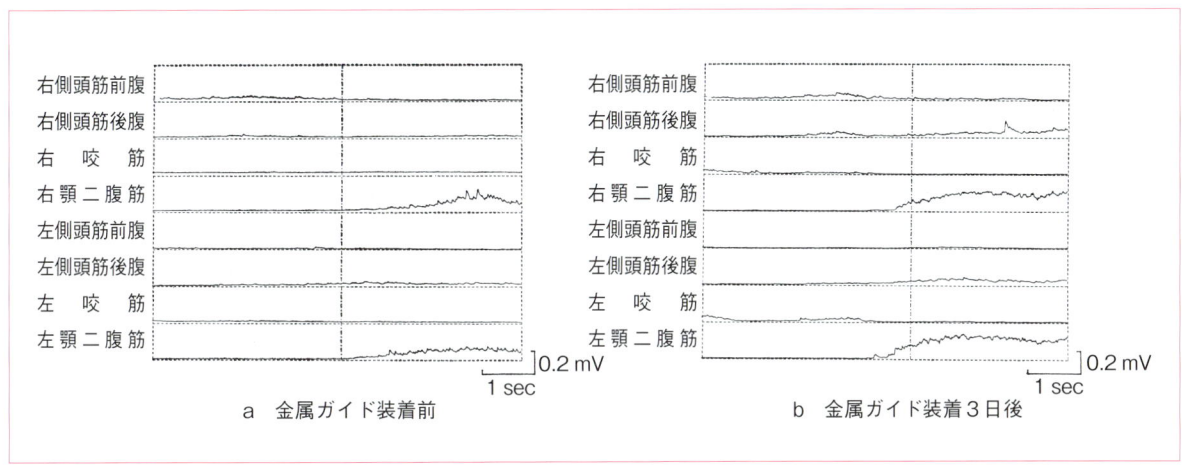

右側頭筋前腹
右側頭筋後腹
右　咬　筋
右顎二腹筋
左側頭筋前腹
左側頭筋後腹
左　咬　筋
左顎二腹筋

a　金属ガイド装着前　　　　　　　　　　　b　金属ガイド装着3日後

図4-8　ガイド付与による右側方限界開口時の咀嚼筋活動の変化
（西川啓介：顎運動と咀嚼筋活動に及ぼす咬合接触の影響．文献[1]より）

非作業側顆頭

　　このときの非作業側顆頭の運動はどうなっているのであろうか．図4-9は非作業側となる左運動論的顆頭点の運動軌跡であり，図中の黒丸は右顆頭が前方移動を開始するところである．ガイド装着前（図4-9a）に比較して，ガイド装着後（図4-9b）は，左顆頭がより前方まで移動していることがわかる．このことが切歯点の運動を右外方へ向かわせることになる．

　　右顆頭の前方移動開始時を基準に切歯点の運動をみると，図4-10に示すように，ガイドがないときは右顆頭の前方移動にともない切歯点が早期に内方に向かって運動していることが確認できる．

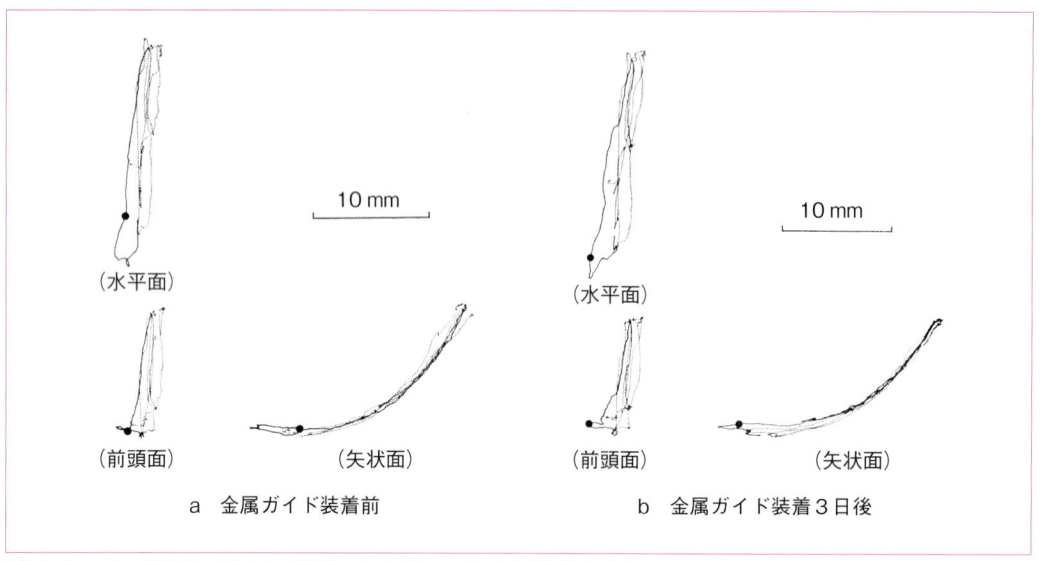

図4-9 ガイド付与による左顆頭点における下顎限界運動の変化
（西川啓介：顎運動と咀嚼筋活動に及ぼす咬合接触の影響．文献[1]より）

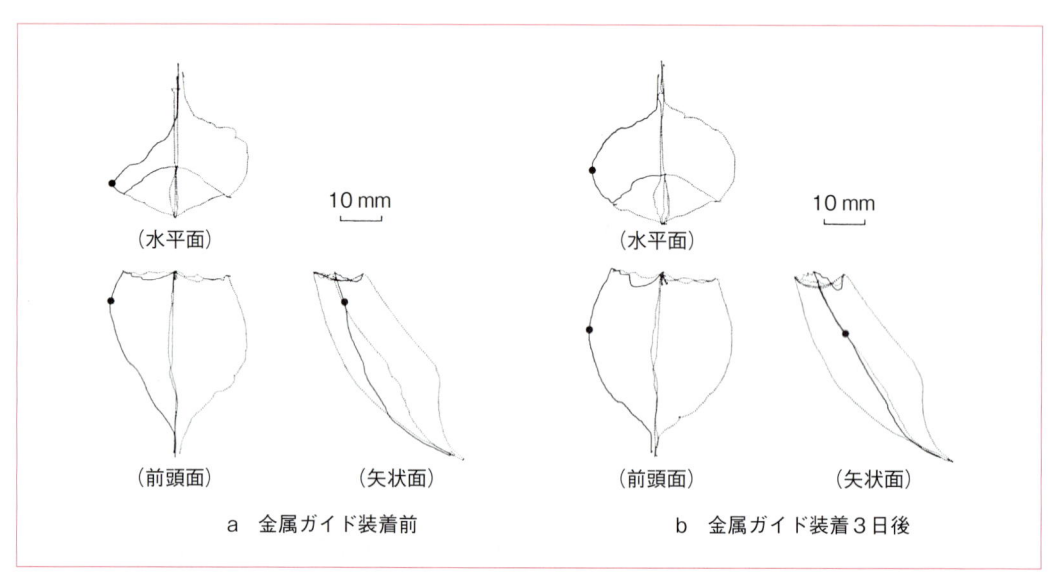

図4-10 ガイド付与による切歯点における下顎限界運動の変化
（西川啓介：顎運動と咀嚼筋活動に及ぼす咬合接触の影響．文献[1]より）

つまり，切歯点の側方限界開口運動路が内方へ向かい運動野が狭くなるのは，作業側顆頭の前方運動が早期に起こるためである．

3-咀嚼運動

咀嚼運動路

ガムを噛んでいるときの運動路が，ガイドの有無によってどのように変わるのかを図4-11, 12に示す．ガイド装着後の切歯点の咀嚼運動路は，装着前に比較して左右幅が狭くなり（図4-11），各ストロークを観察すると，装着前には咬頭嵌合位へ直接噛み込み，そこから咀嚼側の側方滑走運動路を経て開口する，通常とは逆方向の運動経路が全咀嚼ストロークの約70％に認められたが，ガイド装着後には逆方向の運動はまったく認められなくなった（図4-12）[1]．

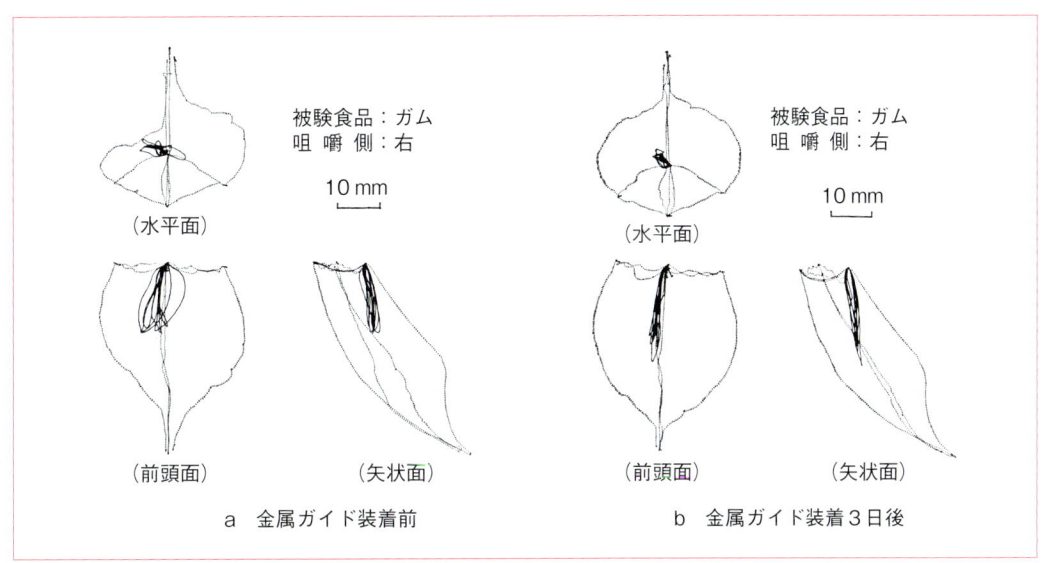

図 4-11 ガイド付与による切歯点における咀嚼運動路の変化
(西川啓介:顎運動と咀嚼筋活動に及ぼす咬合接触の影響. 文献[1] より)

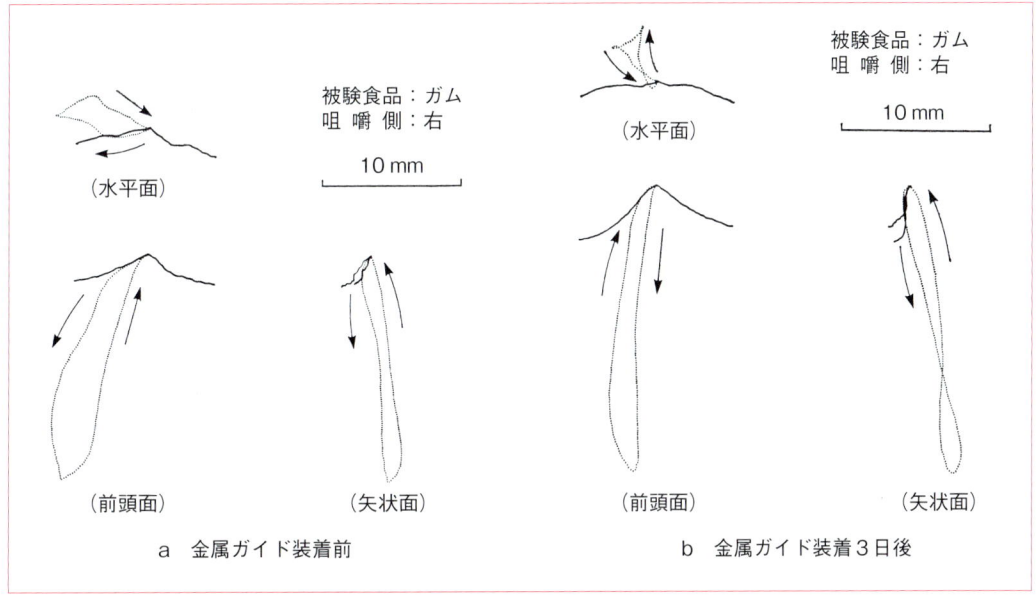

図 4-12 ガイド付与による切歯点における咀嚼運動パターンの変化
(西川啓介:顎運動と咀嚼筋活動に及ぼす咬合接触の影響. 文献[1] より)

主機能部位　　　　主機能部位の研究によれば,咬合面形態を変化させるとヒトは臼歯部の嚙みやすいところで嚙むようになるとのことであるが,主機能部位となる咬合接触をまったく変化させない状態で犬歯部ガイドを変化させると,咀嚼運動路が変化するということは,顎機能制御系を解明するには常に歯列全体の咬合状態を対象としなければならないことを示している.

　また,現在市販されている6自由度顎運動測定器は,センサーを設置するために顔弓などの構造物を必要とするが,自然な状態で咀嚼運動を観察できる測定器の実現が望まれる.

3 顎機能制御系が咬合状態の変化を認識するのに要する時間

　咬合状態が変化したとき，生体がそのことを認識するのにどのくらいの時間が必要なのであろうか．あるいは何回ぐらい咬合接触状態を確認すればよいのであろうか．前項で紹介した西川の報告では，ガイド変更直後に顎運動は不安定な状態となり，その後，運動路が変化したとのことであった．

　咬合変化後の顎運動変化の時間経過を正確に知るために，開口量がやや小さい被験者にスタビライゼーションスプリントを用いて調べた．まず，図4-13に示すようなスプリントを製作して丁寧に咬合調整を行い，咬合調整終了後は術者が預かり，被験者はスプリントに一切触れられないようにした．

　咬合調整の1週間後に，スプリントを装着しない状態で顎運動測定を行い，引き続きスプリントを装着して顎運動測定を行った．

　切歯点についての測定結果を図4-14に示す．前頭面投影図に注目すると，限界運動路を上下に数mm離して重ねて描いてあるようにみえる．咬頭嵌合位付近で上方にあるのが天然歯による咬頭嵌合位であり，その数mm下方にあるのがスプリントを装着して閉口した顎位である．スプリントの装着により開口量が増大したので，運動経路によって最大開口位が異なっている．

　左右の側方限界開口運動による最大開口量は，スプリントの有無によって図4-15のような結果となり，スプリント装着により開口量は有意に増大した．また，顆頭の前後方向の移動量も図4-16，17に示すように増大した．

　この運動量の増大は，スプリント装着直後の1回目の運動から認められた．1週間前にかなり時間をかけて丁寧に咬合調整を行ったので，顎機能制御系が記憶していたのかもしれない．あるいは，咬頭嵌合位からの側方滑走運動時に適切なガイドがあれば，1回の咬合接触で十分認識できるのかもしれない．

　臨床で咬合調整を行っているときに，患者の行う滑走運動が非常にスムーズになり，「この削合でうまく調整できた」と術者が感じとれることがあるが，顎機能制御系が咬合状態を認識するのに，さほど時間を必要としていないのかもしれない．

　スプリントの犬歯部ガイドをもっと急傾斜にすると，開口量がもっと増えるのではない

側方限界開口運動
最大開口量

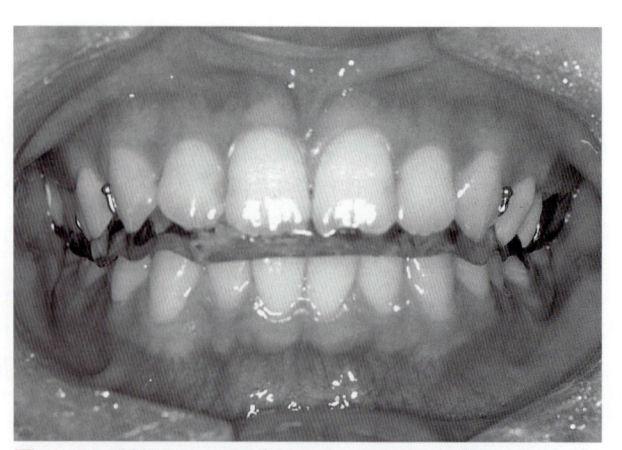

図4-13　製作したスタビライゼーションスプリント

かと考え試してみたが，開口量は逆に減った．先に紹介した西川が報告している被験者の犬歯部ガイドは，装着直後には適切でない部分があり，顎運動が乱れたのかもしれない．

いずれにせよ，顎機能制御系の時間的な特性を知るためには，診療中に患者，術者の両者に負担とならない6自由度顎運動のリアルタイムモニター装置が必要である．

顎運動のリアルタイムモニター

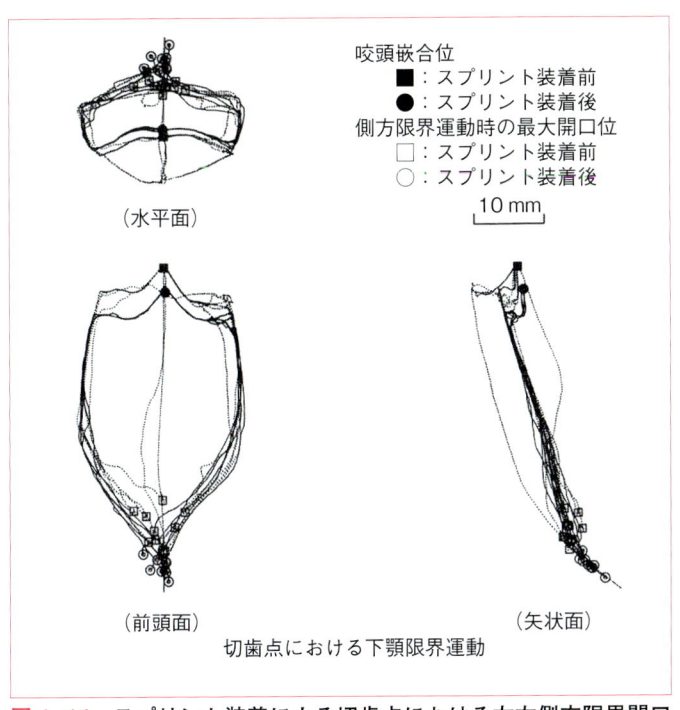

図 4-14 スプリント装着による切歯点における左右側方限界開口運動の変化

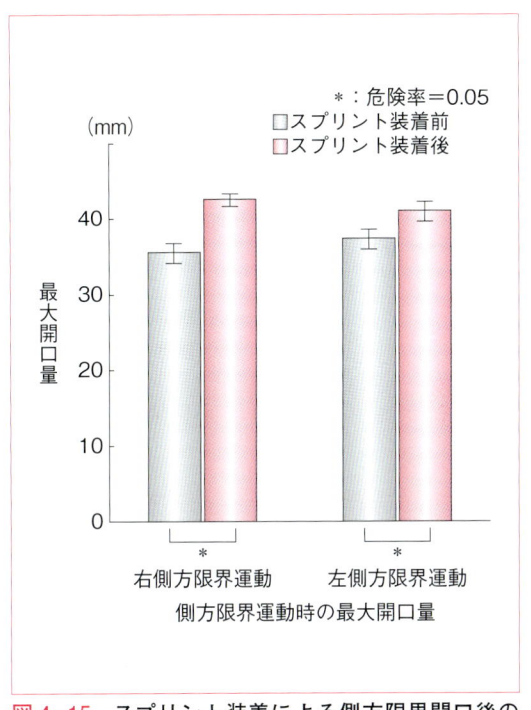

図 4-15 スプリント装着による側方限界開口後の最大開口量の変化

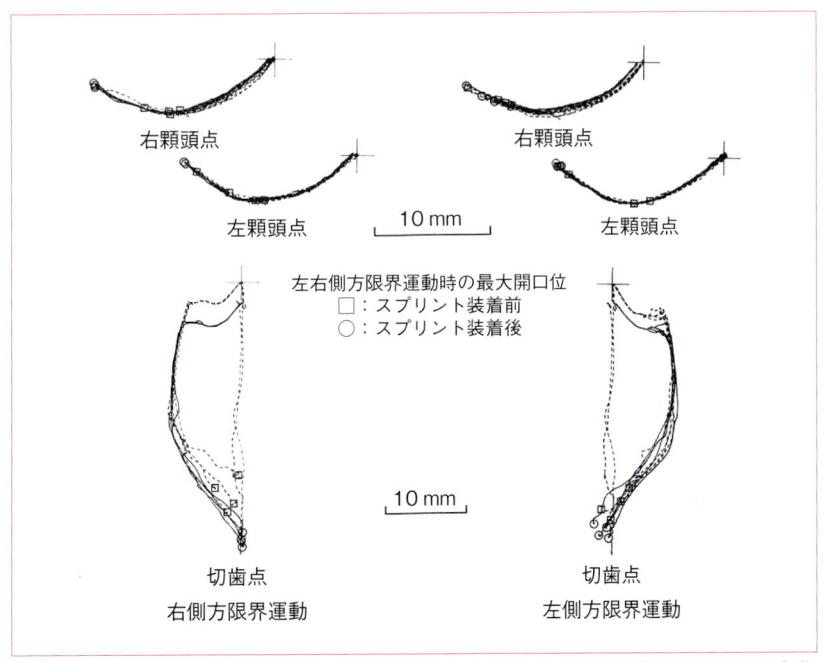

図 4-16 スプリント装着による左右顆頭点における左右側方限界開口運動の変化

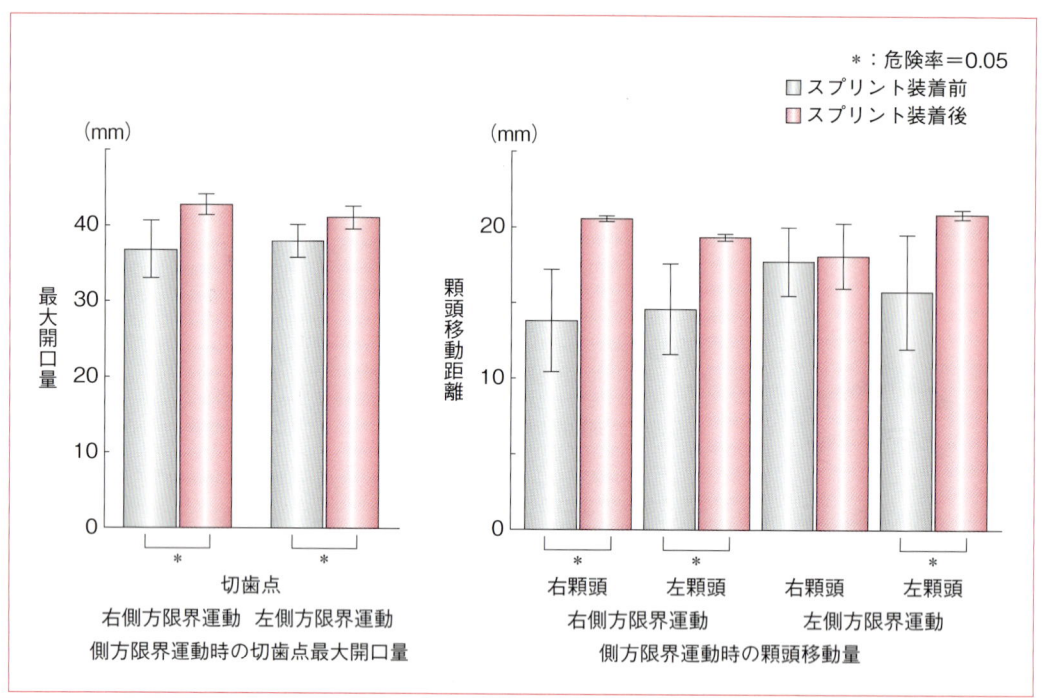

図4-17 スプリント装着による切歯点と左右顆頭点における左右側方限界開口運動後の運動量の変化

4 顎機能制御系と他の制御系

他の制御系

　疾病の診療にあたって，口腔領域は歯科医師が担当し，それ以外の部分は医師が担当している．ヒトの機能を考えるとき，口腔領域に特有のことがないわけではないが，口腔領域に限局して考えないほうがよいこともあるのではないか．

脊髄運動ニューロン
ヒラメ筋のH反射
随意噛みしめ強さ
誘発筋電図

　宮原は，脊髄運動ニューロンの興奮性の指標となるヒラメ筋のH反射が，随意噛みしめの強さに応じて変化することを報告している[3]．図4-18に示すような姿勢の被験者の脛骨神経に経皮的に電気刺激を加え，誘発筋電図を記録した．噛みしめ強度は咬筋の筋電図から求めた．図4-19に示すような結果が得られ，噛みしめが強くなるとH反射の振幅が有意に増大した．同様の結果が図4-20に示すように，複数の被験者で得られたというものである．

図4-18　ヒラメ筋H反射記録時の被験者の体位，刺激部位ならびに筋電図の記録部位
＜略語＞m.mass：咬筋，m.ext.digi.：総指伸筋，m.flex.car.radi.：橈側手根屈筋，m.soleus：ヒラメ筋，n.tib.：脛骨神経
（宮原隆雄：ヒトのヒラメ筋H反射の噛みしめによる変調．文献[3]より）

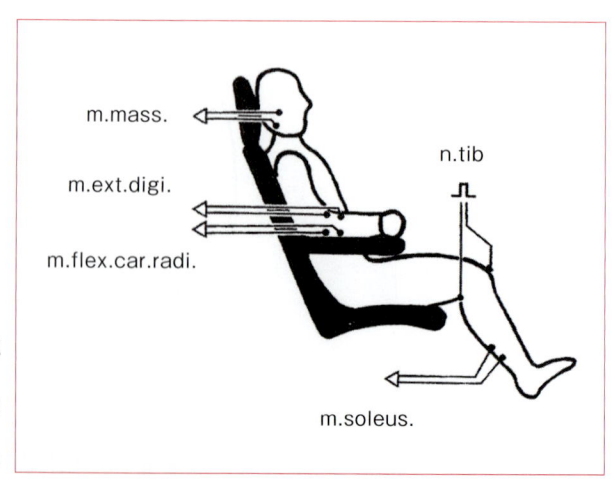

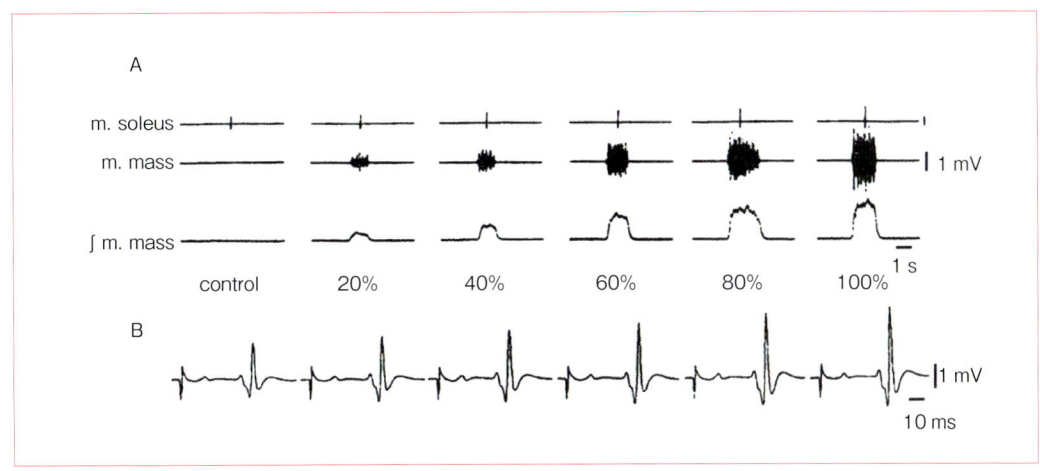

図 4-19 噛みしめの強度を変化させたときのH反射の振幅の変調
A：上段からヒラメ筋筋電図，咬筋筋電図，咬筋筋電図の積分波形を示す．
B：各強度で得られたH反射を加算平均した記録

(宮原隆雄：ヒトのヒラメ筋H反射の噛みしめによる変調．文献[3] より)

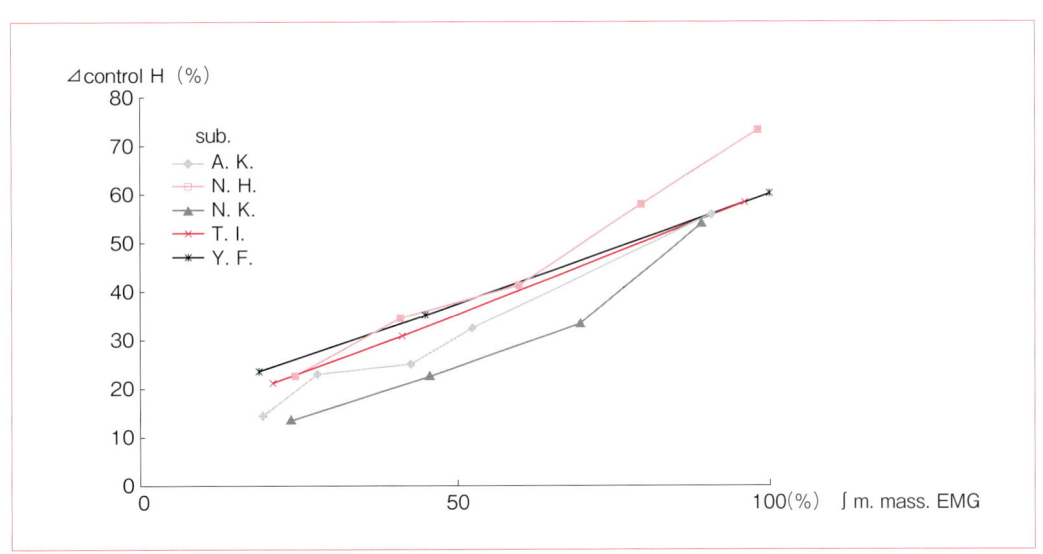

図 4-20 5人の被験者についての噛みしめの強度とH反射の振幅の関係
グラフの縦軸はH反射の促通量，横軸は咬筋筋電図の積分波形の振幅を示す．

(宮原隆雄：ヒトのヒラメ筋H反射の噛みしめによる変調．文献[3] より)

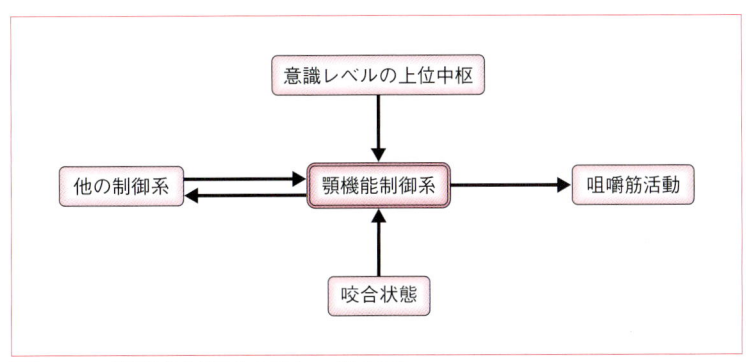

図 4-21 顎機能制御系の新しい概念図

(坂東永一：顎機能制御系．文献[6] より)

第Ⅰ編第4章　咀嚼と咬合面形態

これは嚙みしめが，身体の他の部位である下肢の神経・筋活動に影響を及ぼすことを示している．これとは逆に，Ciuffolo ら[4]は，インソールによる足底への刺激が側頭筋や頸部の筋活動に影響を及ぼすことを報告している．前田らも，インソールを挿入して踵を挙上すると咬合位が偏位すると報告している[5]．

口腔領域と他の領域の相互関係や影響についての研究データの集積は，まだ十分とはいえないが，顎機能制御系モデルは図 4-4 から図 4-21 のように進化させたい[6]．

新しい顎機能制御系モデル

5　顎機能制御系仮説の妥当性

限られた臨床経験から導き出された顎機能制御系の仮説に，普遍性はあるのであろうか．

Nishigawa らは，側方限界開口運動をするとき，上下の歯が接触している滑走運動時に非作業側大臼歯に咬合接触があると，前頭面からみた切歯点の側方運動路が，大きく開口するにつれ正中に近づき，運動野が狭くなる傾向があると報告している（図 4-22）[7]．このような被験者では，側方限界開口運動をしようとしても，開口するにつれ運動路は前方よりとなってしまい，その結果として前述のように前頭面で観察すると狭い運動野となってしまう．

川口は，20 人の被験者の側方滑走運動時の咬合接触部位を調べ，作業側前方歯に咬合接触のある 38 側において，非作業側後方歯に咬合接触を認める群は，認めない群に比較

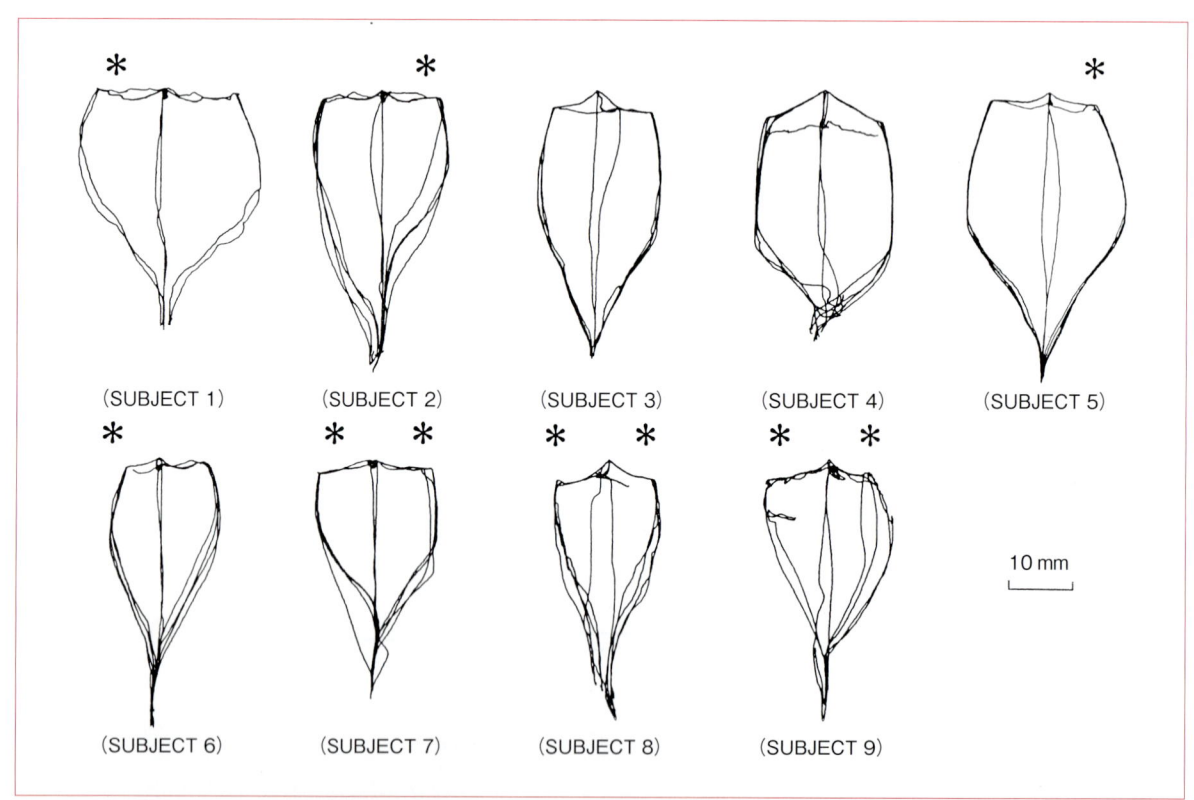

図 4-22　切歯点の下顎限界運動の前頭面投影図
＊で示した側方滑走運動時に大臼歯の平衡側接触がある場合には，側方限界開口路が前方開口運動となりやすく，運動野が狭くなる傾向がある．
　　(Nishigawa K. et al.: The relationship between lateral border movement of the mandible and the determinants of occlusion. 文献[7] より)

して切歯点における側方限界運動の標準化した面積が有意に狭かったと報告している[8]．

坂東は，咬合状態のよい被験者の顎運動軌跡は安定しており，5年間の観察期間中，顎運動軌跡はほとんど変化しなかったが，補綴治療中の患者で咬合状態が変化したヒトの顎運動軌跡は，治療に応じて変化したと報告している[9]．

中野らは，顎関節習慣性脱臼の複数の患者に咬合治療が有効であったと報告している[10]．護得久らは，義歯の咬合不調和が原因と思われる習慣性顎関節脱臼症について報告している[11]．澤田らは，歯のガイドを修正して習慣性顎関節脱臼を治療した患者について，下顎頭運動が変化したデータとともに報告している[12]．

最初に紹介した顎関節習慣性脱臼患者の咬合と下顎運動の関係を，図4-23に示す[13]．★をつけたB1は，上顎左側犬歯|3 口蓋面に金属製のガイドを仮着してから3時間後の顎運動データであり，切歯点の運動を患者の正面からみた前頭面投影図である．3回のA1は，金属製ガイドを仮着する前の異なる日にそれぞれ測定した顎運動軌跡である．左右側の側方限界開口路を比較すると，右側に比べ左側の側方限界開口路は開口量が最大開口の1/2より大きいところで正中寄りの軌跡となり，運動野が狭くなっている．これに対して金属製ガイド仮着後のB1では，左右の開口路がほぼ対称である．

また，A1と同じ状態にあった治療前では脱臼しやすく毎日何回か脱臼していたが，ガイドを改善してからは一度も脱臼することはなかった．金属製ガイドを仮着してから10日後にガイドが脱離した．A2は，このときのガイドがない状態での顎運動記録である．何回か運動を行うと，側方限界開口路は左右対称に近い経路をとることもあるが，正中寄りの経路となり運動野が狭くなる傾向があった．また，ガイドがない状態では顎関節部に違和感を生ずることがあった．

B2は，金属ガイドを再仮着してから14日後の顎運動データである．左右の側方限界開口路はほぼ対称であり，複数回行った運動路のバラツキも少なく，ガイドが仮着されて

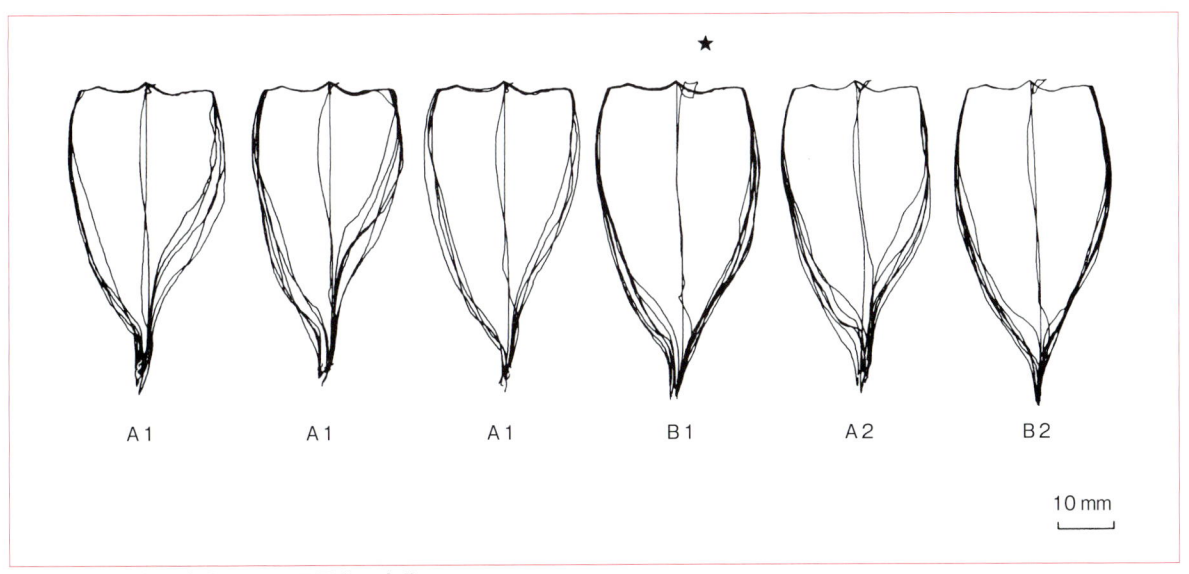

図4-23　咬合の変化による顎運動の変化
★印をつけたB1は|3に金属でガイドを付与したときを基準として，その3時間後の顎運動データである．3回のA1はそれ以前の異なる日に測定した顎運動データであり，A2は10日後に金属ガイドが脱離した状態でのデータ，B2は金属ガイド再仮着14日後のデータである．

(Nishigawa K. et al. : Effect of altered occlusal guidance on lateral border movement of the mandible. 文献[12] より)

第Ⅰ編第4章　咀嚼と咬合面形態

いるときには顎関節部に違和感が生じることはなかった.

　佐藤は，9人の健常有歯顎被験者（10例）に対し，傾斜の異なるM型およびD型の犬歯部ガイドを装着したときの側方滑走運動を測定して解析を行い，D型ガイドは作業側顆頭を後方寄りに誘導し，M型ガイドは前方寄りに誘導すると結論している[14]．フロリダ大学のCoffeyらは，スプリントを用いた同様の研究から，M型ガイドは作業側顆頭の運動範囲を収束させるのに対してD型ガイドは運動を拡大させ，天然歯の限界運動範囲を超えるような運動となることを報告している[15]．

　つまり，これらの研究は，咬合接触状態により下顎頭の運動が変化することを示しているが，下顎頭の上方，後方，内側には関節窩の骨組織があるので，場合によっては顎関節に負荷を発生させることも考えられる.

咬合の変化による顎運動の変化
可逆的で再現性あり

　以上みてきたように，同一個人について，咬合が変化すれば顎運動も変化するが，この変化は可逆的で再現性がある．また，側方運動のガイドと側方限界開口路の関係は多くのヒトで，同様の関係がみられる．したがって，咬合状態と顎運動とは，少なくとも定性的には関係があるといえそうである.

　中村は，咀嚼の中枢性パタン発生器は下位脳幹に存在して，末梢からの入力なしに運動を起動でき，その後，咀嚼パターンは末梢からの感覚情報によって修飾され，脳幹レベルで自動的に調節される．咀嚼運動の中枢性パタン発生器は，機能的にリズム発生器，群発形成器，協調機構の3種類のニューロン機構に分かれると解説している[16]．

　末梢からの感覚情報による運動調節については，山田ら[17,18]などにより近年研究が進んでいる.

顎機能制御系の所在
脳幹

　顎機能制御系がどこに存在しているかについては，まったく不明であるが，中枢性パタン発生器が存在する脳幹にあるのかもしれない．下位脳のうち，中脳，橋，延髄を合わせて脳幹と呼ぶ[16]とのことであるが，顎機能制御系は，意識レベルより下位のレベルに存在するので，当たらずといえども遠からずというところではなかろうか.

咀嚼筋群の協調活動

　咬合を管理する臨床の立場からは，咀嚼筋群の協調活動のコントロールに関与している神経や神経細胞が同定されなくても，その機能状態，すなわちどのような咬合状態に対して筋肉のどのような協調活動がつくられるのか，という生体がもっているアルゴリズムがわかれば，自信をもって診療にあたることができるようになる．そのためには，咀嚼筋の協調活動の結果である6自由度顎運動データと咬合に関する定量的なデータを収集することから始める必要がある.

　かつて，1960年代に下顎運動と咬合の研究について，大阪大学の河村とその一門は，筋電図など生理学的な方法で，また，東京医科歯科大学の石原とその一門は，下顎運動など補綴学的な方法で目覚しい成果をあげていた．そして石原は，「補綴学的立場からの咬合学と生理学的な立場からの咬合学の2つは同じベースの上にはまだきておらないのですが，こういった2つの流れがほんとうにすっきりとわかった状態で，1つになっていったときに咬合学が完成したということになるのではないかと思います」と述べている[19]．

咀嚼運動の評価関数
最適制御

　中村は，「手の運動解析ではトルクの変化を最小にする制御が手の運動とよく一致する」という例をあげ，「咀嚼運動の評価関数をみつけ，どのように最適制御が行われているかを明らかにすることが，咀嚼運動の解明に繋がる」と述べている[16]．

　基礎的立場からの問題提起と，臨床的立場からなされた問題提起である顎機能制御系の

4 顎機能制御系

制御のアルゴリズム　　行っている制御のアルゴリズムを明らかにするということは，かなり似通っているようにみえる．石原の指摘した，真の咬合学の完成はそれほど遠くないのではないかと期待される．

(坂東永一)

【文　献】

1) 西川啓介：顎運動と咀嚼筋活動に及ぼす咬合接触の影響．補綴誌，**33**：822〜835，1989．
2) 上田龍太郎：外側翼突筋下頭の活動様式．補綴誌，**36**：94〜107，1992．
3) 宮原隆雄：ヒトのヒラメ筋H反射の嚙みしめによる変調．口病誌，**58**：670〜686，1991．
4) Ciuffolo F. et al.：Immediate effects of plantar inputs on the upper half muscles and upright posture: a preliminary study. *Cranio*, **24**：50〜59, 2006.
5) 前田　望ほか：実験的に付与した下肢長差が全身姿勢および咬合に及ぼす影響について．顎機能誌，**15**：150〜151，2009．（抄）
6) 坂東永一：顎機能制御系．長谷川成男ほか編，臨床咬合学事典．第1版．医歯薬出版，東京，1997，101〜102．
7) Nishigawa K. et al.：The relationship between lateral border movement of the mandible and the determinants of occlusion. *J Prosthet Dent*, **66**：486〜492, 1991.
8) 川口貴穂：一対の三軸コイルでセンサを構成した6自由度顎運動測定器．四国歯誌，**16**：33〜42，2003．（学位論文）
9) 坂東永一：咬合破綻の予防と回復における下顎運動測定の必要性．三谷春保ほか編，咬合の生涯維持．別冊ザ・クインテッセンス，クインテッセンス出版，東京，1992，77〜87．
10) 中野雅徳ほか：顎関節習慣性脱臼に対する咬合治療．日本歯科評論，517号：45〜56，1985．
11) 護得久朝保：義歯の咬合不調和が原因と思われる習慣性顎関節脱臼症の1例．日顎誌，**1**：256，1989．（抄）
12) 澤田宏二ほか：歯のガイドの修正による習慣性顎関節脱臼の治療例からみた発症機構の一考察．補綴誌，**41**：763〜768，1997．
13) Nishigawa K. et al.：Effect of altered occlusal guidance on lateral border movement of the mandible. *J Prothet Dent*, **68**：965〜969, 1992.
14) 佐藤　裕：側方滑走運動のガイド面の方向が顎運動に及ぼす影響．補綴誌，**42**：298〜306，1998．
15) Coffey JP. et al.：A preliminary study of effects of tooth guidance on working-side condylar movement. *J Prosthet Dent*, **62**：157〜162, 1989.
16) 中村嘉男：咀嚼運動の生理学．第1版．医歯薬出版，東京，1998，1，55，78，218．
17) Yamada Y. et al.：Reflex changes in the masticatory muscles with load perturbations during chewing hard and soft food. *Brain Res*, **669**：86〜92, 1995.
18) 山田好秋：咀嚼と嚥下からみた脳機能．*Jpn J Rehabil Med*, **45**：645〜650，2008．
19) 石原寿郎：臨床家のためのオクルージョン―石原・咬合論．第1版，医歯薬出版，東京，1972，3〜4．

第5章 睡眠時ブラキシズム

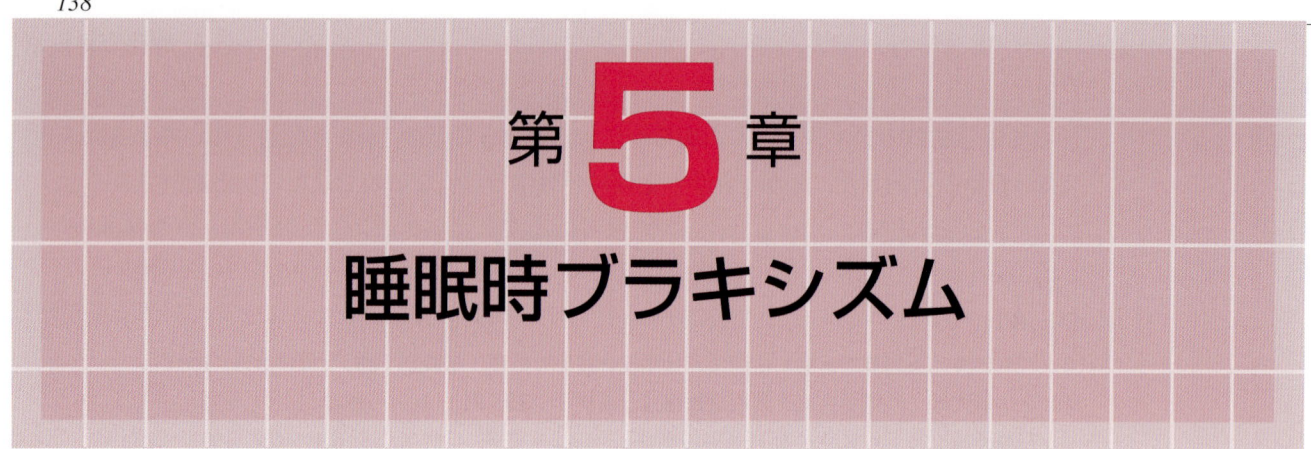

1 睡眠時ブラキシズムの概説

1 ブラキシズムとは

ブラキシズム
口腔習癖

　ブラキシズムは，歯ぎしりや食いしばりのことを指すと一般に考えられている．歯科領域においては，吸指癖や咬爪癖なども含めた非機能的な顎口腔運動（口腔習癖）のことを示している[1]．この"bruxism"という用語は，1932年Millerが用いて以来使用されているが，それまでMarie Pietkiewiczによる"la bruxomanie"（1907年）をはじめとしていくつかの用語が提言されていた．

　ブラキシズムの定義は，それぞれの学術団体により若干違いがあり，統一されていない（表1-1）．American Academy of Orofacial Pain（AAOP）によると「日中（覚醒時）および夜間（睡眠時）に上下顎の歯を擦り合わせて滑走雑音を発現させる歯ぎしり（グライ

グラインディング
クレンチング
タッピング

ンディング），滑走雑音を発現させない食いしばり（クレンチング），咀嚼様の空口運動（タッピング）を含む異常運動」と定義されている[2]．ブラキシズムは，覚醒時に行うものと睡眠時に行うものとでは発現する意識レベルや生理学的背景が著しく異なるため，臨床では区別して考えるべきである．

　日中のブラキシズムはdiurnal bruxism，bruxisomaniaなどと呼ばれ，怒りや攻撃の際に，歯を食いしばる，歯ぎしりするなどの動作は聖書にも記されており，古くから緊張や不幸な状態と結び付けられてきた．また近年では日中無意識下で行われる歯列接触癖

歯列接触癖（TCH）

（teeth contacting habit；TCH）[3]が注目されるようになり，歯の接触だけでも，咀嚼筋活動が生じ，顎口腔系へ負荷がかかっていることが明らかになった．そしてその筋活動の持

表1-1　各学会によるブラキシズムの定義

Sleep bruxism is a stereotyped sleep related movement disorder characterized by grinding or clenching of the teeth during sleep.
　　　　　　　　　　　　　　　　　　　　American Sleep Disorder Association, 2007

Bruxism: Diurnal or nocturnal parafunctional activity including clenching, bracing, gnashing, and grinding of the teeth.
　　　　　　　　　　　　　　　　　　　　The American Academy of Orofacial Pain, 1993

Bruxism: an oral habit consisting of involuntary rhythmic or spasmodic non-functional gnashing, grinding, or clenching of teeth.
　　　　　　　　　　　　　　　　　　　　J Prosthet Dent, 1994

続が顎機能障害（temporomandibular disorder；TMD）などを増悪させていると示唆されている．

睡眠時ブラキシズム

一方，夜間（睡眠中）のブラキシズム，いわゆる睡眠時ブラキシズム（sleep (related) bruxism；SB）は nocturnal bruxism とも呼ばれ，咬耗，補綴装置の破壊，歯周病やTMDの増悪因子と顎口腔系に悪影響を及ぼす無意識下での制御困難な異常運動として古くから研究の対象となってきた[1,4]．睡眠医学において，以前これは睡眠随伴症（パラソムニア）に分類されていたが，2005年に改訂された国際睡眠障害分類第2版（ICSD-Ⅱ）では新しく睡眠関連運動障害というカテゴリーに分類された[5]．本章では特にSBについて言及していくこととする．

睡眠随伴症（パラソムニア）
国際睡眠障害分類（ICSD）
睡眠関連運動障害

2　睡眠時ブラキシズムの疫学

SBは健常者であっても1晩に数回認められ，大多数の集団（85〜90％）が行うというごく一般的な行為である[6]．通常，ベッドパートナーやルームメイト，家族などの同居人からの歯ぎしり音の指摘によって，その存在に気付くことが多い．しかし独居人では咬耗やTMD症状から歯科医に指摘されるまでその存在に気付かないことが多いため，問診やアンケートのみでSBの有病率を正確に評価することは困難である．

SBの有病率

SBは上下乳切歯萌出直後の1歳程度で出現し，成人全体では平均5〜8％の有病率で，年齢とともに減少傾向を示す．具体的には11歳以下で14〜20％，18〜29歳で13％，60歳以上ではわずか3％であると報告されている[1,7]．ただし高齢者においては多数歯欠損であることも多く，その場合歯ぎしり音が感知されない．von Gontenらは無歯顎者であってもSBは行っており，またその研究によると総義歯を装着して就寝した場合のほうが，装着しない場合よりブラキシズム・レベルが減少すると報告している[8]．

また多くの研究では性差はないとされている[7,9,10]が，Hublinらは双生児を用いた研究で小児期には女性のほうがやや多いと報告している[11]．

3　睡眠時ブラキシズムの影響

睡眠時ブラキシズムの影響
咬耗
アブフラクション
歯の破折
補綴装置の破損
歯周病の増悪
TMD

臨床において，咬耗，アブフラクション（「第Ⅰ編　第5章　睡眠時ブラキシズム　③睡眠時ブラキシズムの影響」参照），歯の破折，補綴装置やインプラントの破損，歯周病の増悪，TMD，頭痛・肩こりなどはSBの影響が大きいと考えられている．また無症状ではあるが，下顎隆起・外骨症，咬筋肥大，頬粘膜・舌の圧痕などもSBの存在を想起させる（図1-1）[1,12,13]．しかしながら，これらはそれぞれ，歯質や唾液，加齢変化，咬合力や顎運動の方向，生活習慣（食習慣，歯磨き，異常習癖）など多くの因子が関与しているため，個々の因子とSBとの因果関係を明らかにすることは難しく，現在もエビデンスに乏しいままである．

最大咬合力

西川らは，SBは時に覚醒時の最大嚙みしめの咬合力を超えることを報告しており，またそこで記録されたSBの最大咬合力は81.2 kgf（最大嚙みしめ時の111.6％）であった[14]．通常，覚醒時の最大嚙みしめ時の咬合力は体重と同程度であり，成人男性においては100 kgf以上を示すこともある[15]．このような過剰な力が歯・歯根膜・咀嚼筋・顎関

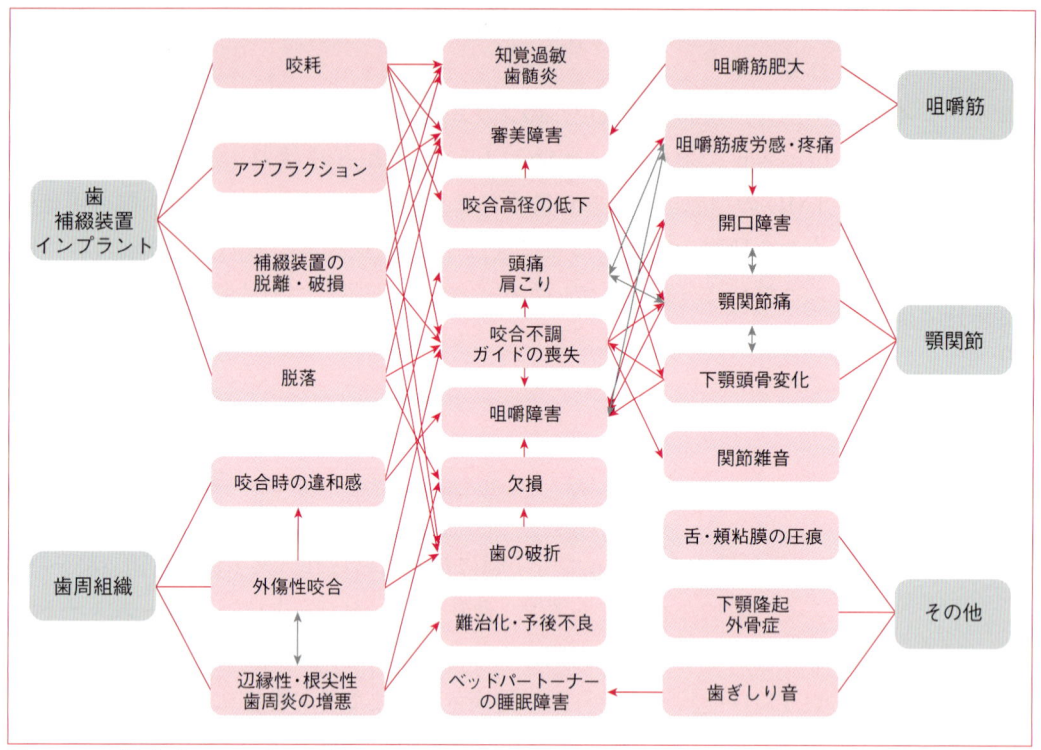

図 1-1　睡眠時ブラキシズムの影響

節にかかると，最初に述べた影響が生じるのもうなずける．すなわち，これらの顎口腔系の変化は必要十分条件ではないにしろ，SB の発症・増悪が深く関与し，その力や頻度をコントロールすることが顎口腔系の健康維持に重要不可欠ということである．

加えてグラインディングによる歯ぎしり音は，ベッドパートナーの睡眠を分断するとして，他者への睡眠にまで障害を及ぼすため，SB のマネジメントは大切である[16,17]．

ストレスの発散

しかし一方で，ストレスの発散[18]や睡眠中の唾液分泌の促進あるいは少量の唾液の口腔内全体への拡散[1,19]など機能的側面を有している可能性もあり，ブラキシズムは単に悪影響だけを引き起こすものではないということも認識しなければならない[20]．

4　睡眠時ブラキシズムの病因

一次性 SB

二次性 SB

SB の発症メカニズム
末梢説
中枢説

SB は，その医学的・歯学的背景により 2 つに分けられる．背景をともなわないものを一次性（本態性）SB とし，精神・神経・内科的疾患（口顎ジストニア，認知症，統合失調症など），睡眠障害（不眠症など），歯科的疾患（顎機能障害など），医療行為（薬物投与・中止，治療行為）など，医学的・歯学的背景をともなう二次性（続発性）SB と区別する．

これまで一次性 SB の発症メカニズムについて，末梢説と中枢説が論争の的となってきた．当初は，末梢性の咬合因子により SB が生じていると考えられていた．これは，不正咬合者に SB の発現が多いという報告や咬合調整により SB の発現が抑制されたという報告に基づいたものであり，当時は咬合の不正により誘発された精神的ストレスが SB を増加させるというメカニズムが考えられていた[21〜23]．

一方で，咬合調整を行っても SB の減少は認められなかったという報告[24,25]や，実験

的に咬合干渉を付与してもSBに影響を与えなかったという報告[26]もある．通常，睡眠中のヒトの閉口筋（抗重力筋）は弛緩しており，そのため開口（歯列非接触）状態にある[27〜29]．つまり何らかの中枢性の興奮によって閉口し，SBが生じる可能性が強く，歯の接触の結果，SBが発現するのではないと考えられる．現在ではこのような末梢性の咬合因子は発症因子ではなく，SBの影響を増悪させる修飾因子であると考えられている．

精神心理学的要因　その他，不安傾向やストレスがSBを促進するというような精神心理学的要因の関与[30〜32]や一卵性双生児の一致率が二卵性双生児よりも高いことから遺伝的要因[11]などが取りあげられてきたが，どれも主原因とは考えられておらず，現在では中枢説が有力であると考えられている[5,20]．

また危険因子として喫煙，カフェイン，アルコール摂取などが示唆されているが，摂取する化学物質がどのように影響を与えるのかは未だ解明されていない[30]．近年では閉塞性睡眠時無呼吸症候群（obstructive sleep apnea syndrome：OSAS）[30]患者や逆流性食道炎患者[33]でSBの増加が報告されている．前者については，無呼吸イベントとSBイベントの時間的相関がなかった[34]ため直接的な原因であるとは考えにくい．ただし，OSAS患者の睡眠は浅く，不安定なものであるため，完全に否定することはできない．後者に関しては，酸逆流イベントに対してSBイベントとそれにともなう嚥下イベントの相関が認められている[33]．逆に，顎口腔系に慢性疼痛を有する患者やスプリント装着直後などはSBが減少するといった報告[20,35]もある．

5　睡眠時ブラキシズムの生理学的背景

ヒトの睡眠は，non-REM（NREM）睡眠とREM睡眠とに大別される．NREM睡眠では，睡眠が深くなるに従い，脳波が徐波化し（周波数が低下し，振幅が大きくなる），

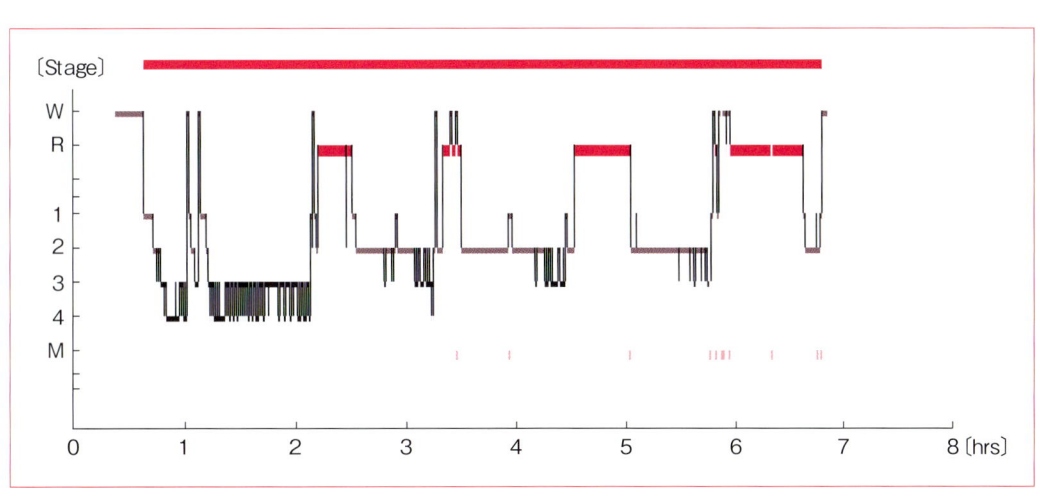

図1-2　睡眠深度の判定例
W（Wake）：閉眼時にはα波が認められる．
Stage R（REM）：浅い睡眠．急速眼球運動やオトガイ筋などの抗重力筋活動の低下が認められる．
Stage 1：比較的浅いNREM睡眠．緩やかな眼球運動が認められることがある．
Stage 2：最も長く認められるNREM睡眠．睡眠紡錘波やK複合を認める．
Stage 3：比較的深いNREM睡眠．高振幅のδ波（徐波）が20%以上50%未満認められる．
Stage 4：深いNREM睡眠．高振幅のδ波（徐波）が50%以上認められる．
M（Movement Time）：体動．

急速な眼球運動
抗重力筋の筋活動の低下
脳波の速波化
睡眠周期

意識レベルは低下する．このNREM睡眠はStage1～4と4段階に分類され，順に深くなっていく．一方，REM睡眠とは，睡眠中でも急速な眼球運動（rapid eye movement）の認められる時期であり，同時に著明な抗重力筋の筋活動の低下，脳波の速波化が認められる（図1-2）．睡眠はNREM睡眠の浅い眠りから深い眠りへと移行し，再び浅くなるときにREM睡眠を迎える．この周期的なリズムを睡眠周期といい，成人では約90～120分持続し，1晩に4～5回繰り返される．さらにこれら大きな睡眠周期のなかで，自律神経の変動をともなう20～40秒の短い間隔の周期的な変動が，NREM睡眠中にみられることが報告されている[36]．そして後述するように，この短い周期のなかで睡眠が浅くなる際にSBは起こりやすいと報告されている[37]．一般に，睡眠の前期ではNREM睡眠が深く長く，REM睡眠は不明確で，後期においてNREM睡眠は浅く短く，逆にREM睡眠が優位となる．

　SBが発現する睡眠段階に関しては，当初，REM睡眠に最も多いと報告され，夢との関連が議論されてきた[38,39]．しかしその後，NREM睡眠の軽睡眠期（Stage1，2）ならびにREM睡眠に多いことが報告され，最近ではあらゆるStageで発現し得るとする研究報告が多い[40～42]．

（大倉一夫・安陪　晋・鈴木善貴）

（参考文献は章末にあります）

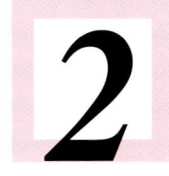

2 最新の知見

1 睡眠時ブラキシズムの研究方法

ポリソムノグラフ（PSG）　　SB（睡眠時ブラキシズム：sleep bruxism）の測定方法としては，睡眠実験室で行うポリソムノグラフ（polysomnograph：PSG）測定，簡易型筋電計を用いた測定，アンケートや質問票などによる判定など，さまざまなものがある．

脳波
眼振
筋電図
心電図
　　SBの実態を明らかにするうえで，PSGは最も確実性がある[16,41,43]．脳波，眼振，筋電図，心電図など多くの生体信号を測定し，睡眠の質や自律神経活動などさまざまな項目を解析することができる（図2-1）．しかしその反面，多くの電極や装置が装着されるため，普段の睡眠環境とは異なり，被験者に負担がかかる．この測定は，通常1夜目は測定環境への馴化として行われるため，2夜以上の連続測定が必要となってくる．また睡眠実験のための施設が必要であるということや歯科保険適応外によるコストの問題により，臨床応用はむずかしく，一度に大人数の測定を行うのは現実的ではない．

簡易型筋電計　　簡易型筋電計での測定はPSGよりも単純であるがゆえに，睡眠深度の判別やSB以外の生理現象の同定が困難であり，単体で純粋なSBを抽出することは困難である[13,44,45]．しかし，PSGと比較して安価であり，被験者自身が取り付けを行うことが可能なほど簡便である．また装置が小さいため，被験者の自宅で測定することが可能であり，被験者自身の負担も少ないため，普段の睡眠に非常に近いデータを得ることができる．このため最近ではより簡易でアーチファクトの少ないものや，自律神経系を同時に測定して睡眠深度を測定するシステムなどが開発されてきている[46,47]．

　　その他，圧電センサを埋め込んだスプリントを用いてSB時の咬合力を測定する方法などもある[14]．

歯ぎしりアンケート　　アンケートを行うことは容易であり，大勢の人を対象に行うことができる[48]（表2-1）．

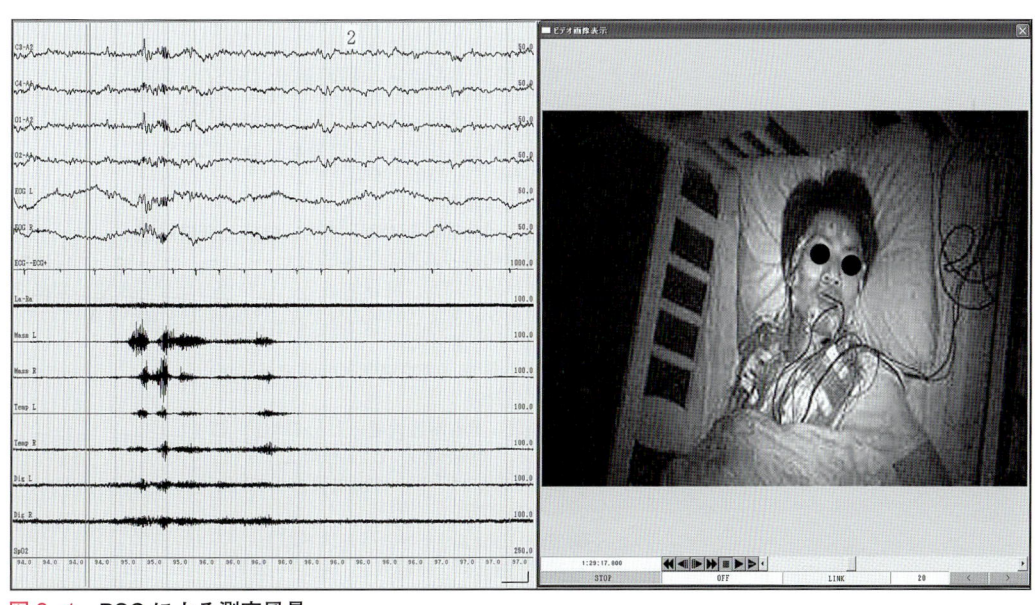

図2-1　PSGによる測定風景

ただし，前項で述べたように，自覚症状がなくとも SB を有するものは多く存在するため，これらは総合的な判断の一助とするのが望ましいであろう[16, 20, 48]．

2 睡眠時ブラキシズムの判定基準

SB は，質問表や自覚的な認識から診断することが容易ではない．しかしながら，臨床において SB の有無やその重症度を把握することは，TMD（temporomadibular disorders）や歯周病の治療，そして補綴装置やインプラントの予後を考えるうえで非常に重要である．

SB の判定基準　　2005 年に改訂された ICSD-Ⅱ の SB 判定基準では，表2-2 のように記されている[5]．その他，起床時の肩こりや頭痛，下顎隆起や外骨症，頬粘膜や舌への歯型の圧痕なども臨床的な判断の一助とする[16, 20, 49, 50]．また診断用スプリントの咬合面に色を塗り，装着後の色の剥離の程度でブラキシズムの有無を判断するという方法もある[51]．

研究において SB は咀嚼筋筋電図より判定される．覚醒時の咬筋の最大随意収縮を
最大随意収縮（MVC）　100% MVC（maximal volantary contraction）とし，5〜20% MVC を超えるエピソードを SB と判定する[20, 52]．

表2-1　歯ぎしりアンケート[48]

1. Do you wake up in the morning or during the night grinding or clenching?
   歯ぎしりや食いしばりに気がついて，目が覚めたことはありますか？
2. Do you feel fatigue or masticatory muscle pain on awakening?
   起床時，顎にだるさや痛みを感じることがありますか？
3. Do you wake up in the morning or during the night with the jaws locked?
   顎の引っかかりに気がついて，目が覚めたことはありますか？
4. Do you feel discomfort on the teeth on awakening?
   起床時，歯に不快な感じがありますか？
5. Do you have recent history of chronic dislocation of permanent or temporary restorations?
   最近，歯の詰め物や被せ物がよく取れるようなことがありましたか？
6. Do you have recent history (last six months) of noises associated with nocturnal teeth grinding as reported by a third person?
   最近の6カ月で，誰かに歯ぎしりの音を指摘されたことはありますか？

表2-2　睡眠時ブラキシズム判定基準（ICSD-Ⅱ）[5]

臨床的診断
A. 睡眠時の歯ぎしり音もしくは噛みしめの自覚
B. 以下の項目の一つ以上を満たす
　　ⅰ 異常な咬耗
　　ⅱ 起床時の顎の不快感，疲労，痛み，開口困難
　　ⅲ 強度の噛みしめによる筋肥大
C. 筋活動が睡眠障害，医学的あるいは精神心理学的疾患，薬品や物質による障害などの他の疾患により説明できないもの

PSG を用いた診断（咬筋筋電図の測定が必要）
エピソードの同定
　　筋活動量：覚醒時最大噛みしめの 10% 以上
　　筋バースト持続時間：0.25 秒以上
　　3 秒以上の筋バースト間隔は異なるエピソードとする
エピソードの分類
　　間欠性（phasic）：＞3 バースト以上
　　持続性（tonic）：2 秒以上の筋バースト
　　混合性（mixed）：リズム性と持続性の混合

2 最新の知見

運動様式の分類は従来PSGによる筋電図とモニタの観察により分類されてきた．具体的には，筋活動（バースト）とそれらを一定条件でまとめたエピソード，そしてその際に生じるグラインディング音より総合的に判断する．エピソードの様式には筋活動の特徴から間欠性，持続性，混合性の3種類に分類することができる[5,41]（図2-2）．

③ 睡眠時ブラキシズムの発現メカニズム

近年，SBの発現メカニズムが次第に解明され，中枢説が有力視されている．睡眠周期において，特にNREM睡眠からREM睡眠に移行する際，睡眠の安定が若干損なわれ，3～10秒程度の短い無意識の覚醒現象，いわゆる微小覚醒（micro-arousal）が生じる．このとき，大脳皮質は興奮しており，脳波活動の亢進が認められる．そして，これに引き続いて自律神経系の活動が亢進し，心拍上昇を認める．さらにこの後，開口筋が活動し，呼吸数の増加がみられ，ついで閉口筋の活動により閉口してSBが発現する[6,19,20,53,54]．また実験的に微小覚醒を引き起こした場合にも，この一連の活動は生じたと報告されている[27]（図2-3）．

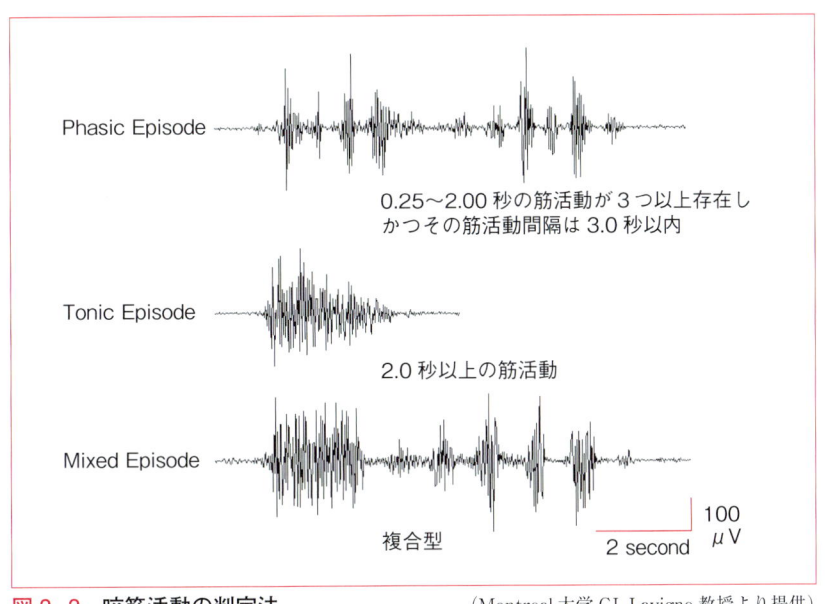

微小覚醒（micro-arousal）

自律神経系の活動亢進
心拍上昇

図2-2 咬筋活動の判定法　　（Montreal大学 GJ. Lavigne 教授より提供）

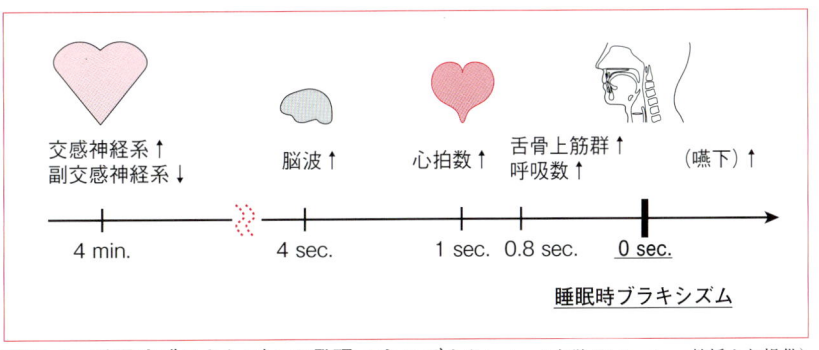

図2-3 睡眠時ブラキシズムの発現メカニズム（Montreal大学 GJ. Lavigne 教授より提供）

この一連の活動は，健常者およびSB患者の両方に共通して認められる．現在，SBの中枢神経系や自律神経系，および，それにともなう心肺機構が明らかにされ，また画像技術の進歩により脳内の神経ネットワーク機構も解明されつつあるが[55]，中枢神経系の機構に重要な役割を担っている神経伝達物質や内分泌系の作用に関しては，今後さらに解明されていくことであろう．

4 睡眠時ブラキシズムの顎運動

SBであるかどうかは，咬筋筋電図を基に判定される[5, 20, 52, 56]．また従来その運動様式の分類もその筋電波形により分類されてきた．その分類方法は，側頭筋や顎二腹筋筋電図，歯牙滑走雑音，モニタ観察などを用いて総合的に判断するも，実際の下顎の動きや歯の接触などは推測の域を超えなかった．

6自由度顎運動測定器

徳島大学大学院ヘルスバイオサイエンス研究部咬合管理学分野では，小型軽量で高精度の磁気式6自由度顎運動測定器（図2-4）を用いて，夜間睡眠中の顎運動の測定をし，大倉の手法[56, 57]を用いて筋電図・顎運動による運動様式の分類を行ったところ，筋電図と顎運動による分類が必ずしも一致していないことがわかった[56〜60]（図2-5，2-6）．

咬頭嵌合位以外での過剰な咬合力の発現

また睡眠中の顎位について検討したところ，ブラキシズムイベント中の最大咬筋活動時の顎位が咬頭嵌合位に収束する者と，咬頭嵌合位以外でも最大咬筋活動を発現する者がいるという興味深い知見が得られた（図2-7）．このような咬頭嵌合位以外での過剰な咬合力の発現が，顎口腔系に負担を与え，歯の破折や補綴装置の破損，TMDなどの発症・増悪の原因になっているのではないかと考えられる．

律動的な咀嚼筋活動（RMMA）

近年，SB時の顎運動として咀嚼様の律動的な咀嚼筋活動（rhythmic masticatory muscle activity：RMMA）が多く存在することがわかってきている[1]．今後は測定した顎運動情報と歯列の形態情報を重ね合わせることにより，より詳細な下顎の動きや咬合接触状態を明らかにしていく必要があると考えている．

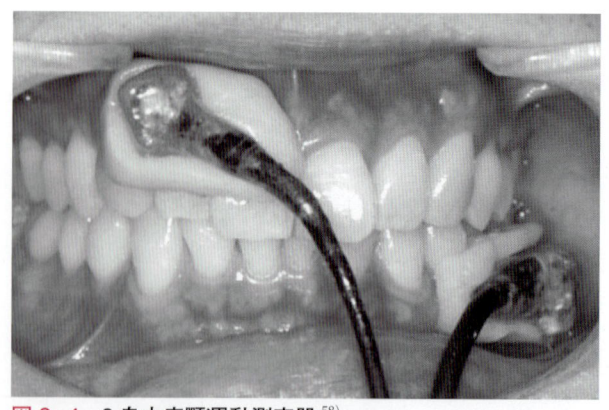

図2-4　6自由度顎運動測定器[58]
（野口直人ほか：睡眠時ブラキシズム発現にともなう顎運動の測定解析法の検討．文献[58]より）

2 最新の知見

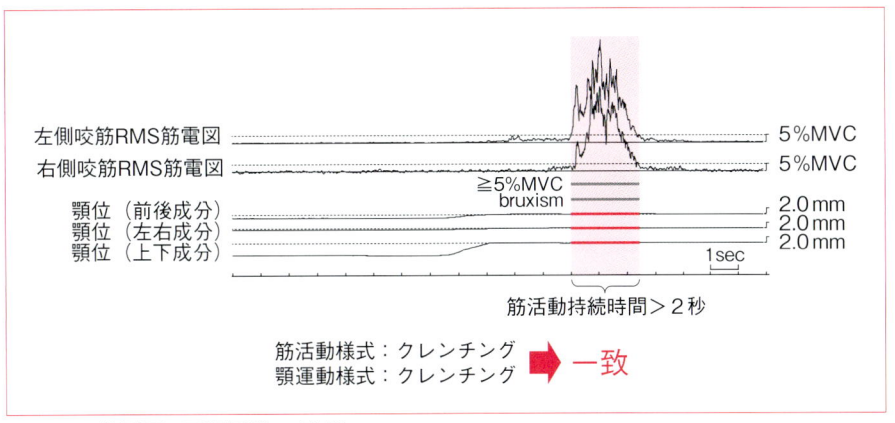

図 2-5 筋電図-下顎運動 一致例
（野口直人ほか：睡眠時ブラキシズム発現にともなう顎運動の測定解析法の検討．文献[58]より）

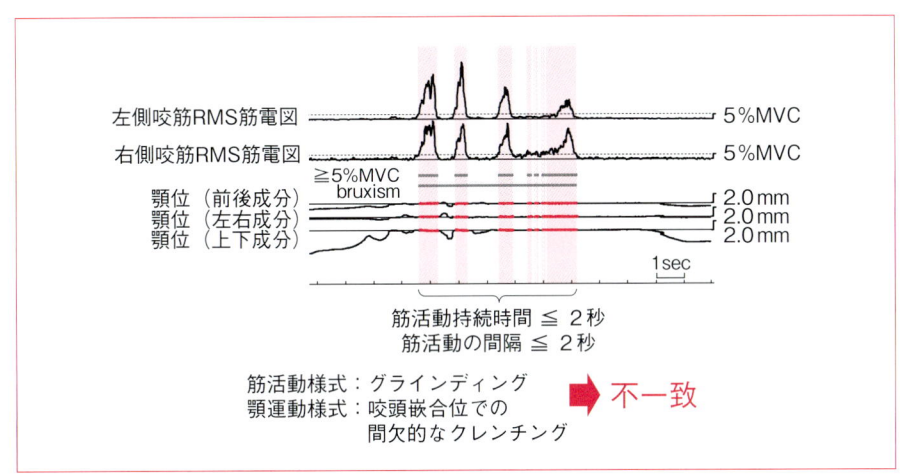

図 2-6 筋電図-下顎運動 不一致例
（野口直人ほか：睡眠時ブラキシズム発現にともなう顎運動の測定解析法の検討．文献[58]より）

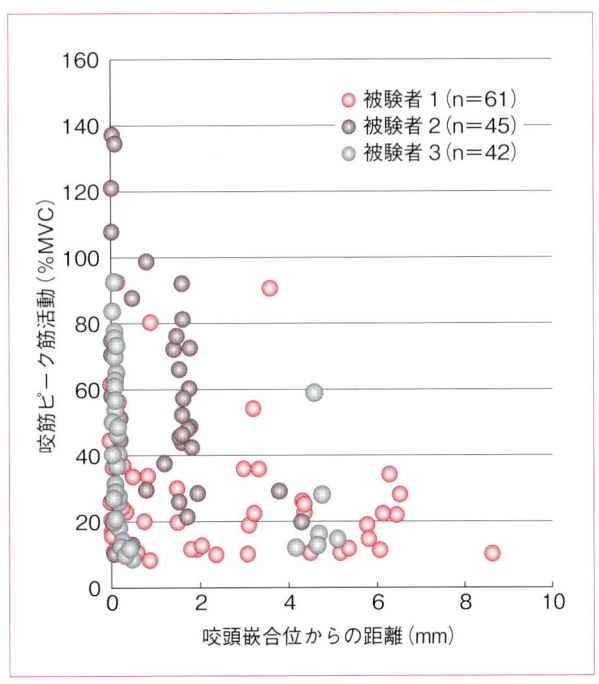

図 2-7 咬筋最大筋活動時の顎位
（野口直人ほか：睡眠時ブラキシズム発現にともなう顎運動の測定解析法の検討．文献[58]より）

5 睡眠時ブラキシズムと嚥下

嚥下　　　　　　　　ヒトは，睡眠中にブラキシズムの他に嚥下，咳，寝言，溜息，表情の変化などさまざまな口腔顔面活動を行っている．そのなかで，SBと嚥下の関係が最近の研究で示唆されている．

逆流性食道炎　　　　宮脇らは，逆流性食道炎患者ではSBと嚥下が多く，それらは胃酸逆流イベント時に高
胃酸分泌抑制剤　　　頻度で認められ，その患者へ胃酸分泌抑制剤を投与したところ，SBと嚥下は有意に減少したと報告している[33]．さらに睡眠中に健常者の食道内への酸刺激を加えたところ，SBが増大したということも報告している[61]．睡眠中の嚥下は，SBと同一エピソード内に存在することが多く，特にエピソードの後半1/3に認められることが多い[33,60]．つまり，
唾液分泌の促進　　　SBは唾液分泌の促進または少量の唾液の口腔内および胃食道内への拡散によって，口渇

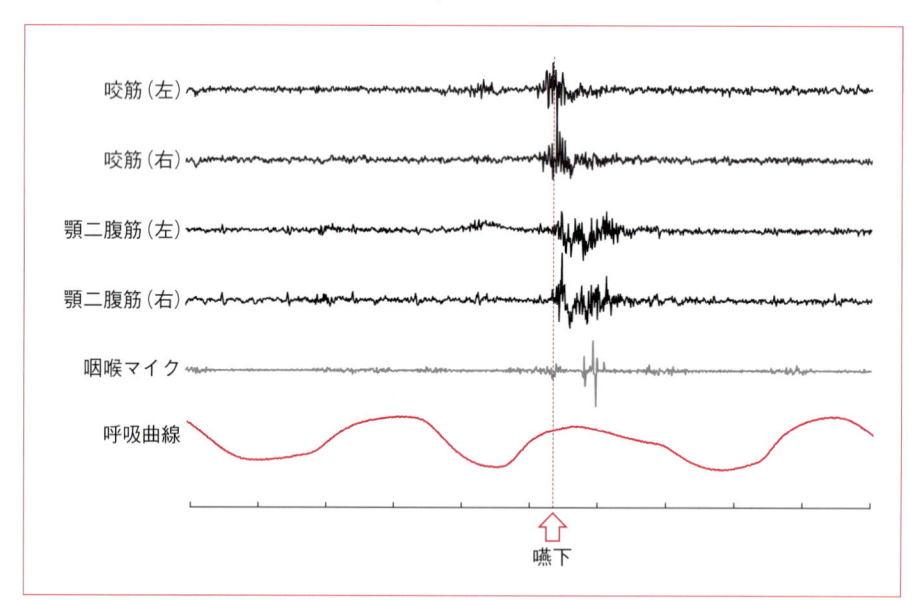

図2-8 嚥下運動時の筋電図
（鈴木善貴ほか：睡眠中のブラキシズムと嚥下にともなう顎運動の解析．文献[60]より）

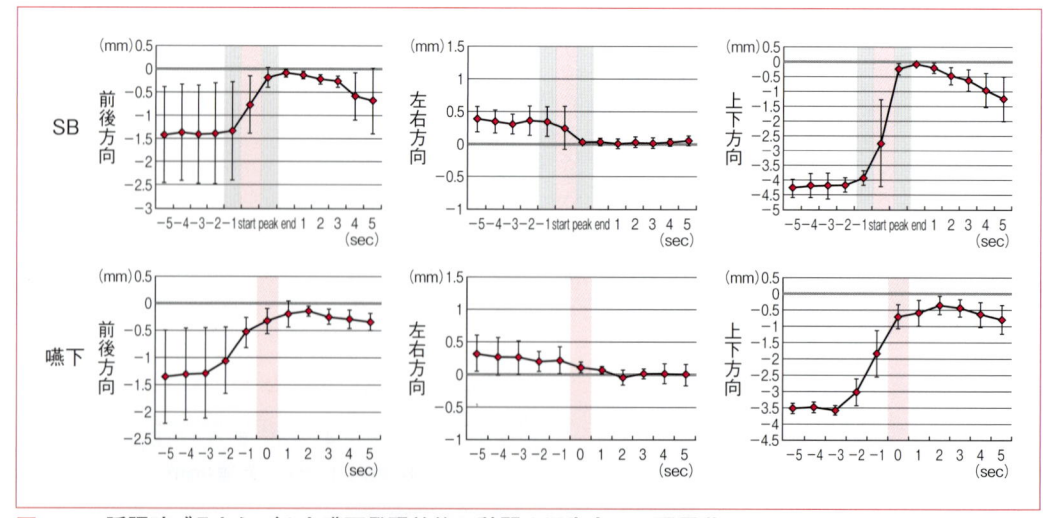

図2-9 睡眠時ブラキシズムと嚥下発現前後5秒間の切歯点での顎運動
各被験者の中央値を代表値とし，その平均値および標準偏差を（◆）で示す．(n=3)
（鈴木善貴ほか：睡眠中のブラキシズムと嚥下にともなう顎運動の解析．文献[60]より）

胃酸逆流の防御反応	や胃酸の逆流に対する防御反応であるという見方もできる．

　従来，睡眠中の嚥下（図2-8）はアーチファクトとみなされ，SBの判定区間より除外されてきたが，6自由度顎運動測定装置を用いて，SBと睡眠時の嚥下における顎運動について検討したところ，イベントに際し下顎が後下方より急激に咬頭嵌合位へ近づいていき，終了後は徐々に後下方へ戻っていくというように，両者は類似した運動経路を示していた（図2-9）．また嚥下時には筋活動が生じることも多いため，SBエピソードの区間に含まれる嚥下については一連の運動として除外することなく，SB判定に含めるべきと考える[60]．

嚥下位　　さらに，嚥下のイベント時，下顎は咬頭嵌合位のやや後下方すなわち後方咬合位〔嚥下位（相当）〕を経由している可能性が考えられる．最後方咬合位から咬頭嵌合位までの円滑な顎運動は重要であり，この範囲のスライド量がTMDに影響するということも報告[62〜64]されており，補綴装置の製作・調整や咬合調整を行う場合には注意が必要である．

（大倉一夫・安陪　晋・鈴木善貴）

（参考文献は章末にあります）

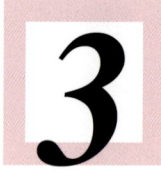

3 睡眠時ブラキシズムの影響

SBの悪影響

咬耗

　SB（睡眠時ブラキシズム：sleep bruxism）のもたらす悪影響として，古くからさまざまな事柄が挙げられている．SBは，覚醒時の最大嚙みしめを上回る咬合力を認めることもあり，その存在は歯の咬耗，歯肉痛痒感，歯痛，口腔粘膜や舌の変形や歯の圧痕，外骨症，顎のこわばりや疲労感，補綴装置の破損，咬筋肥大や顔貌の変化，耳鳴りや耳痛，TMD（顎機能障害：temporomandibular disorders）や口腔顔面痛などを引き起こし，増悪する要因と考えられている．それぞれについて以下に述べる．

1 睡眠時ブラキシズムと咬耗

パラファンクション

　歯は生体内で最も硬い組織であるが，力を受けることにより変形し，また摩耗もする（図3-1）．歯が萌出し，咬合接触が生じてから現在までのどの段階で歯の咬耗が生じたのか判断することはむずかしく，咬耗が存在していても現時点でSBが存在するとは限らない．そして，咬耗はSBのようなパラファンクションだけでなく機能運動によっても生じ，加齢の影響も受けるため，咬耗レベルからSBの有無や重症度を判断するには注意が必要である．臨床においては，使用されていない咬耗面は30日程度で光沢が失われることから，その光沢の有無によりSBを確認することが有効とされている[65]．咬耗とその時点でのSBの関係を検討した研究報告は多いが，そのほとんどはセルフレポートや質問票を用いてSB判定を行ったものであり，その信頼性は低く，結果も一定していない．

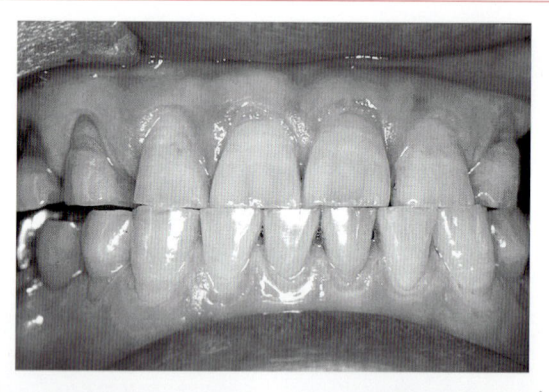

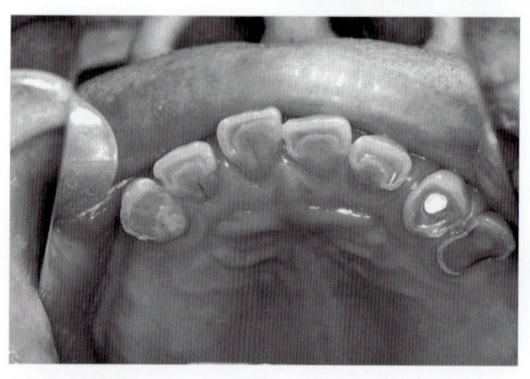

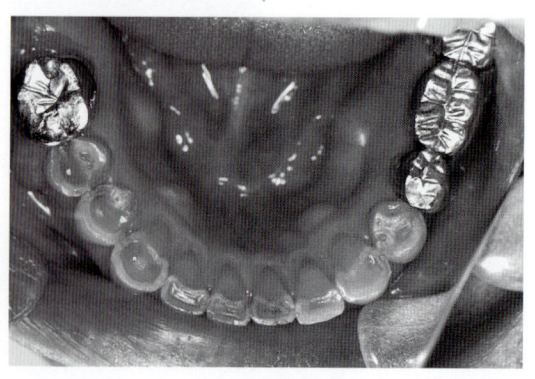

図3-1 咬耗

PSG（Polysomnograph）を用いたSBと咬耗レベルの関係を検討した最近の報告によると，若年者においては咬耗によって現在のSBの有無の判定が可能だが，それは現在SBがあるかないかを示すものではなく，過去の既往を含めたものである．そして睡眠時の咬筋活動の頻度により分けられた2つの群間では，SBと咬耗スコアに有意な関係は認められず，やはりSBの頻度や強度を咬耗レベルから判断することは困難であると報告している[66]．

酸蝕
摩耗

また胃酸（逆流性食道炎，過食症による嘔吐など）や職場で使用する揮発性の酸による酸蝕や粉塵による摩耗などの生活環境による歯質の実質欠損と区別することも必要である．酸蝕は，発現部位や溶けたような外観より判断が可能であるが，摩耗は問診以外ではSBによる咬耗との判別がむずかしい．加えて，SBが同時に存在することで相乗効果を生み，非常に進行の早い咬耗を呈する可能性がある．さらに多くの薬剤によって唾液の分泌が低下し，潤滑剤である唾液の減少により，齲蝕のみならず咬耗までもが急激に進行するとされている[67]．

唾液の減少

以上をまとめると，咬耗はSBの影響も受けると考えられるが，現在までの履歴書と考えるのが妥当であり，年齢を考慮に入れると咬耗レベルから現在のSBを判断することには注意が必要である．しかし咬耗は歯科臨床においてSBの指標として理解しやすいものであり，総合的な判断を行えば有用なランドマークとなることも忘れてはならない．

2　睡眠時ブラキシズムとアブフラクション

アブフラクション

著しい噛みしめ習癖やSBによる歯の変形が，歯頸部の楔状欠損を引き起こすアブフラクションという概念がある（図3-2）[68～70]．だが，臨床的にどのような力がどのように歯に加わっているかは未解明の点が多い．通常，咬頭嵌合位では偏心位に比較して咬合力による歯の変形量は有意に小さい[71]．大塩[71]は，小臼歯を強く噛みしめたとき頬側歯質は，頬側咬頭負荷で短縮し，舌側咬頭負荷で伸長する傾向が認められたと報告している．加齢とともに歯質は脆くなることも知られており，さまざまな方向の力を引き起こすグラインディングや偏心位におけるクレンチングのように，歯の変形が交互に作用することで，歯頸部の歯質に短縮伸長の力が交互に加わり，楔状欠損の危険性が増し，またそれに至らないまでも，微小なクラックや知覚過敏を引き起こす要因となる可能性がある．

歯の変形

楔状欠損

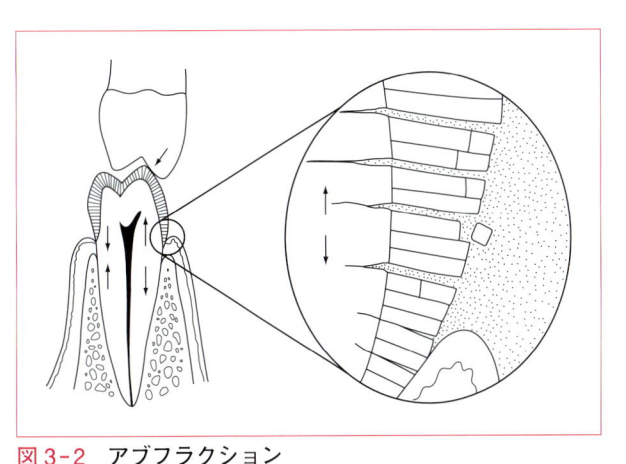

図3-2　アブフラクション
(Grippo JO.: Abfractions: a new classification of hard tissue lesions of teeth. 文献[69] より）

3 睡眠時ブラキシズムと歯根破折，補綴装置の破損

歯根破折

　　SBと歯根破折の直接的な因果関係は不明であるが，歯の破折を引き起こす条件としては著しい荷重が必要であり，さらに歯に加わった荷重を逃がさないために，ある程度以上の歯周組織の支持が必要と考えられる．臨床的には，歯の破折を引き起こす前に，まず楔状欠損，金属補綴装置表面の皺，切縁のチッピング，過剰な咬耗が出現すると考えられているため，これらの徴候に十分注意する必要がある．またSBの存在はセラミックを使用したインプラント補綴失敗のリスクファクターとなることが報告されており[72]，欠損補綴の際には，歯を喪失するに至った理由を詳細に検討し，特にSBの有無については十分に情報を得て評価し判断すべきである．補綴装置の予後を考えるうえで，力学的な咬合力の配分や使用する材料を誤ってはならない．また，SB有病者に対しては，その為害作用から補綴装置を保護するために，補綴治療後のスプリント（ナイトガード）の使用について検討する必要がある．

スプリント（ナイトガード）

4 睡眠時ブラキシズムと歯周病

睡眠時ブラキシズムと歯周病

外傷性咬合

　　咬合力が歯周病の進行にどのような役割を果たしているかは，多くの動物実験が行われ，一応の結論が得られたと考えられている．プラークによる炎症と外傷性咬合が共存した場合については議論の余地が残されているが，プラークによる炎症がない場合には咬合性外傷がアタッチメントロスを引き起こすことはないという点では一致した見解が多い[73〜75]．一方で咬合力が強い場合，わずかなプラークによる炎症でも歯周組織破壊を引き起こすという報告もある[76]．ただし，これらの研究は実験期間が比較的短期間のものであり，長期的な咬合力の作用については必ずしも明らかにはなっていない（「第Ⅱ編第5章　歯周病と咬合」参照）．

　　歯は歯周組織が健全であっても常に移動を繰り返しており，嚙みしめの際に歯は歯列を狭める方向へ移動し，隣接面のコンタクトポイントはきつくなる[77,78]（図3-3）．歯周組織が健全である場合，この現象は大きな咬合力を支えるのに非常に有効に働くが，歯周組織の状態が悪い場合や欠損がある場合，そして咬合接触点が不適切な場合には，通常の咬合力であっても，歯を歯列から押し出す力となり，特定の歯に力が集中することになる．SBの存在はこれらの現象を増悪させ，歯の喪失を加速させるものと考えられる．そのため，このような現象の予兆が認められ咬合力と歯の移動のバランスが崩れた場合，歯列へ加わる咬合力を適切に分散させることは大変重要である．

5 睡眠時ブラキシズムと顎機能障害

　　SBは，顎口腔系にさまざまな障害をもたらす可能性があるが，特にTMDの発症・増悪因子として注目され，数多くの報告がなされてきた．

1－咀嚼筋に対する影響

筋痛

　　覚醒時の持続的なクレンチングが筋痛を引き起こすことから，SBも筋痛の原因となり

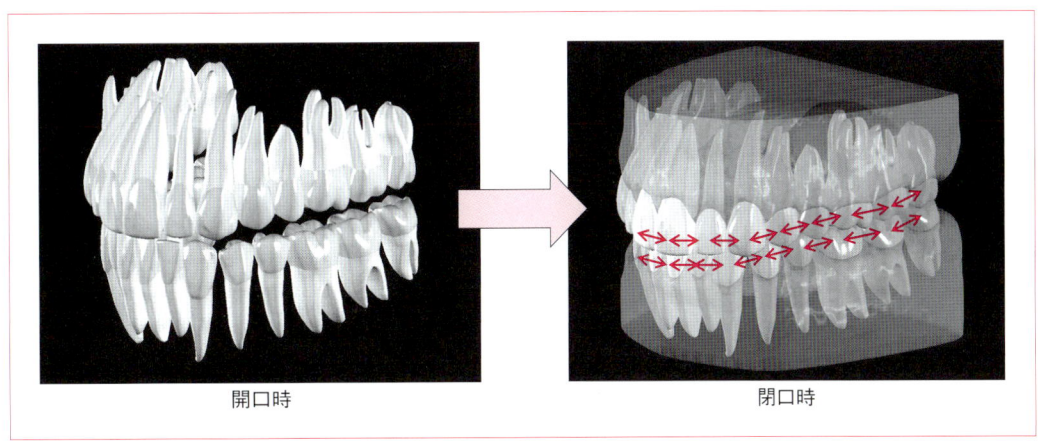

図 3-3 咬頭嵌合位における嚙みしめ時，咬合力を歯列全体で支える

肩こり
緊張型頭痛
筋痛

うることが示唆されており[79]，さらにはそれが肩こりや緊張型頭痛を励起する可能性もあると考えられている．かつてはSBにおいても，筋痛によりさらなる筋活動亢進が引き起こされ，両者の間に悪循環が生じるとされていた．しかし近年の研究では，興味深いことに早朝の閉口筋の違和感や痛みに関して，SBの頻度が比較的少ない群にその症状が多く認められると報告されている[80]．実際にSB患者を対象に，PSGを用いてSBレベルを測定した研究によると，慢性筋痛のある被験者群はない群に比べて有意にSBの発現が少ないことが示されている[4, 81, 82]．これは筋痛により筋の活動性が低下したためと考えられる．このようにSBと筋痛の悪循環のメカニズムは否定されるようになってきたが，無意識下でSBの発生する咬合力の大きさや，不適切な顎位における嚙みしめの悪影響などから，SBが慢性筋痛の要因にならないとは一概には言えないであろう．

2-顎関節に対する影響

閉口筋活動による力が顎関節内圧力を増加させ，関節痛や関節円板転位を引き起こし，それらの症状を進行させる可能性がある．簡易型筋電計（EMG）を用いた研究によると，

SBと顎関節雑音

SBの頻度と顎関節雑音（クリック）との間に有意な関連性が示されている[83, 84]．また同様の関係は前向きの疫学研究によっても報告されている[85]．偏心位における不安定な咬

顎関節負荷

合力やSB中に観察される異常な下顎の運動が，顎関節に負荷を与え，症状の発現または増悪に寄与していると考えられる（図3-4）．

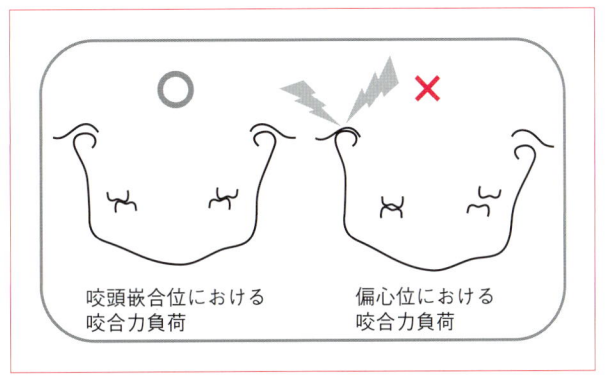

図 3-4 咬合力負荷による顎関節への影響

6 睡眠時ブラキシズムと外骨症

外骨症

過剰な咬合力発現

　外骨症は，その近傍に咬耗をもつ歯が存在することが多く，歯の喪失にともない，外骨症も消失していく場合があることから，咬合力がその成因の一つのファクターであると考えられている．遺伝的要素よりもSBなどの咬合力による環境要因の影響が大きいとする報告[86]もあるので，過剰な咬合力発現による生体の適応反応の一つと考えられている．咬耗と同様に，現時点におけるSBの存在を裏づけるものではないが，一つの指標としてとらえてもよいであろう．

7 ベッドパートナーの睡眠障害

安眠妨害

　SBの簡便で臨床的な指標として，睡眠中の歯の接触音がある．自身には自覚症状を認めないものの，同居人からの訴えによりSBの存在が明らかになる場合がしばしばある．歯の接触音によりベッドパートナーの安眠が妨げられるが，歯の接触音はSBの運動様式によっては出現しないこともある．これについて健常な成人ではRMMA（rhythmic masticatory muscle activity）の約60％に歯の接触音が認められなかったという報告がある[87]．つまり潜在的なSB有病者は実際のアンケートなどによる集計結果よりもはるかに多く存在している可能性がある．

（大倉一夫・安陪　晋・鈴木善貴）

（参考文献は章末にあります）

4 睡眠時ブラキシズムのマネジメント

　SB（睡眠時ブラキシズム：sleep bruxism）のマネジメント法としては，主に咬合治療，行動療法，薬物療法などがあげられる．治療効果を検討した研究の多くは，咬耗や主観的な報告を基に診断，治療効果判定を行っており，十分な信頼性が担保されておらず，盲検や対照群をおくことを考慮していない小実験集団を用いた研究スタイルが多いことに注意する必要がある．限られた情報ではあるが，治療効果や安全性，副作用について以下にその詳細を述べる．

1 咬合治療

1-咬合調整

咬合調整

　咬合治療は咬合面における理想的な関係の達成を目標とするもので，歯冠修復治療，咬合調整，オーラルリハビリテーション，矯正治療などが含まれる．基本的な作用機序は，SBの末梢説に基づいたものであり，いずれも不可逆的な治療行為である．治療術式やその目標に関しても経験的なものが多く，残念ながら明らかなエビデンスのある報告はない．したがって，治療目的の科学的な根拠とその指針に乏しく，目的の達成が困難であると言わざるを得ない．しかし，SBの悪影響を避けるため，早期接触など明らかな咬合不全は除去すべきであり，また補綴装置装着，充填処置の際の咬合調整には細心の注意を払う必要がある．ただし，前述したようにSBに対する咬合調整の治療効果は明らかではなく，不可逆的な治療行為であることから，SBの治療方法としては第一選択とすべきではない．

2-スプリント療法

スプリント

　1995年12月の"News Week"によると，アメリカ合衆国において，年間約360万個（SB159万個，筋痛88万個，TMD；temporomandibular disorders 114万個）のスプリントが製作され，少なくとも十億ドル（約1兆円）の医療費が消費された．現在においても，理想的なスプリントに対するコンセンサスはなく，明確なメカニズムも不明なままである．しかし，なおもスプリント治療はSBに対する有力な治療法であると考えられている．

ナイトガード
マウスガード
バイトプレート
スタビライゼーション型スプリント

　スプリントは，ナイトガード，マウスガード，バイトプレート，リテイナーなどさまざまな名称で呼ばれるが，基本的には同一のアクリルレジン製プレートである．さまざまな種類のスプリントがSBのマネジメントに用いられているが，スタビライゼーション型スプリントを上顎に用いることが一般的である[17]（図4-1）．

　スプリントは短期的には可逆的な装置で，患者可撤式で安全と考えられ，非常に多くの研究報告が認められるが，その治療効果に対する見解は多様である．スタビライゼーション型と咬合面を被覆しない口蓋被覆型のスプリント（プラシーボ）を用いた報告によると，2週間の装着後，両者には治療効果が認められ，またスタビライゼーション型のほうがより効果的であったとのことである[88]．しかし，同様のスプリントを用いた研究では，4週

第Ⅰ編第5章 睡眠時ブラキシズム

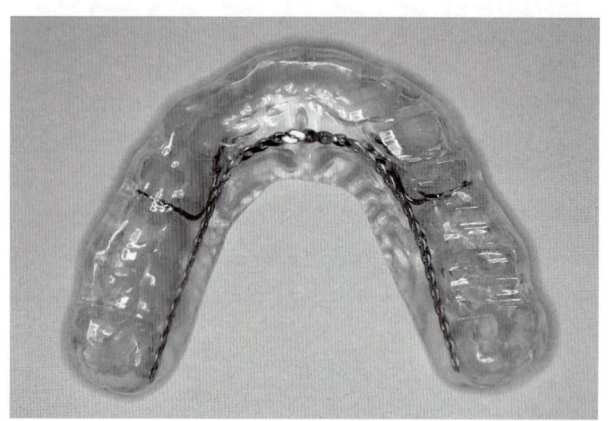

図4-1 スタビライゼーションスプリント

間の治療期間に対して，両者ともに有意な効果を認めず，大きな個人差を認めたと報告している[89]．これに対して，より長期間（6週間）の治療効果について簡易型筋電計を用いて検討した研究によると，両者のスプリントは共に一時的な効果しか認めなかったとしている[90]．

スプリントの咬合様式においては，犬歯誘導と臼歯誘導のスプリントの効果を比較した研究があるが，両者には多くの個人差があり，その治療効果の差は明らかにならなかった[91]．

スプリントの材質に関して，柔らかいレジン製スプリント（ソフトスプリント）は咬合調整，研磨の困難さなどの臨床的な理由によってその使用は限られている．Okesonがハードタイプとソフトタイプのスプリントについて比較した結果，ハードスプリントは8割の被験者に効果を認めたが，ソフトスプリントは半数の被験者に筋活動の増加を認めた．このためハードスプリントがソフトスプリントよりも効果的であると報告している[92]．

近年，小さな前歯部のみのスプリントであるNTICSS（Nociceptive Trigeminal Inhibition Clenching Suppression System）は，通常のスタビライゼーション型スプリントより効果的との報告がある．しかし，後方臼歯の挺出や下顎の偏位が予想され，長期的な治療効果と安全性については不明であり評価は定まっていない[93]．

さらにLandryらは閉塞性睡眠時無呼吸症候群（obstructive sleep apnea syndrome；OSAS）の治療に用いる口腔内装置（mandibular advancement device；MAD）（**図4-2**）と，通常のスタビライゼーション型スプリントの治療効果を比較した．これによると，通常のスプリントにも中程度の効果は認められたが，MADはより大きな効果が得られたと報告している．しかし，2/3の被験者が副作用として顎顔面領域の痛みを訴え，これがSBの減少に影響を与えた可能性について示唆されている[94]．一方でスタビライゼーション型スプリントがOSASを増加させたという報告[95]もあり，OSASを基礎疾患とする患者に対してのスプリント治療は医師と十分相談する必要がある．

スプリントを用いた覚醒時の研究では，咬合高径の増加により発揮できる咬合力が増加することが明らかになっており，臨床的にも**図4-1**のようにスプリント表面に著しい咬耗が認められることがある．しかしながら，歯や歯周組織，補綴装置に対するダメージの予防と軽減に効果的であり，可逆的治療法であることから，筆者らは上顎のスタビライゼーション型スプリントの使用を勧める（**表4-1**）．ただし，歯列全体の被覆が不十分で

4 睡眠時ブラキシズムのマネジメント

図 4-2 Mandibular Advancement Device [94]

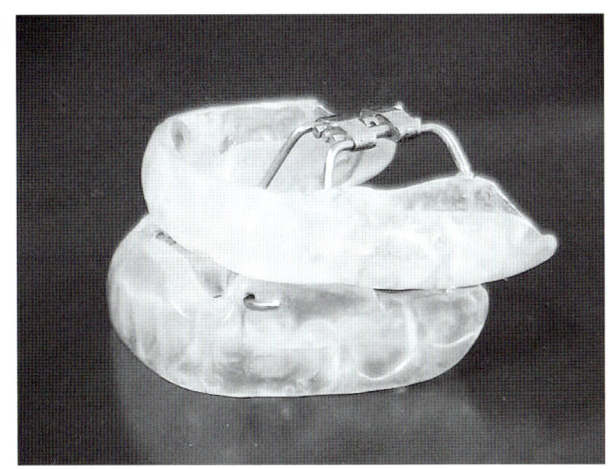

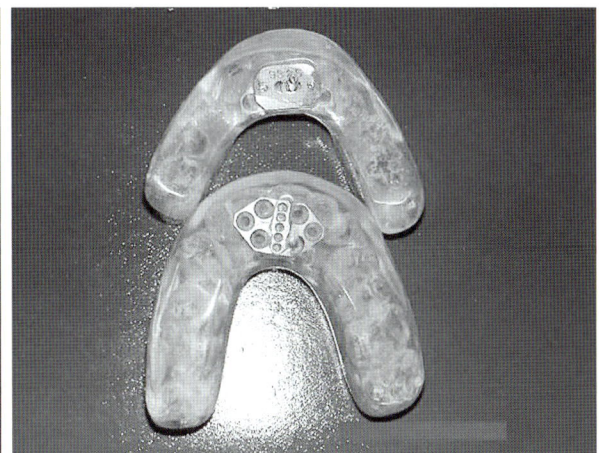

表 4-1 スタビライゼーションスプリントの効果

- 咬合面を被覆することにより歯，補綴装置を保護する
- 下顎頭と下顎窩との関係を修正する
- 顎関節部への負荷を軽減する
- 短期的に SB を減少させる
- プラシーボ効果

あったり，咬合調整が適切でない場合は歯の挺出や移動など咬合に悪影響を与えることがあるため注意が必要であり，今後の研究によって治療計画策定の基準が明らかになることが望まれる．

さらに，無歯顎であってもブラキシズムは存在することが報告されており，少数歯残存症例やコーヌスクローネの支台歯保護が必要な場合は，スタビライゼーション型スプリントの使用目的と同様に，夜間用義歯の使用が推奨されている[96]．

夜間用義歯

② 行動療法

1-バイオフィードバック

バイオフィードバック

バイオフィードバックは，本来感知することのできない生理学的な情報を科学技術によってとらえ，対象者に知覚できるようにフィードバックして体内状態を制御させる技術である．すなわち，SB 患者に対して筋活動が過剰であることを何らかの刺激によって認識させ，筋活動を抑制させるという考え方に基づいている．SB に対しては，味覚，聴覚，開口反射，電気刺激などを用いてフィードバックさせた報告がある[20]．しかし完全な覚醒を引き起こす刺激の場合，短期間における有用性を示す報告を認めるものの，睡眠の中断は昼間の耐え難い眠気を副作用としてともなう．また長期的な効果は不明なものが多く，その効果と安全性の検討が必要である．

電気刺激

そのなかでスプリントに閾値以上の力が加わった場合に，唇への電気刺激をする方法により有効に SB を減少させた報告がある．睡眠への悪影響を防ぐため，睡眠中 1 時間ごとに刺激電源のオン-オフを切り替えるようなアルゴリズムで作動させている．ベースライ

ンに比較して，連続する4日間のSBの活動を減少させたものの，残念ながら長期的な経過に関しては不明である[97]（図4-3）．

SBは，睡眠の分断化や睡眠覚醒リズムの変化，睡眠構造の変化に影響を与える疾患ではなく，睡眠構造の変動にともなう運動障害であるが，これらの装置は，睡眠の分断化，覚醒を引き起こす可能性があり，昼間の眠気や活動性の低下という副作用をはらんでいるため，現時点における患者への適用は慎重に行うべきである．

2－その他の行動療法

行動療法
自己暗示法
催眠療法

精神心理学的療法，自己暗示法，催眠療法，リラクセーション，メディテーション，セルフモニタリング，睡眠衛生指導，習慣トレーニング，集団療法などがあげられる．

精神心理学的療法の技法として，自己暗示法がある．翌朝，用事があって「○時に起きなければならない」と思って寝ると，その通りに目が覚めた経験をもつ人もいるであろう．同様に，ここでは「もしも噛みしめたら目を覚ます」「唇は閉じて歯は離す」と，眠りに落ちる前に自分に言い聞かせる．また短期的には催眠療法は有効との報告もある[98]．これらの方法は治療効果に疑問が残り，科学的な根拠には乏しいが，副作用をともなわない点で評価できる．睡眠衛生指導が有効である可能性もある．入眠前の刺激物（カフェイン，ニコチンなど）摂取を避け，睡眠スケジュールを守るなどの指導を行い，よりよい睡眠を与えることで中途覚醒を減らし，ひいてはSBを減らすことが予想される[17]．

中途覚醒

3 薬物療法

薬物療法

近年，薬物によるSBのマネジメントに関する報告が急増しており，ケースレポートが多いなか，優れた研究デザインの報告も数編ある．残念ながら，いまだ臨床レベルで治療に推奨できる効果的で安全な薬剤はみつかっていない．他の治療が無効で，かつ短期間，重症例に対して，医師との緊密な連携を前提として使用すべきである．

1－筋弛緩薬

筋弛緩薬

古くは，筋弛緩薬であるmethocarbamolによって，短期的にSBが改善されたとの報告があるが，これらの結果は患者のセルフレポートのみで効果の判定がなされている[99]．近年では，非特異的筋弛緩薬のclonazepam（benzodiazepine）によりSBが改善された

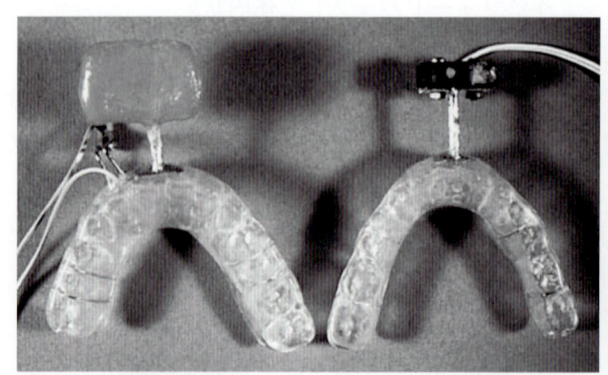

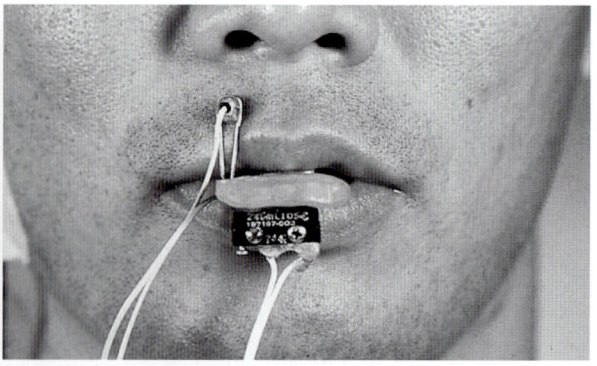

図4-3　電気刺激装置

(Nishigawa K. et al. : Contingent electrical lip stimulation for sleep bruxism : a pilot study. 文献[97] より)

とする報告もある[100]が，長期的な治療効果は不明で，常用に対する注意が必要である．

2-セロトニン作動薬，ドーパミン作動薬

カテコールアミン前駆体のL-dopaは中程度（約30％）の効果があり[101]，D1/D2レセプターアゴニストは難治症例で効果を認められている[102]．

3-抗痙攣薬

ケースレポートによると，venlafaxineによってSBで苦しんでいた50歳の男性に対して効果があったとの報告がある[103]．

4-抗鬱薬

SSRI（選択的セロトニン再吸収阻害薬）が有効との報告がある[104]が，悪化させる危険性も指摘されている[105]．三環系抗鬱薬（amitriptyline）を用いたRCTデザインの有効性評価では，使用した薬剤が低容量であり無効と判定されている[106,107]．

5-自律神経作動薬

α2ブロッカーであるclonidineはSBのマネジメントに有効であったが，約20％に早朝の危険な低血圧が認められたため，投与には十分な注意が必要である[108]．

謝辞

この章の作成において，モントリオール大学Lavigne教授から御助言と図の提供を受けたことに深く感謝し，御礼申し上げます．

（大倉一夫・安陪　晋・鈴木善貴）

【文　献】

1) Lavigne GJ. et al. : Sleep bruxism. Principles and Practice of Sleep Medicine. 4th ed., Elsevier Saunders, Philadelphia, 2005, 946 〜 959.
2) De Leeuw R. : Orofacial Pain. *In* ; Guidelines for Assessment, Diagnosis, and Management. 4th ed., Quintessence, Chicago, 2008.
3) Sato F. et al. : Teeth contacting habit as a contributing factor to chronic pain in patients with temporomandibular disorders. *J Med Dent Sci*, **53** : 103 〜 109, 2006.
4) Rompré PH. et al. : Identification of a sleep bruxism subgroup with a higher risk of pain. *J Dent Res*, **86** : 837 〜 842, 2007.
5) Lavigne GJ. et al. : Sleep related bruxism. *In* : International Classification of Sleep Disorders : Diagnostic and Coding Manual. 2nd ed., American Academy of Sleep Medicine, Westchester, Illinois, 2005, 189 〜 192.
6) Bader G. et al. : Sleep bruxism ; an overview of an oromandibular sleep movement disorder. *Sleep Med Rev*, **4** : 27 〜 43, 2000.
7) Lavigne GJ. et al. : Restless legs syndrome and sleep bruxism : prevalence and association among Canadians. *Sleep*, **17** : 739 〜 743, 1994.
8) von Gonten AS. et al. : Nocturnal electromyographic evaluation of masseter muscle activity in the complete denture patient. *J Prosthet Dent*, **56** : 624 〜 629, 1986.

9) Glaros AG.: Incidence of diurnal and nocturnal bruxism. *J Prosthet Dent*, **45**: 545〜549, 1981.
10) Reding GR. et al.: Incidence of bruxism. *J Dent Res*, **45**: 1198〜1204, 1966.
11) Hublin C. et al.: Sleep bruxism based on self-report in a nationwide twin cohort. *J Sleep Res*, **7**: 61〜67, 1998.
12) Koyano K. et al.: Local factors associated with parafunction and prosthodontics. *Int J Prosthodont*, **18**: 293〜294, 2005.
13) 小林義典：睡眠時ブラキシズムと睡眠時無呼吸．顎機能誌，**15**：95〜120, 2009.
14) 西川啓介ほか：睡眠時ブラキシズムにおける咬合力の研究．補綴誌，**42**：720〜746, 1998.
15) 平林健彦：種々な下顎位における咬合力に関する研究．補綴誌，**18**：337〜360, 1975.
16) 馬場一美：ブラキシズムのとらえ方．定義・診断・罹患率・測定法・病態：過去の研究とDr. Clarkの研究から．ザ・クインテッセンス，**16**：55〜67, 1997.
17) Lobbezoo F. et al.: Principles for the management of bruxism. *J Oral Rehabil*, **35**: 509〜523, 2008.
18) 佐藤貞雄ほか：ストレス発散機能としてのブラキシズムと歯科疾患予防のための咬合学．これからの咬合医学研究のために．日本歯科評論，**729**：137〜148, 2003.
19) Kato T. et al.: Bruxism and orofacial movements during sleep. *Dent Clin North Am*, **45**: 657〜684, 2001.
20) Kato T. et al.: Sleep bruxism and the role of peripheral sensory influences. *J Orofac Pain*, **17**: 191〜213, 2003.
21) Tishler B.: Occlusal habit neurosis. *D Cosmos*, **70**: 690, 1928.
22) Ramfjord SP.: Bruxism: A clinical and electromyographic study. *J Am Dent Assoc*, **62**: 21〜44, 1961.
23) Posselt U.: The temporomandibular joint syndrome and occlusion. *J Prosthet Dent*, **25**: 432〜438, 1971.
24) Bailey JO. et al.: Effect of occlusal adjustment on bruxism as monitored by nocturnal EMG recordings. *J Dent Res*, **59**: 317, 1980.
25) Kardachi BJR. et al.: A comparison of biofeedback and occlusal adjustment on bruxism. *J Periodontol*, **49**: 367〜372, 1978.
26) Rugh JD. et al.: Experimental occlusal discrepancies and nocturnal bruxism. *J Prosthet Dent*, **51**: 548〜553, 1984.
27) Kato T. et al.: Evidence that experimentally induced sleep bruxism is a consequence of transient arousal. *J Dent Res*, **82**: 284〜288, 2003.
28) Tangel DJ. et al.: Influences of NREM sleep on the activity of tonic vs. inspiratory phasic muscles in normal men. *J Appl Physiol*, **73**: 1058〜1066, 1992.
29) 鈴木善貴ほか：睡眠中の咀嚼筋安静（低緊張）状態における垂直的顎位―スプリントの最適な咬合挙上量の検討―．顎機能誌，**17**：113〜124, 2011.
30) Ohayon MM. et al.: Risk factors for sleep bruxism in the general population. *Chest*, **119**: 53〜61, 2001.
31) Slavicek R. et al.: Bruxism—a function of the masticatory organ to cope with stress. *Wien Med Wochenschr*, **154**: 584〜589, 2004.
32) Rosales VP. et al.: Emotional stress and brux-like activity of the masseter muscle in rats. *Eur J Orthod*, **24**: 107〜117, 2002.
33) Miyawaki S. et al.: Association between sleep bruxism, swallowing-related laryngeal movement, and sleep positions. *Sleep*, **26**: 461〜465, 2003.
34) Sjöholm TT. et al.: Sleep bruxism in patients with sleep-disordered breathing. *Arch Oral Biol*, **45**: 889〜896, 2000.
35) Lavigne GJ. et al.：疼痛と睡眠障害．Lund, JP. et al.（eds），（上田裕ほか監訳），口腔顎顔面痛／基礎から臨床へ．クインテッセンス出版，東京，2001, 135〜144.

36) Bonnet MH. : Sleep deprivation. Principles and Practice of Sleep Medicine. *In* : Kryger MH. et al. (eds.). Saunders, Philadelphia, 2000, 53～71.
37) Macaluso GM. et al. : Sleep bruxism is a disorder related to periodic arousals during sleep, *J Dent Res*, **77** : 565～573, 1998.
38) Dement W. et al. : Cyclic variations in EEG during sleep and their relation to eye movements, body motility and dreaming, *Electroencephalogr Clin Neurophysiol*, **9** : 673～690, 1957.
39) Reding GR. et al. : Sleep pattern of teeth—grinding : its relationship to dreaming. *Science*, **145** : 725～726, 1964.
40) Thorpy MJ. : Parasomnia. International Classification of Sleep Disorders : Diagnostic and Coding Manual. ASDA, Rochester, 1990, 142～185.
41) Lavigne GJ. et al. : Sleep bruxism : validity of clinical research diagnostic criteria in a controlled polysomnographic study. *J Dent Res*, **75** : 546～552, 1996.
42) Tani K. et al. : Electroencephalographic study of parasomnia : sleep-talking, enuresis and bruxism. *Physiol Behav*, **44** : 959～967, 1966.
43) 加藤隆史ほか：睡眠時ブラキシズム．日本睡眠学会編，睡眠学．第1版．朝倉書店，東京，2009, 616～620.
44) Takeuchi H. et al. : Development of new detecting system for bruxism. *J Dent Res*, **75** : 341, 1996.
45) Baba K. et al. : Application of intrasplint force detection system for bruxism in sleeping subjects. Society of Oral Ohysiology 20th Conference, 1997.
46) 小林義典ほか：ヒト睡眠中のBruxismに関する臨床的研究 第一報，マルチテレメータシステム応用による咬筋筋電図，心電図，呼吸曲線および歯牙滑走雑音の経時的観察所見．歯学，**69**：131, 1977.
47) 松田慎平ほか：自宅睡眠時における律動性咀嚼筋活動バースト持続時間と最大活動量の分布様式．顎機能誌，**17**：29～37, 2010.
48) Molina OF. et al. : A clinical study of specific signs and symptoms of CMD in bruxers classified by the degree of severity. *Cranio*, **17** : 268～279, 1999.
49) Rugh JD. et al. : Nocturnal bruxism and tempromandibular disorders. *Adv Neurol*, **49** : 329～341, 1988.
50) Takagi I. et al. : Investigation of the factors related to the formation of the buccal mucosa ridging. *J Oral Rehabil*, **30** : 565～572, 2003.
51) 池田雅彦：ブラキシズムの臨床評価法．*Dental Diamond*, **418** : 33～39, 2004.
52) Ikeda T. et al. : Criteria for the detection of sleep-associated bruxism in humans. *J Orofac Pain*, **10** : 270～282, 1996.
53) Ferri R. et al. : Cyclic alternating pattern and spectral analysis of heart rate variability during normal sleep. *J Sleep Res*, **9** : 13～18, 2000.
54) Huynh N. et al. : Sleep bruxism is associated to micro-arousals and an increase in cardiac sympathetic activity. *J Sleep Res*, **15** : 339～346, 2006.
55) Dang-Vu TT. et al : Neuroimaging in sleep medicine. *Sleep Med*, **8** : 349～372, 2007.
56) Okura K. et al. : The Relationship between jaw movement and masster muscle EMG during sleep associated bruxism. *Dentistry in Japan*, **35** : 53～56, 1999.
57) 大倉一夫：マルチテレメータシステムを用いた睡眠時ブラキシズムの測定と解析．補綴誌，**41**：292～301, 1997.
58) 野口直人ほか：睡眠時ブラキシズム発現にともなう顎運動の測定解析法の検討．顎機能誌，**16**：1～14, 2009.
59) 鈴木善貴ほか：6自由度顎運動測定器を用いた睡眠時ブラキシズムとそれに関連する嚥下の検討．ASRS, JSSR, JSC Joint Congress 2009 Program & Abstracts : 179, 2009.

60) 鈴木善貴ほか：睡眠中のブラキシズムと嚥下にともなう顎運動の解析．顎機能誌，16：24～27，2009．

61) Miyawaki S. et al.：Relationships among nocturnal jaw muscle activities, decreased esophageal PH, and sleep positions. *Am J Orthod Dentfacial Orthop*, 126：615～619, 2004.

62) 矢谷博文ほか訳：咀嚼システムの機能障害の原因．Okeson JP., 矢谷博文ほか監訳，Okeson TMD 原著第5版（Management of Temporomandibular Disorders and Occlusion 5th ed.）．医歯薬出版，東京，2006，106～136．

63) Pullinger AG.：A multiple logistic regression analysis of the risk and relative odds of tempromandibular disorders as a function of common occlusal features. *J Dent Res*, 72：968～979, 1993.

64) 細木真紀ほか：咬頭嵌合位と顆頭位の関係からみた下顎の後方偏位の診断について．伝承から科学へⅡ　口腔保健と全身的な健康状態の関係について　咬合状態に起因する他臓器の異常　厚生科学研究「口腔保健と全身的な健康状態の関係」運営協議会（座長；小林修平）編，第1版，財団法人口腔保健協会，東京，2000，121～126．

65) Rugh JD. et al.：咬合性機能異常．テキストブックオクルージョン，クインテッセンス出版，東京，1993，271～293．

66) Abe S. et al.：Tooth wear in young subjects：a discriminator between sleep bruxers and controls? *Int J Prosthodont*, 22：342～350, 2009.

67) Thie NM. et al.：The significance of saliva during sleep and the relevance of oromotor movements. *Sleep Med Rev*, 6：213～227, 2002.

68) Lee WC. et al.：Possible role of tensile stress in the etiology of cervical erosive lesions of teeth. *J Prosthet Dent*, 52：374～380, 1984.

69) Grippo JO.：Abfractions：a new classification of hard tissue lesions of teeth. *J Esthet Dent*, 3：14～19, 1991.

70) 阿南恵三：くさび状欠損の成因に関する研究―くさび状欠損発生に関わる咬合力の影響―．九州歯会誌，50：307～318，1996．

71) 大塩恭仁：咬合力負荷時の歯の変形．補綴誌，44：254～264，2000．

72) Kinsel RP. et al.：Retrospective analysis of porcelain failures of metal ceramic crowns and fixed partial dentures supported by 729 implants in 152 patients：patient-specific and implant-specific predictors of ceramic failure. *J Prosthet Dent*, 101：388～394, 2009.

73) Lindhe J. et al.：Influence of trauma from occlusion on progression of experimental periodontitis in the beagle dog. *J Clin Periodontol*, 1：3～14, 1974.

74) Polson AM.：Trauma and progression of marginal periodontitis in squirrel monkeys. Ⅱ．Co-destructive factors of periodontitis and mechanically-produced injury. *J Periodontal Res*, 9：108～113, 1974.

75) 坂上竜資：歯周病の進行に咬合性外傷が果たす役割について．福岡歯大会誌，30：33～44，2003．

76) Drum W.：A new concept of periodontal diseases. *J Periodontol*, 46：504～510, 1975

77) Oh SH. et al.：Relationship between occlusal tooth contact patterns and tightness of proximal tooth contact. *J Oral Rehabil*, 33：749～753, 2006.

78) Oh SH. et al.：Evaluation of proximal tooth contact tightness at rest and during clenching. *J Oral Rehabil*, 31：538～545, 2004.

79) Christensen LV.：Facial pain and internal pressure of masseter muscle in experimental bruxism in man. *Arch Oral Biol*, 16：1021～1031, 1971.

80) Lund JP.：Pain and muscle control. Fricton JR. et al.(eds.), Orofacial Pain and Temporpmandibular Disorders. Raven Press, New York, 1995, 103～115.

81) Lavigne GJ. et al.：Motor activity in sleep bruxism with concomitant jaw muscle pain. A retrospective pilot study. *Eur J Oral Sci*, 105：92～95, 1997.

82) Arima T. et al.：Effect of jaw muscle pain and soreness evoked by capsaicin before sleep on oro-

facial motor activity during sleep. *J Orofac Pain*, **15** : 245 〜 256, 2001.
83) Nagamatsu-Sakaguchi C. et al. : Relationship between the frequency of sleep bruxism and the prevalence of signs and symptoms of temporomandibular disorders in an adolescent population. *Int J Prosthodont*, **21** : 292 〜 298, 2008.
84) Baba K. et al. : Association between masseter muscle activity levels recorded during sleep and signs and symptoms of temporomandibular disorders in healthy young adults. *J Orofac Pain*, **19** : 226 〜 231, 2005.
85) Carlsson GE. et al. : Predictors of signs and symptoms of temporomandibular disorders : a 20-year follow-up study from childhood to adulthood. *Acta Odontol Scand*, **60** : 180 〜 185, 2002.
86) Eggen S. : Torus mandibularis : an estimation of the degree of genetic determination. *Acta Odontol Scand*, **47** : 409 〜 415, 1989.
87) Lavigne GJ. et al. : Variability in sleep bruxism activity over time. *J Sleep Res*, **10** : 237 〜 244, 2001.
88) Dubé C. et al. : Quantitative polygraphic controlled study on efficacy and safety of oral splint devices in tooth-grinding subjects. *J Dent Res*, **83** : 398 〜 403, 2004.
89) van der Zaag J. et al. : Controlled assessment of the efficacy of occlusal stabilization splints on sleep bruxism. *J Orofac Pain*, **19** : 151 〜 158, 2005.
90) Harada T. et al. : The effect of oral splint devices on sleep bruxism : a 6-week observation with an ambulatory electromyographic recording device. *J Oral Rehabil*, **33** : 482 〜 488, 2006.
91) Rugh JD. et al. : Effects of canine versus molar occlusal splint guidance on nocturnal bruxism and craniomandibular symptomatology. *J Craniomandib Disord*, **3** : 203 〜 210, 1989.
92) Okeson JP. : The effects of hard and soft occlusal splints on nocturnal bruxism. *J Am Dent Assoc*, **114** : 788 〜 791, 1987.
93) Baad-Hansen L. et al. : Effect of a nociceptive trigeminal inhibitory splint on electromyographic activity in jaw closing muscles during sleep. *J Oral Rehabil*, **34** : 105 〜 111, 2007.
94) Landry ML. et al. : Reduction of sleep bruxism using a mandibular advancement device : an experimental controlled study. *Int J Prosthodont*, **19** : 549 〜 556, 2006.
95) Gagnon Y. et al. : Aggravation of respiratory disturbances by the use of an occlusal splint in apneic patients : a pilot study. *Int J Prosthodont*, **17** : 447 〜 453, 2004.
96) 馬場一美ほか：睡眠時ブラキシズムにどう対処するか？―欠損歯列における力のコントロール．日本歯科評論, **66** : 73 〜 80, 2006.
97) Nishigawa K. et al. : Contingent electrical lip stimulation for sleep bruxism : a pilot study. *J Prosthet Dent*, **89** : 412 〜 417, 2003.
98) Olkinuora M. : A review of the literature on, and a discussion of studies of bruxism and its psychogenesis and some new psychological hypotheses. *Suom Hammaslaak Toim*, **65** : 312 〜 324, 1969.
99) Chasins AI. : Methocarbamol (robaxin) as an adjunct in the treatment of bruxism. *J Dent Med*, **14** : 166 〜 170, 1959.
100) Saletu A. et al. : On the pharmacotherapy of sleep bruxism : placebo-controlled polysomnographic and psychometric studies with clonazepam. *Neuropsychobiology*, **51** : 214 〜 225, 2005.
101) Lobbezoo F. et al. : The effect of catecholamine precursor L-dopa on sleep bruxism : a controlled clinical trial. *Mov Disord*, **12** : 73 〜 78, 1997.
102) van der Zaag J. et al. : Effects of pergolide on severe sleep bruxism in a patient experiencing oral implant failure. *J Oral Rehabil*, **34** : 317 〜 322, 2007.
103) Brown ES. et al. : Gabapentin Antidepressant-induced bruxism successfully treated with gabapentin. *J Am Dent Assoc*, **130** : 1467 〜 1469, 1999.
104) Stein DJ. et al. : Can bruxism respond to serotonin reuptake inhibitors? *J Clin Psychiatry*, **59** :

133, 1998.
105) Lobbezoo F. et al. : Reports of SSRI-associated bruxism in the family physician's office. *J Orofac Pain*, **15** : 340 ~ 346, 2001.
106) Mohamed SE. et al. : A randomized double-blind clinical trial of the effect of amitriptyline on nocturnal masseteric motor activity (sleep bruxism). *Cranio*, **15** : 326 ~ 332, 1997.
107) Raigrodski AJ. et al. : The effect of four-week administration of amitriptyline on sleep bruxism. a double-blind crossover clinical study. *Cranio*, **19** : 21 ~ 25, 2001.
108) Huynh N. et al. : The effect of 2 sympatholytic medications—propranolol and clonidine—on sleep bruxism : experimental randomized controlled studies. *Sleep*, **29** : 307 ~ 316, 2006.

第Ⅱ編

咬合診査，診断と咬合治療

第1章
咬合診断のための基本的事項

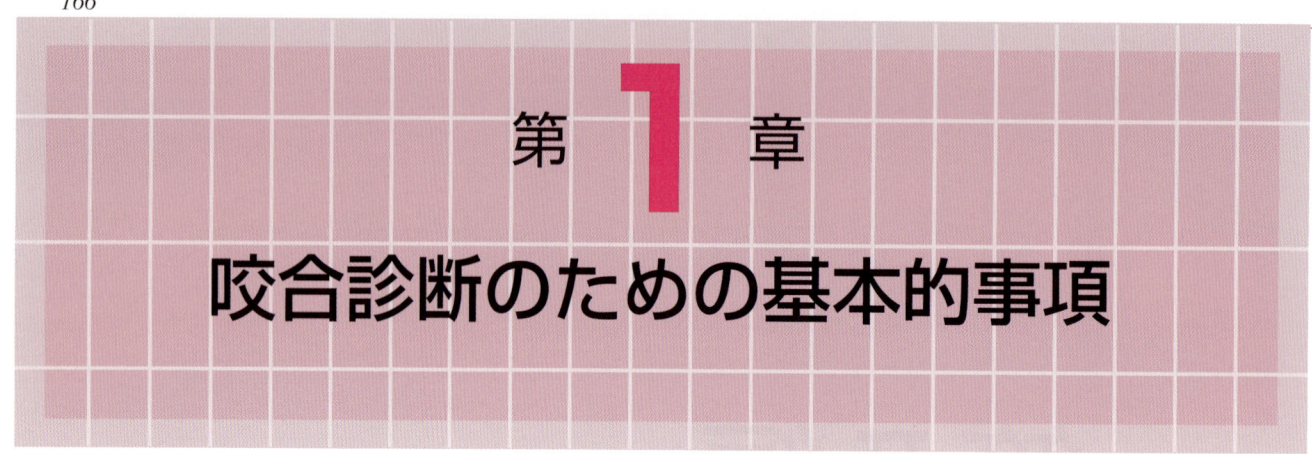

1 咬合の5要素

1 咬合をどうとらえるか

　咬合を正しく評価・診断するためには，咬合をどうとらえ，表現するかが重要であり，しかも表現方法は明確で具体的でなければならない．たとえば，側方運動の咬合様式について，側方のどの顎位における咬合接触状態で評価したかによって，様式が異なることがある．一般に咬頭嵌合位に近い側方咬合位では，非作業側の臼歯を含め作業側の後方臼歯まで多くの歯に接触がみられ，咬頭嵌合位から離れるに従って，非作業側や後方臼歯から順に離開する[1]．したがって，咬頭嵌合位に近い顎位で評価するとフルバランスの咬合様式となり，さらに咬頭嵌合位から離れるとグループファンクションに変わり，犬歯の切端位では犬歯誘導と評価されることも十分あり得る．また，咬合様式を評価する場合には，顎位の規定のほかに咬合記録採得時の噛む力の大きさも規定しなければならない．仮に同じ顎位であったとしてもそこで発現する咬合力の大きさによって，記録される咬合接触状態が変わる[2]．デンタルプレスケールを用いた咬合評価では，記録時の噛みしめ強さによって咬合接触部位の検出率が変わり，中等度以上の咬合力を課すことが必要であるとされている[3]．また，デンタルプレスケールの測定では，咬合圧分布が後方の歯ほど大きいという結果が報告されている[4]が，検査シートの厚みが約100μmあることも影響している可能性も否めない．このように検査法が異なると，咬合接触記録が異なるので，それぞれの特徴を熟知したうえで咬合の評価を行わなければならない．

　咬合力による歯の変位については，「第Ⅰ編　第2章　咬合を理解するための形態（解剖）と機能（生理）　3　咀嚼効率，咬合力，バイオメカニクス，歯の運動，歯のひずみ」に記載されているように，介在させるものによって，また咬合面のどこで噛ませるか，あるいは咬頭傾斜など咬合面形態の違いによって変わってくる[5,6]．個々の歯の変位状態によって歯列全体の咬合接触状態も変わり得る．

　一般臨床では，約35μmの厚さをもつ咬合紙が多く用いられているが，咬合記録を行うときの患者への指示の仕方や，患者の噛む力によっても検査結果は異なってくるので，検査法を統一する必要がある．池田らは，中程度の力で3回カチカチとタッピングさせることで，安定した咬頭嵌合位の咬合接触記録が得られるとしている[7]．患者に対して適切

側方運動の咬合様式
側方のどの顎位

噛む力の大きさ

咬合接触部位の検出率
咬合圧分布

検査法の統一

な指示を行い，用いる記録法の特徴を十分に考慮して咬合検査を行うことにより，検査結果を正しく咬合治療に活かすことができる．

2 咬合評価をどの程度まで行うか

単に「嚙める歯があるか」という評価から，歯の微細な変位状態や歯根膜感覚までもが問題になる「嚙み心地の良い咬合であるか」という評価まで，一口に咬合の評価といっても多様である．8020運動は残根であれ咬合接触がある歯であれ，「歯が何本残存しているか」で評価される．また，安定した咬合接触の要件であるアイヒナーの4カ所の咬合支持域[8]に咬合接触があるか否かでは，「咬合接触を1つでも有している歯があるか否か」で評価される（「第Ⅱ編　第3章　咬合の5要素に基づいた咬合治療　1　咬合平面，咬頭嵌合位」参照）．さらに，咬合時の歯の変位や嚙み心地を問題にするときには単に接触があるというだけではなく「咬合面のなかでどの咬合小面にどのくらいの面積で接触があるか」に加えて，力の大きさや方向および時間の要素を考慮に入れて咬合を評価する必要があると思われる．

目的にあった咬合の評価法

このように，臨床や咬合に関連する研究の目的に応じて，それぞれの目的にあった咬合の評価法が必要である．

3 咬合に関する用語について

用語の定義

一方，咬合を表現するときに用いる用語についても，共通の認識があることが不可欠であり，用語の定義が曖昧なまま使用すると，他者に正しく伝わらなくなる．用語の定義が曖昧な代表例として中心位（centric relation）がある．中心位は古くは，終末蝶番運動に対応する下顎位であり，最後方咬合位あるいは下顎最後退位に相当するものであった．米

米国補綴学会用語集

国補綴学会の用語集の1版から4版までは，中心位の定義のなかで「下顎頭（顆頭）が下顎窩の後上方にある」と表現されていたが，5版からは「下顎頭（顆頭）は下顎窩の前上方」に変わり，定義が「後」から「前」へと大きく変わった．現在の用語集は"The Journal of Prosthetic Dentistry"のホームページからも閲覧でき，"centric relation"をみると過去の7つの定義が列記されている[9]．このように用語の定義に混同がみられるので，中心位という用語は用いないほうがよいと思われるが，相変わらず中心位という用語は定義が曖昧なまま使用されており，混乱を招いている．

臨床咬合学事典
歯科補綴学専門用語集

これ以外の咬合に関連する用語の説明については，『臨床咬合学事典』[10]や日本補綴歯科学会が発行している『歯科補綴学専門用語集　第4版』[11]や上述の米国補綴学会の用語集等を参照されたい．

4 咬合の5要素

適切な咬合診断を行うためには，複雑で多くの要因をもつ咬合の，ある一部分に注目して断片的にとらえるのではなく，それぞれの要因相互の関係を考慮しながら系統的にとらえ評価しなければならない．咬合診査というと，とかく咬合接触にばかり目がいきがち

第Ⅱ編第1章　咬合診断のための基本的事項

図1-1　咬合の5要素

1. 咬頭嵌合位の位置
2. 咬頭嵌合位での咬合接触の安定性
3. 滑走運動を誘導する部位
4. 滑走運動を誘導する方向
5. 咬合平面・歯列の位置や滑らかさ

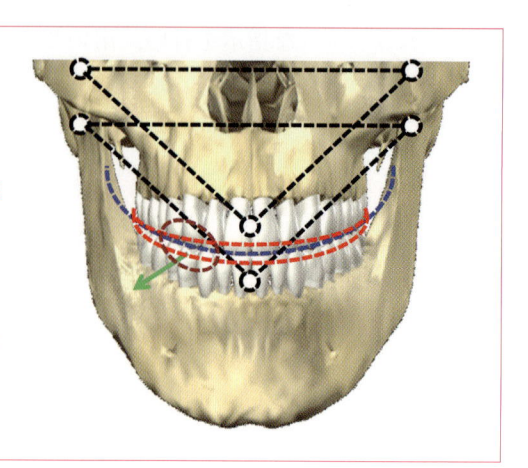

咬合の5要素

で，咬合紙を噛ませて歯面についたカーボンの印記部位をさがし，見つけたら早期接触や咬頭干渉と決めつけて，すぐに咬合調整を行うという姿勢は改めなければならない．削るよりはむしろ，咬合接触の足りない部分に新たに咬合接触を与え，全体として望ましい咬合状態に近づけたほうがよい場合も少なからずある．総合的に咬合をとらえ系統的な咬合診断を行うためには，咬合を以下に示す5要素に整理して評価し診断することが望ましい（図1-1）[12,13]．

1-咬頭嵌合位の位置

咬頭嵌合位の位置
中心咬合位

咬頭嵌合位が本来の望ましい位置にあるか否かという最も重要な要件である．中心咬合位（centric occlusion）という用語があり，咬頭嵌合位と同義語であるといわれているが[11]，「中心」という意味には正しいというニュアンスが含まれており，偏位がなく適切な位置にあるときにのみ咬頭嵌合位は中心咬合位と同義となる．咬頭嵌合位が適切な位置にあるためには，顎口腔系を構成する頭蓋と上下顎歯列，咀嚼筋群，および顎関節の各要素が，形態的，機能的に調和し「中心の位置」にあることが条件である．

タッピングポイント

健常者においては，上体を起こした姿勢で下顎安静位から軽くタッピングを行うと，安定した一点に閉口する．筋肉位に対応するこのタッピングの収束位置（タッピングポイント）は，咬頭嵌合位にほぼ一致するといわれてきた[14]．川口は，カンペル平面を水平にした状態で30 mm程度開口した位置からの習慣性の閉口運動を電気的顎運動測定器で初めて測定し，最初に歯が接触する位置は咬頭嵌合位から平均0.12 mm後方の非常に近接した位置であったと報告した[15]．また大石は，咬頭嵌合位が明確な新鮮屍体から摘出した顎関節標本を用いた研究で，咬頭嵌合位において下顎頭（顆頭）は下顎窩のなかで緊張なく非常に安定した位置にあるとし，この顎位を顆頭安定位と命名した[16]（図1-2）．咬頭嵌合位が変位している場合には下顎頭は下顎窩内で偏位し，関節構造体内部に緊張した状態が存在することが推察される．しかし，顎関節における緊張状態を実測することは困難であり，概念的な下顎位である顆頭安定位を臨床において決定する方法が確立しているわけではない．池田らは，頭位，開口量および開口速度を変えてタッピングを行わせたところ，カンペル平面を水平にして，30 mm開口した状態から3 Hzの頻度でタッピングを行わせたときに咬頭嵌合位に最も収束したという結果に基づき，この方法を顆頭安定位を目

顆頭安定位

1 咬合の5要素

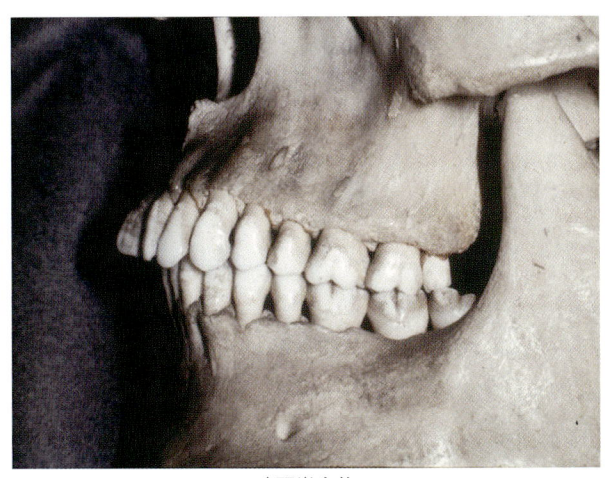

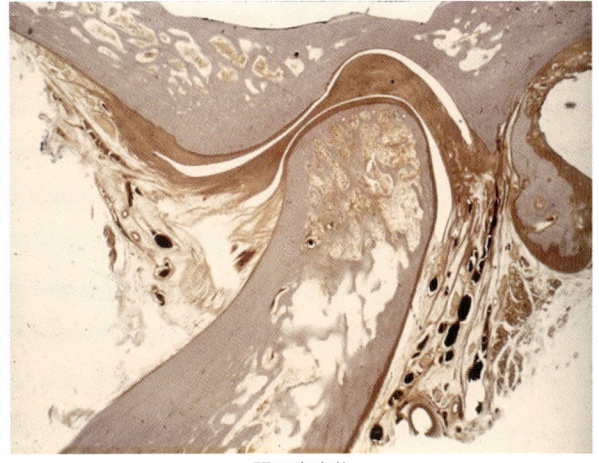

咬頭嵌合位　　　　　　　　　　　　　　　　　　顆頭安定位

図1-2　咬頭嵌合位と顆頭安定位　　　　　　　　　　　　　　　　　　　　　　　　　（大石忠雄博士より提供された）
適切な咬頭嵌合位において下顎頭（顆頭）は下顎窩内の中央または前上方で無理なく安定した位置（顆頭安定位）にある．

座位 仰臥位	標にした咬合採得法として提案している[17]．またYamamotoらは，座位と仰臥位でタッピングを行わせた研究で，座位のタッピングでは咬頭嵌合位に収束したが，仰臥位では咬頭嵌合位よりも前方位でタッピングを行ったと報告している[18]（「第Ⅱ編　第2章　咬合に関連する診査法　①　各種の診査法」参照）．以上のことから，タッピングを用いて咬頭嵌合位の位置を診断または決定する際には，頭位，開口量，頻度などを規定して行わなければならない．
Dowsonテクニック 顎位誘導法	一方，Dowsonのバイラテラルマニュピレーションテクニック[19]という顎位誘導法があり，これは両側の下顎頭を下顎窩内の前上方に誘導する方法で，咬合診断や咬合採得の術式として臨床医に受け入れられている．顆頭安定位とDowsonのテクニックで得られる下顎位は，概念的にも非常に近い下顎位を表していると思われる．
最後方咬合位 IP-RCP間距離 下顎頭の後方偏位	咬頭嵌合位は，過去に中心位として定義されていた最後方咬合位（下顎最後退位）に一致することは少なく，咬頭嵌合位と最後方咬合位の間の距離（IP-RCP間距離）は切歯点で約1mmあるといわれている[20]．一方，細木らは，若年の健常有歯顎者の測定でIP-RCP間距離は0.36mmであり，顎機能障害者の平均0.23mmより大きく，患者群でIP-RCP間距離が小さいものは下顎頭が後方に偏位している傾向があったと報告している[21]．これに対してIP-RCP間距離が大きいとTMD（顎機能障害）の発症要因になり得るという報告もある[22]．Okesonは，咬頭嵌合位より下顎頭が後方に移動することは機能的に正常であり，大部分の関節では1mm以下の可動域があり，咬頭嵌合位を決定する際に，過去のナソロジー学派の臨床術式であった「下顎頭が下顎窩内の最後方位をとるように下顎を後方へ誘導することは望ましくない」としている[23]．これらをまとめると，IP-RCP間距離がない場合も，逆に2mmを越えるような大きい場合も，咬頭嵌合位が本来の位置から偏位している可能性があるといえる．
中切歯間の正中線	咬頭嵌合位の左右的偏位を上下顎の中切歯間の正中線のずれによって判断することが一般に行われている．中切歯間の正中線は，歯の欠損や歯列の不正の影響を受け，必ずしも骨格としての上顎や下顎の正中となっていないこともあるので，これだけで判断するのは好ましくない．咬頭嵌合位を上下顎歯列の位置関係だけで評価するのではなく，顎関節を

含む下顎全体が頭蓋に対してどのような位置関係にあるか，さらには筋活動との協調性を考慮し，機能と調和がとれているか否かによっても評価しなければならない．

咬頭嵌合位の水平的下顎位としての評価のほかに，垂直的下顎位すなわち咬合高径が適切であるか否かについても評価する必要がある．下顎安静位は，古くは恒常性の高い顎位で生涯不変であるとされていたが[24]，坂東は，テレメータを用いた測定で，下顎安静位は日常生活のなかでも変動することを示し[25]，また安静空隙量を越えて咬合挙上した症例で術後に新たな安静空隙が生じたという石原らの報告もあり[26]，必ずしも絶対的な基準とはいえない．健常歯列者の安静空隙量は，川添[27]が平均1.34 mm，三浦[28]が平均3.56 mmと報告しているように2～3 mm程度が標準的である．全部床義歯の咬合高径決定法として安静位から安静空隙量の2 mmを減ずる方法や，瞳孔と口裂との距離は鼻下点とオトガイ底間の距離に等しいということを利用したウイリス法，S音発音位を利用した方法などがあるが，天然歯列における合理的な咬合高径診断法は確立しているとはいえない．咬頭嵌合位の垂直的距離の許容範囲は，水平的下顎位の許容範囲が100 μm程度であると思われるのに対し，おおよそ1 mm程度であるのではないかと思われる．

咬頭嵌合位をどこに決めるかということは，補綴治療の術式で最も重要な治療ステップである咬合採得そのものであるが，現状では術者の経験に頼るところも大きく，明確な基準や術式が確立していない．望ましい咬頭嵌合位とは「頭蓋（上顎）に対する下顎の位置が形態的にも機能的にも変位のない中心にある咬合位」のことであり，以下の要件があげられる．

・顎機能障害の症状を発現していない
・顆頭安定位に一致
・咬頭嵌合位‐最後退位間距離：0.3～1.0 mm程度
・下顎頭が下顎窩内で偏位していない（MRIやエックス線断層撮影などの画像診断において下顎頭が下顎窩内の前上方あるいは中央にある）
・タッピングポイントが咬頭嵌合位に収束（筋肉位にほぼ一致）
・咀嚼閉口経路が咬頭嵌合位に収束

2‐咬頭嵌合位における咬合接触の安定性

第一番目の要件の「咬頭嵌合位が適切な位置で一点に定まっている」ことを前提として，歯列全体に均等な咬合接触があり，その結果として咬合力のほとんどすべてが歯列部分で負担され，強い噛みしめを行っても下顎の回転や変位を起こさないことが安定した咬合接触の要件となる．下顎安静位から軽くタッピングを行ったときに，特定の歯が先に接触することを早期接触というが，早期接触があると咬頭嵌合位の安定性は悪くなり，ときには咬頭嵌合位そのものを偏位させることもある．咬頭嵌合位が安定するためには，シュタインハルトとアイヒナーが示したように，少なくとも左右側の大臼歯，小臼歯部の合計4カ所の咬合支持域[8]に確実な咬合接触があることは最低限の条件である（「第Ⅱ編 第3章 咬合の5要素に基づいた咬合治療 ① 咬合平面，咬頭嵌合位」図1-8 参照）．

さらにいえば，咬合の安定にはそれぞれの歯に咬合接触があるか否かだけではなく，咬合接触部位がどの咬頭のどの方向を向いた咬合小面であるか，咬合接触点数がどの程度あるかなどによって大きく影響を受ける．咬合接触状態は咬頭嵌合位の安定性だけでなく，

1 咬合の5要素

咀嚼の効率，咬合力発現時の歯の移動による歯周組織への負荷や，下顎の変位にともなう顎関節への負荷にも大きく影響する．咬頭嵌合位における臼歯部の咬合接触部位として，「第Ⅰ編 第4章 咀嚼と咬合面形態 ② 主機能部位」および「第Ⅰ編 第4章 咀嚼と咬合面形態 ③ 咬合面形態と咀嚼運動」の項に記載されているように，上下顎臼歯の機能咬頭同士の咬合接触であるB咬合小面の接触は非常に重要である．咬合圧負担の面から嚙みしめ時の歯の変位方向を，歯にとって最適である歯軸方向とするためには，B咬合小面に対向するA咬合小面も同時に接触することが望ましい．AまたはC咬合小面単独の接触は，嚙みしめ時に歯の非生理的な移動をもたらし好ましくないとされている[29]．(「第Ⅱ編 第3章 咬合の5要素に基づいた咬合治療 ① 咬合平面，咬頭嵌合位」図1-11参照).

> 主機能部位
> B咬合小面の接触

Oh（呉）ら[30]は，嚙みしめ時の臼歯部の隣接歯間接触関係を測定し，嚙みしめによって隣接歯間は緊密さが増し，特に上顎において顕著であったと報告している．このときB咬合小面に接触があると隣接歯間は適度に緊密になるが，Bコンタクトを有しないでAまたはC咬合小面に咬合接触がある場合には過度に緊密となり，歯列不正の原因となる可能性があるとしている．この現象を説明する研究として，咬合力負荷時の臼歯の6自由度運動を測定した薩摩の報告がある[6]．薩摩は，咬合力の荷重部位によって歯の回転中心の位置が異なり，B咬合小面の接触に近似すると思われる上顎臼歯口蓋側咬頭に咬合力をかけた場合に比べ，A咬合小面の接触に近似する頰側咬頭に咬合力をかけた場合のほうが，根尖方向への沈下量が大きくなることを示した．この大きな沈下量が，隣接歯間の接触を過度に緊密にさせた原因と思われ，咬合接触状態は，隣接面の接触を介して歯の移動や歯列の不正にも影響を及ぼすといえる．Bコンタクトは機能咬頭同士の接触であり，咬頭嵌合位における咬合支持のほかに，咀嚼時の食品の圧搾および嚙みしめ時の適切な隣接歯間接触強さの発現などに重要な役割を果たしている（図1-3）．

> 嚙みしめ時の隣接歯間接触関係
> Bコンタクトの重要性

咬頭嵌合位において安定した咬合接触がある要件としては以下の項目があげられる．
・歯列全体に左右均等で十分な咬合接触がある
　（少なくとも4カ所の咬合支持域に接触がある）
・強い咬合力発現時にも咬頭嵌合位を変位させない
・嚙みしめ時に歯を歯軸方向へ変位させる

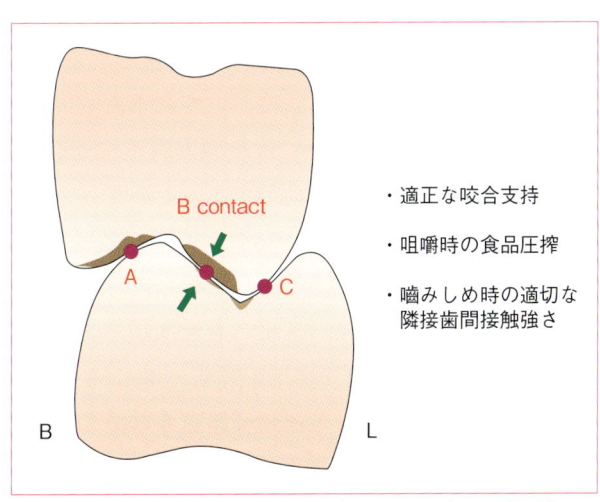

図1-3 B咬合小面の咬合接触（B contact）の重要性

3-滑走運動を誘導する部位

滑走運動を誘導する部位　　側方や前方など各方向への滑走運動を歯列内のどの歯で，またどの咬合小面で誘導するかという要件である．咬合力をほとんど発現しない場合はそれ程でもないと思われるが，咬合力をともなうグラインディングの場合には，滑走運動がどの咬合小面で誘導されるかによって，滑走運動経路そのものが影響を受ける[31]．また，誘導する歯あるいは支点となる歯が歯列上のどこにあるかによっても同じく顎運動は影響を受ける[32,33]（「第Ⅱ編第7章　その他の歯科関連疾患と咬合　１　顎関節の習慣性脱臼」参照）．

滑走開口運動　　また，臨床で咬合診査を行うとき，通常は咬頭嵌合位を出発点とした滑走運動（滑走開口運動）で行われるが，機能時の運動においては多くが偏心位から咬頭嵌合位に向かう滑走
滑走閉口運動　　運動（滑走閉口運動）であり，両者は働く筋肉が異なり運動経路も同じとはいえないので，厳密に評価する場合には往復の運動を調べる必要がある．

それぞれの方向への滑走運動について，必要な要件を以下に述べる．

1）前方滑走運動

前方滑走運動の接触部位は前歯部で食物を噛みきる動作に影響し，切端咬合位で食品をとらえ咬頭嵌合位に向かう滑走運動様の動作で，食品を咬断する．中尾によると，健常者では前方咬合位における咬合接触は中切歯で最も接触頻度が高く，次いで側切歯，犬歯の順となり，臼歯部の接触頻度は前方の顎位となるほど低くなる[1]．前方滑走運動は前歯部が誘導し，咬頭嵌合位を離れるとほぼ同時に臼歯部が離開することが望ましく，後方臼歯だけで接触する場合は顎関節や，その歯の歯周組織への負荷要因となる．前歯部に開咬がある場合や，咬合彎曲が強すぎる場合，あるいは顆路に比べて切歯路が緩傾斜である場合
後方臼歯の咬頭干渉　　には後方臼歯の咬頭干渉を招きやすく，前歯で噛みきれないという不都合も生ずる．

2）側方滑走運動

側方滑走運動は咀嚼運動と関連が深く，古くから最も注目されてきた滑走運動である．
咬合様式　　天然歯列の側方滑走運動がどの歯で誘導されるか（咬合様式）については，「作業側の犬
犬歯誘導　　歯で誘導される犬歯誘導か犬歯および小臼歯で誘導されるグループファンクションが望ま
グループファンクション　　しい」という見解は，大方のコンセンサスが得られていると思われる．

犬歯はすべての歯種のなかで最も歯根が長くて太く，側方力に対する抵抗性が大きいので，側方運動をガイドする歯として最適であるといわれている．ナソロジーの咬合理論は，咬頭嵌合位での噛みしめにおいては垂直方向の咬合力に対して抵抗力のある臼歯が支持し，側方滑走運動においては咬頭嵌合位を離れると同時に側方力に弱い臼歯は離開し，犬歯が誘導する咬合様式が理想であるとしている．この咬合様式であると，臼歯の咬頭を摩耗から守り（cuspid protection），歯周組織への過重な負担を相互に保護する（mutually protected occlusion）ということである．しかし，健常天然歯列を有する若年者の咬合接触状態を調べた報告では，必ずしも犬歯誘導の咬合様式をもつ者が最も多いという結果ではなかった[34]（図1-4）．中尾の報告[1]によると，咬頭嵌合位から上下顎犬歯の尖頭が接触するまでの間の側方滑走運動経路を4等分したとき，作業側の犬歯はいずれの顎位においても最も高い頻度で接触がみられた．また，作業側臼歯は後方歯ほど接触頻度が低く，咬頭嵌合位から離れるに従い後方臼歯から順に離開する傾向がみられた．一方，非作業側

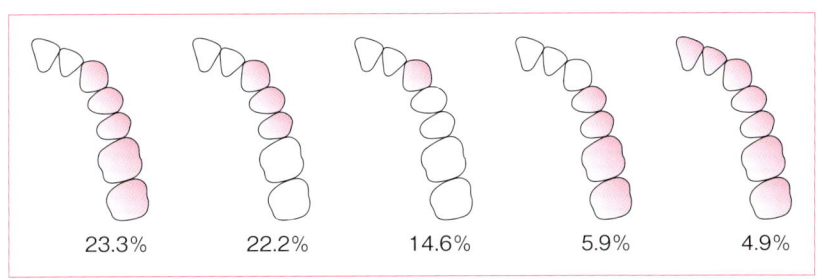

図 1-4 側方咬合位における作業側の接触状態と出現頻度
天然歯列をもつ若年健常機能者 144 名の側方咬合位（第一大臼歯頬側咬頭がほぼ対向状態になる顎位）における咬合接触状態
（藍　稔ほか：顎口腔系の形態，機能に関する臨床的調査．第 2 報　咬合について．文献[34]より）

非作業側臼歯の接触

（平衡側）においては前方臼歯の接触率は低いが，最後臼歯は咬頭嵌合位に近い顎位では高い接触頻度を示していた（図 1-5）．非作業側臼歯の接触は，古くから歯周組織や顎関節に為害作用を及ぼすといわれてきたが，このように健常歯列において高頻度で認められることから，咬頭嵌合位に近い顎位において作業側の接触と同時に出現する場合には，機能的にはかえって必要な接触である可能性がある．作業側と同時に接触する非作業側の接触については，咬合力発生時に下顎頭の変位や顎関節部への過剰な負荷を防ぐ働きをしているともいわれており[35]，非作業側の接触を安易に取り除くことは控えるべきである．

作業側犬歯が側方滑走運動のガイドを中心的に担うことに異論をはさむ者はいないが，作業側の第一小臼歯や第二小臼歯が犬歯とともに側方滑走運動を誘導する咬合様式は，上述のように健常天然歯列に多く認められ，望ましい咬合様式として推奨されるべきであると考える．また，側方の顎位で犬歯や小臼歯部の咬合接触がなく，後方臼歯だけが干渉気味に誘導する場合には，習慣性顎関節脱臼を引き起こす可能性があるとして，同様に好ましくないとされている．中野ら[36]は，側方運動において作業側第三大臼歯だけで誘導す

習慣性顎関節脱臼

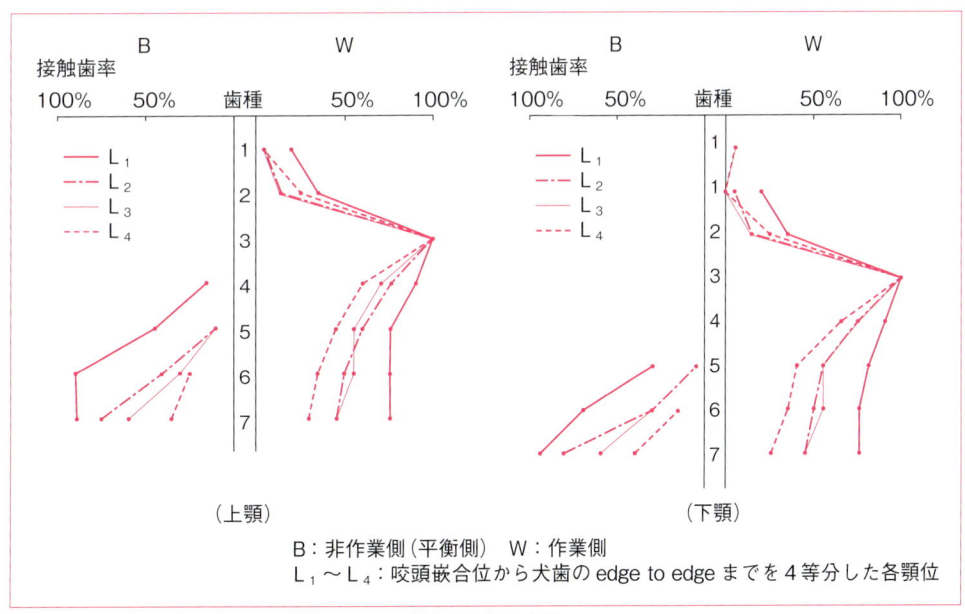

図 1-5 側方滑走運動の各顎位における接触歯率の変化
作業側では後方歯ほど接触頻度が低く，咬頭嵌合位から離れるに従い後方臼歯から順に離開し，非作業側においては，咬頭嵌合位に近い顎位では後方臼歯で高い接触頻度を示していた．
（中尾勝彦：正常天然歯列における咬合小面と歯牙接触に関する研究．文献[1]より）

B：非作業側（平衡側）　W：作業側
$L_1 \sim L_4$：咬頭嵌合位から犬歯の edge to edge までを 4 等分した各顎位

る咬合状態を有する習慣性顎関節脱臼患者に対して，犬歯部にガイドを与えることで症状を消失させた症例報告を行っている（「第Ⅱ編　第7章　その他の歯科関連疾患と咬合　①　顎関節の習慣性脱臼）」参照）．このように側方滑走運動における後方臼歯の強い接触は，従来から言われている非作業側だけではなく作業側であっても，顎関節や歯周組織に対して為害作用を引き起こす可能性がある．

どの歯で
どの咬合小面で
M型ガイド
D型ガイド
作業側下顎頭

　　また，側方滑走運動を誘導する部位として「どの歯で」だけではなく「どの咬合小面で」も重要な要素である．側方滑走運動を誘導する咬合小面は，上顎の近心面と下顎の遠心面とが接触して下顎を誘導するM型のガイドが好ましく，逆のD型は作業側下顎頭を後外方に誘導しやすく顆頭運動範囲の拡大につながり好ましくない[12]．実験的にM型とD型のガイドを与えて顆頭運動の測定を行った佐藤の研究[31]は，このことを支持する結果となっている（「第Ⅱ編　第3章　咬合の5要素に基づいた咬合治療　②　歯のガイド」参照）．

AM咬合小面

BD咬合小面

なお，側方滑走運動における臼歯部の咬合接触部位は，作業側においては，咬頭嵌合位を離れるに従って頰側咬頭内斜面の近心に向いた咬合小面（AM咬合小面）の接触頻度が高くなり，非作業側においては，咀嚼に重要な役割を果たす機能咬頭の内斜面同士の接触，なかでも遠心方向を向いたBD咬合小面の接触頻度が高い[1]（「第Ⅰ編　第4章　咀嚼と咬合面形態　③　咬合面形態と咀嚼運動」図3-6参照）．これらの作業側および非作業側における接触部位は，咀嚼運動の第4相および第5相における咬合小面の役割を調べた，

咀嚼運動咬合相

安陪[37]，三好[38]の研究結果と近似しており，側方滑走運動と咀嚼運動咬合相の密接な関係を示している．

3）後方滑走運動

　　咬頭嵌合位と最後方咬合位間の滑走運動は嚥下運動などと密接な関係があり，後方咬合位での接触異常は顎機能障害や歯周病の発症因子として古くから注目されてきた．

　　咬頭嵌合位を古い定義の中心位（下顎最後退位に対応）に設定すると，咬頭嵌合位より後方の滑走運動は存在しないことになるが，実際には両顎位は一致しないことが多い．したがって，1日のうちかなりの頻度で行われ，咬頭嵌合位より後方の顎位での咬合接触を

嚥下動作

ともなう嚥下動作[15]に際して，あるいは睡眠中など重力によって下顎が後退した状態でのブラキシズムに際して，後方滑走運動路上のどこかの顎位で咬合接触が生じ咬合力を発現する．後方咬合位において片側臼歯だけの咬合接触がある場合，この不安定な咬合接触

顎関節への過剰負荷

は，歯周組織に対する咬合性外傷やこの歯を支点とした下顎の変位が顎関節への過剰負荷の原因となりうる．中尾によると，後方咬合位における咬合接触頻度は第一小臼歯が最も高く，次いで第二大臼歯，第一大臼歯および第二小臼歯の順であった[1]．下顎窩内で下顎頭が後方に位置する後方咬合位で第一小臼歯だけに強い接触があると，ここを支点にして下顎頭を上方に運動させ，顎関節に圧迫負荷がかかることも考えられる．したがって，後方滑走運動を誘導する部位としては第二大臼歯が中心となり，第一小臼歯はバランサーとしての役割を果たし，いずれも左右側同時に接触するのが望ましいと考えている．

　　以上，滑走運動を誘導する歯列上の部位について総括すると，いずれの滑走運動も咬頭嵌合位を基準として，それぞれの偏位方向の最前（遠）方にある歯が主体となって誘導するのが望ましいといえる．すなわち，前方滑走運動は中切歯をはじめとする前歯が，側方

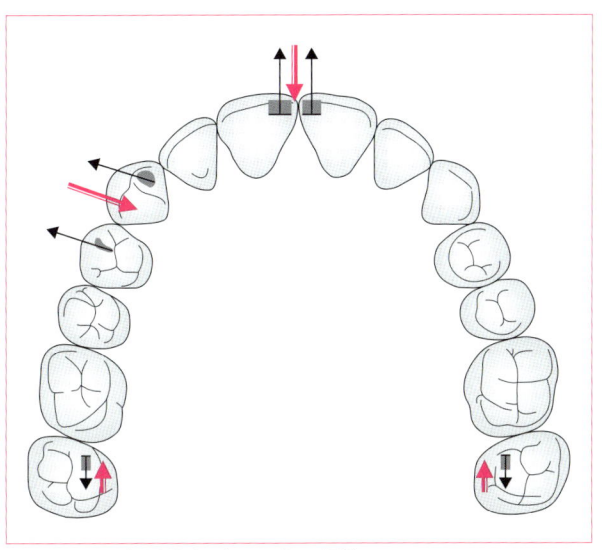

図 1-6　滑走運動をガイドする部位
運動方向の最前方の部位で誘導すべきであるという考え方を示した図.
黒：滑走開口運動　赤：滑走閉口運動

（中野雅徳ほか：咬合検査. 文献[39]より）

滑走運動は作業側の犬歯と第一小臼歯が，また，後方滑走運動は両側の最後方臼歯部が，それぞれ中心となってガイドすることが望ましいということになる[39]（図1-6）.

4-滑走運動を誘導する方向

詳細は，「第Ⅱ編　第3章　咬合の5要素に基づいた咬合治療　[2]　歯のガイド」で述べる．

前方指導要素
歯のガイド
後方指導要素
顎路
滑走運動の回転量

滑走運動の運動方向は，前方指導要素である歯のガイドと後方指導要素である顎路によって運動方向が規定される．両指導要素の関係は，滑走運動の回転量を決定づけるものであり，異常なく顎機能を営むものにおいては歯のガイドと顎路は調和している．顎関節や歯根膜にある感覚受容器と咀嚼筋の筋紡錘あるいは腱組織にある受容器からの情報を受け，咀嚼筋活動の制御システムが働き，咀嚼などの顎機能が遂行される．歯のガイドは補綴装置などで術者が任意に与えることができるが，顎路は各患者の顎関節構成体の形態や関節包や靱帯による運動の制限などの要因によって規定される．補綴装置を製作する間接法術式においては，チェックバイト法などを用いて生体の運動（顎位）記録を採得し，これに基づいて咬合器の顎路調節機構を調節し，生体の顎路を再現する．一般には代表的な滑走運動である前方滑走運動，側方滑走運動，後方滑走運動などが再現の対象となるが，実際の機能的あるいは非機能的運動に際して，この中間の滑走運動も存在する．チューイン（chew in）法[40]によって，顎路指導部と切歯指導部を成形し，あらゆる滑走運動を再現しようとする術式もあるが，煩雑でありかつガイド部分の形成時のひずみなどの問題があるので，現在ではあまり用いられていない．一般には，補綴装置を製作する技工操作や装着前の咬合調整において，術者の経験によって中間運動は補完されている．顎路指導要素は前方滑走運動に対して矢状顎路角が調節され，側方のチェックバイトを利用して，側方滑走運動における非作業側の顎路傾斜角度とベネット角と呼ばれる側方顎路角を調節する．なお，非作業側における顎路傾斜角度と前方滑走運動時の矢状顎路角との差（フィッ

顎路調節機構

矢状顎路角
顎路傾斜角度
ベネット角
側方顎路角

シャーアングル）は平均 2.7 ± 2.6°と小さいので，前方と側方の顆路傾斜を個別に調節する必要はないとの意見[41]もある．

　正常機能者における平均的なガイドの傾斜は，カンペル平面を基準として前方滑走運動43.0°[41]，後方滑走運動44.0°[42]，側方滑走運動30.9°（前頭面投影角度）[41]と報告されている．新たに歯のガイドを与えるときに，これらの平均値を参考にすることができるが，むしろ顆路と歯のガイドの関係によって規定される滑走運動時の下顎の回転量を基準に，歯のガイドの傾斜を設定することが望ましい．中野は，前方滑走運動時の下顎の回転量は平均0.25°，側方滑走運動時の回転量は0.72°であり，健常被験者においては特に側方滑走運動でマイナスの回転を示すものはほとんどいなかったと報告している[41]．竹内らは，種々の報告で差がある側方滑走運動時の回転量を切歯点の側方滑走運動距離で除した値がおおむね0.15°（0.13°〜0.16°）となるとし，これを単位全運動軸回転量と表現した[43]．咀嚼機能の第4相の側方滑走運動量をおおむね3mmと想定すると0.45°となる．滑走運動時に下顎の回転量が負の回転（逆回転）を示すと，動物実験によって顎関節の回転方向と閉口筋活動の関係を調べた研究[44]が示すように，咀嚼力の発現が抑制され機能的にも好ましくないといえる．

5-咬合平面，歯列の位置や滑らかさ

　詳細は，「第Ⅱ編　第3章　咬合の5要素に基づいた咬合治療　①　咬合平面，咬頭嵌合位」で述べる．

　臼歯部の咬頭頂と前歯の切端を結ぶ咬合平面は滑らかに連続し，舌背の高さとほぼ同じ高さに位置するのがよい．咬合平面が高い位置にあると食物を舌で咬合面に送る動作に支障をきたし，逆に低すぎると舌を噛みやすくなることがある．天然歯列において，咬合面を連ねる彎曲は前方（前頭面方向）からみても側方（矢状面方向）からみても下方に凸の適度の彎曲をもつ．基準平面としての咬合平面は，左右側下顎中切歯の近心切縁隅角の中点と左右側下顎第二大臼歯遠心頰側咬頭頂の3点を結ぶことによってつくられる仮想の平面であり，瞳孔間線やカンペル平面に対してほぼ平行である．上下顎の歯列は滑らかで狭窄がなく，適度な広さの舌房を与え，咀嚼や会話を妨げないことが条件となる．

　以上，咬合の5要素について概要を示したが，それぞれの要素は相互に密接な関連をもっている．たとえば，犬歯部ガイドの傾斜が著しく緩いと，後方臼歯部での干渉を引き起こしやすくなり，また咬頭嵌合位の位置が不明確になり咬頭嵌合位に場をもちやすくなる．このほかに，咬合彎曲が強すぎると後方臼歯に前方や側方滑走運動における干渉を生じやすくなることなどが例としてあげられる．咬合のとらえ方にはこれとは異なるものもあるが，5要素の分類は主として機能を重視したものであり，顎機能障害の治療や補綴治療などにおいて咬合を系統的にとらえることができるなどの長所がある．

（中野雅徳・重本修伺）

【文 献】

1) 中尾勝彦：正常天然歯列における咬合小面と歯牙接触に関する研究（後方歯牙接触位，前方滑走運動，側方滑走運動）．補綴誌，**16**：289～319，1972．
2) Takai A. et al.: Influence of occlusal force and mandibular position on tooth contacts in lateral excursive movements. *J Prosthet Dent,* **73**: 44～48, 1995.
3) 山口泰彦ほか：デンタルプレスケールを用いた咬合接触部位の診査法に関する検討　咬頭嵌合位における咬合接触部位の検出率について．補綴誌，**39**：1113～1120，1995．
4) 服部佳功ほか：咬みしめ時の歯列における咬合力分布．顎機能誌，**2**：111～117，1996．
5) 加藤　均：歯周組織の機能状態に関する研究　第2報　臼歯の機能時の変位と安静時の脈動．補綴誌，**26**：133～147，1982．
6) 薩摩登誉子：上顎第一大臼歯の運動の6自由度測定と解析．補綴誌，**3**：344～354，1999．
7) 池田隆志ほか：咬合紙記録における咬合接触像の評価．補綴誌，**43**：321～327，1999．
8) Körber K.：ケルバーの補綴学　田端恒雄ほか訳　第1巻．クインテッセンス出版，東京，1991，135～139．
9) The glossary of prosthodontic terms. *J Prosthet Dent.,* **94** : 10～92, 2005.
    The Journal of Prosthetic Dentistry のホームページ
    http://journals.elsevierhealth.com/periodicals/ympr/article/PIIS0022391305001757/fulltext
10) 長谷川成男ほか編：臨床咬合学事典．医歯薬出版，東京，1997．
11) 社団法人日本補綴歯科学会編：歯科補綴学専門用語集　第4版．医歯薬出版，東京，2015．
12) 中野雅徳ほか：歯のガイドの与え方－質的要素－滑走運動における咬合様式について－．補綴臨床／'84別冊（咬合－診断・治療のために）：31～41，1984．
13) 中野雅徳ほか：側方運動のガイドをどのように与えるか．日本歯科評論別冊／犬歯：125～134，1989．
14) Brill N. et al.: Mandibular positions and mandibular movements. *Bri Dent J,* **106** : 391～400, 1959.
15) 川口豊造：電気的測定装置による習慣的閉口運動および嚥下運動時の歯牙接触位に関する研究．補綴誌，**12**：398～423，1968．
16) 大石忠雄：下顎運動の立場からみた顎関節構造の研究．補綴誌，**11**：197～220，1967．
17) 池田圭介ほか：顆頭安定位の立場からみたタッピング運動による水平面的下顎位の検索．補綴誌，**40**：964～971，1996．
18) Yamamoto T. et al.: Effect of different head positionon the jaw closing point during tapping movement. *J Oral Rehabil,* **36** : 32～38, 2009.
19) Dowson PE.: Evaluation and treatment of occlusal problems. ed 2, Mosby, St Louis, 1989, 500.
20) 河野正司：咬頭嵌合位から後方歯牙接触位への後方運動の解析．補綴誌，**18**：200～209，1974．
21) 細木真紀ほか：咬頭嵌合位と顆頭位の関係からみた科学の後方偏位の診断について，咬合状態に起因する他臓器の異常．厚生科学研究「口腔保健と全身的な健康状態の関係」運営協議会編．口腔保健協会，東京，2000，121～126．
22) Pullinger A.: Multiple logistic regression analysis of the risk and relative odds of temporomandibular disorders as a functional of common occlusal features. *J Dent Res,* **72**: 968～979, 1993.
23) Okeson JP.: Okeson TMD 原著第5版．矢谷博文ほか監訳，医歯薬出版，東京，2006，78～82．
24) Thompson JR.: The rest position of mandible and its significance to dental science. *J Am Dent Assoc,* **33** : 151～180, 1946.
25) 坂東永一：下顎位のテレメータリングによる経時的観察．補綴誌，**14**：183～203，1970．
26) 石原寿郎ほか：オーラルリハビリテーションの1症例における下顎位の診断．補綴誌，**13**：204～211，1969．
27) 川添堯彬：下顎安静位の運動学的研究．歯科医学，**35**：474～507，1972．
28) 三浦不二夫：筋電図法による咀嚼筋の活動様式に関する研究（特に咬筋，側頭筋，顎二腹筋について）．口病誌，**23**：291～320，1956．

29) 石原弘文：咬合接触部位が歯の変位様相に及ぼす影響．口病誌，**67**：310～321，2000．
30) Oh SH. et al.：Relationship between occlusal tooth contact patterns and tightness of proximal tooth contact. *J Oral Rehabil*, **33**：749～753, 2006.
31) 佐藤　裕：側方滑走運動のガイド面の方向が顎運動に及ぼす影響．補綴誌，**42**：298～306，1998．
32) 荒井良明ほか：ガイドの歯種の変化が側方位クレンチング時の顆路に及ぼす影響．補綴誌，**41**：468～480，1997．
33) 竹内久裕：オクルーザルピボット咬合時の下顎変位．四国歯誌，**4**：29～49，1991．
34) 藍　稔ほか：顎口腔系の形態，機能に関する臨床的調査，第2報　咬合について．補綴誌，**19**：385～390，1975．
35) Minagi S. et al.：Relationship between balancing-side occlusal contact patterns and temporomandibular joint sounds in humans: proposition of the concept of balancing-side protection. *J Craniomandib Disord*, **4**：251～56, 1990.
36) 中野雅徳ほか：顎関節習慣性脱臼に対する咬合治療．日本歯科評論，**517**：45～56，1985．
37) 安陪　晋：ガム咀嚼における咬合接触状態の運動学的解析．補綴誌，**44**：274～283，2000．
38) 三好礼子：内外および近遠心方向から6分類した臼歯部咬合小面の咀嚼運動時の咬合接触．補綴誌，**46**：203～212，2002．
39) 中野雅徳ほか：咬合検査．森本俊文ほか編，顎関節症入門．医歯薬出版，東京，2001，64～70．
40) 真柳昭紘：チューイン法．長谷川成男ほか編，臨床咬合学事典．医歯薬出版，東京，1997，334．
41) 中野雅徳：側方滑走運動における顆路と歯牙路に関する研究．補綴誌，**19**：647～665，1976．
42) 河野正司：咬頭嵌合位から後方歯牙接触位への後方運動の解析．補綴誌，**18**：200～209，1974．
43) 竹内久裕ほか：側方ガイド傾斜角についての定量的検討．日補綴会誌，**2**：243～251，2010．
44) Abe K. et al.：A study on the inhibition of masseteric α-motor fiber discharges by mechanical stimulation of the temporomandibular joint in the cat. *Arch Oral Biol*, **18**：301～304, 1973.

2 天然歯の咬合，義歯の咬合，インプラントの咬合

1 天然歯の咬合

正常咬合（理想咬合）

　天然歯の正常咬合（理想咬合）では，ヘルマン[1]の説が有名である．それによると，上下32歯で138個の咬合接触部位を示し，前歯部では面接触し，臼歯部では基本的に1歯対2歯の関係にあり，咬頭頂と窩，隆線と歯間鼓形空隙，隆線と溝が咬合接触しているとされている．しかし，これは解剖学的，形態学的な基準によるものであり，機能的な問題は含まれていなかった．

　中尾[2,3]は，臨床的に正常かつ健全な歯列を有する被験者について，咬頭嵌合位と後方歯牙接触位，前方滑走運動，側方滑走運動における咬合接触状態を詳細に調べている．それによると，すべての歯に咬合小面が存在し，咬頭嵌合位で上下の咬合小面同士で咬合接触していた．また，偏心位での接触部位も咬合小面内にあり，咬頭嵌合位から離れるとともに，咬合小面での位置を順々に変える．側方咬合位の作業側での咬合接触部位は，いずれの顎位においても犬歯の接触頻度が最も高く，咬頭嵌合位から離れると作業側の後方臼歯になるほど接触頻度は低くなり，非作業側大臼歯での咬合接触も咬頭嵌合位から離れるほど徐々に頻度が低くなる．また，側方滑走運動では，作業側咬合小面同士の接触関係（AコンタクトでM型の咬合小面に相当）が高頻度で認められると報告している．

咬合の5要素

　ここで，正常な顎口腔機能を営むための望ましい咬合の要件として，中野[4]は，次のような5要素をあげている．（「第Ⅱ編　第1章　咬合診断のための基本的事項　1　咬合の5要素」参照）
①咬頭嵌合位が適切な位置にある．
②咬頭嵌合位で安定した咬合接触がある．
③滑走運動を誘導する部位が適切である．
④滑走運動を誘導する方向が適切である．
⑤咬合平面・歯列が適切である．

　すなわち，いくつか要点をあげると，上下顎の歯列が最大接触数で咬合接触しているときが咬頭嵌合位であり，このときの下顎頭は顆頭安定位にある．この咬頭嵌合位は，タッピング運動の収束点である．側方滑走運動では，作業側犬歯によってガイドされるカスピッドプロテクティッドオクルージョンや，犬歯と小臼歯を含めた複数の歯でガイドされるグループファンクションオクルージョンが望ましい．また，ガイドの方向は，上顎近心面と下顎遠心面が接触するM型ガイドが好ましいとされている．

M型ガイド

2 義歯の咬合

義歯の維持安定

　無歯顎患者において，咀嚼機能を回復させ，審美的にも患者の満足を得られるようにするためには，全部床義歯の維持安定が必要不可欠であるとともに，回復した機能と形態を長期的に維持させるためにも，適切に咬合を与える必要がある．

　全部床義歯では，中心咬合位において，上下顎の人工歯が同時に均等に咬合接触すると

第Ⅱ編第1章 咬合診断のための基本的事項

咬合平衡
片側性咬合平衡
両側性咬合平衡

ともに，偏心咬合位において，咬合平衡が保たれなければならない．咬合平衡には，片側性咬合平衡と両側性咬合平衡があり，片側性咬合平衡とは，咀嚼側人工歯間に食物が介在したときに，非咀嚼側の上下顎人工歯は離開しても義歯床が安定している状態をいう（図2-1）．また，両側性咬合平衡は，側方滑走運動時に作業側，非作業側の人工歯すべてが均等に接触滑走する咬合によって義歯床が安定している状態をいう（図2-2）．

リンガライズドオクルージョン

リンガライズドオクルージョンは，パウンドが提唱した咬合理論の一つであり，上下顎臼歯部人工歯は1歯対1歯の咬合関係で，上顎臼歯の口蓋側咬頭は下顎臼歯の中心窩に噛み込み，小臼歯部と第二大臼歯部で1点ずつ，第一大臼歯部で2点の5点，両側で計10点で咬合する（図2-3）．側方運動時は，上顎臼歯の口蓋側咬頭のみが接触滑走するため，咬合力はさらに舌側（口蓋側）にかかることとなり，片側性咬合平衡が保たれ義歯は安定する（図2-4）．

フルバランスドオクルージョン（両側性平衡咬合）

フルバランスドオクルージョン（両側性平衡咬合）は，全部床義歯に対して定義されたもので，中心咬合位，前方滑走運動時，側方滑走運動時に，両側の前歯と臼歯のすべてが接触して両側性咬合平衡が成り立ち，義歯床を安定させる咬合様式のことである．

フルバランスドオクルージョンとリンガライズドオクルージョンのどちらを選択するか

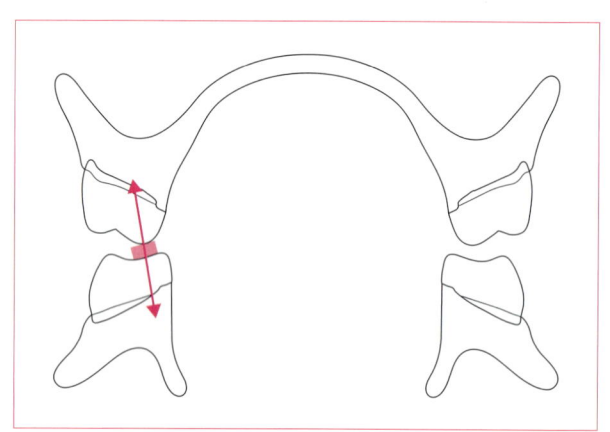

図2-1 片側性咬合平衡

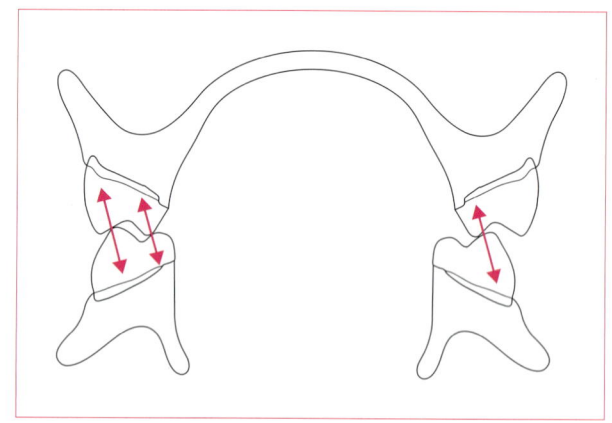

図2-2 両側性咬合平衡

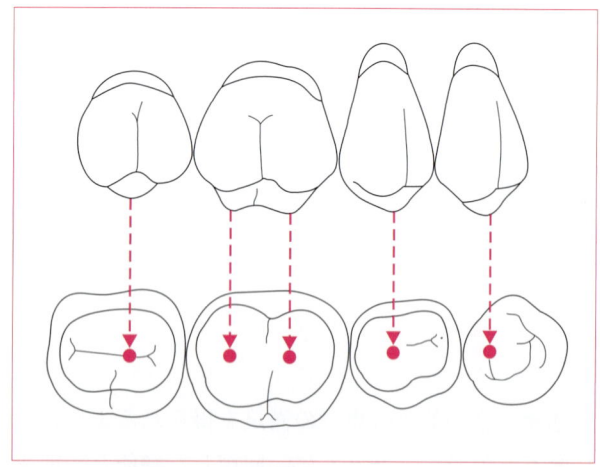

図2-3 1歯対1歯の咬合関係

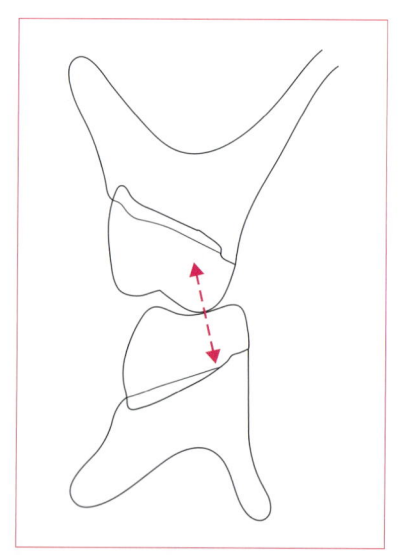

図2-4 リンガライズドオクルージョン

2 天然歯の咬合，義歯の咬合，インプラントの咬合

は，症例によりさまざまな基準を考慮すべきであり，一概にはいえないが，顎堤の吸収が進んだ症例では，リンガライズドオクルージョンのほうが有利であると報告されている[5]．なお，「咬合平衡」と「平衡咬合」は似ているが，用語の意味は異なる．

3 インプラントの咬合

インプラント

インプラントは，条件さえ整えばあらゆる欠損症例に適応可能であることから，ブリッジや有床義歯に代わる欠損補綴の治療法として広がってきた．このインプラントが，口腔内で長期間安定して機能するためには，そこにかかる力をコントロールすることが重要と考えられている．

歯根膜
緩圧機構

インプラントと天然歯の一番の相違点は，歯根膜の有無である．天然歯の歯根膜は，感覚受容器として機能するとともに，過大な力がかかったときの緩圧機構としての機能も有している．これに対しインプラントでは，このような感覚受容器や緩圧機構がないため，過大な力に対して注意が必要とされている．また，骨に直接結合しているインプラント体

インプラント体
骨結合（オッセオインテグレーション）

は軸方向の垂直圧には抵抗性があるが，横方向の水平圧やねじれには抵抗性が低く，骨結合（オッセオインテグレーション）を破壊する要因となる[6]．

被圧変位量

咬合接触に関しては，被圧変位量に差があるため，インプラントと天然歯が混在する場合は，軽い噛みしめ時にはインプラントの上部構造には咬合接触を与えず，強く噛みしめたときに天然歯と同程度の咬合接触が得られるように調整すべきであるとされてきた．これは，歯根膜の圧縮変形量が20〜30 μmである[7]が，インプラントはほとんど沈下しないため，ライトタッピングでは咬合接触させず咬合紙が引き抜けるようにし，強度噛みしめ時に天然歯と同程度の咬合接触を与える方法である[6,8]．しかし，臼歯部の遊離端欠損症例では，インプラントの咬合接触を天然歯よりもゆるくすることが推奨されているが，そうすることで顎機能障害を発症し，天然歯と同程度の咬合接触とすることで症状が消失したという報告もある[9]．さらに，最近ではインプラントの咬合接触は，天然歯と同様に均等接触が望ましいのではないかといわれてきており，松下[10]らは，インプラントの咬合が，インプラント治療の偶発症の発生に及ぼす影響に関する文献レビューに基づき，臨床的留意点を報告している．これによると，天然歯とインプラントの被圧変位量の差を考慮する必要はなく，天然歯と同様の接触を与えても，インプラントにとってのオーバーロードになることはないとしている．

側方力への配慮

咬合面形態は，インプラントへの過大な咬合力がかからないようにするとともに，側方力への配慮が必要とされ，頰舌的な幅径を小さくし，咬頭傾斜を緩くしたほうがよいとされている．これは，咬合力をインプラントの長軸方向で負担し，水平圧を少なくするための配慮であり，A，B，Cコンタクトの内のA，Bのみ接触させ，Cは接触させない方法[6]や，リンガライズドオクルージョンに与える咬合面形態に類似した形態が良いとする報告もある[11]．

久保ら[12]の報告しているインプラントに与える咬合のコンセンサスでは，患者のもつ咬合様式にあった咬合を与えることを基本としている．それによると，セントリックストップが天然歯で確立され，アンテリアガイダンスも天然歯で誘導されている場合は，天然歯の咬合接触や接触滑走を妨げないようにする．インプラント上部構造が側方運動のガ

インプラント支持オーバーデンチャー
インプラント支持固定性上部構造

イドとなる場合には，複数のインプラントによるグループファンクションか，天然歯を含めたグループファンクションが望まれる．上下無歯顎に対するインプラント支持オーバーデンチャーでは，バランスドオクルージョンを与えるが，全顎にわたるインプラント支持固定性上部構造の場合には，ミューチュアリープロテクティッドオクルージョンかグループファンクションあるいは非作業側でのバランシングコンタクトを与えるとなっており，インプラントに与える咬合様式として特定の咬合様式を推奨するものではない．

インプラントの予後

インプラントの予後を左右する因子として，フィクスチャーの本数，長さ，埋入方向，骨質，上部構造の材料，パラファンクションの有無など，多くの要素が関与し，咬合だけで論じることはできないが，さらなる臨床データとエビデンスの蓄積により，ガイドラインが導き出されるものと思われる．

（郡　元治）

【文　献】

1) Hellman M. : Variation in occlusion. *Dental Cosmos*, **63** : 608 ~ 619, 1921.
2) 中尾勝彦：正常天然歯列における咬合小面と歯牙接触に関する研究（咬頭嵌合位）．補綴誌，**14**：1 ~ 21，1970.
3) 中尾勝彦：正常天然歯列における咬合小面と歯牙接触に関する研究（後方歯牙接触位，前方滑走運動，側方滑走運動）．補綴誌，**16**：289 ~ 319，1972.
4) 中野雅徳：顎機能異常の発症因子としての咬合とらえ方．補綴臨床，**24**：309 ~ 316，1991.
5) 大貫昌理：顎堤条件からみたリンガライズドオクルージョンの選択．補綴誌，**48**：691 ~ 702，2004.
6) 保母須弥也ほか：インプラントの咬合．クインテッセンス出版，東京，2006.
7) Mühlemann HR. : Periodontometry, a method for measuring tooth mobility. *Oral Surg, Oral Med, Oral Path*, **4** : 1220 ~ 1233, 1951.
8) 岩田健男：インプラント補綴：バイオメカニクスと咬合　パート 2．インプラントの咬合様式．日本歯科評論，**64**：103 ~ 108，2004.
9) 稲井哲司ほか：インプラント患者の顎関節症症例．補綴誌，**42**（99 回特別号）：178，1998.
10) 松下恭之ほか：インプラント咬合にエビデンスはあるか？　補綴誌，**52**：1 ~ 8，2008.
11) 松本直之ほか：リンガライズドオクルージョン．医歯薬出版，東京，2010.
12) 久保隆靖ほか：インプラントの咬合理論．DE，**148**：11 ~ 14，2004.

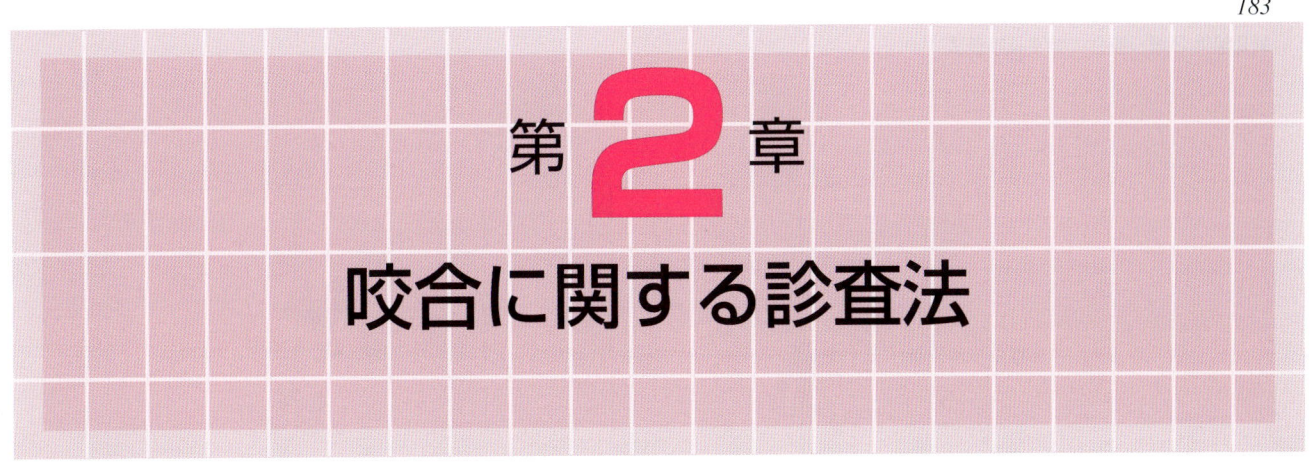

第2章 咬合に関する診査法

1 各種の診査法

1 咬合の診査とは

　　歯科臨床では多くの場面で，咬合に関係する診査が行われている．そのため，どこまでを咬合の診査の範囲に含めるかを一概に定めることはむずかしい．矯正治療で行われる頭態模型や歯列模型の分析は，咬合の形態的な診査法といえる．また補綴装置の製作に際して行われる咬合採得や，咬合接触の観察は咬合の機能的な診査方法と考えることもできる．そのほかにも咬合に関係する診査として，顎運動検査や咬合音検査，咬合器を用いた歯列模型の咬合分析などがあげられる．

　　本項では，これらの咬合に関係する診査法のなかで，口腔内で上下顎の歯および補綴装置の接触関係を診査するための方法に焦点を絞って，1歯から数歯までの少数歯から全顎的な咬合接触状態を診査する方法について解説を行う．

2 咬合接触の診査に必要な注意

咬合接触の診査

タッピングポイント
仰臥位
姿勢の影響

　　咬合接触の診査は，咬頭嵌合位や側方滑走運動時の歯の接触部位について行われることが多い．しかし，歯冠補綴装置の試適時などのように，補綴装置が調整前で過高であるため，患者が本来の咬頭嵌合位をとり得ない場合は，タッピング運動時の閉口位であるタッピングポイントでの咬合接触部位の診査が行われる．歯科臨床では，患者が仰臥位となる水平位診療で行うことが多いが，タッピング運動時の咬合接触部位は姿勢の影響を受けることが報告されている[1]ため，咬合接触の評価は患者の頭位が直立した姿勢で行うことが望ましい．また頭位の前屈や後屈なども同様に咬合位へ影響を与えるため，咬合接触の診査に際しては注意が必要である（図1-1）．

　　また，噛みしめ強さが大きくなると，咬合力による歯列の変形により咬合接触部位は変化する．したがって，咬合接触部位とその程度を厳密に評価するためには，噛みしめ強さを一定にする必要がある．研究を目的として，このように精密な咬合の評価を行う際には，咬筋などの咀嚼筋の筋電図を測定することで，咬合力を規定する方法が用いられている．

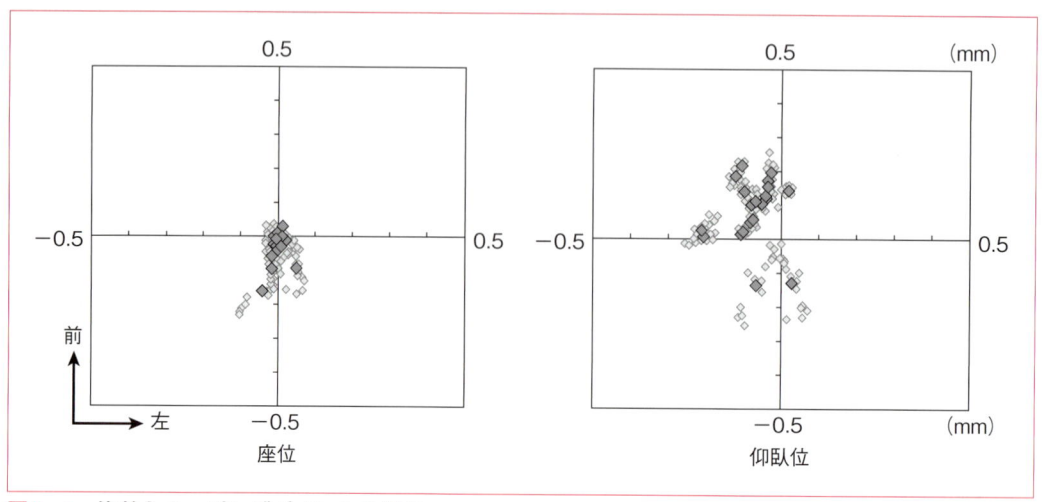

図1-1　姿勢とタッピングポイントの関係
20名を対象に，患者座位と仰臥位でのタッピングポイントの比較を示す（水平面観）．
灰色は解析を行った全タッピングポイントを，黒色は被験者別のタッピングポイントの代表点（平均点）を示し，図中原点は咬頭嵌合位を示している．
仰臥位では座位に比較して，タッピングポイントの前方への偏位が認められる．
（Yamamoto T, et al.：Effect of different head positions on the jaw closing point during tapping movements. 文献[1]より）

3　器具を用いない診査法

　1歯から数歯程度の咬合接触の強さを診査する際には，視診・触診などの器具を用いない診査方法が有効な場合があり，咬合紙などを用いる方法に先んじて行うことが望ましい．たとえば，単冠やインレーなどによる歯冠修復を行う際，修復物の装着前に隣在歯や反対側の歯列のクリアランスを目視することで，修復物の咬合の高さを判定し，調整量の目安とすることができる．また，上顎前歯の歯冠修復を行う際には患歯の唇面に軽く指をあて，タッピングを行った際に加わる咬合圧による振動の程度を触診し，咬合接触強さを判定する方法も用いられる．このような触診は歯列全体を行うことで，早期接触部位の診査に用いることができる．

　修復物の調整を行う際は，問診によって患者自身の感覚を聞き取ることが重要である．歯を取り巻く線維性結合組織である歯根膜は，非常に感度の高い感覚受容器を備えており，一般に30μm程度から鋭敏な場合には10μm以下の変化を感知するといわれており，髪の毛1本嚙んでも識別することができる．したがって，患者の感覚を満足させることは，少数歯の歯冠修復を行う際の咬合調整を行う場合の重要な要件であるといえる．しかし多数歯の咬合調整を行う際や，咬合位が不安定な場合，また咬合が低く咬合接触が不足している場合などは，問診によって正確な聴き取りが困難なこともあるため注意が必要である．

歯根膜
感覚受容器

4　引き抜き試験

引き抜き試験

　薄い紙片やフィルムを上下顎の歯列間に介在し，咬頭嵌合位や偏心位において軽く嚙みしめを行った状態で，引き抜くことができるか否かを調べる方法がある（図1-2）．視診，触診と同じく咬合接触部位の正確な同定には不向きだが，一歯単位で咬合接触の有無など

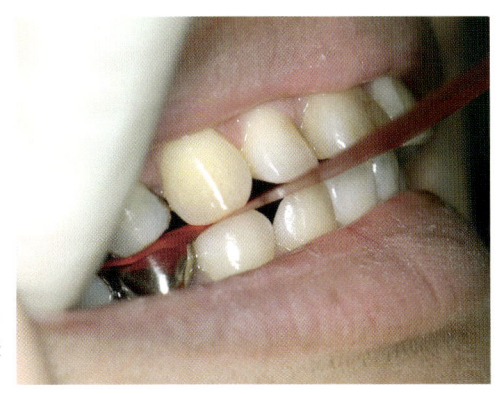

図1-2 咬合紙を用いた引き抜き試験
クラウンの試適前後で患歯と隣在歯の咬合接触の比較を行っている.

を確認する際に便利な方法である.また噛ませる力を規定したうえで,使用する箔の厚さを順次変えることで,咬合接触強さの程度を評価することもできる[2].引き抜き試験は通常の咬合紙で行うことができるが,オクルーザルレジストレーションストリップス(Artus社製)などの専用の試験紙を用いることもある.

5 咬合紙を用いる方法

咬合紙

咬合紙は咬合面上のどの部位に咬合接触があるかを診査する目的で使用する材料で,カーボン紙と同じく色素を染みこませた検査用紙である(図1-3,1-4).咬合紙には,短冊形や長方形に裁断されたものや,ロール紙状のものがあり,これを上下顎の歯列間に挿入し咬合圧を加えることで歯面に色素が沈着し,咬合接触部位を目視にて観察する.

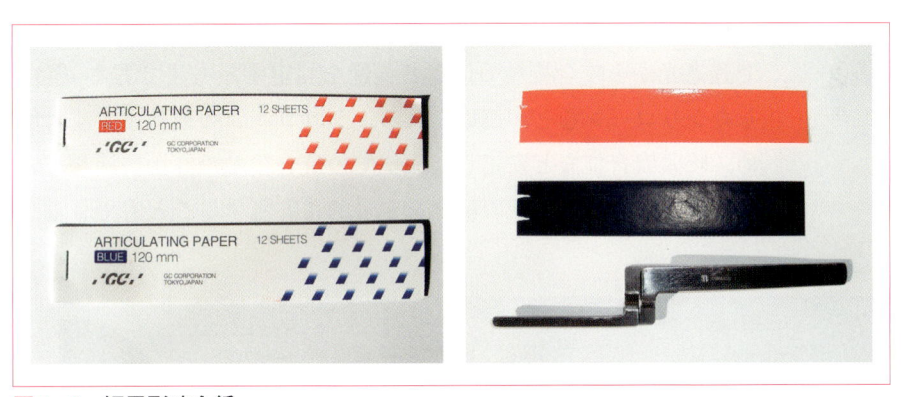

図1-3 短冊形咬合紙
ジーシー社製のアーティキュレーティングペーパー,厚さ約35μm.咬頭嵌合位と側方位での接触部位をそれぞれ色の違う咬合紙を用いることで区別することができる(上:赤,下:青).

図1-4 咬合紙の使用法
咬合面への着色とともに,咬合紙の穿孔や色素の薄れ具合を観察することで,咬合接触強さの精密な評価を行うことができる.

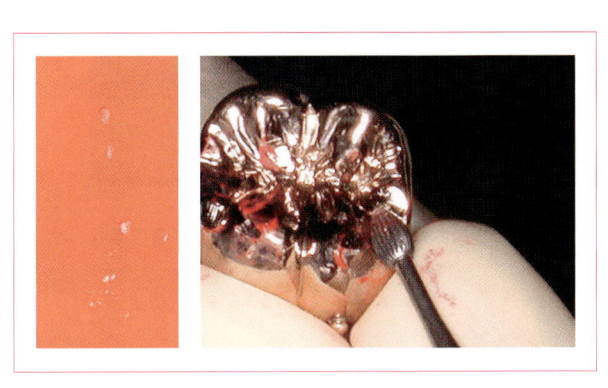

咬合紙には，厚さ12μmの薄いものから80μm程度の厚手のものまでさまざまな種類のものがあるが，口腔内で咬合接触を評価するためには，歯根膜の感覚閾値に近い35μm程度の厚さのものが使いやすく，使用される頻度も高い．咬合接触部位は，歯面に付着した色素の位置から判定するが，咬合圧によって咬合紙に生じた色素の薄れや穿孔の程度を観察すると，咬合接触強さを含めた詳細な評価を行うことができる．

穿孔の程度
咬合接触強さ

咬合紙による咬合接触部位の評価は咬頭嵌合位だけでなく，側方咬合位や側方滑走運動時の接触部位の評価にも使用できる．この際，色の異なる咬合紙を使い分けることにより，咬頭嵌合位と偏心位における接触部位を区別する方法が用いられる．

6 ワックスを用いる方法

オクルーザルインディケータ
穿孔部位

常温で粘性のある濃色の薄いワックス（オクルーザルインディケータ）を歯面に貼付し，咬合圧による穿孔部位を観察する方法である（図1-5）．咬合紙に比較すると厚みがあり，また基本的にはワックス1枚で一度の診査しか行えないため，修復物の装着時など頻回に咬合接触の診査を行う際にはやや使いづらい．

早期接触の診断

下顎安静位から閉口運動を行い，ワックスの介在によって歯の接触による誘導がない状態で噛み込み，最初に歯が接触した位置での咬合接触を調べることによって，早期接触の診断を行うこともできる．

7 咬合診査用シリコーンを用いる方法

咬合診査用シリコーン

濃色の咬合診査用シリコーンを咬合させ硬化後に口腔外に取り出し，光源にかざすことで透過光から咬合接触の位置と程度を判定する方法である（図1-6）．黒色の色素を混入したシリコーンなどが用いられる．シリコーンの硬化まで咬合位を保持する必要があるため，咬頭嵌合位など安定した顎位での咬合接触の評価に適している．また，透過光の程度から咬合接触や近接域の状態を定量的に評価することもできる．

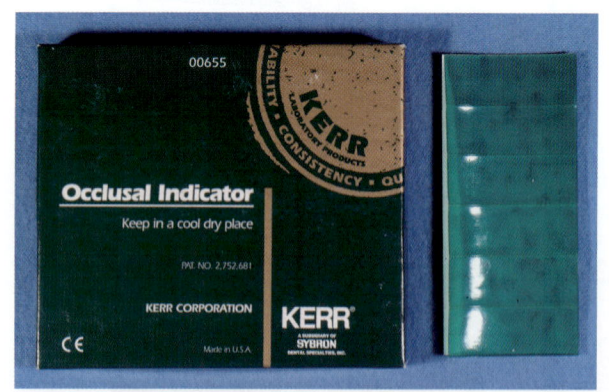

図1-5 オクルーザルインディケータ
咬合面に貼り付けた後に，噛み込んだ際に生じるワックスの穿孔部位を観察する．

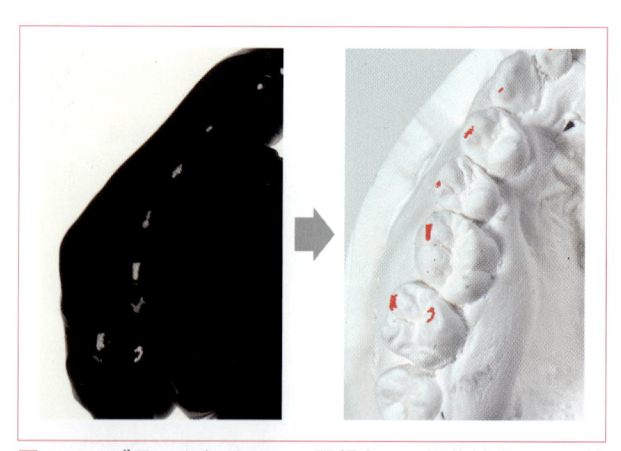

図1-6 ブラックシリコーン記録とアド画像法を用いた接触部位の明示
透過光の位置を歯列の図と重ね合わせることで，1歯ごとの接触部位を容易に観察することができる．また透過光の程度から，咬合接触や近接域の状態を段階的に評価することも可能である．

1 各種の診査法

咬合接触記録を写真撮影し，歯列模型の咬合面写真とコンピュータで画像処理を行い重ね合わせることで，歯列上の咬合接触部位を表示する方法が報告されており，こうしてできた図はアド画像と呼ばれている[3]．

アド画像

8 デンタルプレスケール

デンタルプレスケール
感圧フィルム
咬合力測定システム

咬合力により発色する感圧フィルム（プレスケール，富士フイルム社製）を用い，発色部位を専用スキャナで読み込むことで，歯列上の咬合力の分布や面積などを解析する咬合力測定システム（デンタルプレスケール，ジーシー社製）である（図1-7）．またフィルムに薄いワックスを塗布し咬合面の形状を印記することで，読み取りに際して咬合接触のある歯列の部位を容易に診査できるようにした方式のものもある．

感圧フィルムとスキャナを組み合わせることで，咬合接触部位だけでなく咬合接触強さの評価まで行うことのできる高機能咬合記録法として位置づけられる．難点としては咬合紙に比較するとセンサとなる感圧フィルムがやや厚いため（約$100\,\mu m$），嚙みしめ時の咬合位がフィルムの厚さだけ高くなり，前歯部に比較して臼歯部の咬合接触が強調されてしまう可能性がある．

9 T-Scan

T-Scan
電気的咬合検査装置

格子状に配列した感圧センサからの出力を検出し，コンピュータにより咬合接触部位や咬合接触強さの表示を行う，電気的咬合検査装置（T-スキャンIII，ニッタ社製）である．この装置は他の方法と比較し，咬合接触部位や咬合力の経時的な変化を検出することができるため，嚙みしめ時だけでなく，側方運動時の咬合部位や咬合圧を記録することが可能である．しかし，センサを配列した格子の間隔がやや広く（1.27 mm），空間分解能が限

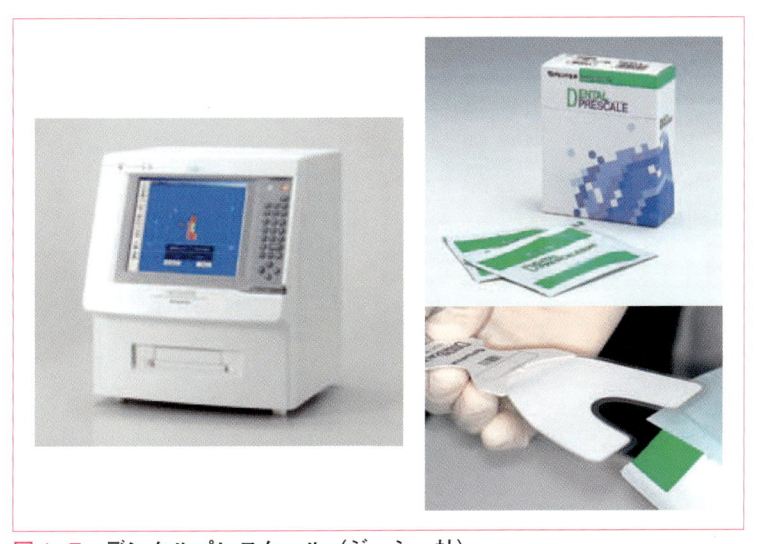

図1-7 デンタルプレスケール（ジーシー社）
馬蹄形のシートは咬合圧によって発色するマイクロカプセルが含まれており，専用スキャナ（図左）にて発色の程度から咬合力の分析を行う．

られるほか，デンタルプレスケールと同様にセンサがやや厚く，前歯部の咬合接触の検出に問題を生じることがある．

（西川啓介）

【文　献】

1) Yamamoto T, et al. : Effect of different head positions on the jaw closing point during tapping movements. *J Oral Rehabil*, **36** : 32 〜 38, 2009.
2) Takai A. et al. : Influence of occlusal force and mandibular position on tooth contacts in lateral excursive movements. *J Prosthet Dent*, **73** : 44 〜 48, 1995.
3) 土佐淳一ほか：add 画像における咬合接触像の再現性に関する基礎的研究．補綴誌，**37**：1259 〜 1264, 1993.

2 咬合診断の実際

1 咬合診断が行われる臨床の場面

咬合診断　　　　歯冠の崩壊や歯の喪失がなく，咀嚼などの顎機能を通常に営んでいる場合には，咬合の診査や診断が必要とされることは少ない．歯，歯周組織あるいは顎関節などになんらかの異常が生じ歯科を受診したとき，治療方針を決定するために各種の病態診断に加えて咬合の診断が行われる．たとえば歯の動揺や咬合痛がある患者に対して，エックス線所見で歯槽骨に局所的な垂直性の骨吸収が認められた場合には咬合性の外傷を疑い，「咬頭嵌合位や種々の滑走運動において早期接触部位や咬頭干渉がないか」を診査する（「第Ⅱ編　第5章　歯周病と咬合　1　歯周病と咬合性外傷」参照）．また，顎機能障害の症例においては，「咬合にどのような異常があり，それが顎関節や咀嚼筋群にどのようなメカニズムで悪影響を及ぼしているか」，あるいは「咬合を改善すべきか否か」などが診断の目的となる．

咬合診断の目的

一方，クラウンブリッジや義歯などの補綴治療においては，顎機能や歯周病に関する診査と術前の咬合状態の評価に加えて，治療方針において「どのような咬合接触を与えるべきか」，あるいは完成した補綴装置を口腔内に試適して「意図した咬合状態になっているか」，「咀嚼機能を十分に回復できるか」，「顎関節や歯周組織に悪影響を与えないか」ということに咬合診断の重点が置かれる．一口にクラウンブリッジ症例といっても，大臼歯1歯に全部鋳造冠を装着する症例から，いわゆるフルマウスのオクルーザルリコンストラクション（咬合再構成）症例まである．前者では，顎機能に問題がなければ通常通り術前の咬合診断が行われるが，咬合再構成を必要とする症例では，多くの場合咬頭嵌合位が定まらず咬合接触も失われているので，術前の咬合診断というよりは顎関節や咀嚼筋など顎機能に問題はないかに重点が置かれ，そのうえで実際に咬合をどのように与えていくかということが問題になる．これについては「第Ⅱ編　第3章　咬合の5要素に基づいた咬合治療」の章で詳しく述べる．

また，咬合に直接問題がないと思われるような症例でも実は咬合に関連があり，咬合を改善することにより問題が解決したという例もある．1例をあげると，機能咬頭での咬合接触が不足していたため，主機能部位が本来あるべき部位ではなく，歯間部にあったために食片圧入を起こしていたが，第一大臼歯の機能咬頭に咬合接触を与えることで主機能部位がここに移動し，食片圧入がなくなったという例がそれである[1]（「第Ⅰ編　第4章　咀嚼と咬合面形態　2　主機能部位」参照）．このような場合には，「どの歯に」だけでなく咬合面内の「どの咬合小面に」咬合接触があるかというような，かなり詳細な咬合診断が求められる．このように，一口に咬合診断といっても，治療の場面，場面によって目的とするところや，もつべき視点は異なる．

咬合診断の視点

2 咬合の5要素に基づいた系統的な咬合診断

咬合診断が必要な臨床の場面は上記のように種々あるが，顎機能障害や著しい歯周病な

第Ⅱ編第2章　咬合に関連する診査法

系統的咬合診断法　　　どがない通常の症例と顎機能障害を有する症例の2つに焦点を絞り，両者における系統的咬合診断法について述べる．

1－通常の咬合診断

少数歯のクラウンブリッジ症例などで，顎機能などに異常な所見がない場合には，現在の咬合状態が適切であるか否か，そのままの咬合状態で歯周組織や顎関節に為害作用を引き起こさないかを判断するために，基本的な咬合の診査と診断を行う．

咬合の5要素　　　以下に咬合の5要素に基づいた咬合診査や診断の流れを示す．なお，咬合の5要素のうち5番目の「咬合平面や歯列の位置」については，口腔内や診断用模型を観察して，瞳孔間線やカンペル平面との傾き，舌の高さと歯列咬合面との位置関係，咬合彎曲の強さ，挺出歯や転位歯による歯列の滑らかさの異常，あるいは歯列の狭窄状態などの形態を視覚的に評価する．そのほかの4つの要素については，おおむね次のような流れで診査，評価を行うが，咬合平面や歯列の位置を含めて，各要素は相互に関連しているので，最終的には総合的な評価に基づいて咬合診断を行う．

1）咬頭嵌合位が適切な位置にあるか否かの評価

まず「噛み合わせに異常はないか」，「噛み合わせが不安定であるか」，「特定の歯が強く当たっているか」などを問診で聴く．次に顔面形態の左右の対称性を観察し，下顎の偏位の有無を顔貌から大まかに判定する．口腔内の観察では，上下顎歯列の不正や位置関係および被蓋などを観察するとともに，タッピングポイントを観察する．上体を起こした姿勢

タッピングポイント　　で，上下の口唇を少し開いて歯を露出させ，下顎安静位から軽くタッピングをしてもら
下顎安静位　　　　　い，タッピングポイントがばらついていないか，あるいはどこかに接触した後にスライドしてからある位置に落ち着くのか，などを視診で判定する．仮に咬頭嵌合位が1点で定まっていても，その位置が適切であるとはいえないので，以下の評価を行う．

タッピングポイント（筋肉位）は，ほぼ咬頭嵌合位に一致するといわれているが，両者

タッピングの条件　　が明らかに離れている場合には咬頭嵌合位の位置の異常が疑われる．ただし，タッピング
　姿勢（頭位）　　　を行うときの条件によってタッピングポイントは影響を受けるので，姿勢（頭位）や開口
　開口量　　　　　　量，速度について条件を規程する必要がある．仰臥位でのタッピングは，咬頭嵌合位より
　頻度　　　　　　　前方位を取りやすいという報告[2]や，フランクフルト平面が水平となる姿勢で下顎安静位からの軽いタッピングを行わせると，収束部位は咬頭嵌合位より少し前方位となるという臨床実感がある．タッピングを行わせるときの姿勢（頭位），開口量，頻度[3]については，明確に規定しなければならない（「第Ⅱ編　第1章　咬合診断のための基本的事項　1　咬合の5要素」，「第Ⅱ編　第3章　咬合の5要素に基づいた咬合治療　1　咬合平面，咬頭嵌合位」参照）．

なお，新しく定義された「下顎頭が下顎窩の前上方に位置する」中心位に下顎を誘導す
Dowsonテクニック　　る方法としてDowsonのバイラテラルマニピュレーションテクニックがある[4]．これは，両側の下顎頭を下顎窩内の前上方に誘導する方法として，咬合診断や咬合採得の術式として臨床医に受け入れられている．

咬頭嵌合位が前後的に偏位していないかを判定する方法として，最後方咬合位（後方歯牙接触位）との位置関係を調べる方法がある．術者が誘導して最後方咬合位をとらせ，こ

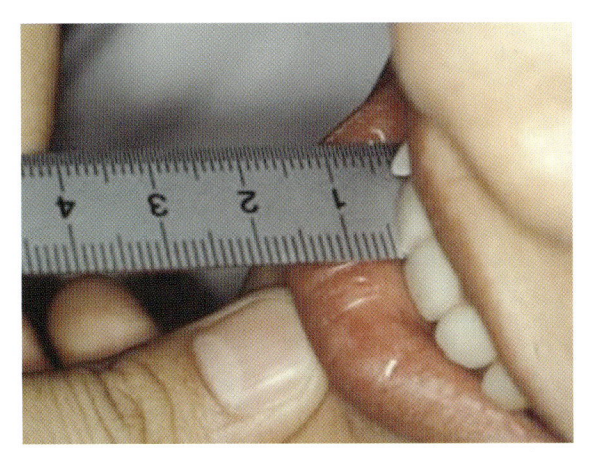

図2-1 咬頭嵌合位と最後方咬合位との間の距離（IP-RCP間距離）の測定
両顎位のオーバージェットの差でIP-RCP間距離を測る．

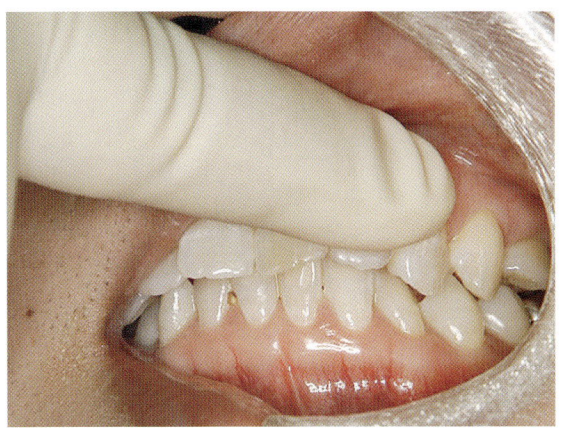

図2-2 手指の触診による早期接触部位の診査
歯頸部に人さし指を置き，患者にタッピングを行わせる．早期接触があると隣接歯に比べて大きな振動を感知する．前歯部や動揺歯などでは，咬合紙記録に表れない過高部位を判定することができる．

の顎位と咬頭嵌合位との間の距離を定規などで計測する．通常は，それぞれの顎位におけるオーバージェットの差で評価する（図2-1）．この距離が0.5～1mm（若年者では0.3mm～）であればほぼ標準といえるが，まったくないかあるいは2mm以上もある場合には咬頭嵌合位の位置の異常を一応疑ってみる．なお，咬頭嵌合位で咬合したときに，上下顎歯列の正中が一致しているか否かも咬頭嵌合位の位置の評価の参考になるが，片側における歯の欠損や転位歯などによる歯列不正がある場合では，中切歯間の正中がかならずしも歯列や顎骨の正中とはなっていないこともあるので注意が必要である．

咬合高径
安静空隙

　　咬頭嵌合位の垂直的な位置（咬合高径）については，安静空隙の大きさが標準の2mmと比較して著しく大きいか，あるいは欠如しているかということで評価するが，安静位そのものが精神的要因や姿勢（頭位）などによって影響を受けるので，一応の参考とするぐらいが妥当であろう．咬合高径は，顔貌，前歯部の垂直的被蓋，臼歯の欠損状態，下顎臼歯の舌側傾斜，歯の摩耗，装着されているクラウンの歯冠長などをもって総合的に評価する．

2）咬合紙などを用いた術前の咬合接触状態の評価

咬合紙

　　咬合紙などを用いて術前の咬合接触状態の評価を行うが，歯に動揺があると早期接触があっても咬合紙記録に強い接触像として現れないことがある．動揺の状態を視覚的に観察するとともに，唇・頰側の歯頸部に指を置いて，タッピング時に指で感知する振動の大きさによって早期接触歯をみつける（図2-2）．咬合紙を用いた検査では，歯面に着色した咬合紙の印記を調べるだけではなく，それ以上に咬合紙に記録される透過状態を観察することが重要である（「第Ⅱ編　第2章　咬合に関連する診査法　①　各種の診査法」参照）．

咬合紙の透過状態

35μmの厚みをもつ咬合紙の透過状態を注意深く観察すると，10μmの過高部位を識別できるといわれている[5]（図2-3．長谷川成男著：咬合学序説．文献[5]，P257～263を参照

ブラックシリコーン
咬合記録用ワックス

されたい）．また，ブラックシリコーンや咬合記録用のワックスなどを用いることもあるが，それぞれの記録結果は微妙に異なることがあるので，それぞれの特徴を把握したうえで評価することが求められる．

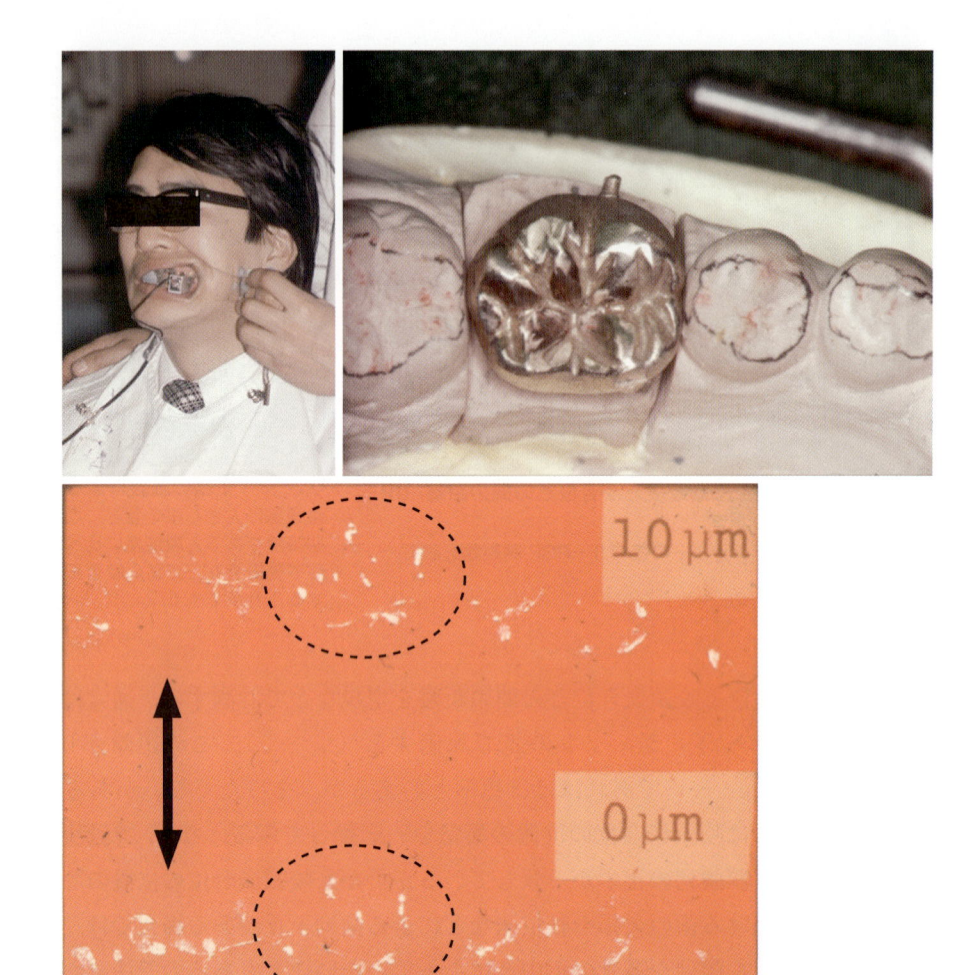

図2-3　IPチェッカーによる咬合紙透過像の判定精度の検討
咬合の高さを測定できるIPチェッカー（上段左）を使用して，6̄ の全部鋳造冠（上段右）の咬合調整時の咬合紙記録を比較した．
下段の破線円内は全部鋳造冠に相当する部位の透過像である．10μm過高時と適正な咬合の高さとでは，矢印で示した隣接歯 7̄|7̄ の透過像に差が認められる．

（長谷川成男：咬合学序説―機能的咬合面形態を求めて．文献[5]より改変）

　歯列全体にほぼ均等な咬合接触があるかなど，前述の咬合接触の要件（「第Ⅱ編　第1章　咬合診断のための基本的事項　[1]　咬合の5要素」参照）に照らし合わせて評価をする．
　次に，補綴歯の対合歯について，そのままの形態で対合歯として使うことに問題がないかの評価を行う．挺出や位置の異常がないかに加えて，クラウンなどが装着されている場合は，咬合面形態が解剖学的な形態からかけ離れていないか，あるいは咬頭傾斜などの咬合面形態が歯列内で隣接歯や反対側の同名歯などと調和しているか否かを視覚的に評価する．さらに厳密な評価をするならば，対合歯として意図する咬合接触が得られる咬合小面の傾斜をもっているか否かを問題にする[6,7]（「第Ⅰ編　第4章　咀嚼と咬合面形態　[3]　咬合面形態と咀嚼運動」の咬合参照面　参照）．側方などの偏心咬合位で，意図する咬合接触が得られるか否かは，対合歯の咬合面形態，とりわけ咬合小面が顎運動で規定される咬合参照面に対してどのような関係にあるかによって影響を受ける．すなわち，対合歯が

意図する咬合接触

対合歯の咬合面形態

咬合参照面

咬合参照面より緩やかな傾斜の咬合小面であれば，咬頭嵌合位で緊密な咬合接触を与えることができても，偏心位では離開してしまい咬合接触を与えることができない．また，咬合参照面より急な傾斜であれば，咬頭嵌合位で緊密な咬合接触を与えると，偏心位で咬頭干渉を引き起こす（「第Ⅰ編　第4章　咀嚼と咬合面形態　③　咬合面形態と咀嚼運動」参照）．

CAD/CAM

なお，咬合参照面を基準にした咬合面形態の診断を厳密に行うためには，高精度の6自由度顎運動測定と咬合面形態の計測が必要である．将来，本格的にCAD/CAMで咬合面形態を作製する場合には，このような測定や咬合参照面を基準とした咬合面形態の設計が一般的になると思われる．6自由度顎運動測定や歯列形態の計測を日常的に行うことがむずかしい現状では，以上のような視点で歯列全体の咬頭傾斜や咬合小面の傾斜を観察する眼をもつ（ファセットを読む）ことで，より機能的で噛みやすいクラウンを装着することができると思われる（「第Ⅱ編　第3章　咬合の5要素に基づいた咬合治療　③　ファセットを読む」参照）．

3）滑走運動を誘導する部位の評価

それぞれの方向の滑走運動が，どの歯のどの咬合小面で誘導されているかを評価する．まずは，滑走運動が滑らかに行えているかを視覚的に観察するとともに，スムーズに滑走できるかを患者に尋ねる．次に，咬合紙記録や，薄い箔あるいはストリップスを用いた引き抜き試験で，偏心位における接触部位を判定する．誘導する部位が適切であるか否かは，前述の基準（「第Ⅱ編　第1章　咬合診断のための基本的事項　①　咬合の5要素」）に従って行う．

4）滑走運動を誘導する方向の評価

それぞれの滑走運動を誘導する咬合小面を咬合紙記録などで確認し，その咬合小面の傾斜や面の向く方向，さらにはその咬合小面内を対合歯がどの経路で運動しているかを評価する．日常臨床において咬合面の形態計測や解析を行うことは一般的ではなく，咬合小面の傾斜や面の向く方向を定量的に評価することはほとんど行われていない．通常はガイドする咬合小面の方向を評価する代わりに，ガイド面によって誘導された滑走運動経路の方を評価することで，ガイドがどの程度急であるかの評価が行われる．下顎切歯点の運動を肉眼で観察しても，運動方向を大雑把に評価することはできるが，顎運動測定器を用いる

定量的な運動方向の評価

6自由度顎運動測定器

ことによって，モニター上に表示される運動経路を観察できるとともに，定量的な運動方向の評価が可能となる．特に6自由度顎運動測定器を用いると，任意の点の運動を観察したり解析することができるだけでなく，顆路と歯のガイドの傾斜の関係や下顎の回転方向などを総合的に評価することが可能となる．しかし，「第Ⅰ編　第4章　咀嚼と咬合面形態　③　咬合面形態と咀嚼運動」で述べているように，一つの運動経路に対して，その周りにいかようにも咬合小面を設定することができるので，運動経路だけで咬合小面の傾斜や面の向く方向を評価したことにはならないことを忘れてはならない．

以上，咬合の5要素に基づいた咬合診断について述べたが，それぞれの要素は相互に密接な関連をもっているので，各要素を一面的にみるのではなく総合的に評価することを心掛けなければならない．たとえば，犬歯部ガイドの傾斜が著しく緩いと咬頭嵌合位の位置

第Ⅱ編第2章　咬合に関連する診査法

が不明確になり，後方臼歯部での干渉を引き起こしやすくなる．この場合，仮に犬歯ガイドの傾斜が緩傾斜でなく本来の角度をもっていたとしたら，後方臼歯の干渉が生じていない可能性もある．したがって，干渉部位として取り除く（咬合調整する）べきか，犬歯部のガイドを足す（添加する）方向で改善すべきかの判断は，慎重な評価に基づいて行わなければならない（「第Ⅱ編　第1章　咬合診断のための基本的事項　①　咬合の5要素」，「第Ⅱ編　第3章　咬合の5要素に基づいた咬合治療　②　歯のガイド」参照）．

2‒顎機能障害などの症例における咬合診断

（「第Ⅱ編　第4章　顎機能障害（顎関節症）と咬合　②　顎機能障害に対する咬合治療の適応症と治療の進め方」参照）

　1996年に行われたNIHのカンファランス[8]で，顎機能障害と咬合異常の因果関係について，科学的根拠が見出せないと結論付けられ，それ以降，咬合を軽視する風潮が広がったが，因果関係がないとする科学的根拠も見出されていないことも事実であり，顎機能障害の治療方針を決定するうえで，咬合診断を行わないわけにはいかない．

　顎機能障害における咬合診断において重要なことは，咬合異常が発症に関係しているという先入観をもたずに，通常の咬合診断を行うときのように，咬合にどのような問題があるかを，咬合の5要素に基づいて系統的に評価すべきである．そのうえで，みつかった咬合異常がどのようなメカニズムで症状の発症や増悪につながっているかを検討する．しかし，種々の発症要因があるなかで，各要因単独で顎機能障害を発症することは必ずしも多くなく，咬合異常も例外ではない．ブラキシズムや日中の噛みしめ習癖に咬合異常をともなっていることにより，顎関節への過重な負荷が症状を発症あるいは増悪させていると思われる症例を多く経験する．後述する疼痛誘発テストのように，試験的に咬合状態を変えて顎関節症状の変化を調べることで，咬合異常と症状の関連をかなりの確度で評価できることもある．しかし，仮に疼痛誘発テストで咬合の異常が症状と結びついていると判断された場合でも，スプリントなどの可逆的な咬合治療で症状の改善をはかるべきで，直ちに不可逆的な咬合治療に移るのは適切ではない．

疼痛誘発テスト

　顎機能障害の患者に対する咬合診査も，基本的には通常の症例の咬合診査と変わらないが，以下に顎機能障害患者に対する診療で経験する事例を交えながら，特有の咬合診査法について述べる．

1）問診や視診などにおける注意

　患者自身が日常的に咬合の異常を自覚しているか否かを尋ねる．咬合異常に対する患者の訴えとして「噛み合わせが不安定で，どこで噛んでいいのかわからない」，「ある特定の歯だけがあたって，高く感ずる」，「しっかり噛み合っていないので，臼歯で噛み切りができない」などがある．明らかに咬合に異常があると思われる症例でも，患者自身はそのことをまったく自覚していないこともある．その一方で，咬合にさほど問題がないと思われるのに，患者自身が咬合を過剰に意識し，咬合接触をたえず気にして舌習癖や噛みしめ癖，TCH（Teeth Contacting Habit）[9]などの口腔習癖を行っている場合がある．なかには，症状が歯科治療後に発症したので，原因は不適切な歯科治療による咬合異常だと思い込み，口腔習癖を続け症状を悪化させているという症例も少なくない．このような症例に

舌習癖
噛みしめ癖
TCH

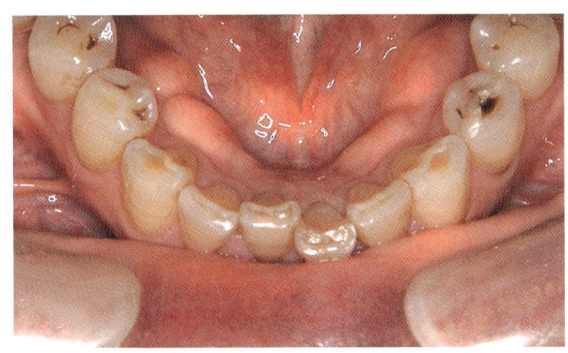

図 2-4　下顎隆起
ブラキシズムを自覚する患者の下顎骨舌側に認められた著しい骨隆起．

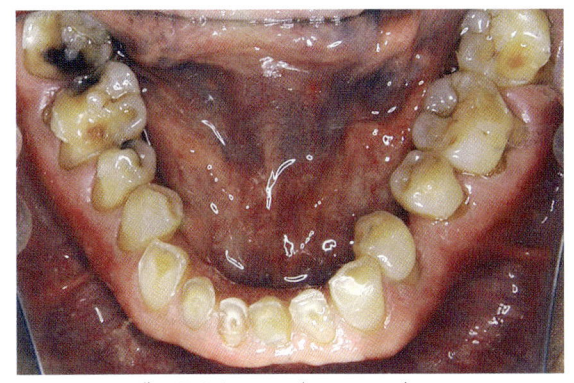

図 2-5　アブフラクション（abfraction）
ブラキシズムによると思われる著しい咬耗とともに臼歯部歯頸部に楔状の歯質欠損（アブフラクション）が認められる．

対して，患者の要望に応じて咬合治療を行うと，咬合に対する意識をより一層過敏にして症状を増悪させることもあるので注意しなければならない．精神的要因の強い患者に，補綴治療など咬合に関係する歯科治療を行う際，上述した口腔習癖に対する指導をあらかじめ行っておくことが重要である．いうまでもないが，クラウンなどの症例においては，きつすぎる隣接面の接触や不十分な咬合調整などの口腔習癖を助長するような不適切な治療は避けなければならない．

咬合に違和感や異常を訴える患者が来院したら，初診時の患者に対する説明においても，患者に誤解を与えるような言動は控え，患者の咬合に対する意識を増大させないように注意しなければならない．（「第Ⅱ編　第4章　顎機能障害（顎関節症）と咬合　4　歯科心身症と咬合」参照）

問診に引き続いて，顔貌の左右の非対称性，咬合平面の傾きおよび大まかな歯列や咬合状態について視診で評価する．上下顎中切歯間の正中のずれは，前述のように絶対的なものではないが，咬頭嵌合位の側方偏位を診断するうえで一応の参考となり，偏位側と顎機能障害の症状側はしばしば一致する．下顎隆起などの骨隆起（図2-4），歯頸部にみられる楔状欠損に似たアブフラクション[10,11]（図2-5）などは，咬合の異常というよりはブラキシズムやクレンチング習癖と関連する徴候であるが，頰粘膜や舌に認められる圧痕とともに，これらの習癖を行っているサインとして見逃すことはできない．（「第Ⅰ編　第5章　睡眠時ブラキシズム　3　睡眠時ブラキシズムの影響」参照）

2）診断用模型

診断用模型を用いて，口腔内の視診では十分観察できなかった後方（舌側）からの観察を行い，咬合状態，歯列や咬合平面の形態的評価を行う．咬耗の程度や状態を観察することで，ブラキシズム習癖の有無を推定する．最近になって咬合状態が変化したと訴える患者において，口腔内の診査では咬合にずれが認められるが，上下顎の診断用模型では咬頭嵌合が得られる場合がある．このような場合，関節円板の転位あるいは，転位していた円板が一時的に復位したことなどが咬合の変化をもたらした可能性がある（「第Ⅱ編　第7章　その他の歯科関連疾患と咬合　2　顎関節脱臼と鑑別すべき病態」参照）．また，上下顎の診断用模型を噛ませてみて安定した咬合状態が得られるか，あるいはどこかを支点にしてがたつくかを調べることで早期接触歯をみつけることができる場合もある．診断用

第Ⅱ編第2章　咬合に関連する診査法

模型は種々の方向から観察できる利点はあるが，咬合接触状態を必ずしも正確に評価することはできない．咬合器に装着して咬合診断を行うこともあるが，咬合器にトランスファーする際の誤差や咬合器調節機構の再現の限界もあり，過信は禁物である．口腔内での咬合紙やブラックシリコーンなどの記録と組み合わせて，詳細に診査する必要がある．

3）咬合紙やその他の検査手段を用いた咬合診査

咬合紙などの検査手段を用いた咬合診査は，通常の症例も顎機能障害患者も基本的には変わるものではなく，咬合の5要素に基づいて系統的に行えばよい．先入観をもって診査を行うことは望ましくないが，後述する顎機能障害患者によくみられる咬合異常のタイプを念頭に置き，必要と思われる項目については詳細に診査を行い，症状の発症や増悪とどのように結びついているかのメカニズムの診断を的確に行うことが重要である．

顎機能障害患者のなかには，タッピングや滑走運動を術者の指示通りにできない患者もいるので，患者をできる限りリラックスさせた状態で種々の検査を行うことが大切である．咬合紙記録の採得においては，片側ずつ行うと咬合紙を挿入した側にずらして噛む患者もおり，咬頭嵌合位の咬合接触状態を正確に評価できなくなる．全歯列用咬合紙を用いるか，短冊状の咬合紙を用いる場合もV字型に折って，左右の咬合記録を同時に採得することが望ましい（図2-6）．

　　全歯列用咬合紙

徳島大学病院顎関節症外来で使用している顎機能障害患者用の初診時プロトコールに含まれる咬合に関する診査項目として，欠損歯，咬合異常の分類（過蓋咬合，反対咬合など），オーバーバイト，オーバージェット，咬頭嵌合位と下顎最後退位間の距離（IP-RCP間距離），正中の偏位，アイヒナーの各咬合支持域での咬合接触の有無，前方および側方滑走運動時のガイドの状態（滑走運動における明確なガイドの有無，M型かD型か），および疼痛誘発テスト（後述）に関する診査事項などがある．

4）顎機能障害患者に多くみられる咬合異常のタイプ

　　顎機能障害患者

咬合に異常があっても症状を発症しないことも少なくないが，顎機能障害患者に多くみられる咬合異常には，以下のようなものがある．

　　咬頭嵌合位の後方偏位　　ⅰ．咬頭嵌合位の後方偏位（咬頭嵌合位と最後方咬合位間の距離がない）
　　低位咬合　　　　　　　　ⅱ．低位咬合

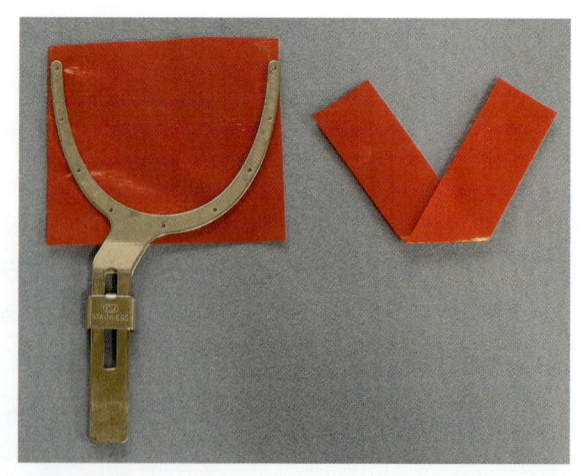

図2-6　全歯列用咬合紙およびホルダーとV字型に折った短冊状の咬合紙

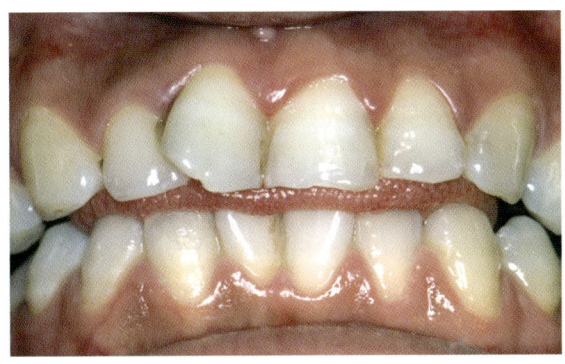

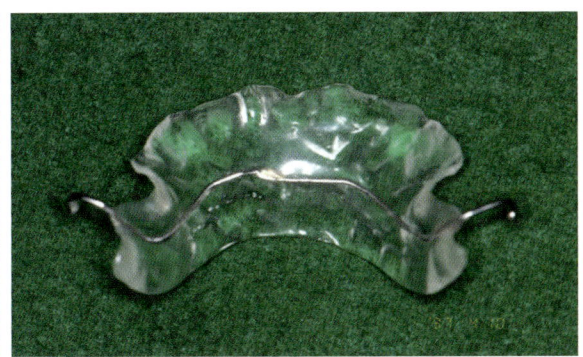

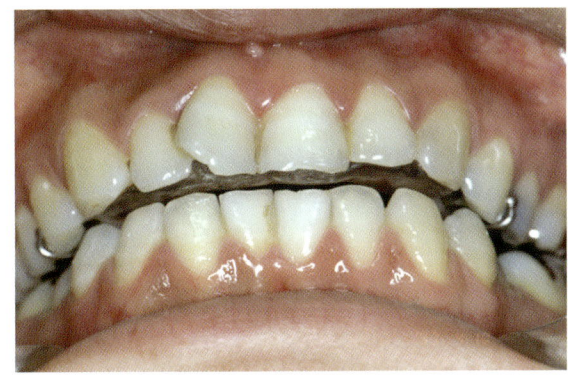

図2-7 オープンバイト症例にみられる舌突出癖と前歯部スプリント
　　左上：前歯部のスペースを舌で埋める習癖
　　右上：前歯部スプリント
　　　下：前歯部スプリントを装着した状態
舌習癖のコントロールと咬合の安定により顎関節痛，顎二腹筋等の筋痛が改善．

　　　　　　　　iii．臼歯の咬合接触の欠如
　　　　　　　　iv．最後方臼歯だけの強い咬合接触（咬頭嵌合位および前方，側方咬合位）
開咬　　　　　　v．開咬
歯のガイドの異常　vi．歯のガイドの異常
　　　　　　　　vii．咬頭嵌合位と最後方咬合位間の2mm以上の大きな距離[12]

関節円板の前方転位　咬頭嵌合位の後方偏位は関節円板の前方転位をともなっている場合が多く，顎関節症の
顎関節負荷　　　　分類のⅢ型に該当する．低位咬合や臼歯の咬合接触の欠如は，咬合支持の不足による顎関節負荷の要因となり，ブラキシズムや嚙みしめ癖があると，よりその影響が顕著となる．前歯の垂直的被蓋が大きく緊密に接触していると，臼歯の咬合の低下や咬合支持の欠如によって下顎が後方に偏位しやすくなる．最後方臼歯だけしか咬合接触のない症例で，以前は歯列全体に咬合接触があった場合には，関節円板の前方転位が起こり下顎窩内の下顎頭の位置が変化した結果として，前方の歯に離開が生じたと思われる場合がある．また，こ
リウマチ　　　　のほかに，リウマチなどで下顎頭の変形や短縮が生じ，下顎が後下方に回転して開咬状態
開咬（オープンバイト）を呈するようになる症例もある．また，開咬があると嚥下圧を得る必要もあってほぼ例外
舌突出癖　　　　なく舌突出癖をともなっており，舌が前歯部の空隙を埋めている（図2-7）．開咬症例の後方歯だけの咬合接触は，偏心運動時に顎関節への負荷をもたらすだけではなく，舌をたえず緊張させる舌突出癖は筋の緊張をもたらし，筋症状の原因となる．前歯部スプリント
発症（増悪）メカニ　を装着して，症状の改善がみられるか否かを判定し，発症（増悪）メカニズムの診断の一
ズムの診断　　　助とする．また，作業側の後方臼歯の干渉は習慣性顎関節脱臼を引き起こす要因の一つで
作業側後方臼歯の干渉　ある[13]（「第Ⅱ編　第7章　その他の歯科関連疾患と咬合　①　顎関節の習慣性脱臼」参
習慣性顎関節脱臼　照）．顆路に比べて傾斜の緩い歯のガイドは，滑走運動時の下顎の逆回転を引き起こ
下顎の逆回転　　し[14]，関節円板を前方に転位させる要因となるという報告もある[15]．以上のような症状
関節円板前方転位　と咬合異常との関連を念頭に置いて咬合診査を行うと，顎機能障害に対する咬合診断の意

第Ⅱ編第2章　咬合に関連する診査法

義がより大きいものとなる．

5）疼痛誘発テストを用いた咬合診断

疼痛誘発テスト　　　　ブラキシズム習癖の自覚があり，起床時に症状が著しい患者では，睡眠中のブラキシズムが症状の増悪要因となっている可能性が大きい．咬合支持や側方のガイドなどが不足し

顎関節負荷　ていると，ブラキシズム中に発現する大きな咬合力が歯列部分で十分に負担できなくて，顎関節に過大な負荷がかかり，顎関節の症状を引き起こすことがある．このような症例において，咬頭嵌合位で強く咬合させたとき，あるいは側方へのグラインディングを行わせたときに，顎関節に疼痛が誘発されるか否かをテストする．前者においては，片側の後方臼歯部でロール綿花または割り箸を噛ませたときに何も噛まないときに比べて疼痛が変わ

側方ガイドの改善　るか否か（図2-8），後者では即時重合レジンで試験的に側方ガイドを改善してグライン
グラインディング　ディングさせ，何も介在しないときに比べて疼痛の発現状態がどう変わるかをテストする．このようなテストを，咬合診断のための疼痛誘発テストと呼んでいる．

噛みしめテスト　　　　ロール綿花を用いた噛みしめテストは，顎関節部に疼痛を訴える患者に対して，疼痛の発現状態や組織損傷の部位を推定する手段として用いられる．片側の後方臼歯部でロール綿花を噛むと，この部位を支点として噛みしめ側の下顎頭は下方に牽引されるが，非噛みしめ側の下顎頭は上方（下顎窩の方向）に圧迫される．Krogh-Poulsen[16]によると，患側で噛むと疼痛が軽減または消失し，非患側で噛むと痛みが増強する場合には，関節円板前方転位など顎関節構造の異常が疑われ，逆に患側で噛むと痛みが増悪し，非患側で噛むと痛みが変化しないか軽減する場合は，関節包や靱帯など関節周囲組織の組織損傷が疑われるとしている．臨床経験からは前者のほうが多く，画像検査を行うと，下顎頭の後上方

関節隙　の関節隙が狭くなっている所見がしばしば認められる．

　　　　一方，側方グラインディングを行わせると，非作業側に疼痛が生じる場合と作業側に疼痛が生じる場合がある．非作業側に疼痛が生ずる場合は，前方運動時や開口時にも痛みがあることが多く，これは非復位性の関節円板前方転位などによる下顎頭の運動制限に関連するものである．すなわち，開口時や前方運動あるいは側方運動の非作業側において，転位した円板によって下顎頭の前方移動が制限され，無理に開けたり運動しようとすると疼

ガイドの異常　痛が発現するためである．一方，作業側に疼痛が生じる場合は，側方滑走運動のガイドの異常が疑われる．作業側下顎頭の運動は回転を主とする運動で，外方や後方に少し移動す

D型ガイド　る．ガイドが緩いとこの移動量が大きくなり，また，ガイドがD型であると下顎頭の運

図2-8　疼痛誘発テスト
最後臼歯部でロール綿花や割り箸を噛ませ，同側または反対側の顎関節に痛みが生じないかを調べる．咬頭嵌合位での噛みしめに比べて痛みは増強しないか，あるいは軽減するかを患者に尋ねる．

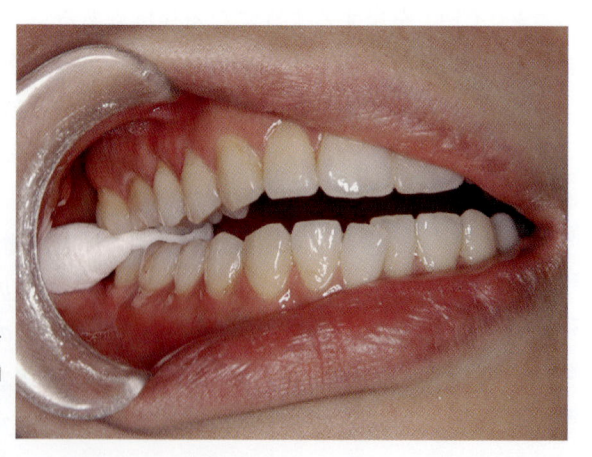

咬頭嵌合位（術前）　　左側方咬合位（術前）

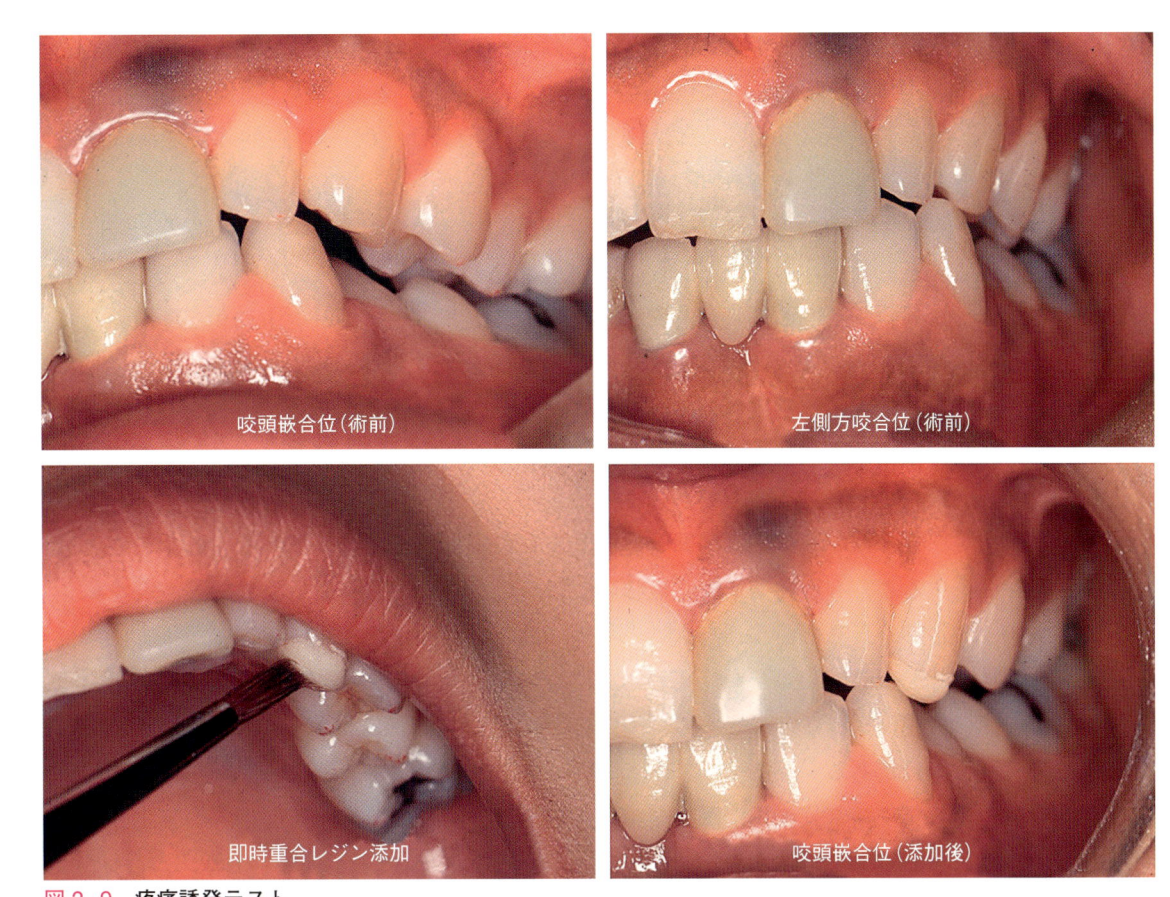

即時重合レジン添加　　咬頭嵌合位（添加後）

図 2-9　疼痛誘発テスト
側方グラインディングで作業側の顎関節に疼痛が出現した症例で，側方ガイドを即時重合レジンで暫間的に修正して，同様に側方グラインディングを行わせ，痛みがなくなるかを調べる．

顎関節への負荷要因　　動を後方寄りに誘導するので，ときには顎関節への負荷要因となる[17]．何も介在させないで，やや強めの力でグラインディングを行わせ，作業側顎関節に疼痛を誘発しないか否かをテストする．疼痛が生じた場合，即時重合レジンを用いて犬歯部に適度（約30°）の傾斜をもつM型のガイド（「第Ⅱ編　第4章　顎機能障害（顎関節症）と咬合　③　スプリント治療の実際」参照）を筆積み法で作製する．このようなガイドは下顎頭の運動を回転中心の運動に変え，特に後方への移動量を制限するので負荷を軽減させることができる．レジンの硬化後，先ほどと同じ力でグラインディングを行わせ，疼痛が軽減あるいは消失するかを調べる．疼痛が生じない場合，再び側方ガイドを取り除いてグラインディングをさせ，疼痛が誘発されるかを再度調べ，ガイドの改善が顎関節への負荷を軽減することを確認する（図 2-9）．ガイドの改善により疼痛のコントロールができると判断された場合，通常は可撤性のスプリントに同様のガイドを付与し，下顎頭の運動を制限して症状の改善をはかる．ときには，コンポジットレジンや接着性のレジンを犬歯部に添加して，暫間的にガイドを改善することもある（「第Ⅱ編　第4章　顎機能障害（顎関節症）と咬合　③　スプリント治療の実際」参照）．

M型のガイド

6）スプリントを用いた咬合診断

スプリント　　　　　　可撤性のスプリントは，顎関節への負荷を軽減するとともに，過剰な筋活動を制限する
咬合診断の補助的手段　ことなどを目的とした顎機能障害の初期治療の手段のほかに，咬合診断の補助的手段とし

第Ⅱ編第2章　咬合に関連する診査法

咬合異常
増悪要因
本来あるべき顎位
咬合の変化への適応

ての役割ももっている．具体的には，ⅰ．各種検査法によって認められた咬合異常が症状の増悪要因となっているかを判定する，ⅱ．本来あるべき顎位や咬合接触状態を探索する，ⅲ．変化させる咬合に患者が適応できるか否かを可逆的手段で評価する，などである．以下にそれぞれについて説明を加える．

ⅰ．前項の疼痛誘発テストでも述べているが，たとえば，明らかなガイドの異常が認められ，睡眠中のグラインディングタイプのブラキシズムが増悪要因となっていると思われる場合，下顎頭の運動を制限する側方のガイドをスプリントに付与することで，たとえスプリントによってブラキシズムそのものをコントロールできなくても，顎関節部にかかる負荷は大幅に制限される可能性がある．このような症例では，スプリント装着によって特に起床時の症状が改善されることが多いが，ガイドの異常にブラキシズム習癖が重なって症状を引き起こしていたと推定できる．

試行錯誤的咬合修正

ⅱ．スプリントは，即時重合レジンを添加して咬合面形態を付与することも，また削除することも容易であり，症状の改善を確認しながら，試行錯誤的に咬合を修正していくことができるという利点を活用する．たとえば，画像所見で下顎頭が後方に偏位しているなど，術前の咬頭嵌合位が適切な位置にないと思われる症例で，筋肉位を用いたスプリントの咬合採得によって直ちに咬合位が変化し，下顎頭が下顎窩内の適切な位置に修正される場合がある．一方で，初診の段階では筋肉位は術前の咬頭嵌合位と同じ位置であったが，スプリント装着後に咬合調整や添加を繰り返して，徐々に筋肉位が修正されたという症例もある．このように，初診時などのある時点で行う咬合診断のほかに，治療と並行して時間をかけて適切な咬合を探索するもう一つの咬合診断があるといえる．

適切な咬合の探索

ⅲ．初診時の診査で咬合に異常があると判断された場合でも，適切と思われる咬合状態に患者が適応できない可能性があるので，不可逆的な最終治療を始める前に，可逆的な手段で適応の可否について評価しなければならない．顎機能障害の症例で，歯冠修復治療などによって不可逆的に咬合を改善する必要があると思われる場合，可撤性のスプリント→接着性のスプリント→支台歯形成後の暫間被覆冠（プロビジョナルレストレーション）→最終的な咬合治療と段階的に進むことが望ましい（段階的咬合治療）[18]．第一段階のスプリントの装着は，来院ごとに咬合の調整や添加を行うことにより，関節円板と下顎頭との位置関係が徐々に改善し，偏った咀嚼筋活動も改善して，筋肉位が変化することもあり，適切な咬合を獲得するうえで重要なステップとなる．スプリントは日中に装着することがむずかしいので，可撤性のスプリントで得られた情報をもとに，天然歯や歯冠修復物に接着性レジンやコンポジットレジンを添加するか，技工室で製作したアンレータイプの接着性のスプリントを装着し，夜間は可撤性のスプリントを併用する．不良補綴装置が装着されている場合や，部分床義歯を装着している患者などで顎位の修正が比較的容易に行える症例など，最終的な治療として不可逆的治療を選択する可能性の高い場合には，比較的早い時期に接着性のスプリントに移行すると，治療効果があがりやすい．

可撤性スプリント
接着性スプリント
暫間被覆冠
プロビジョナルレストレーション
最終的咬合治療
段階的咬合治療

習癖指導
リラクセーション指導
セルフケア

なお，明確な咬頭嵌合がある歯列で咬合位を修正する場合，たとえわずかな偏位の修正であっても，咬合調整によって目的を達することは決して容易ではない．全顎的な補綴治療になる可能性が高いので，習癖指導やリラクセーション指導を十分に行いセルフケアを確実に実行させ，できるだけ可逆的な治療の範囲で治療が終了するように心掛けるべきで，咬合治療ありきのスタンスで咬合診断を行うべきではない．

3-画像診断所見と咬合診断

画像診断

画像診断については,「第Ⅱ編 第2章 咬合に関する診査法 ④ 画像診査と咬合」を参照していただき,ここでは補足的な記述にとどめる.

術前の咬頭嵌合位が適切な位置にあるか否かは,上述の診査において一通りの診断を下せるが,顎関節において下顎頭が下顎窩(関節窩)に対してどの位置にあるか,すなわち顆頭位の診断は,MRI検査や断層エックス線写真撮影を行わないとわからない.顎関節の撮影を目的としたパノラマエックス線撮影でも,下顎頭の位置をある程度診断できる.下顎頭の位置を画像所見から判定するとき大切なことは,口腔内の咬合状態との対応である.咬頭嵌合位が明確である場合はさほど問題ないが,咬合位が不安定な場合,撮影時の顎位が明確に規定されていないと,画像診断による咬合位の診断は意味をなさなくなる.あらかじめシリコーンのチェックバイトを採得しておいて,画像検査時にこれを噛んだ状態で撮影することが望ましく,こうしておけば,画像と生体およびチェックバイトを介して診断用模型を咬合器に装着した状態の対応が可能となる.

顆頭位の診断
MRI検査
断層エックス線写真
パノラマエックス線写真

通常の少数歯の補綴治療において,顎関節断層エックス線撮影やMRIなどの画像検査によって下顎頭の位置を診断する必要がある症例はほとんどないといえるが,顎機能障害の症例では,病態の診断に加えて顆頭位の診断を必要とする症例が少なくない.口腔内診査などで咬頭嵌合位に問題がないと思われた症例で,顎関節の画像所見において下顎頭の著しい後方偏位が認められた例もあり,歯列部分での評価だけでは不十分なこともある(図2-10a〜e)[19].

顆頭位の診断
下顎頭の後方偏位

顎関節断層エックス線写真やMRIの所見は,関節窩内での下顎頭の位置,関節空隙の左右差,関節円板の転位状態(MRIのみ)など,咬頭嵌合位の位置を診断するために参考となる情報が得られる.さらに,デンタルエックス線写真からも歯槽骨の吸収状態や歯根膜腔の状態を観察することで,咬合性の外傷を引き起こす早期接触や咬頭干渉の診断が可能となる.

(中野雅徳・石川輝明)

第Ⅱ編第2章 咬合に関連する診査法

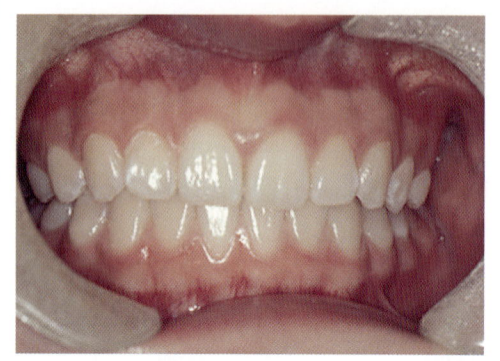

図2-10a 画像所見で咬頭嵌合位における顆頭位に後方偏位が認められた症例
12歳女性．左右側顎関節に疼痛を訴えていた．歯列をみる限りではきれいな咬頭嵌合が認められる．

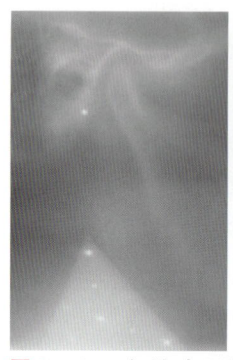

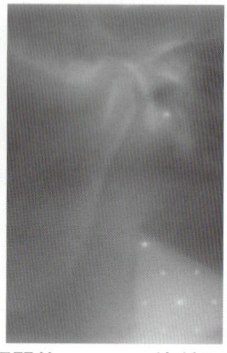

図2-10b 初診時の顎関節エックス線断層撮影
左右側とも下顎頭は下顎窩の後方寄りに位置していた．

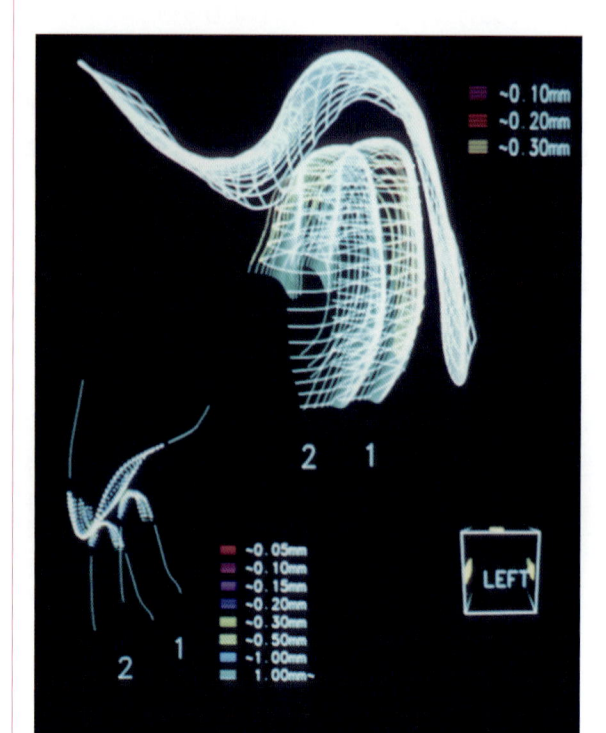

図2-10c 顎関節断層エックス線写真と歯列模型から再構築した顎関節と歯列のコンピュータグラフィック
1：咬頭嵌合位における下顎頭の位置と前歯の被蓋関係．
2：グラフィック上で下顎頭の位置を修正したときの前歯の被蓋関係をみている．
将来的にはこのような咬合診断，咬合治療の予測が一般的になると思われる．

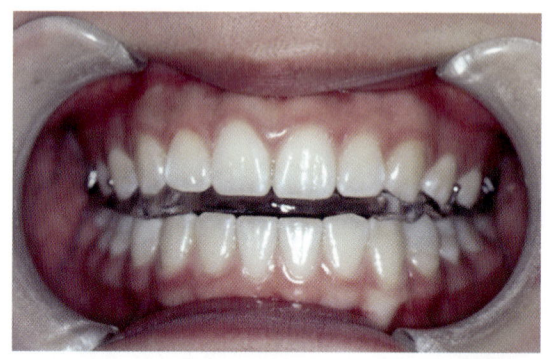

図2-10d スタビライゼーションスプリント装着時

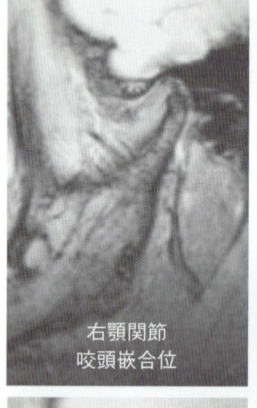

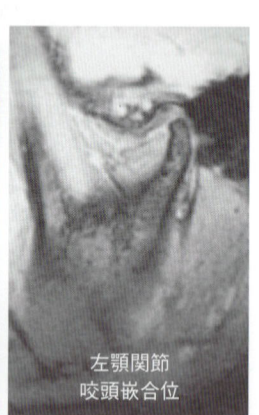

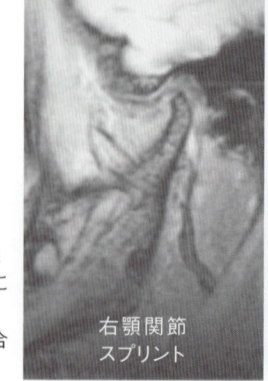

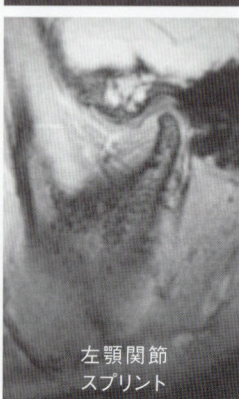

図2-10e 初診3カ月後に撮影したMRI画像
上段：咬頭嵌合位で左右側の下顎頭ともに後方に偏位している．
下段：筋肉位で咬合採得をしたスプリントの咬合位では後方偏位が修正されている．

右顎関節 咬頭嵌合位　左顎関節 咬頭嵌合位
右顎関節 スプリント　左顎関節 スプリント

【文 献】

1) 加藤　均ほか：続・咀嚼時，主機能部位の観察－食片圧入との関係－．顎機能誌，**5**：125〜133，1999.
2) Yamamoto T. et al.：Effect of different head positionons on the jaw closing point during tapping movements. *J Oral Rehabil*, **36**：32〜38, 2009.
3) 池田圭介ほか：顆頭安定位の立場からみたタッピング運動による水平面的下顎位の検索．補綴誌，**40**：964〜971，1996.
4) Dowson PE.：Functional Occlusion：From TMJ to Smile Design. Mosby, St Louis, 2007, 75〜83.
5) 長谷川成男：咬合学序説—機能的咬合面形態を求めて．医歯薬出版，東京，1988，257〜263.
6) 美馬さとみ：顎運動に調和した咬合小面の形態．補綴誌，**32**：624〜638，1988.
7) 山内英嗣ほか：顎運動の調和という観点からみた大臼歯咬合面形態の検討．顎機能誌，**4**：77〜84，1996.
8) National Institute of Health：NIH Technology Assesment Conference on Management of Temporomandibular Disorders 1-123, Maryland：Natcher Conference Center NIH, 1996.
9) Sato F, et al.：Teeth contacting habit as a contributing factor to chronic pain in patients with temporomandibular disorders. *J Med Dent Sci*, **53**：103〜109, 2006.
10) Grippo JO.：A new classification of hard tissue lesions of teeth. *J Esthet Dent*, **3**：14〜19, 1991.
11) 大槻昌幸ほか：クサビ状欠損に対する新しい考え方．接着歯学，**12**：182〜187，1994.
12) Pullinger：A multiple logistic regression analysis of the risk and relative odds of temporomandibular disorders as a functional of common occlusal features. *J Dent Res*, **72**：968〜979, 1993.
13) 中野雅徳ほか：顎関節習慣性脱臼に対する咬合治療．日本歯科評論，**517**：45〜56，1985.
14) 河野正司ほか：前方滑走運動の歯牙指導要素としての切歯路の研究．補綴誌，**19**：426〜433，1975.
15) 長尾亜希子：関節円板前方転位症例における顆路角と切歯路角の関係．補綴誌，**45**：710〜719，2001.
16) Krogh-Poulsen WG.：management of the occlusion of the teeth. *In* Schwartz and Chayes, Facial pain and mandibular dysfunction. W.B. Saunders, Co., Philadelphia, London, Toronto, 1968, 236〜280.
17) 佐藤　裕：側方滑走運動のガイド面の方向が顎運動に及ぼす影響．補綴誌，**42**：298〜306，1998.
18) 中野雅徳ほか：顎機能異常（顎関節症）症例に対する6自由度顎運動測定による診断と移行的咬合治療．四国歯誌，**4**：87〜100，1991.
19) 山内英嗣ほか：咬合治療支援システム．補綴誌，**37**（講演抄録）：99，1993.

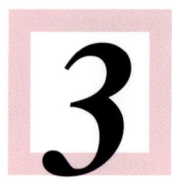

3 顎運動の検査と咬合

顎運動検査　　咬頭嵌合位から側方運動を行うと，下顎は咀嚼筋の働きによって牽引されると同時に，上下顎歯列の接触や顎関節によって，その運動方向が規定される．この際の歯の接触状態と下顎の運動経路には，表裏一体となる密接な関係があり，片方と無関係にもう一方が変化することはほとんどない．側方運動と咬合接触は互いに影響を及ぼしているが，側方運動時に意図した咬合接触を与えるためには，側方位での下顎の位置を正確に測定する必要がある．歯科補綴学の分野では，咬合に関連して顎運動の研究が古くから行われており，

平衡咬合　　その背景には，義歯へ与える平衡咬合と，これを目的とした咬合器開発の歴史が関係している．

　　鋳造歯冠修復が普及する以前の19世紀から20世紀初め，歯科補綴学の分野で盛んに行われた研究テーマに，全部床義歯に付与する咬合様式がある．この時期，咀嚼などの機能運動時に義歯の安定を得ることを目的として，側方運動時に作業側・非作業側ともに咬合接触が保たれる両側性平衡咬合を得る方法が模索され，多くの研究が行われている．義歯に平衡咬合を付与するためには，中心咬合位と側方咬合位の双方の顎位で，安定して接触する咬合小面を人工歯に与える必要があり，口腔内に装着した義歯の咬合面が，このような要件を満たすために，

ハノーの咬合の5原則　　ハノーの咬合の5原則[1]や，ギージーの軸学説[2]などの，平衡
ギージーの軸学説　　咬合を達成するため顎運動理論（図3-1）が報告されている．また，これらの理論を実
顎運動理論　　践するために，顎運動の精密な測定と，これを正確に再現するためのさまざまな咬合器の開発が行われている．

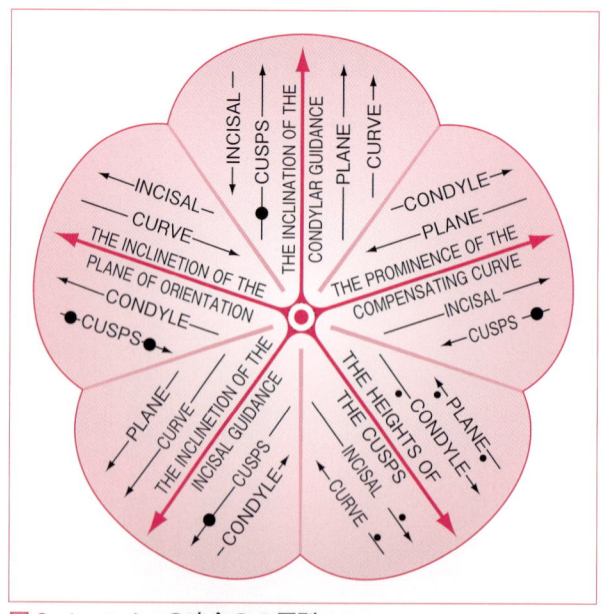

図3-1　ハノーの咬合の5原則
ハノーは平衡咬合を達成するための顆路傾斜，咬合平面の傾斜，切歯路の傾斜，咬頭の高さ，調節彎曲の程度の5要素の相互関係を定性的な法則として示した．
（Hanau RL.: Articulation defined, analyzed and formulated. 文献[1]より）

1 咬合器による顎運動の再現

咬合器
解剖学的咬合器
顆路調節機構

側方咬合位

半調節性咬合器

全調節性咬合器

　歴史上最初の咬合器と呼ばれているのは Gariot の咬合器（図 3-2）であり，これは中心咬合位を単純な蝶番機構によって再現する構造をもつものであった．後に解剖学的咬合器の開発が行われると，ヒトの顎関節の構造を模倣した顆路調節機構が採用され，歯列模型を用いた顎運動の再現が試みられるようになる．これらの咬合器には，先に述べたように平衡咬合を得る目的で用いられたため，側方咬合位を高い精度で再現する機能が求められた．側方咬合位では，非作業側の下顎頭は下顎窩内で前下内方へ比較的大きな動きを示すのに対して，作業側の下顎頭は回転中心となり，ほとんど移動しない．このことより，初期の調節性咬合器は非作業側の顎関節の動きを再現するための顆路指導機構が与えられており，このような機構をもった咬合器は半調節性咬合器と呼ばれている（図 3-3）．その後，顎運動に対する解析が進むとともに，クラウンブリッジの臨床でも平衡咬合を与えようとする考え方もあり，作業側のわずかな動きをも再現する全調節性咬合器の開発が行われている（図 3-4）．

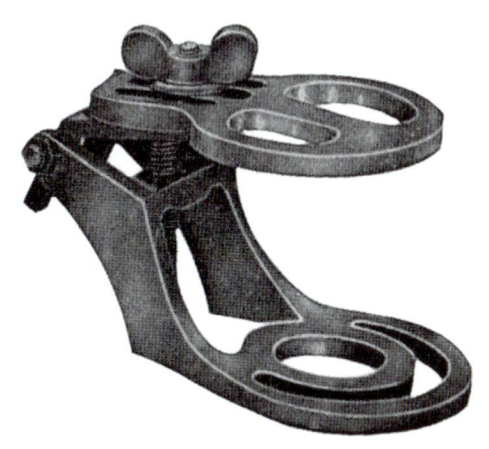

図 3-2　Gariot 咬合器
（長谷川成男：咬合学序説．文献[3] より）

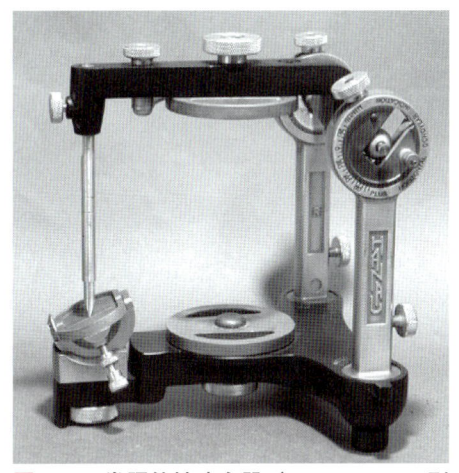

図 3-3　半調節性咬合器（Hanau H2-O 型咬合器）

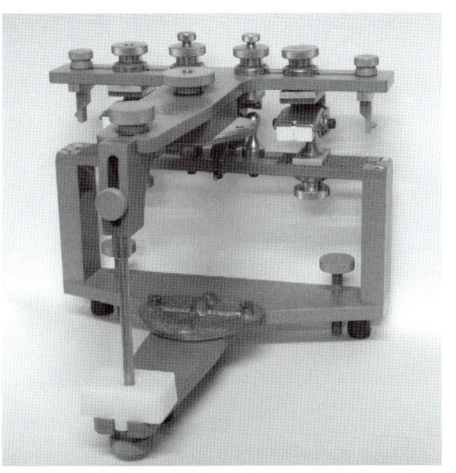

図 3-4　全調節性咬合器（Stuart 咬合器）

第Ⅱ編第2章　咬合に関連する診査法

現在では，クラウンブリッジの咬合様式として平衡咬合を用いることはまれであり，複雑な調整機構をもった全調節性咬合器を使用する機会は多くはないが，補綴装置に機能的な咬合面形態を付与するために，調節性咬合器が重要な役割を果たしていることについては変わりはない．

2　補綴治療を目的とした顎運動検査

顎運動検査
ゴシックアーチ描記法

ゴシックアーチの
アペックス

チェックバイト法
顎間関係の記録
偏心咬合位

チューイン法
パントグラフ法

歯科診療においては補綴装置製作時に際して，咬合器の顆路指導機構の調整を目的とした顎運動検査が行われている．ゴシックアーチ描記法は上下顎にそれぞれ描記板と描記針を取り付けて，水平面内の後方限界経路を描記する術式である．この方法は，本来は側方運動の下顎の回転中心を求める目的で開発されたものである．しかし現在では，左右側の後方限界運動経路のなす尖頭，すなわちゴシックアーチの頂点（アペックス）を求めて，これを咬合採得時の水平面内基準として用いるために利用されている（図3-5）．

チェックバイト法は，顎運動経路を記録する方法ではないが，咬合採得材料を用いて咬頭嵌合位や偏心咬合位における上下顎歯列の顎間関係を記録する．咬頭嵌合位（中心咬合位）で採得した咬合記録は上下顎歯列模型の咬合器への取り付けに使用され，偏心咬合位の記録によって咬合器の顆路指導機構の調整が行われる．

また他にも上顎または下顎の3〜5箇所に取り付けた記録針により，対顎の三次元的な運動経路を記録板上に彫り込み，その記録を用いて咬合器の顆路指導機構の調整を行うチューイン法や，フェイスボウを介して口腔外に設けた6組の描記針と描記版により顎運動経路を記録し，これを用いて全調節性咬合器の顆路指導機構の調整を行うディナーのパントグラフ法などが，顎運動の検査法として用いられている．

3　顎機能評価を目的とした顎運動検査

顎機能評価
顎運動検査

補綴装置の製作と直接関係しない顎運動検査の目的として，顎運動機能の評価がある．

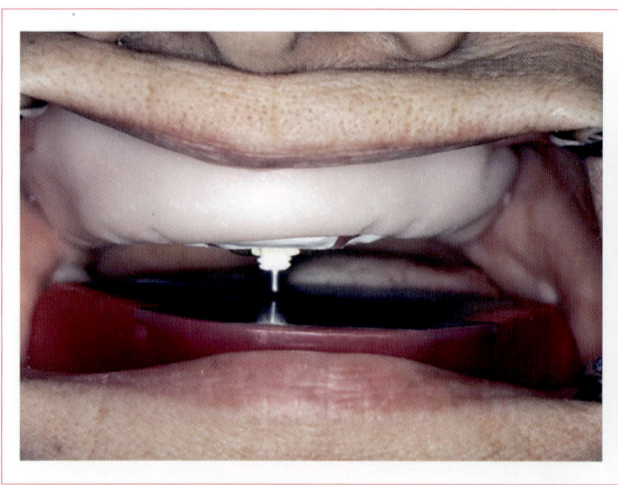

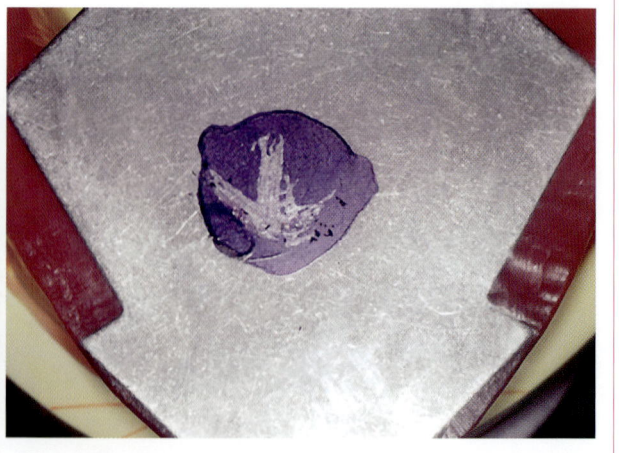

図3-5　ゴシックアーチ描記法
ギージーが下顎の回転中心を求めるために用いた方法であるが，現在では咬合採得時に左右方向の描記経路の尖頭を参照することで，中心咬合位の位置を求める目的で使用されている．

3 顎運動の検査と咬合

最大開口量　　　　　最大開口量の検査はその代表的な例であり，下顎の可動性の評価を目的として，上下顎切歯間の離開量をノギスなどによって計測することで行われる．ノギスによる評価は簡便ではあるが，下顎の取り得る運動範囲を正確に知るための十分な情報量が得られるとは言い難い．顎運動は，左右一対の顎関節の回転と並進運動の組み合わせによって行われる複雑な運動であるため，その可動域を詳しく調べるためには顎運動測定器を用いて，下顎の上顎に対する立体的な位置関係を表す6自由度運動を評価することが望ましい．上田らは，

運動範囲の大きさ　このように複雑な顎運動を総合的に評価するため下顎運動を運動範囲の大きさ（図3-6，
歯のガイド　　　　表3-1），滑走運動時の歯のガイド，習慣性開閉運動の協調性の3つのカテゴリーに分け
習慣性開閉運動の協調性　て，その顎運動評価パラメータを設定し，健常成人男性15名から求めた基準値を報告し
顎運動評価パラメータ　ている[4]．
基準値
　　　　　　　　　顎運動測定器を用いた顎機能の評価は，咀嚼運動や下顎限界運動を対象として行われることが多い．咀嚼は口腔の基本的な機能であり，咀嚼運動には咬合や顎機能を評価するための指標が含まれていると考えられるため，切歯点の動きを描いた咀嚼運動経路や咀嚼運
咀嚼リズム　　　　動の周期性を示す咀嚼リズムなどについての報告が行われている．

　　　　　　　　　咀嚼運動経路を前方から観察すると，垂直方向へ開口した後に，咀嚼側へ変位し咀嚼側から滑走運動を経て咬頭嵌合位付近へ閉口し，全体として涙滴様の経路を形成する．この運動経路は咀嚼の進行にともない変化するため，同じ経路をとることはないが，大きく分けると側方からの滑走運動経路の大きい臼磨運動を示すグライディングタイプと，垂直的な開閉運動を主体とするチョッパータイプに分類される．摂食・嚥下に際し，食物を粉砕して食塊を形成する咀嚼能力と咀嚼運動との関係を調べた研究では，咀嚼運動経路や咀嚼リズムの安定性が咀嚼能力と相関が高いことが報告されている[5,6]．咀嚼運動には食品の性状や，咬合接触を含めた口腔内環境のほか，顎関節や咀嚼筋の機能状態などが相互に影響している．したがって，咀嚼運動を用いて顎機能を評価する際には，それぞれの要素がどのような役割を果たしているかを見極める必要がある．（「第Ⅰ編　第2章　咬合を理解

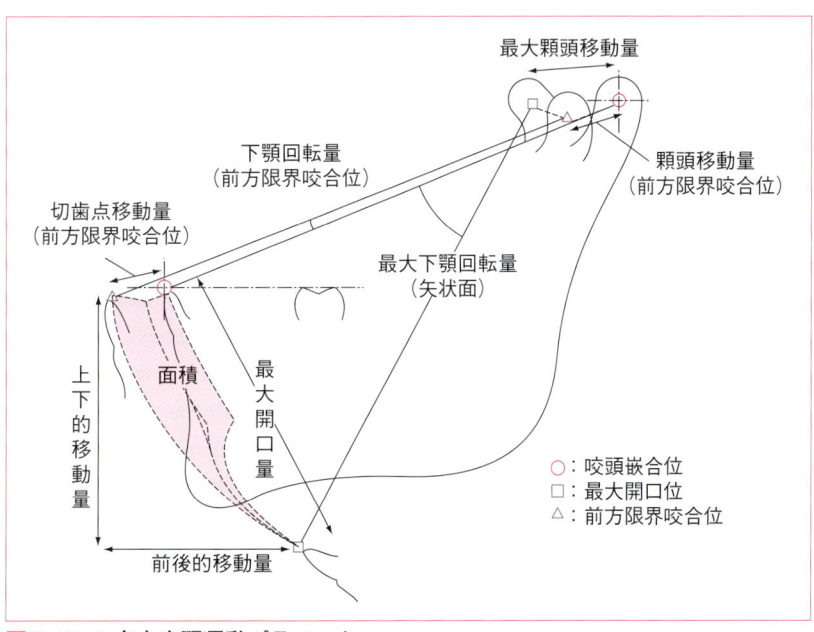

図3-6　6自由度顎運動パラメータ
下顎の可動性を評価する目的で用いられる6自由度顎運動パラメータの例．
（上田龍太郎ほか：顎口腔機能診断のための6自由度顎運動パラメータの検討．文献[4]より）

第Ⅱ編第2章　咬合に関連する診査法

表3-1　6自由度顎運動パラメータの基準値

検査項目		標準値
最大切歯点移動量	開口量	54.71 ± 6.56 (mm)
	前後的移動量	31.26 ± 6.97 (mm)
	左右的移動量	13.20 ± 1.33 (mm)
	上下的移動量	49.84 ± 5.13 (mm)
最大顆頭移動量		19.23 ± 2.62 (mm)
最大下顎回転量	矢状面	37.59 ± 4.15 (度)
	水平面	7.20 ± 0.74 (度)
	前頭面	2.79 ± 0.70 (度)
面積	矢状面軌跡	514.20 ± 73.90 (mm^2)
	前頭面軌跡〔片側〕	379.40 ± 56.80 (mm^2)
前方限界咬合位	切歯点移動量	10.90 ± 1.46 (mm)
	顆頭移動量	9.41 ± 3.44 (mm)
	下顎回転量〔矢状面〕	−1.30 ± 1.77 (度)
側方限界咬合位	切歯点移動量	10.76 ± 2.48 (mm)
	顆頭移動量　作業側	0.74 ± 0.44 (mm)
	平衡側	10.00 ± 2.23 (mm)
	下顎回転量〔矢状面〕	0.28 ± 1.50 (度)

健常成人男性15名の下顎限界運動記録から求めた6自由度顎運動の基準値
(上田龍太郎ほか：顎口腔機能診断のための6自由度顎運動パラメータの検討．文献[4]より)

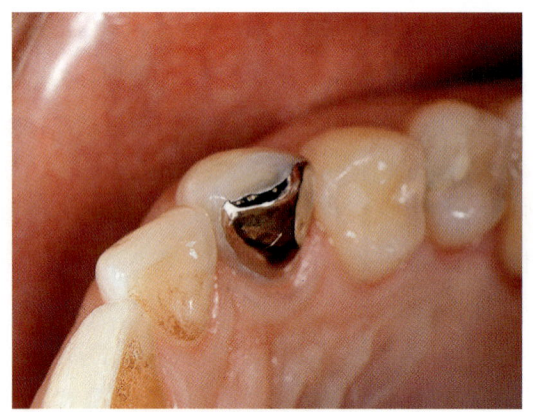

図3-7　被験者に装着した金属製ガイド
西川[7]は，犬歯舌面に装着したガイドにより側方運動時の咬合様式を変化させることで，その影響を調べた．

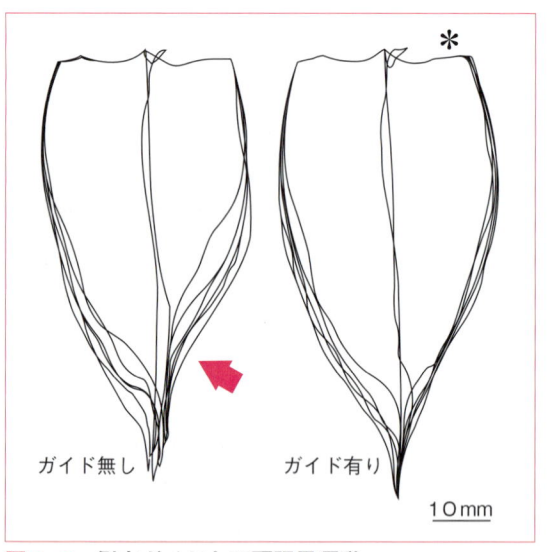

図3-8　側方ガイドと下顎限界運動
金属ガイドの装着側を＊で示す．金属ガイドの装着によって，制限のあった側方限界開口路（矢印の部分）の拡大が認められた．

するための形態（解剖）と機能（生理）　③　咀嚼効率，咬合力，バイオメカニクス，歯の運動，歯のひずみ」参照）

下顎限界運動

下顎限界運動は，最大開口と同様に下顎の可動性を調べるとともに，左右の顎関節の運動の協調性や滑らかさを評価するための指標と考えられている．西川らは，咬頭嵌合位を起点として側方滑走運動を経て側方限界路上を開口する際の経路が，側方滑走運動時の咬合接触によって影響を受けることを報告している（図3-7，8）[7]．また中野らは，前歯に咬合接触を付与したところ，慢性の開口障害が速やかに治癒した例や，側方滑走運動のガ

イドを変化させることによって，習慣性の顎関節脱臼が治癒した例を報告している[8]．このような報告は，閉口時の咬合接触が，直接は関係のない下顎運動機能まで広く影響を及ぼしていることを示しており，咬合機能を評価するための顎運動検査の新たな可能性を示している（「第Ⅰ編　第4章　咀嚼と咬合面形態　4　顎機能制御系」参照）．

顎運動のリアルタイムモニター

顎運動検査を臨床に有効に活用するためには，検査結果がリアルタイムで得られることが望ましい．6自由度の顎運動測定によって，直接観察できない下顎頭の運動や顆頭位がその場で評価でき，さらに，歯列咬合面や顎関節の三次元形状を併せて解析し，咬合接触状態や関節空隙までもがリアルタイムで表示されれば，咬合診断や咬合治療の質が飛躍的に向上するはずである（「第Ⅰ編　第3章　咬合と顎運動—咬合をダイナミックにとらえるために—　4　顎運動と歯列形態・顎関節形態の可視化」参照）．

（西川啓介）

【文　献】

1) Hanau RL. : Articulation defined, analyzed and formulated, *J Am Dent Assoc*, **13** : 1964 ～ 1709, 1926.
2) Gysi A. : Handbuch der Zahnheilkunde. IV. Urban & Schwarzenberg, Berlin & Wien, 1929.
3) 長谷川成男：咬合学序説．医歯薬出版，東京，1988.
4) 上田龍太朗ほか：顎口腔機能診断のための6自由度顎運動パラメータの検討．補綴誌，**37**：761 ～ 768, 1993.
5) 志賀　博ほか：咀嚼運動の分析による咀嚼機能の客観的評価に関する研究．補綴誌，**34**：1112 ～ 1126, 1990.
6) 松尾　卓ほか：グミゼリー咀嚼時における咀嚼能率と咀嚼運動の安定性との関係．補綴誌，**41**：686 ～ 697, 1997.
7) Nishigawa K. et al. : Effect of altered occlusal guidance on lateral border movement of the mandible. *J Prosthet Dent*, **68** : 965 ～ 969, 1992.
8) 中野雅徳ほか：顎機能異常を惹き起こす歯のGuideについて．下顎運動機能とEMG論文集，昭和58年度：7 ～ 12, 1983.

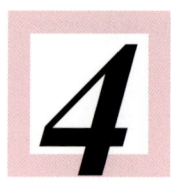

4 画像診査と咬合

1 顎関節の画像検査

顎関節の画像検査
エックス線検査

顎関節の画像診断を目的とした画像検査のうち，歯科臨床で広く利用されているのはエックス線検査である．

シューラー法

最初の顎関節のエックス線検査法は，1895年のエックス線発見後からわずか10年後の1905年のSchüllerの報告[1]によるとされている．そのシューラー法は，下顎窩，関節隆起，下顎頭ならびに次に述べる骨関節隙を観察することが可能であり，顎関節側斜位経頭蓋撮影法に分類される．この方法は，現在でも使われている方法である．

パノラマエックス線撮影

歯科医院で一般に設置されているのはパノラマエックス線撮影装置である．最近では1枚のフィルムを4等分して，閉口時と開口時の左右顎関節を撮影することができる顎関節分割撮影の機能やセファロ撮影の機能を装備している装置もある．

MRI 検査法
関節円板の位置，形態

MRI 検査法は，関節円板の位置や形態ならびに動態の観察に広く行われる．ペースメーカーを装着している患者は一部の機種を除いて禁忌であり，閉所恐怖症の患者の検査が適応外であるといった欠点はあるものの，エックス線による被曝の心配がなく非侵襲的

組織分解能

で，組織分解能が高く正常組織と病的組織との比較がしやすい，という利点がある．

6自由度顎運動測定器から得られる顎運動データと顎関節断層エックス線写真トレース像の重ね合わせから，顎関節の立体像およびその動態を可視的にとらえることが可能になった[2]．それらの詳細については「第Ⅰ編　第3章　咬合と顎運動— 咬合をダイナミックにとらえるために— ④　顎運動と歯列形態・顎関節形態の可視化」へ譲る．

2 咬頭嵌合位の位置を評価する骨関節隙

咬頭嵌合位が適切な位置にあるか否かは，咬合の要件のなかで最も重要な要件であり，歯列部分だけではなく顎関節においても適切な位置が保たれていなければならない．咬頭嵌合位における下顎頭の位置は顆頭安定位[3]に対応しており，下顎窩に対して下顎頭は中央，あるいはやや前方にあることが望ましいとされている．エックス線写真で下顎頭の位置を確認するために，通常は関節の空隙で評価する．エックス線写真に映し出される関

骨関節隙
関節隙

節の空隙を実際の関節の空隙と区別して骨関節隙という．骨関節隙とは，下顎頭，下顎窩および関節隆起の骨外形で構成される領域であり，軟骨を含めた両者の間隙である関節隙とは異なる[4]．

関節円板
biconcave

咬頭嵌合位における正常な関節円板は，下顎頭関節面と関節隆起後斜面の間に位置し，両面が凹形（biconcave）の形をしている．このとき，下顎頭の前方，上方ならびに後方の骨関節隙はほぼ均一な距離にあるものと考えられる．何かの理由で関節円板が前方に転位すると，円板の形態に著しい変化がない限り，また顎関節骨構成体に著しい変化がない限り，下顎頭の前方の骨関節隙が広くなる可能性が大きい．このように骨関節隙は，関節円板の位置，形態あるいは下顎頭をはじめとする骨構成体の形態変化の影響を受ける．

下顎頭の後方偏位

咬頭嵌合位における下顎頭の偏位，特に後方偏位は顎機能障害（顎関節症）の病態を把

4 画像診査と咬合

握し，治療方針を決めるうえで一つの指標となる．ただし，シューラー法などの単純撮影の場合には，必ずしも下顎頭と下顎窩の対応する同一平面上の輪郭がエックス線写真上に描出されるとは限らない．このことは，単純撮影法では骨関節隙，すなわち下顎窩に対する下顎頭の位置を正しく表していないことがあることを意味している．また，観察対象の輪郭が一部で十分に描出されなかったり，同じエックス線束上にある他の構造物が重なることで観察対象が十分に描出されない場合がある．これら画像の読影を困難にしている要因が何であるかを考え，明らかにすることは，診断を進めていくうえで大変重要なことである．しかし，それがアーチファクトなのか病的な像を意味するのかを判断するのはむずかしい場合もある．したがって，これらの判断を的確に行うためにはエックス線写真の画像形成に関与する接線効果と重積効果について理解することが大変重要である．

接線効果
重積効果

図4-1はシューラー法による閉口時の左右顎関節エックス線像である．右側は，下顎頭および関節隆起や側頭骨下顎窩の輪郭は共に明瞭に描出されている．一方，左側では下顎頭および関節隆起から下顎窩にかけては明瞭に輪郭が描出されているが，それより後方の輪郭が判然としない．図4-2は，図4-1と同一の患者の側面断層エックス線写真であり，左右共に下顎頭および関節隆起から下顎窩にかけての輪郭は明瞭に描出されている．断層撮影法は，単純撮影法に認められる複数の構造物の重なりを最小限にすることを意図して開発された撮影法である．

断層エックス線写真
単純撮影法

下顎頭位（顆頭位）

また，下顎頭位（顆頭位）の主観的評価は診断する歯科医師によって異なる可能性がある．下顎頭位，とりわけ咬頭嵌合位における下顎頭位を客観的に評価することを目的にエックス線写真に関する線分計測，角度計測，面積計測に関する多くの報告がある[5〜7]．断層エックス線写真における下顎頭位の計測結果とMR画像で評価した関節円板の位置の関係を調べたところ両者の間に強い相関関係のあることが明らかになった[8]．すなわち，骨関節隙の評価から下顎頭が後方位にある場合に関節円板が前方に転位している可能性があることを示唆するものである．

咬合状態と関節隙の関係を明らかにすることを目的として顎機能障害の有無によって群

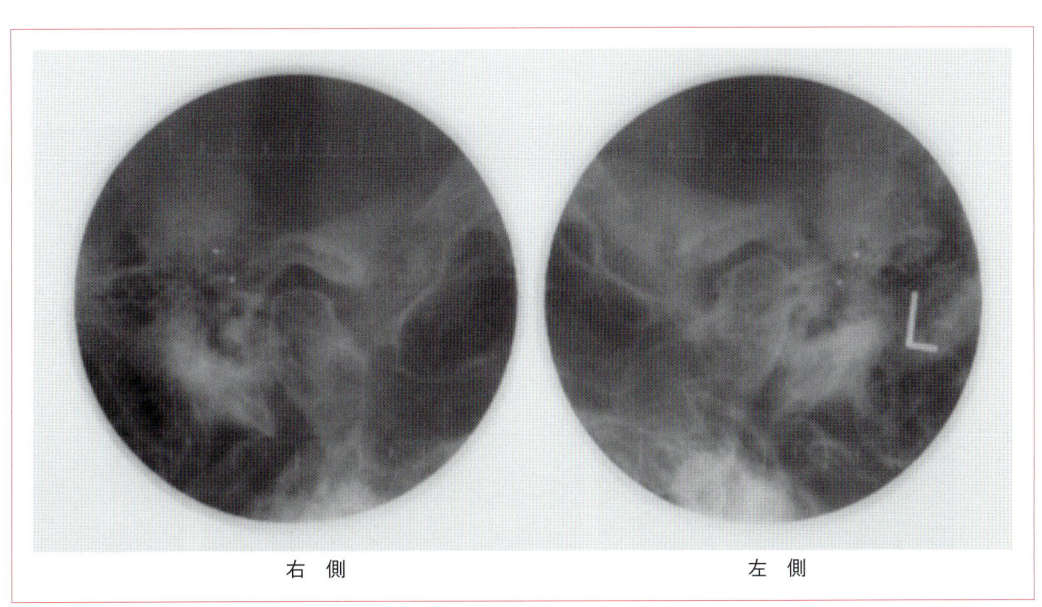

右側　　　　　　左側

図4-1　顎関節側斜位経頭蓋撮影法によるエックス線写真

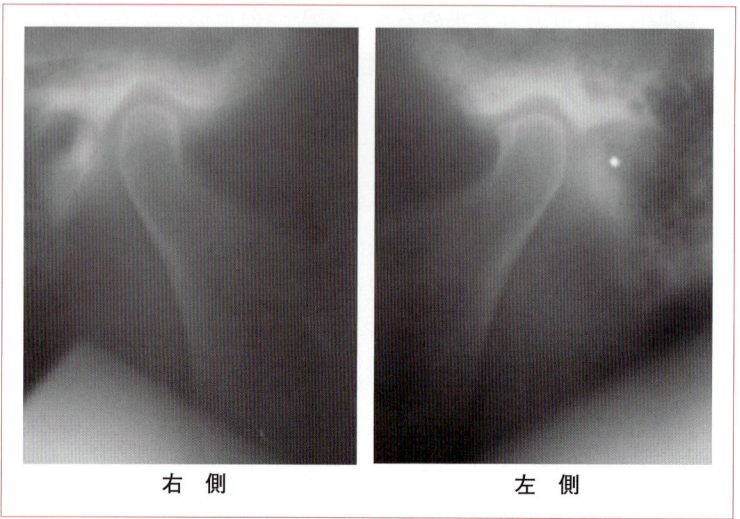

図4-2 図4-1の患者の断層エックス線写真

右側　　　　　　　　左側

IP-RCP間距離　　　分けをして検討したところ，咬頭嵌合位と最後方咬合位の間の距離（IP-RCP間距離）は，健常者群に比べて患者群で有意に小さく，しかも後方の関節隙が狭い傾向にあること，および下顎頭の形態変化の有無がその評価に影響を与えていることが明らかになった[9]．こ

咬頭嵌合位の後方偏位　の結果は，咬頭嵌合位の後方偏位の有無を診断するためには，顎機能障害の有無，IP-RCP間距離および画像所見での関節隙の評価が重要であることを示唆している．

3 咬合治療などによる関節隙の変化

　　関節隙は，顎位の違いだけではなく，顎関節構成体の形態変化によっても影響を受けることが知られている．

　　図4-3は，約2年前から右側顎関節に開閉口時に生ずる関節雑音と疼痛を訴えて来院した18歳の女性患者のMR画像である．左は咬頭嵌合位，中央は開口位を示す．咬頭嵌合位で下顎頭の前方に位置する関節円板が，開口位では下顎頭と関節隆起後斜面の間に位

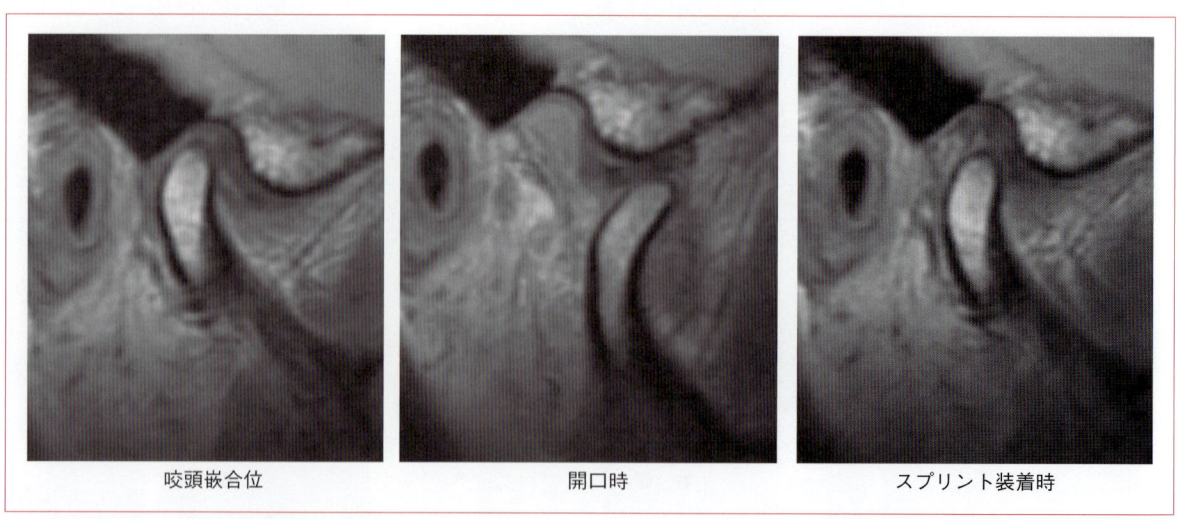

咬頭嵌合位　　　　　　　開口時　　　　　　　スプリント装着時

図4-3 18歳，女性．顎関節MR画像

置することから，復位をともなう関節円板の前方転位と診断することができる．右はスプリントを咬合した状態である．スプリントの装着により下顎頭は前下方に位置を変え，咬頭嵌合位に比べて後方と上方の関節隙が広くなっているのがわかる．併せて，前方転位していた関節円板が整位しているのを確認できる．

図4-4は，左側顎関節部の疼痛と開口障害を訴えて来院した30歳の女性患者の側面断層エックス線写真である．上段に初診時のもの，下段は約14年9カ月後のものである．初診時以降，約2年間のスプリント治療と一部の補綴装置の再製で症状の改善をみた．その約10年後に反対側の右側顎関節の雑音，疼痛および開口障害を訴えて再び来院した．初診時の右側の骨関節隙は，前方に比べて上方と後方が広くなっているのがわかる．2回目の検査では，右側の下顎頭の最頂部に吸収を認め，前方と上方に比べて後方の骨関節隙が狭くなっている．一方，左側の初診時は前方と上方の骨関節隙に対して後方の骨関節隙が狭くなっており，下顎頭の後面には陥凹像を認める．同じく2回目の検査では，下顎頭頂部に若干の吸収を認め，後方の骨関節隙はさらに狭くなっているのがわかる．

この症例のように，下顎頭はもとより時には下顎窩および関節隆起さらには関節隆起後斜面などの顎関節骨構成体は経時的に変化する場合がある．このような変化はスプリントなどの治療による顎位の変化，病態の進行による変化，あるいは改善による変化に加えて，年齢を考慮に入れると成長・発育による変化，加齢による変化などの総和として現れるものである．これらの経時的形態変化によっても，検査間で骨関節隙の変化を認めることを認識する必要がある．

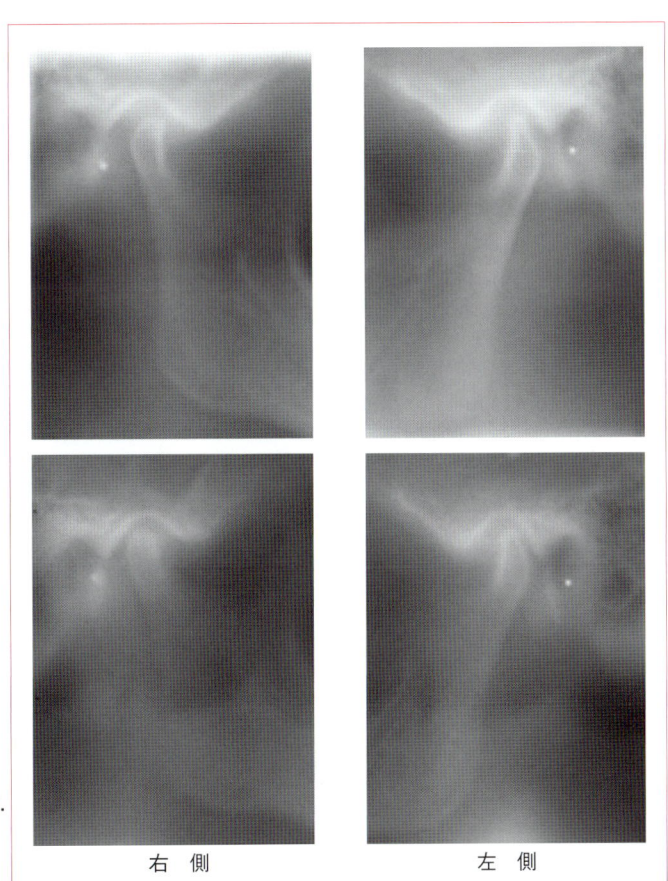

図4-4 初診時30歳，女性．断層エックス線写真
上段：初診時
下段：約14年9カ月後

右側　　　左側

第Ⅱ編第2章　咬合に関連する診査法

まとめ

　画像診断は，臨床所見や治療効果を評価，確認するための非常に有効な手段である．しかし，患者への負担を減らすためには検査の回数を減らす努力も怠ってはならない．

　2つの異なる検査方法から得られる結果を分析し，両者の相関関係を明らかにすることにより，片方の検査結果から他方の結果を類推することが可能になりつつある．その例として，下顎窩，関節隆起，下顎頭の骨変化は，復位性の関節円板前方転位例ではほとんど認められないにもかかわらず，非復位性の前方転位例では高頻度に観察されたという報告がある[10]．

　図4-5は，約1年半前からの左右顎関節部の疼痛および開口障害を訴えて来院した41歳女性のパノラマおよびパノラマ顎関節分割エックス線写真である．パノラマエックス線写真からは，左右下顎頭の著しい形態変化は認められないが，パノラマ顎関節分割エックス線写真では，左側下顎頭の骨形態変化が認められる．図4-6は，咬頭嵌合位と開口時の左側顎関節MR画像である．咬頭嵌合位と開口時で共に関節円板は下顎頭の前方に位置していることから，非復位性の関節円板前方転位と診断された．

パノラマエックス線
パノラマ顎関節分割エックス線写真

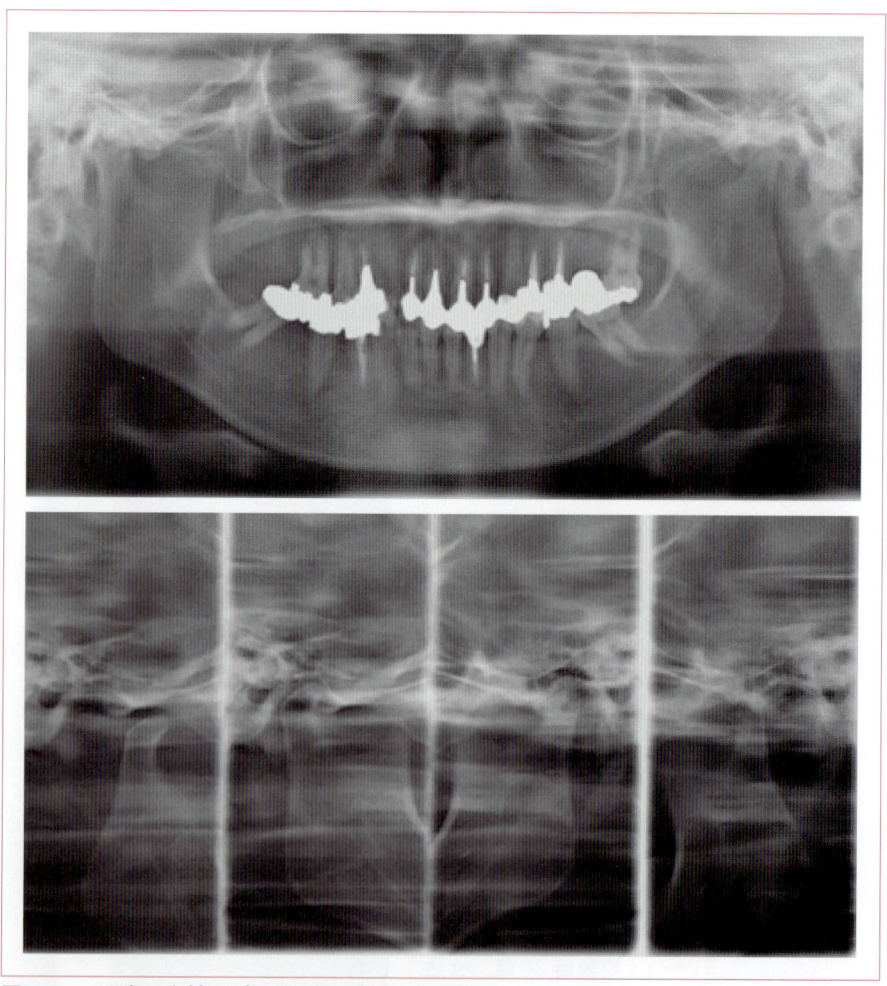

図4-5　41歳，女性．パノラマエックス線写真
上段：パノラマエックス線写真
下段：パノラマ顎関節分割エックス線写真

|咬頭嵌合位|開口時|

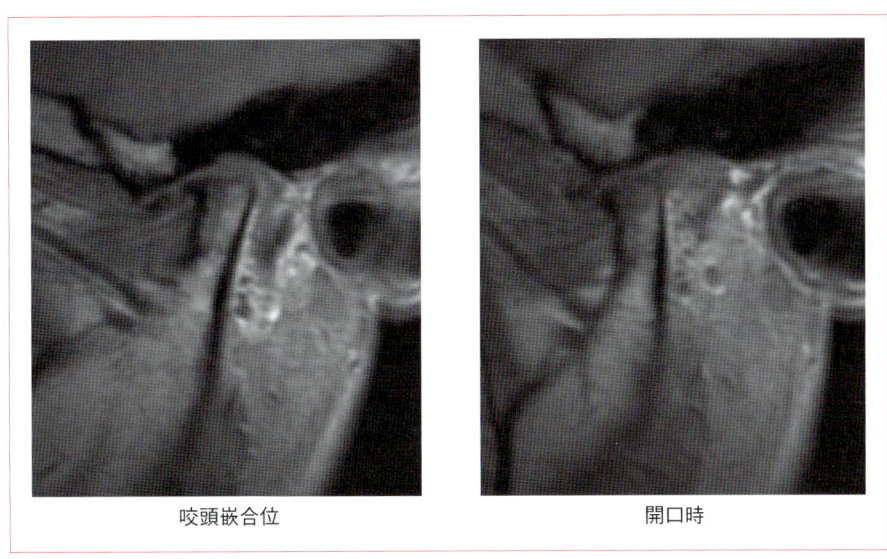

図 4-6 図 4-5 の患者の MR 画像

　すなわち，パノラマ顎関節分割エックス線撮影などの骨変化を検出する能力の高い検査を行い，それが確認されれば，臨床症状と併せて，MRI を撮影しなくても当該の患者の関節円板の病態を推測することが可能となる．

　このように，それぞれの画像診断法の利点，欠点を含めた特徴を改めて整理して理解することも，個々の患者の病態を的確に診断するうえでは極めて重要なことである．

（細木秀彦）

【文　献】

1) Schüller A. : Die Schädelbasis im Röntgenbilde. Lucas, Gräfe & Sillem, Hamburg, 1905, 1 ～ 32.
2) 田中英央：顎関節の再構築と運動解析．補綴誌，**36**：264 ～ 278，1992.
3) 大石忠雄：下顎運動の立場から見た顎関節構造の研究．補綴誌，**11**：197 ～ 220，1967.
4) 宮本　諭：骨関節隙．長谷川成男ほか編，臨床咬合学事典，第 1 版．医歯薬出版，東京，1997，65 ～ 66.
5) Ricketts RM. : Variations of the temporomandibular joint as revealed by cephalometric laminagraphy. *Am J Orthod*, **36** : 877 ～ 898, 1950.
6) Blaschke DD., et al. : A method for quantitatively determining temporomandibular joint bony relationships. *J Dent Res*, **60** : 35 ～ 43, 1981.
7) Pullinger A., et al. : Variation in condyle-fossa relationships according to different methods of evaluation in tomograms. *Oral Surg Oral Med Oral Pathol*, **62** : 719 ～ 727, 1986.
8) 前田直樹ほか：顎関節症患者の下顎頭位と円板位置―X 線断層写真と MR 画像の比較―．歯科放射線，**39**：1 ～ 7，1999.
9) 細木真紀ほか：咬頭嵌合位と顆頭位の関係からみた下顎の後方偏位の診断について．厚生科学研究「口腔保健と全身的な健康状態の関係」運営協議会編；咬合状態に起因する他臓器の異常．（財）口腔保健協会，東京，2000，121 ～ 126.
10) Westesson PL. : Structural hard-tissue changes in temporomandibular joints with internal derangement. *Oral Surg Oral Med Oral Pathol*, **59** : 220 ～ 224, 1985.

第3章
咬合の5要素に基づいた咬合治療

1 咬合平面，咬頭嵌合位

　歯や歯列の部分的な欠損を修復する際には，残った歯列で噛み合わせた顎位を指標とすることで欠損歯列の咬合の再建が行われる．しかし多数歯にわたる歯冠補綴や，術前の咬頭嵌合位に不具合がある場合には，新たな顎位で咬合を再構成する必要が生じる．
　咬頭嵌合位を新しく設定するためには，咬合平面の位置や傾き，咬頭嵌合位となる下顎位，咬頭嵌合位と偏心咬合位での咬合接触のそれぞれについて検討を行う必要がある．これらの項目は相互に関係するため，その順序は前後することもあるが，本項ではクラウンブリッジによって全顎的な咬合治療を行う症例を想定して，咬合の5要素に基づいた咬合治療の手順について解説する．

咬合再構成
咬合平面
咬頭嵌合位

1 咬合平面の設定

　咬合の5要素の最初の項目は「咬頭嵌合位の位置が適切であること」だが，咬合の再構成にあたっては，これに先立ち咬合平面についての検討が必要となることが多い．咬合平面は本来，咬頭嵌合位での下顎歯列上の基準点を結ぶことによって求められる仮想平面であるが，クラウンブリッジの臨床においては，顎位や顎運動によって変化する下顎歯列を基準とするよりも，上顎の歯列の位置によって評価するほうが考えやすい．また，新たに咬合平面を設定するに当たっては，その位置を決めるだけでなく，前後および側方の咬合彎曲についての検討も必要となる．ここでは咬合再構成を前提とした上顎歯列を基準とした咬合平面の設定方法について，その位置と咬合彎曲に分けて解説する．
　クラウンブリッジによって少数歯について咬合回復を行う際に，天然歯列による咬合平面が損なわれているような症例はむしろまれであり，多くの場合は残存する歯列を基準として，咬合平面の設定が行われる．しかし，欠損が広範に及ぶ場合や，不正咬合や歯の挺出などによって，咬合平面が本来あるべき位置から外れている場合には，咬合平面の再設定が必要となる．この際に，基準とするのが頭蓋顔面に対する咬合平面の位置関係であり，左右的には瞳孔を結ぶ線分（瞳孔間線）が，前後的にはカンペル平面やHIP平面などが参考に用いられる．また，咬合平面の高さは総義歯の咬合採得に準じて決定し，前歯部においては口唇の位置，臼歯部では臼後隆起の1/2の高さや下顎安静位における舌背の

瞳孔間線
カンペル平面
HIP平面

1 咬合平面，咬頭嵌合位

高さなどが基準となる（図 1-1，1-2）．

　咬合平面は，切歯点と下顎左右側の第二大臼歯の遠心頬側咬頭を結ぶ 3 点を含む単純な平面として定義されているが，実際の上顎歯列の咬合面を連続して連ねると，下方に凸となる三次元的な彎曲が形成される．この彎曲を矢状面に投影したものは前後的咬合彎曲（スピーの彎曲，図 1-3），前頭面に投影したものは側方咬合彎曲（ウィルソンの彎曲，図 1-4）と呼ばれている．これに対し全部床義歯などの人工歯排列において，両側性平衡咬合を得る目的で人工歯の咬合面に与えられる彎曲は調節彎曲と呼ばれている．一般にクラウンブリッジの咬合では，有床義歯と異なり平衡咬合を意図して与える機会は少ないため，意識的に大きな咬合彎曲を与えることは行われていない．また，過剰なスピーの彎曲は，前方滑走運動や側方滑走運動時に非作業側の咬頭干渉を生じやすいことも指摘されている．

　咬合彎曲を新たに設定する際に，指標とされる顎運動理論の一つにモンソンの球面説がある．これは下顎歯列の咬合面と下顎頭がともに半径 4 インチ（約 10 cm）の球面上にあり，顎運動がこの球に沿って行われているという考え方である（図 1-5）．現在では，顎運動がモンソンの説と一致するものではないことは知られているが，この考え方はオーラルリハビリテーションの術式において，咬合彎曲を付与するための基準としてしばしば用いられている．

前後的咬合彎曲
（スピーの彎曲）

側方咬合彎曲
調節彎曲

モンソンの球面説

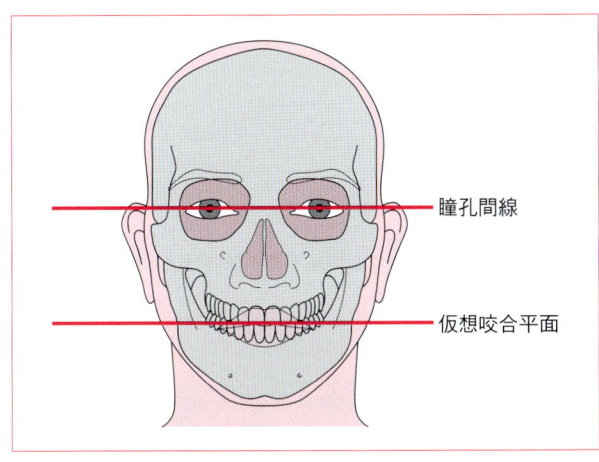

図 1-1　仮想咬合平面の設定（前頭面）

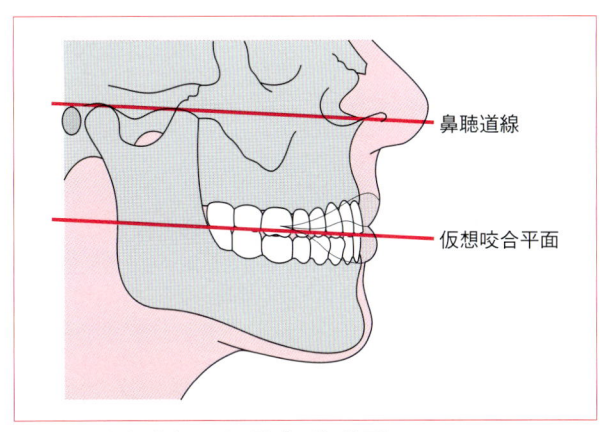

図 1-2　仮想咬合平面の設定（矢状面）

図 1-3　スピーの彎曲
下顎犬歯の遠心隅角と下顎臼歯部の頬側咬頭頂を連ねてできる下に凸の前後的彎曲．
（歯科医学大事典編集委員会：歯科医学大事典［縮刷版］．文献[1]，p1459 より）

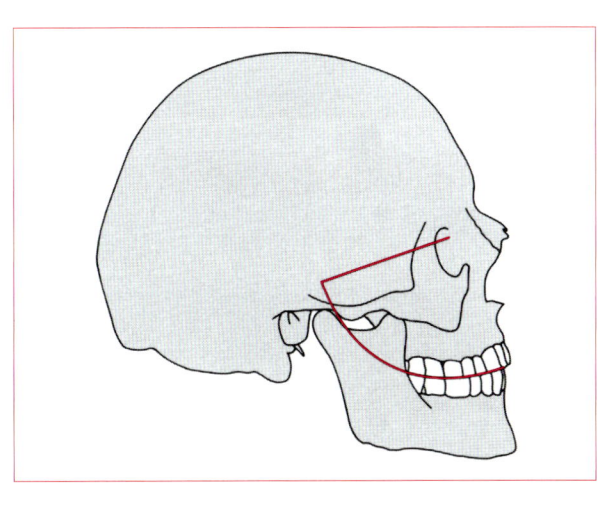

図 1-4　ウィルソンの彎曲
左右の大臼歯の頬舌側咬頭頂を連ねてできる下に凸の側方彎曲.
(歯科医学大事典編集委員会：歯科医学大事典［縮刷版］．文献[1], p179 より)

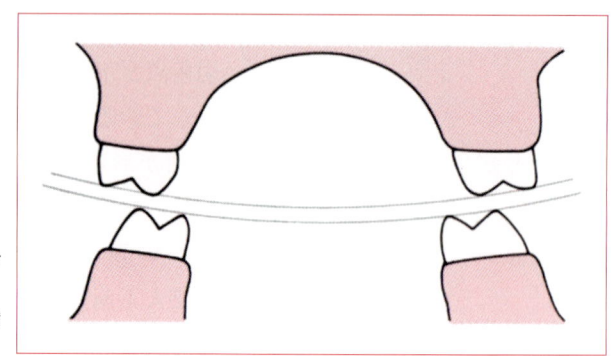

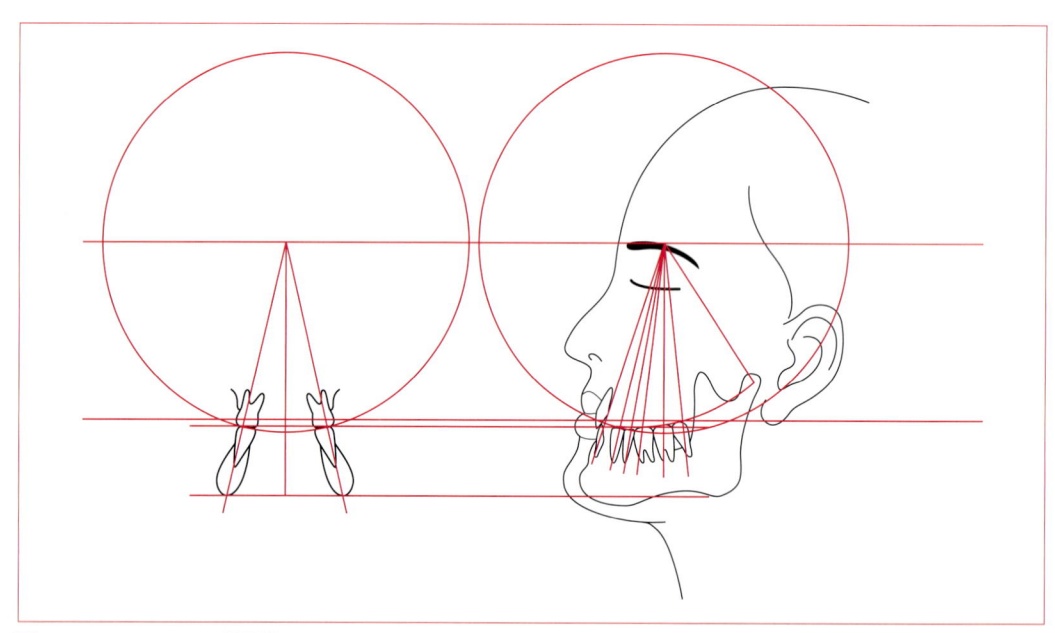

図 1-5　モンソンの球面説
モンソンは下顎骨の計測から，歯列には前後的・側方的彎曲があり，これらの彎曲が篩骨鶏冠付近に中心点をもち，半径 4 インチの球面にあること，歯軸はこの中心点に収束することを主張した.

　今のところ有歯顎の咬合面を修復する際に，咬合彎曲を決定するための明確な基準は存在しない．咬合平面の修正が必要な症例では，歯の欠損にともなう対合歯列の挺出や，隣在歯の傾斜などにより歯列に乱れが生じて過度の彎曲となることが多い．したがって，咬合彎曲の設定を行う際は，それぞれの歯の咬合面の連続性が保たれるように，滑らかな彎曲を与えることが適当であろう．

2　顎位の決定

顎位の決定法

　咬合平面の設定に続いて，咬合の 5 要素の最初の項目である「咬頭嵌合位が適切な位置にあること」についての検討が必要となる．咬頭嵌合位は上下顎歯列が最大に嵌合する下顎位と定義されているので，咬頭嵌合位が種々の機能と調和していない不適切な位置をとることもあり得る．失われた咬頭嵌合位の再建を補綴治療によって行う際には，顎運動，発音，筋活動などの機能を参考とすることで，その位置が適切であるかについて検討が行われる．ここでは咬頭嵌合位の設定方法について，水平的および垂直的な下顎位の診査方

法について解説する．

ゴシックアーチ描記法　顎運動を利用した咬頭嵌合位の代表的な設定方法に，ゴシックアーチ描記法がある．この方法は，下顎の水平面内の後方限界運動経路を描記することで下顎最後退位を求める術式である．現在は，下顎最後退位を咬頭嵌合位に一致させることは少ないが，下顎最後退位の位置を参考として，この位置より0.5～1.0 mm程度前方の顎位を選択することで，水平面内での前後左右的に偏りのない位置を求めることができる．しかし，ゴシックアーチ描記法は顎関節の機能や形態に異常のある際には，描記される運動経路自体が影響されることがあるため，注意が必要である．

タッピング運動　臨床において，咬頭嵌合位を診査するための手段として用いられることの多い顎運動として，リズミカルな下顎の開閉動作の繰り返しによって行うタッピング運動がある．タッピング運動時の閉口位であるタッピングポイントは，健常者で咬頭嵌合位とほぼ一致していることが知られており，この運動は水平面内での咬合位を診査する目的で利用されることが多い（図1-6）．しかし，タッピングポイントは本来若干のバラツキをもつほか，運動を行う際の姿勢や咬合高径などによって影響を受けて変化する性質をもつ．また，咬合挙上を行った状態では本来の位置より前方に偏位する傾向があるため，咬合採得を行う際には注意が必要である．

ゴシックアーチ描記法で求められる下顎最後退位は，下顎窩内で下顎頭が後上方に位置する顎位であり，再現性がよく安定した記録がとれるが，機能的な位置とはいえないので，この位置に咬頭嵌合位を設定することは望ましくない．これに対しタッピングポイントは，下顎安静位から咀嚼筋群が緊張することなく閉口することによって得られる筋肉位

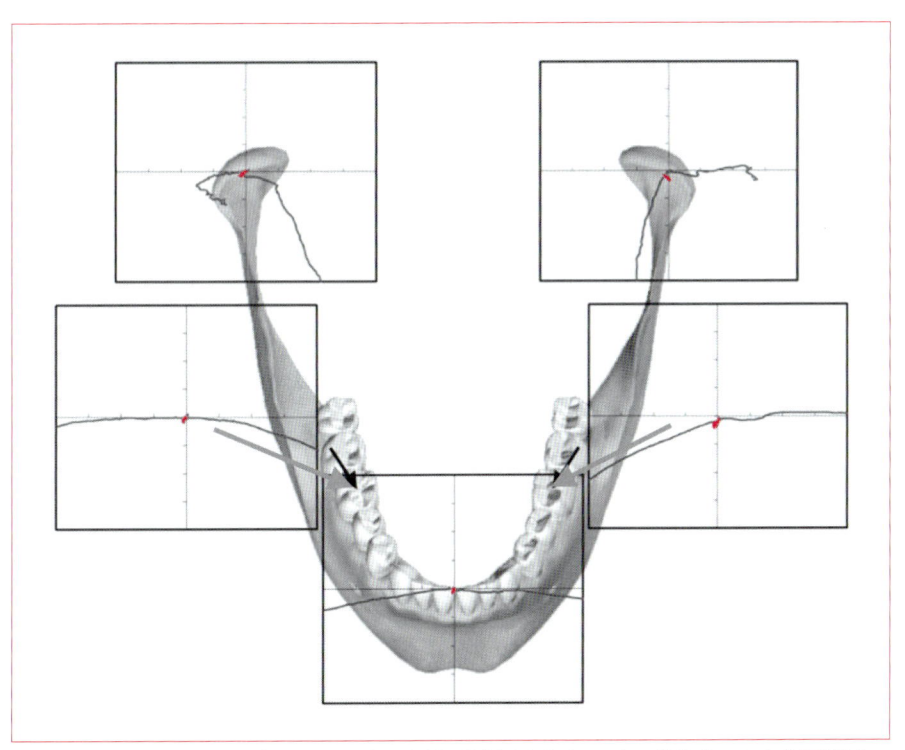

図1-6　各部位における水平面内の左右側方運動経路とタッピングポイントの位置関係
切歯点，左右第一大臼歯および顆頭点の運動軌跡を示す．運動経路は一辺4 mmの枠の中に拡大して示し，枠の中心は咬頭嵌合位を表している．有歯顎者ではタッピングポイント（中央付近の赤い点）はほぼ咬頭嵌合位と一致している．

と同じく，自然な下顎運動に基づいて求められる顎位であるが，同時に再現性に乏しい傾向をあわせもつ．よって，咬合採得に際しては両者を併用し，それぞれの欠点を補うことで診査を行うことが望ましく，このような顎運動の診査を手軽に行うことができる簡便な顎運動測定器の開発が望まれる．

　大石[2]は，新鮮屍体の観察より，咬頭嵌合位において下顎頭は下顎窩内で緊張することなく安定した位置にあることを報告しており，この位置を顆頭安定位と名付けた．そこで新たに咬合位を設定する際，顆頭安定位を指標として咬合採得を行うことが提案されていたが，臨床的にこの位置を求める方法は確立していなかった．池田ら[3]は，健常有歯顎者5名の顎運動の解析から，顆頭安定位を利用した咬合採得法について検討を行っている．この報告は開閉運動時の顆頭点の運動について解析を行ったもので，開口路に比較し閉口運動時の顆頭は早期に関節窩内へ戻り，ほぼ純粋な回転運動によって咬頭嵌合位へ閉口することを示している．池田ら[3]は，この回転運動を行う際の顆頭位が前後運動の少ない再現性の高い位置であり，顆頭安定位に相当すると主張している．またその具体的な求め方として，頭位をやや後屈させてカンペル平面を水平にした状態で，1秒間に3回程度の急速なタッピング運動を30mm程度の大きな開口量で行い，その際のタッピングポイントで咬合採得を行うことを提案している（図1-7）．

　咬頭嵌合位の垂直的な位置を決める咬合高径は，歯列の摩耗や歯の欠損，修復治療時の咬合調整などによって加齢とともに低下する傾向にある．全部床義歯症例においては，時には過高な義歯によって咬合高径が高すぎる症例がみられることもあるが，有歯顎者では咬合高径が高すぎることはまれであり，下顎安静位や顔貌などを参考として，低位咬合に対する診査が行われることが多い．特に5mm以上の安静空隙量を認め，下顎安静位から閉口した際に顔貌の顕著な短縮が観察されるような症例は，低位咬合と考えるべきであろう．咬合再構成による全顎的な歯冠修復を行う際には，クラウンブリッジによる咬合挙上を行うことが可能であるが，挙上量は2～3mmの安静空隙量を目安として，これを超えない範囲で行うことが望ましい．安静空隙量を超えた挙上が必要な症例では，一度に行うのではなく，段階的に挙上していく必要がある．また可撤性のスプリントなどを使用することで，あらかじめ咬合挙上に対する適応性の診査を行うことも行われる．

　以上のような咬頭嵌合位の設定や変更は顎口腔系にとっては大きな変化であるため，最終補綴に移行する前にプロビジョナルレストレーションによって，形態と機能に関して不具合が生じないことを十分に診査し確認することが必要である．

3　咬合接触の付与（咬合支持，主機能部位）

　咬頭嵌合位の位置を決定した後には，咬合の5要素の次の項目である「咬頭嵌合位において安定した咬合接触があること」についての検討が行われる．

　歯列全体の咬合接触の分布を評価する方法として，アイヒナーは咬合支持域を左右の小臼歯部と大臼歯部の4カ所に分類している[4]（図1-8）．それぞれの咬合支持域に咬合接触が求められるのは当然であるが，左右的および前後的に均等に接触があることが望まれる．また，咬頭嵌合位における咬合には，最後方咬合位との間に自由度をもつロングセントリックや，左右的な遊びをもつワイドセントリックなどの考え方があるが，咬合採得を

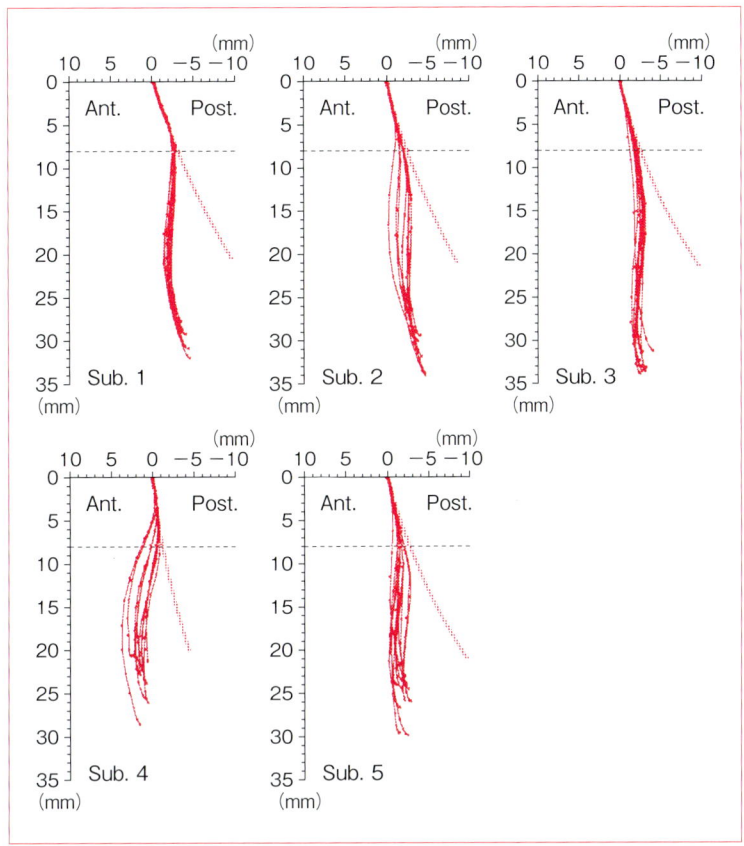

図1-7 顆頭安定位とタッピング運動
カンペル平面水平位，開口量30 mm，頻度3 Hzでタッピング運動を行った際の切歯点の運動経路（矢状面投影図）．タッピングポイント直前の閉口路は顆頭安定位を中心とした回転運動（図中点線の経路）と一致した経路となる．
（池田圭介：顆頭安定位の立場からみたタッピング運動による水平的下顎位の検索．文献[3]より）

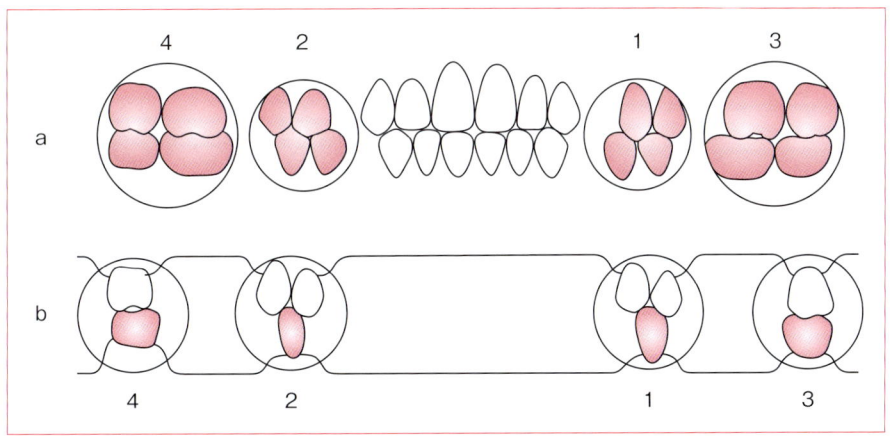

図1-8 アイヒナーの咬合支持域（a：天然歯列，b：欠損歯列）
アイヒナーは欠損様式によって咬合支持域を次の3つに分類した[3]．咬合支持域がすべて存在しているグループ（クラスA），いずれかの咬合支持域が欠損しているグループ（クラスB），咬合支持域が存在しないグループ（クラスC）．
（田端恒雄ほか訳：ケルバーの補綴学．文献[4]より）

行った顎位で，できるだけ一点に定まることが望ましい．

アングルⅠ級　　アングルⅠ級にある天然歯列では，咬頭嵌合位での臼歯の咬合接触はそれぞれの機能咬頭が対合する2歯との咬合接触をもつ1歯対2歯咬合（咬頭対小窩および鼓形空隙）であ

第Ⅱ編第3章　咬合の5要素に基づいた咬合治療

ナソロジー
1歯対1歯咬合

ることが多い．1920年代にアメリカで提唱された咬合再構成法の概念であるナソロジーにおいては，上下顎の臼歯が1対1の関係で嵌合する1歯対1歯咬合（咬頭対小窩）が理想的な咬合として推奨されており，これによって，咬合力が歯の長軸に向き，歯間離開による食片圧入が防止されるといわれていた．先に述べたように，天然歯列ではこのような咬合はほとんどみられず[5]，また歯列の咬合関係は対合歯列間の歯の位置によって規定されるため，現在では歯冠修復時に1歯対1歯咬合を意図的に与えることは行われていない（図1-9）．しかし，咬頭嵌合位の安定性を考える際には，個々の歯に加わる咬合力の作用方向について意識したうえで設計を行うことが必要である．

A, B, Cコンタクト

咬頭嵌合位の安定性に大きく影響する臼歯の咬合について考えると，前頭面において上顎頬側咬頭内斜面と下顎の頬側咬頭外斜面との接触（Aコンタクト），上顎の口蓋側咬頭内斜面と下顎の頬側咬頭内斜面の接触（Bコンタクト），上顎の口蓋側咬頭外斜面と下顎の舌側咬頭内斜面の接触（Cコンタクト）のそれぞれにおいて，安定した接触があることが望ましい[6]（図1-10）．

石原は，厚さ300μmの白金箔を上顎第一大臼歯の咬合面に貼り付けて，咬合力を加えた際の歯の変位方向を測定し，口蓋側咬頭頂から内斜面，すなわちBコンタクト周辺に咬合接触がある場合に歯の変位方向が天然歯の機能運動時と類似することを報告している[7,8]（図1-11）．有床義歯の咬合においては，A, B, CコンタクトのうちBコンタクトは，側方運動時の平衡側に位置するときバランシングコンタクトとして機能し，咬合力による義歯の転覆を防ぐ役割をもつ．これに対しクラウンブリッジの咬合では，側方運動時に生じる非作業側臼歯の接触は歯周病や顎関節に有害であると指摘されており[9]，除去されることが多い．しかし，咬頭嵌合位でのBコンタクトは上下顎の機能咬頭内斜面同士

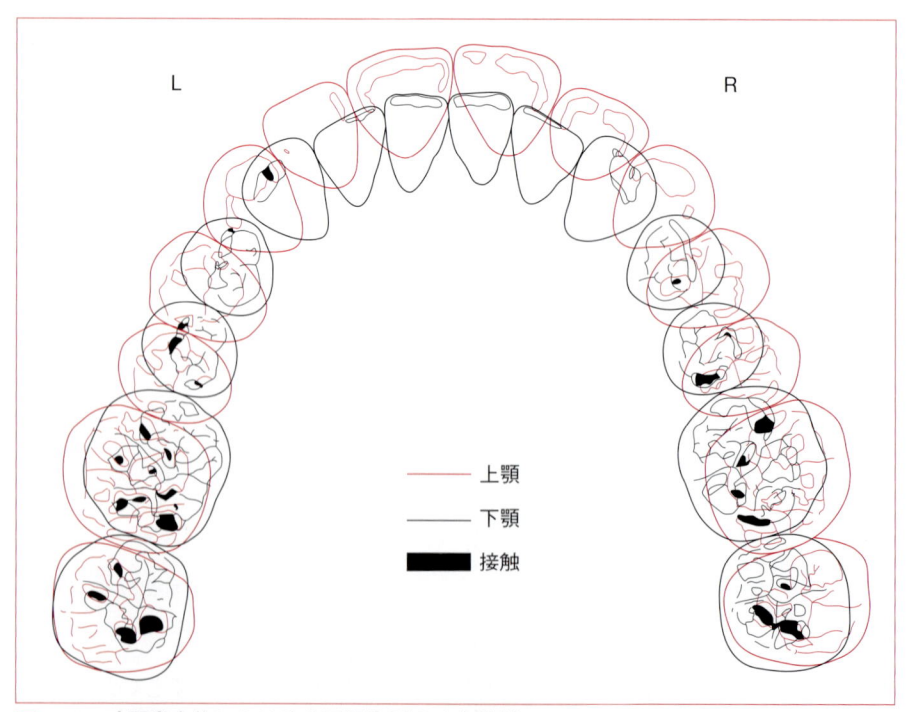

図1-9　咬頭嵌合位における上下顎歯列の咬合接触
アングルⅠ級の咬合関係にある歯列では，下顎中切歯と上顎最後臼歯を除くすべての歯は1歯対2歯で嵌合している．（中尾勝彦：正常天然歯列における咬合小面と歯牙接触に関する研究．文献[5]より）

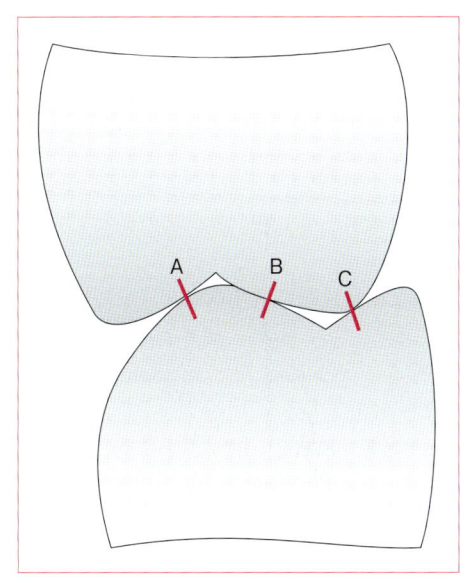

図1-10 A，B，Cコンタクト
Thomas[6]は，前頭面でみた臼歯の咬合接触部位を頬側からA，B，Cの3ヵ所に分類した．

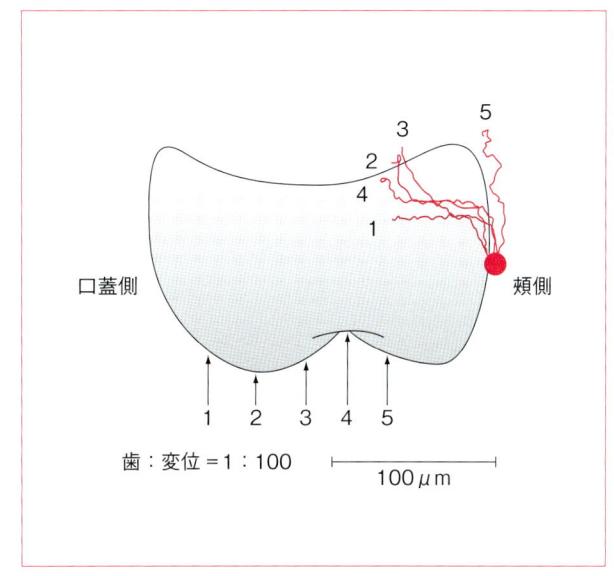

図1-11 上顎第一大臼歯の各部位に厚さ300μmの白金箔を貼付したときの歯の変位経路（前頭面投影）
（三浦宏之：咬合機能と歯周組織．文献[8]より）

の接触であり，咀嚼終末位において食塊を粉砕する際に重要な役割を果たす咬合接触であるため，咬頭干渉を過剰に避けようとするあまり，接触をなくすことは避けなければならない（「第Ⅰ編　第4章　咀嚼と咬合面形態　[1]　咀嚼運動」参照）．

Bコンタクト
咬合調整

　Bコンタクトを調整しすぎないように注意しなければならない臨床術式について，例をあげる．完成した上顎第一大臼歯のクラウンを口腔内に試適し咬合調整を行う際に，咬合紙記録をもとに過高部位を削除していく過程で，A咬合小面が過高であると歯は頬側方向に傾くように回転する．この場合，仮にB咬合小面が適度な咬合接触をもっていたとしても，咬合紙記録には強い咬合接触として印記されるので，本来削除しなくてもよいB咬合小面を調整してしまう可能性がある．咬合調整に際しては，より強い咬合接触像が認められる咬合小面から順に調整を行うことで，このような調整の失敗を防ぐことができる．（東京医科歯科大学三浦宏之教授の徳島大学での特別講演より引用）

主機能部位

食片圧入

　加藤らは，ストッピングの小片を舌背の上にのせた後に，患者自身が噛みやすい部位でこれを噛みしめるよう指示したところ，ストッピングを噛みしめる部位が，その患者に特有の歯列上の限られた部分に集中することを示し，この部位を「主機能部位」と呼んでいる[10]（「第Ⅰ編　第4章　咀嚼と咬合面形態　[2]　主機能部位」参照）．主機能部位には，上下顎歯列間の咬合接触面積が広いとともに，咬合力の合力が歯の長軸方向に向かうように咬合接触が分布しているなどの特徴がある．また加藤らは，主機能部位が辺縁隆線部に位置する症例では食片圧入を生じることがあることや，歯冠修復によって咬合接触状態を変化させることによって主機能部位の位置も変化することなどを報告している[11]．一般に主機能部位は，第一大臼歯を中心に分布することが多いため，特に第一大臼歯の歯冠修復に際しては，機能咬頭内斜面同士の咬合接触を確実に与えて，辺縁隆線部を避けた部位で対合歯との間で歯に加わる咬合力が歯軸方向となるように配慮した緊密な咬合接触を与えることが望ましい．

（西川啓介・山本修史）

【文 献】

1) 歯科医学大事典編集委員会：歯科医学大事典［縮刷版］．医歯薬出版，東京，1989．
2) 大石忠雄：下顎運動の立場からみた顎関節構造の研究．補綴誌，11：197〜220，1967．
3) 池田圭介ほか：顆頭安定位の立場からみたタッピング運動による水平的下顎位の検索．補綴誌，40：964〜971，1996．
4) Körber K.（田端恒雄ほか訳）：ケルバーの補綴学 第1巻．クインテッセンス出版，東京，1991，135〜139．
5) 中尾勝彦：正常天然歯列における咬合小面と歯牙接触に関する研究（咬頭嵌合位）．補綴誌，14：1〜21，1970．
6) Thomas PK.: The wax-up technique in organic occlusion. *In :* Gnathology. Berlin, Chicago, Rio de Janeiro, Tokyo, Die Quintessenz, 1976, 101〜133.
7) 石原弘文：咬合接触が歯の変位様相に及ぼす影響．口病誌，67：310〜321，2000．
8) 三浦宏之：咬合機能と歯周組織．口病誌，67：1〜10，2000．
9) Schuyler CH.: Factors contributing to traumatic occlusion. *J Prosthet Dent,* 11 : 708〜715, 1961.
10) 加藤 均ほか：咀嚼時，主機能部位の観察．顎機能誌，2：119〜127，1996．
11) 加藤 均ほか：続・咀嚼時，主機能部位の観察—食片圧入との関係—．顎機能誌，5：125〜133，1999．

2 歯のガイド

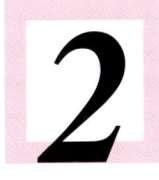

本項では咬合の5要素のうち，ガイドに関する2要素と，それに関連した項目について述べる．

1 ガイド部位の決定

1-望ましい側方ガイドの要件

望ましい側方ガイド

日本補綴歯科学会が示している「咬合異常の診療ガイドライン」[1]では，ガイドの診断基準として「作業側では犬歯あるいは犬歯と小臼歯での接触が望ましい」としている．同じく日本補綴歯科学会が示している「顎機能障害の診療ガイドライン」[2]でも，望ましい咬合の要件として側方滑走運動については「作業側の犬歯によって誘導される犬歯誘導か犬歯および小臼歯も誘導に関与するグループファンクションが望ましい．後方臼歯だけで接触誘導する場合は，それが作業側であっても非作業側であっても，顎関節や歯周組織に対して有害となる」としている．

2-ガイド部位の違いが顆頭位，顆頭運動および筋活動に与える影響

ガイドの部位については，ガイド部位の違いが顆頭位，顆頭運動および筋活動に与える影響という観点から数多くの報告がなされている．顆頭位，特に作業側下顎頭の動態に及ぼす影響については，荒井ら[3]が被験者2名でガイド部位を変化させた条件下での側方位におけるクレンチング時の顆頭位変化を測定している．この結果，側方位クレンチング時の作業側下顎頭の動態はガイドの歯種により大きく変化し，作業側犬歯，第一小臼歯では前上方，第一大臼歯，第二大臼歯では下外方あるいは下方へ変位したと報告している．またガイドではないが，竹内[4]は口腔内にオクルーザルピボットを設定して，噛みしめを行わせた際の下顎の動態について報告している．被験者5名での計測の結果，ピボット位置が第二小臼歯部から第二大臼歯部へと後方に移動するに従って下顎の回転方向が変化し，第二小臼歯部での噛みしめでは，ピボット側下顎頭が前上方へ変位する方向に下顎が回転するのに対し，第二大臼歯部での噛みしめでは，ピボット側下顎頭が下方か外下方へ変位する方向に下顎が回転することを明らかにしている．このように実験的にガイドあるいはピボットを後方臼歯部に設定すると，噛みしめ時には作業側下顎頭が下方へ誘導されることが明らかとなっている．臨床でも犬歯や小臼歯部のガイドが不十分で大臼歯部のみに臼歯部ガイドが存在し，同側の顎関節に習慣性顎関節脱臼を有する症例で，犬歯部にガイドを付与することで症状が消失したとする報告[5,6]がある（「第Ⅱ編　第7章　その他の歯科関連疾患と咬合　1　顎関節の習慣性脱臼」参照）．これらのことからも，ガイド位置は犬歯もしくは犬歯および小臼歯部分に設定すべきであると考えられる．

次に筋活動への影響であるが，Belser[7]は犬歯に咬耗のある12名に左側犬歯ガイドを作製し，左側方でのクレンチングやガム咀嚼を行ったときの咀嚼筋活動を測定している．

非機能的クレンチング

その結果，犬歯ガイドは咀嚼筋群の筋活動協調パターンを著しくは変化させないが，非機

クレンチング時の顆頭位変化

オクルーザルピボット

能的クレンチング時の筋活動を減少させることを報告している．この非機能的クレンチング時の筋活動については，Okano[8]も20名の被験者でアンレーを使用し，偏心位での咬合接触を設定して，犬歯，犬歯＋小臼歯，犬歯＋小臼歯＋大臼歯，犬歯＋小臼歯＋大臼歯＋反対側大臼歯という接触部位設定下での最大嚙みしめ時の筋活動を測定している．結果としては，やはり犬歯のみでの嚙みしめで，咬筋，側頭筋とも筋活動量が最も小さいという結果を報告している．

このように，作業側後方歯にガイドもしくは接触があると，その部位をピボットとして下顎が回転し，作業側下顎頭を下方もしくは外下方へ変位させる傾向があることに加え，閉口筋の筋活動量の増加が生じるため，作業側下顎頭を下方へ変位させる力がより強くなる傾向にあることが予測される．このことが習慣性顎関節脱臼などの発症に関与していると考えられる．これらの結果から日本補綴歯科学会のガイドラインでも述べられているように，「作業側では犬歯あるいは犬歯と小臼歯での接触が望ましい」と考えられる．

2　ガイドの傾斜の設定

1 - 顆路と切歯路の関係

顆路と切歯路の関係

ガイドの傾斜については，基礎的事項として河野ら[9]が報告している顆路と切歯路の関係を理解しておく必要がある．すなわち，「後方指導要素（顎関節部分）よりも前方指導要素（歯列部分）の傾斜がきつければ，滑走運動時に下顎頭は下顎の運動方向（開閉口）と同じ方向に回転するが（図2-1A），後方指導要素よりも前方指導要素の傾斜が緩いと下顎頭の逆回転を生じる（図2-1B）」というものである．この逆回転については，生理的に無理が生じる可能性が指摘されている．

逆回転

関節円板前方転位

たとえば長尾[10]は，MRIにて関節円板前方転位が認められた53名81側と両側とも前方転位を認めなかった25名50側で矢状面投影顆路角と矢状面投影切歯路角の角度差を比較し，前方滑走運動時ではすべての区間において転位なし群が円板転位群と比べて切歯路角と顆路角の差が大きかった．すなわち顆路角に比べて切歯路角が大きかったと報告している．そして回転の影響については，顆路角よりも切歯路角が小さい場合には，閉口運動時の下顎頭の逆回転が関節円板を前方にスリップアウトさせる回転モーメントを発生させ

関節円板を前方にスリップアウト

回転モーメント

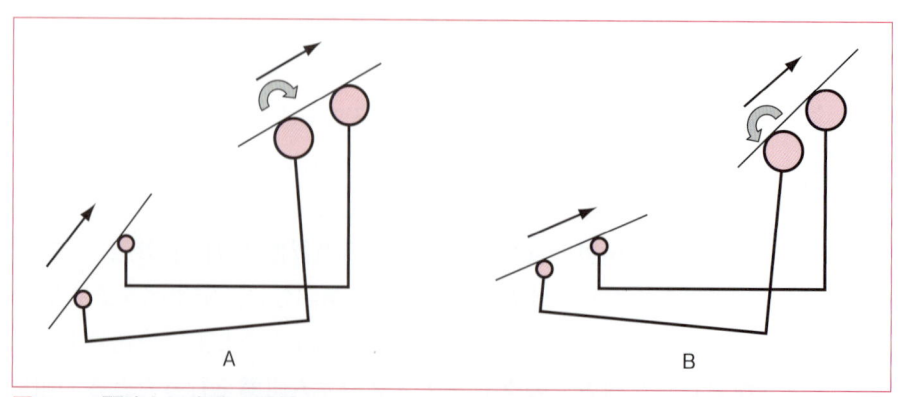

図2-1　顆路と切歯路の関係
（河野正司ほか：前方滑走運動の歯牙指導要素としての切歯路の研究．文献[9]より改変）

ている可能性があると考察している.

またネコでの実験であるが,下顎頭が開口方向へ運動している場合に咬筋を支配するa運動ニューロンへの抑制がかかることが報告されている[11].これは,開閉口時の下顎の回転方向と下顎頭の回転方向が一致するように神経筋機構が制御されていることを示していると考えられている.これらのことから,前方指導要素は滑走運動時に下顎の回転方向と開閉口方向が一致するように十分な傾斜角を有している必要があると考えられる.

2-ガイドの傾斜の設定

さてガイドの傾斜の設定であるが,個々の症例で後方指導要素である顆路角が異なるため,前方指導要素である歯のガイドの傾斜角は,顆路角との相対値として示す必要がある.ここで注意すべきなのが,前方滑走運動と側方滑走運動における顆頭点と切歯点の運動方向の違いである(図2-2).前方滑走運動は切歯点,顆頭点とも前方への移動であるため,切歯路,顆路とも矢状切歯路角や矢状顆路角といった矢状面への投影軌跡で角度比較を行えばよい.しかし,側方滑走運動の場合は作業側下顎頭を中心とした回転運動であるため,一般的な投影角(矢状面,前頭面等)では,顆路角と切歯路角を直接比較することはできない.これは,非作業側顆路と切歯路は水平面でみて運動方向に違いがあるため,矢状面投影角や前頭面投影角のような投影角では,正確に比較することができないためである(図2-3).こうした運動方向による違いに影響されずに両者を比較するために提案されているのがZ実角,すなわち垂直軸と運動方向とのなす角である.一般的には顆路も切歯路も水平面から下方への運動であるため,垂直軸ではなく水平面とのなす角としても同じである.

矢状切歯路角
矢状顆路角

投影角

Z実角

3-滑走運動時の下顎の回転

次に滑走運動時の下顎の回転であるが,顆路と切歯路に差がある場合,滑走運動にともなって下顎頭は回転することになる.これを計測したのが滑走運動時の下顎回転量であ

下顎回転量

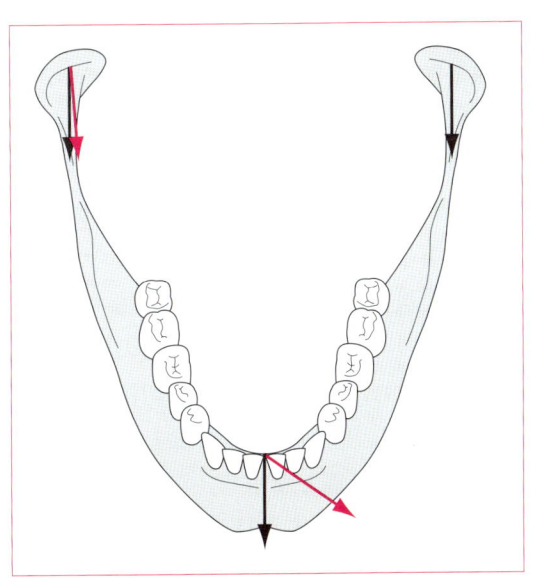

図2-2 側方滑走運動での顆路と切歯路の関係
　→:前方滑走運動, →:左側方滑走運動

第Ⅱ編第3章 咬合の5要素に基づいた咬合治療

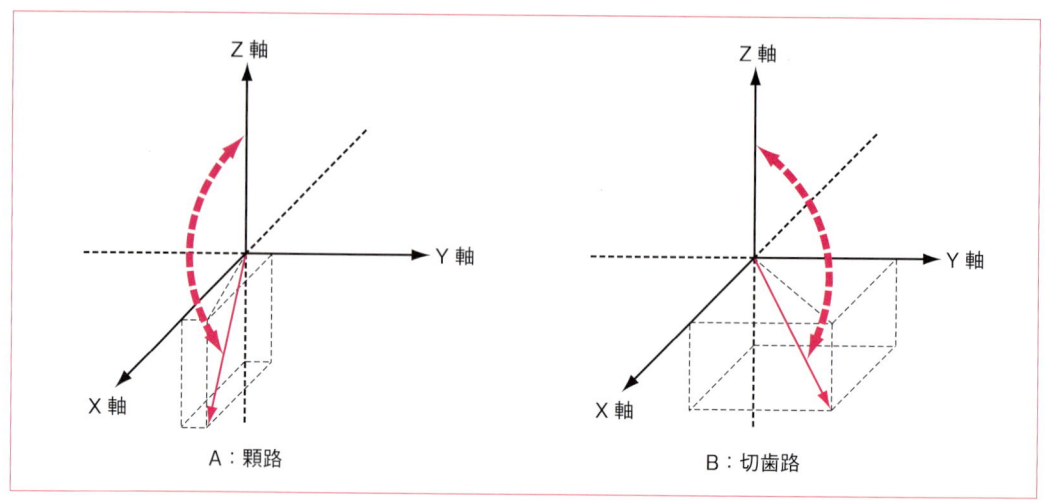

図2-3 左側方滑走運動時の非作業側顆路と切歯路のZ実角
A：顆路
B：切歯路

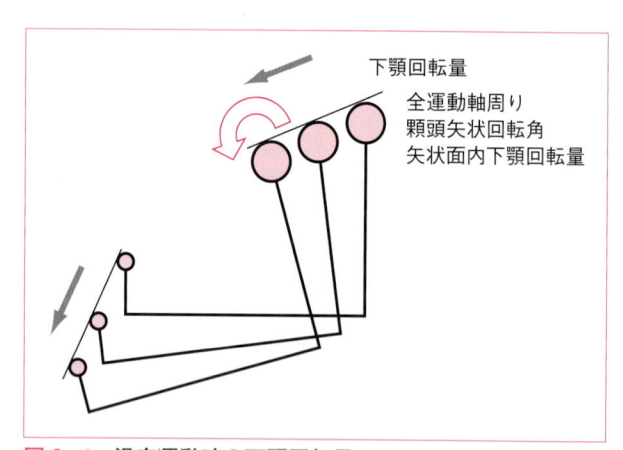

図2-4 滑走運動時の下顎回転量

表2-1 側方滑走運動時の下顎回転量

0.72 ± 0.53 度
　（31 例，男：女 =29：2，中野[12]，全運動軸回転量）
　　計測時の切歯点移動量 4.96 ± 0.95 mm
　　　平均回転量／平均切歯点移動量＝0.15 度 /mm
0.5 ± 0.25 度
　（10 例，男女比不明，林[13]，非作業側顆頭矢状回転角）
　　計測時の切歯点移動量 3.12 ± 0.11 mm
　　　平均回転量／平均切歯点移動量＝0.16 度 /mm
0.40 ± 0.36 度
　（15 例，男性，上田[14]，矢状面内下顎回転量）
　　計測時の切歯点移動量 3 mm 側方咬合位
　　　平均回転量／3 mm ＝0.13 度 /mm
0.47 ± 0.34 度
　（15 例，女性，郡[15]，矢状面内下顎回転量）
　　計測時の切歯点移動量 3 mm 側方咬合位
　　　平均回転量／3 mm ＝0.16 度 /mm

り，中野[12]，林[13]，上田ら[14]，郡ら[15]によって全運動軸周り回転量，顆頭矢状面回転角，矢状面内下顎回転量などとして報告されている（図2-4）．側方滑走運動時の下顎回転量については，表2-1に示すように一見，異なる数値がならんでいるように思われる．しかし，この数値が計測された下顎位での切歯点の移動量の平均値で回転量の平均値を除すと，それぞれの値は類似した値となることがわかる．異なる年代，異なる被験者，異なる測定器，異なる定義での計測にもかかわらず，おおよそ同じ数値になるということは，ここで示された数値は健常者の標準値となり得ることを示している．またこれは，「滑走運動時の下顎頭の回転量は顆路と切歯路の幾何学的な関係によって決まり，顆路と切歯路の関係が一定であれば，下顎回転量は切歯点移動量に比例する」ことを示している．このため，下顎回転量を切歯点移動量で除して標準化することで，顆路角や切歯路角との関係を明確化することが可能となる[16]．

一例をあげると，図2-5は中野が報告している31名の前方滑走運動のデータ[12]を用いた再解析結果であるが，前方滑走運動時の矢状切歯路角と矢状顆路角の差を縦軸にとり，そのときの全運動軸周りの回転量を切歯点移動量で除した値（単位全運動軸回転量）

単位全運動軸回転量

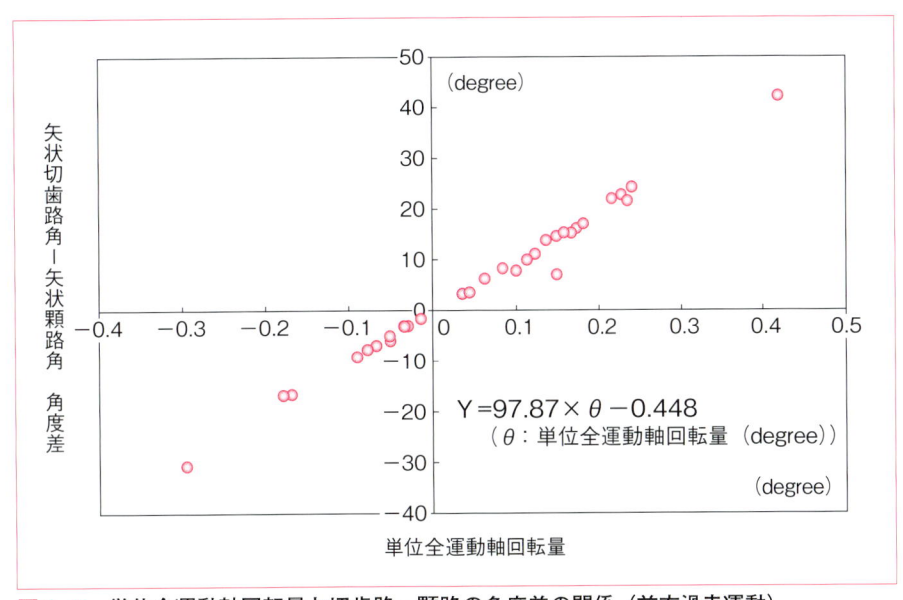

図2-5 単位全運動軸回転量と切歯路・顆路の角度差の関係（前方滑走運動）
（竹内久裕ほか：側方ガイド傾斜角についての定量的検討. 文献[16] より）

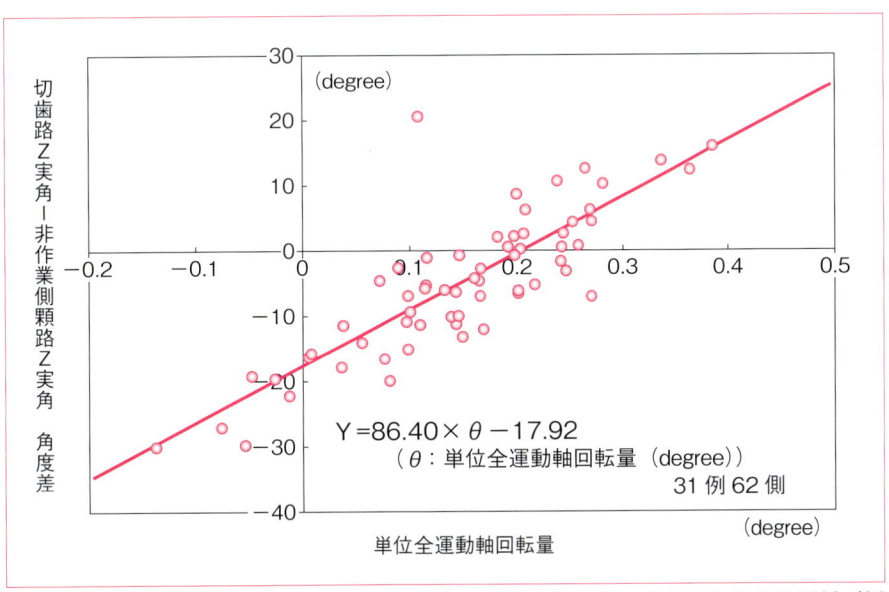

図2-6 単位全運動軸回転量と切歯路Z実角―非作業側顆路Z実角の角度差の関係（側方滑走運動）
（竹内久裕ほか：側方ガイド傾斜角についての定量的検討. 文献[16] より）

を横軸にとると，両者は非常に高い相関関係にあることがわかる．

4－切歯点運動経路と非作業側顆路の関係

　次に側方滑走運動についても，縦軸に切歯点運動経路のZ実角と非作業側顆路Z実角の角度差をとり，横軸に切歯点での移動量1mmあたりの全運動軸回転量（単位全運動軸回転量）をとると，相関係数は$r = 0.84$となり，やはり高い相関があることがわかる（**図2-6**）．この両者の関係から，Z実角差と単位全運動軸回転量との関係は$y = 86.40 \times \theta - 17.92$（$\theta$：単位全運動軸回転量（degree））となることが明らかとなった[16]．

　次に問題となるのは，実際の臨床あるいは歯科技工室でこの角度差をどう再現するかと

いうことである．これについては，プロアーチⅣ（松風社製）とLL-85（ジーシー社製）を咬合器の代表例としてシミュレーションを行った結果，実際的なセッティングとして矢状切歯路を非作業側顆路角＋5度とし，側方切歯誘導角（切歯指導板側方ウイングの仰角）を約15度にすると，標準的な下顎の回転量を得られることが明らかとなった．単位全運動軸回転量（健常有歯顎者）の分布から±1 s.d.の範囲を調整範囲とするなら，側方切歯誘導角の調整範囲は±12〜13度程度である．すなわちプロアーチⅣおよびLL-85では切歯指導板矢状面傾斜度＝非作業側顆路角＋5度，切歯指導板側方誘導角＝15度±12〜13度の範囲でガイドを設定すると，下顎の回転量が健常有歯顎者の±1 s.d.の範囲内となる側方ガイドを形成することが可能であることを示している[16]．

5-ガイド面の方向

さて，ガイドの傾斜では角度も重要であるが，それと同様にガイド面の方向も重要な要素である．これについては，佐藤[17]が詳細な検討を行っている．佐藤は成人10例にてスプリント上でガイド面の方向を変えて顎運動を測定し，M型ガイドでは作業側運動論的顆頭点がほぼ回転中心となるが，D型ガイドでは作業側運動論的顆頭点は後外方へわずかに移動すること．同時にゴシックアーチ展開角がM型とD型ではD型が大きく，傾斜の増大につれてD型では展開角が増大し，作業側下顎頭をより後方へ誘導する傾向が認められたことを報告している．この作業側下顎頭の後方へ誘導については，顎運動で咬頭嵌合位から側方の滑走初期に後方寄りの運動経路が認められるか否かで被験群を分けると，TMJクリッキングの有無についてはP＝0.049で有意な差が認められるとの報告[18]がある．ガイド面の方向と，それに関連する作業側下顎頭の後方誘導のみがクリッキングの要因ではないが，後方寄りの経路をとらせる咬合は顎機能障害の寄与因子となる可能性があることを示している．

このM型とD型というガイド面の方向の分類については，ガイド面の形態的な近心向き，遠心向きということだけでなく注意すべき点がある．理解を容易にするために単純化した2次元で考えてみる（図2-7）．まず作業側顆頭点を回転中心，ガイド部位を作用点とすると，M型ではガイド部位における咬合力の分力は前方に向かうため，作業側顆頭を前方に誘導しやすいことが理解できる．これに対してD型では咬合力の分力や斜面からの反作用は遠心に向かうため，作業側下顎頭を後方へ誘導しやすくなると考えられる．しかし斜面の遠心方向への傾斜が少ない場合には，この斜面上での分力がないか少なくなることが想定される．この場合には，下顎頭の運動方向へ与える影響は少ないと考えられる．ところがこのような遠心方向への傾斜が少ない斜面でも，咬合平面と比較すると遠心に向いているため，臨床的に分類する場合にはD型に分類されることになる．しかし遠心方向への傾斜の緩い斜面は定義的にはD型であるが，下顎頭とガイド面との位置関係でみると，咬合力の分力はほとんど後方へ向かず，作業側顆頭位に影響を及ぼさない場合もあると考えられる．すなわち作業側下顎頭への影響という点ではニュートラルであり，D型とは区別してN型（neutral型）ともいうべきタイプである．

実際には，斜面は三次元であり，咬合力方向も三次元の方向ベクトルを有している．また下顎に働く力は咬筋部分だけではなく，側頭筋や内外側の翼突筋など多岐に渡るため，ガイド部分に働く力は複雑であり，二次元での考察のようには単純ではない．しかし，真

2 歯のガイド

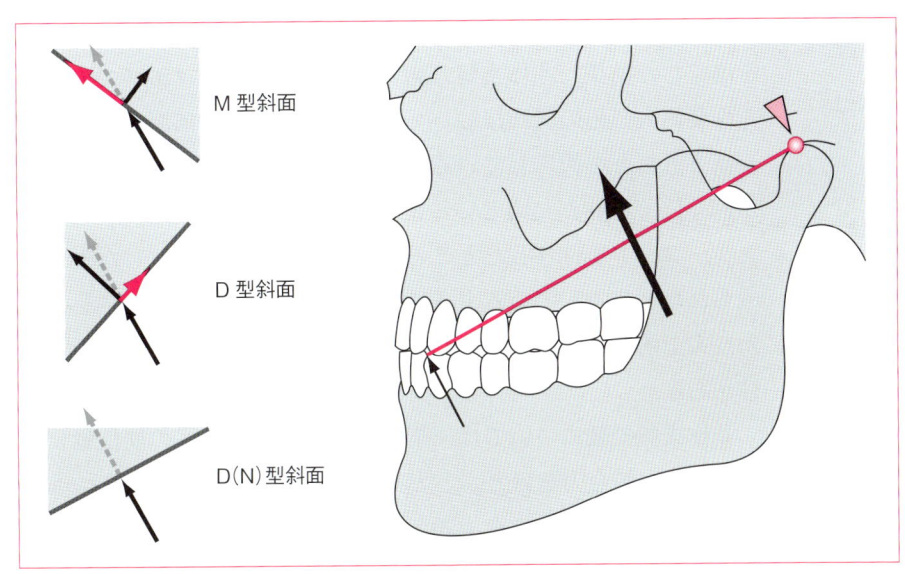

図2-7 M型D型滑走面に加わる咬合力とその分力

に顆頭運動に影響を与えるD型と，形態的にはD型にみえるが作業側顆頭運動に影響を与えることの少ないD型（N型）を区別しないですべてD型としていると，ガイド面の評価を誤まる可能性が考えられる．これは，疫学的な調査での混乱あるいは結果の誤りを導く可能性を示唆している．ガイド面の設定で考えれば，M型が望ましいということに異論はないが，作業側下顎頭を後方に誘導しない程度の遠心向き傾斜であるN型までは許容の範囲ではないかと考えられる．また，ガイド面の方向の区別については，咬合平面や歯軸ではなく，ガイド部位と左右の下顎頭の3点でできる平面（側方ガイド-顆頭点平面）を基準として，M，N，D型と分類すべきではないかと考えられる．

3 咬合接触とクリアランスの確保

側方滑走運動時の臼歯部の離開については，日本補綴歯科学会の「咬合異常の診療ガイドライン」[1]では「非作業側では，弱い接触であれば問題ないが，作業側の接触がなくなるような強い接触は問題がある」となっている．また「顎機能障害の診療ガイドライン」では「咬みしめ時のみに発現する非作業側大臼歯の咬合接触は，非作業側顎関節を過剰な負荷から保護する作用があるとする報告がある[19]」となっている．

非咀嚼側の咬合接触　歯列咬合面の三次元測定を行い，6自由度顎運動データと組み合わせて咀嚼運動中の咬合接触を研究した大久保ら[20]も，咀嚼運動中に非咀嚼側にも咬合接触が認められ，非咀嚼側の咬合接触が咀嚼側に先行する場合や，咀嚼側よりも広い面積で咬合接触する場合が認められたと報告している．このことから，側方滑走開口運動時に認められる非作業側接触は，咀嚼運動中には下顎を支持し，安定をはかる役割を果たしている可能性があるとも述べている．

非作業側接触　非作業側接触に関する筋電学的な所見としては，Nishigawaら[21]は9名を静的な側方
筋活動の非対称性　偏心位での非作業側接触の有無で分けて，ガム咀嚼での左右の筋活動について調査し，非作業側接触があると咬筋，側頭筋前腹，後腹で筋活動の非対称性が高まることを報告して

いる．一方で，Babaら[22]は人工的に非作業側接触を与え，側方位での中間程度噛みしめを測定した結果，非作業側の歯の接触はインターフェアでもガイド（犬歯，作業側大臼歯，非作業側大臼歯の同時接触）でも非作業側側頭筋前腹の筋活動を上昇させ，左右の対称性が高まることを報告している．この両者の結果の違いについては，一方が咀嚼運動，一方が偏心位での噛みしめといった違いに加えて，Karlssonら[23]がバランシングサイドにインターフェアを付与したところ，顎運動は即座に変化したが1週間で神経筋機構の適応がみられたと報告しているように，すでに神経筋機構が適応している被験者固有の咬合接触か，人工的に一時的に与えた咬合条件下での測定であるかということも影響している可能性がある．

　非作業側接触については，下顎頭の動態や閉口筋の筋活動に影響を与えていることは明白であり，咬合力をほとんどともなわない側方滑走運動時の非作業側臼歯部の離開は必要である．一方で，健常有歯顎者でも咀嚼運動中に非咀嚼側の接触を認めることから，咀嚼中や噛みしめ時のみに発現する非作業側大臼歯の咬合接触については問題とはならない場合もあると考えられる．ただし接触の程度について，その有害，無害の定量的な判断基準は確立してはおらず，今後の研究が必要であると思われる．

4　プロビジョナルレストレーションと咬合

プロビジョナルレストレーション

　GPT（The Glossary of Prosthodontic Terms）第8版[24]では，"provisional restoration"という用語は，"provisional denture"，"provisional prosthesis"とともに"interim prosthesis"という用語と同義であるとされている．"interim prosthesis"（暫定的補綴装置）については，固定性，可撤性および顎顔面補綴も含み，最終補綴にいたる前に，機能や審美を回復するため限定された期間使用される補綴装置であると共に，最終補綴装置による治療効果を確かめたり，最終補綴装置の形態や機能を決定するために使用される補綴装置（著者要約）というように定義されている．

　咬合については，審美面も含め機能や形態面で注意すべき項目が多々ある．ヒトには適応能力があり，ある程度の範囲であれば咬合が変化しても適応できると考えられる．しかし補綴治療により咬合を与える必要のある症例では，変化した咬合に対する適応の可否，治療効果について最終補綴に至る前に十分な診査や予後の判断が必要である場合も少なくない．そうした症例では咬合それ自体に加え，咀嚼機能や，審美，力のコントロール，歯周組織との親和性などについても，プロビジョナルレストレーションによる十分な検討を行った後，最終補綴へと進むことが良好な結果を得るためには必要であると考えられる．

（竹内久裕）

コラム

＜下顎の運動方向（開閉口方向）と回転方向＞

　たとえば開閉口を例にとると，顔面を左側からみた場合，開口時の下顎の回転方向は反時計回りであり，閉口時は時計回りである．これは下顎頭部でみても同様で，開口時には，左右とも左側からみて反時計回り，すなわち関節円板と接している下顎頭上面は前方に向かって回転しながら開口する．閉口時には左側からみて時計回り，すなわち関節円板と接している下顎頭上面は後方に向かって回転しながら閉口を行う．蝶番運動以外の開閉口運動では，これに下顎頭の前方移動（開口時）や後方移動（閉口時）が加わる．開口筋や閉口筋は，このような運動がバランスよく行えるように制御されていると考えられている．

　滑走運動の場合は，顆路と切歯路の角度差によって，この下顎の運動方向（開閉口方向）と回転方向の関係に変化が生じる．まず，切歯路が顆路よりも急角度である場合だが，このときには下顎の運動方向（開閉口）と回転方向の関係は，通常の開閉口運動での関係と同じである．すなわち前方滑走では下顎は開口するように反時計回りに回転しつつ前方へ移動する．このとき，下顎頭部では関節円板と接している下顎頭上面は前方に向かって回転しながら前方移動を行う．一方，前方位から咬頭嵌合位に向かって後方滑走を行うときには，下顎は閉口するように時計回りに回転しつつ後方へ移動する．このとき，下顎頭部では関節円板と接している下顎頭上面は，後方に向かって回転しながら後方移動を行う．これに対して，切歯路が顆路よりも傾斜が緩い場合，下顎の運動方向（開閉口方向）と回転方向に不調和が生じる．すなわち前方滑走でいえば，下顎は閉口するときのように時計回りに回転しつつ前方へ移動する．このとき，下顎頭部では関節円板と接している下顎頭上面は後方に向かって回転しながら前方移動を行う．前方位から咬頭嵌合位に向かって後方滑走を行うときには，下顎は開口するときのように反時計回りに回転しつつ後方へ移動する．このとき，下顎頭部では関節円板と接している下顎頭上面は前方に向かって回転しながら後方移動を行う．この動きが関節円板を前方に押し出し，関節円板の前方転位につながっているのではないかともいわれている[10]．

関節円板の前方転位

（竹内久裕）

【文　献】

1) 日本補綴歯科学会：咬合異常の診療ガイドライン．補綴誌，**46**：585～593，2002．
2) 日本補綴歯科学会：顎機能障害の診療ガイドライン．補綴誌，**46**：597～615，2002．
3) 荒井良明ほか：ガイドの歯種の変化が側方位クレンチング時の顆頭に及ぼす影響．補綴誌，**41**：468～480，1997．
4) 竹内久裕：オクルーザルピボット咬合時の下顎変位．四国歯誌，**4**：29～49，1991．
5) 中野雅徳ほか：顎関節習慣性脱臼に対する咬合治療．日本歯科評論，**517**：45～56，1985．
6) 澤田宏二ほか：ガイドの位置が下顎運動に及ぼす影響―顎関節脱臼症例の治療からの観察―．顎機能誌，**3**：59～66，1996．
7) Belser UC. et al.: The influence of altered working-side occlusal guidance on masticatory muscles and related jaw movement. *J Prosthet Dent*, **53**: 406～413, 1985.
8) Okano N. et al.: Influence of altered occlusal guidance on masticatory muscle activity during clenching. *J Oral Rehabil*, **34**: 679～684, 2007.
9) 河野正司ほか：前方滑走運動の歯牙指導要素としての切歯路の研究．補綴誌，**19**：426～433，1975．

10) 長尾亜希子：関節円板前方転位症例における顆路角と切歯路角の関係．補綴誌，**45**：710〜719，2001.
11) Abe K. et al. : A study on inhibition of masseteric a-motor fibre discharges by mechanical stimulation of the temporomandibular joint in the cat. *Arch oral Biol*, **18** : 301〜304, 1973.
12) 中野雅徳：側方滑走運動における顆路と歯牙路に関する研究．補綴誌，**19**：647〜665，1976.
13) 林　豊彦：側方滑走運動の三次元動態に関する研究　第2報　顆頭の回転運動の観点からみた顆路と歯牙路の関係について．補綴誌，**30**：1315〜1324，1986.
14) 上田龍太郎ほか：顎口腔機能診断のための6自由度顎運動パラメータの検討．補綴誌，**37**：761〜768，1993.
15) 郡　元治ほか：磁気位相空間を応用した6自由度顎運動測定による女性被験者についての顎運動機能評価．顎機能誌，**1**：269〜274，1995.
16) 竹内久裕ほか：側方ガイド傾斜角についての定量的検討．日補綴会誌，**2**：243〜251，2010.
17) 佐藤　裕：側方滑走運動のガイド面の方向が顎運動に及ぼす影響．補綴誌，**42**：298〜306，1998.
18) Yang Y. : The relation of mandibular laterotrusion with ipsilateral TMJ clicking. *J Oral Rehabil*, **28** : 64〜67, 2001.
19) Minagi S. et al. : Relationship between balancing-side occlusal contact patterns and temporomandibular joint sounds in humans: proposition of the concept of balancing-side protection. *J Craniomandib Disord*, **4** : 251〜256, 1990.
20) 大久保由紀子ほか：機能運動時の咬合接触およびクリアランス．補綴誌，**36**：746〜760，1992.
21) Nishigawa K. et al. : Study of jaw movement and masticatory muscle activity during unilateral chewing with and without balancing side molar contacts. *J Oral Rehabil*, **24** : 691〜696, 1997.
22) Baba K. et al. : Immediate effect of occlusal contact pattern in lateral jaw position on the EMG activity in jaw-elevator muscles in humans. *Int J Prosthodont*, **13** : 500〜505, 2000.
23) Karlsson S. et al. : Changes in mandibular masticatory movements after insertion of nonworking-side interference. *J Craniomandib Disord*, **6** : 177〜183, 1992.
24) The Glossary of Prosthodontic Terms. *J Prosthet Dent*, **94** : 6〜92, 2005.

3 ファセットを読む
―顎運動に調和したクラウンを製作するための歯科技工士の視点―

1 咬合器の調節性をファセットを読むことで補う

ファセット

多数歯にわたって咬合再構成を行う症例は別として，大臼歯1歯から2，3歯程度までの少数歯の歯冠修復症例で，全調節性の咬合器を使うことはまずないと思われる．調節性の咬合器を使えば口腔内での調整量の少ないクラウンができるのかというと，必ずしもそうではなく，咬頭嵌合位の再現さえきちんとできていれば，南加大型自由運動咬合器などのように顆路調節機構のない咬合器でも，口腔内の調整をあまり必要としないクラウンをつくることができる．咬合器が複雑になればなるほど，咬合器装着や顆路調節の誤差も生じやすく，咬合器の調節性の善し悪しよりも，咬合小面（オクルーザルファセット）が読めるか否かのほうが，できあがったクラウンの咬合状態の善し悪しを左右することも十分にあり得る．

自由運動咬合器
顆路調節機構

咬合小面

2 模型の咬合面のファセットから何を読みワックスアップに反映させるか

咀嚼機能
ブラキシズム

咬合小面は，それぞれの患者のこれまでの咀嚼機能やブラキシズムなどによってできた咬合面の摩耗の結果である．したがって，過去にガイド部位を補綴して運動そのものが変わってしまった場合を除いて，その人の顎運動の様態を最も良く表している運動記録であるといえる．歯科技工士は，ときには鉛筆でその輪郭を印記し，咬合小面をしっかり観察しファセットを読み，咬耗の進み具合からブラキサーであるか否か，主咀嚼側は左右どちらかなどを推定し，咬合小面の配置，大きさや傾斜あるいはM型かD型かなどをチェックする（図3-1）．また，ギージーの示した前方，後方，平衡の各咬合小面（図3-2）を頭に置いて，それぞれの咬合小面がどれに該当するかを整理する．さらに，側方運動のガイド様式や，前方滑走運動で後方臼歯に過剰な接触がないかなどを歯列模型から推定する．

ファセット

前方，後方，平衡咬合小面

図3-1に示した症例では，以下のことがファセットから読み取れる．

ⅰ) 長期間，ブラキシズムを有する患者さんであると思われる．
ⅱ) 両側に著しいファセットがあるので，ブラキシズムも咀嚼も両側で行っている可能性がある．
ⅲ) 非作業側での接触が認められ，フルバランス的な咬合様式を呈する．
ⅳ) 前方滑走運動は前歯だけではなく後方臼歯も同時に接触しているようである．
ⅴ) 咬頭嵌合位と後方歯牙接触位（最後方咬合位）の差（IP-RCP間距離）が1mm程度ある可能性がある（実体顕微鏡で拡大してみると，前後的な水平ファセットが観察できる）
ⅵ) イミディエートサイドシフトが1mm弱の可能性がある（鏡視下で頰舌的な水平的なファセットが確認できる）

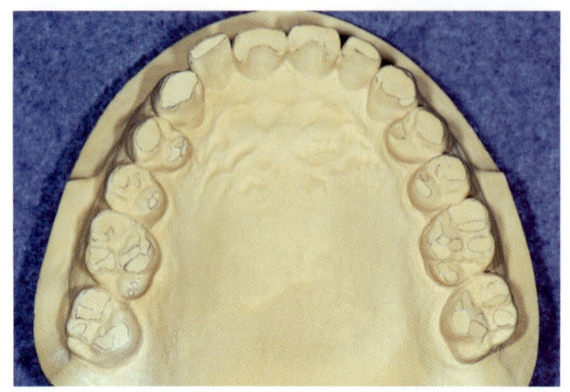

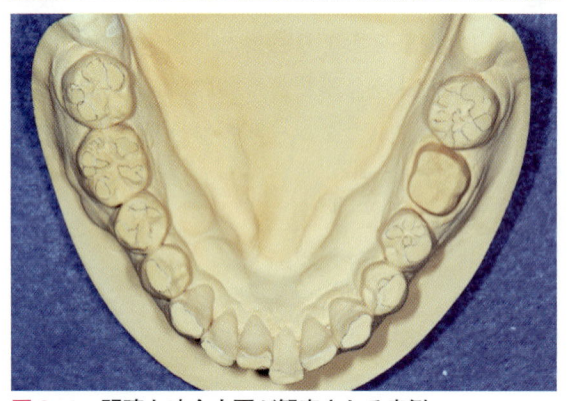

図 3-1 明確な咬合小面が観察される症例
ブラキシズム習癖の著しい患者であることやフルバランスの咬合様式をもつなど，文中に示した事項がファセットから読み取れる．

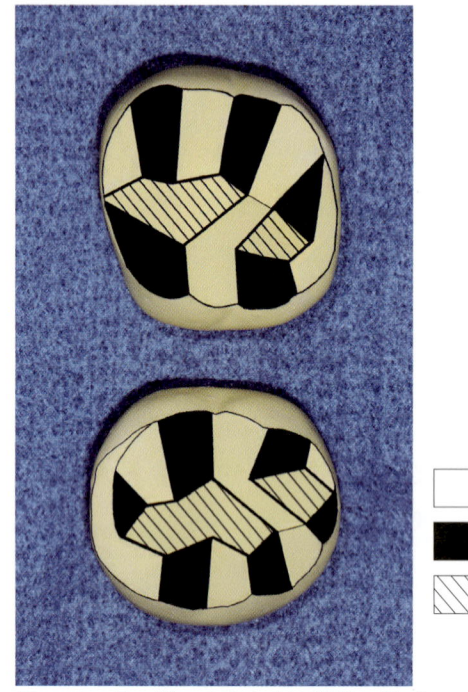

図 3-2 ギージーの咬合小面学説に基づいて各咬合小面をカービングした 4 倍大の模型

□ 前方咬合小面
■ 後方咬合小面
▨ 平衡咬合小面

「製作するクラウンはフルバランスの咬合様式に合ったものとする」，「咬頭嵌合位付近の運動経路の傾斜は緩く咬頭嵌合位に場があるので，偏心運動で咬頭嵌合位付近の咬頭干渉を起こさないようにする（三角隆線や咬頭のファセットはどちらかというと凸面の接触とする）」，さらに，「ブラキシズム中の強い咬合力が歯に過大な側方力を生む可能性があるので，咬合小面をやや狭くする」などを念頭においてワックスアップを行う．

3 クラウンのワックスアップを行ううえで参考となるエビデンス

前述のような視点で作業模型や対合模型のファセットを読んだうえで，まず，対合歯である上顎第一大臼歯のどのファセットとの間で咬頭嵌合位の接触を与え，また前方運動や側方運動ではどの程度接触あるいは離開させるかをイメージしなければならない．このとき，中尾の研究[1]で示された「咬頭嵌合位の接触部位は咬合小面のなかにあり滑走運動が進むにつれて接触部位は咬合小面内を移動する」こと，菅原[2]が報告したように「機能咬頭上の臨床的に定点ともみなせる小面が対合歯の非機能咬頭の内斜面あるいは辺縁隆線を滑走する」というようなエビデンスをワックスアップの術式に活かそうと努める．すなわち，「上顎では咬頭嵌合位で接触させる部位は咬合小面内で中心窩に近い（咬頭頂から遠い）部分とし」，下顎は逆に機能咬頭である頬側咬頭頂に近い部分で接触をさせるということになる．また，加藤の主機能部位[3]や安陪[4]，三好[5]の各咬合小面の役割の研究から，「機能咬頭内斜面同士の接触であるいわゆる B コンタクト，なかでも BD 咬合小

主機能部位
B コンタクト

面での接触が食品の圧搾，粉砕に重要な咬合小面である」こと，ただし，従来からいわれているように，非作業側の咬頭干渉は歯周組織や顎関節に悪影響を与えるので，咬頭干渉にならないよう注意することも忘れてはならない．すなわち，上顎の第一大臼歯近心口蓋側咬頭遠心内斜面と下顎の第一大臼歯遠心頬側咬頭の近心内斜面との接触は確実に与えるが，決して咬合小面の傾斜は急にし過ぎないこと，などを念頭においてワックスアップを行う．なお，咬合小面の大きさを規定する咀嚼第4相の滑走運動量について，藍[6]は切歯点で約3mmであるとしているので，機能時に必要な咬合小面の滑走方向の長さは，2mm程度与えればよいと思われる．

非作業側の咬頭干渉

4　ファセットを読んで自由運動咬合器上でワックスアップを行う

図3-1の症例について，下顎左側第一大臼歯のクラウンを南加大型の自由運動咬合器上で製作するケース（図3-3）を例にあげて，具体的にどのようにワックスアップを進めていくかを記述する．なお，この症例はフルバランスの咬合様式をもっていると思われ，この歯もフルバランスの咬合接触に参加させるという考えでクラウンを製作する．

フルバランス

クラウンのカントゥアや隣接面などの形態を整え，咬合面のワックスを軟化して，自由運動咬合器を閉じ咬頭嵌合位でしっかり噛ませて，対合歯である上顎左側第一大臼歯の咬

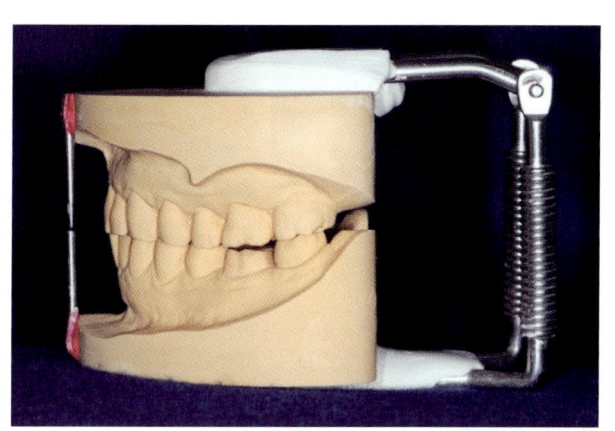

図3-3　南加大型自由運動咬合器に装着した模型

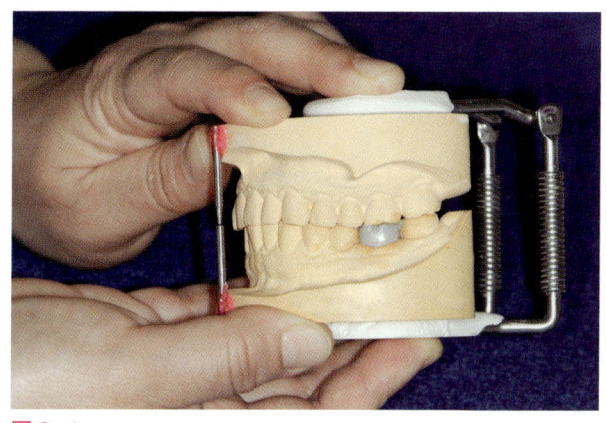

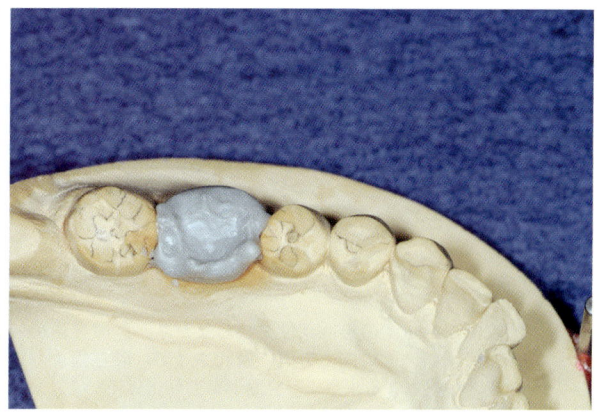

図3-4
左：ワックスパターンの咬合面を軟化し，咬頭嵌合位で対合歯をしっかり噛むまで圧接する．
右：咬頭嵌合位で対合歯が印記された「べた面」の咬合面

合面をしっかりと印記する（図3-4）．対合歯の咬合面全体が印記された「べた面」の咬合面から，溝や列溝をある程度カービングしておく（図3-5）．続いて，咬合接触を与える咬合小面の周囲のワックスを軟化させ，あらかじめ読んでおいた非補綴歯の上下顎のファセットが接触するように種々の方向に咬合器を動かす（図3-6）．咬頭嵌合位での接触部位を残し，咬合小面の傾斜角度や面の向く方向を両隣在歯と調和させて，偏心運動での対合歯の印記部位の接触を確保しながら，隣在歯よりは狭い咬合小面となるように咬合面形態を仕上げていく（図3-7）．ワックスアップがほぼ完成に近づいた段階で，対合咬合面のファセットのなかで前述の非常に重要なBD咬合小面をはじめ，咬頭嵌合位における咬合接触を確保したい部位にマークを付ける（図3-8）．意図する咬合接触が確保されていることを確認したら，隣接歯をはじめ歯列内の他の歯との調和をもう一度確認して，咬合面形態を完成させる．完成したワックスアップは，両隣在歯と同様に咬頭傾斜やファセットの傾きは緩くしているが，歯に過度の咬合力が加わらないように咬合小面の面積は狭くし，また，圧搾・粉砕された食物の流れや咀嚼効率をよくするために溝や副隆線は明確に付与してある（図3-9）．

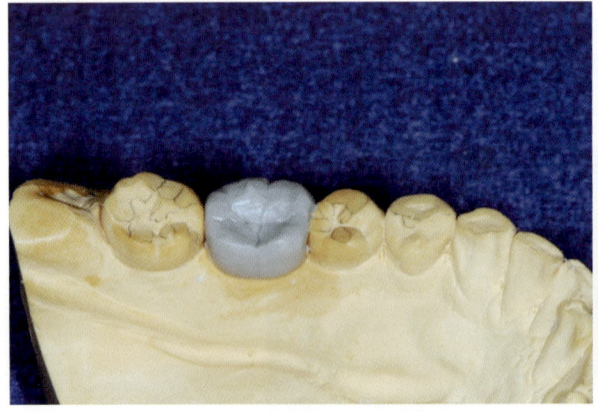

咬合小面の傾斜角度
咬合小面の向く方向

BD咬合小面

咀嚼効率
溝
副隆線

図3-5
「べた面」の咬合面形態から溝を付与し咬頭の形態を整えるようにワックスをカービングしていく．この状態では対合歯と広い面積で接触している状態である．

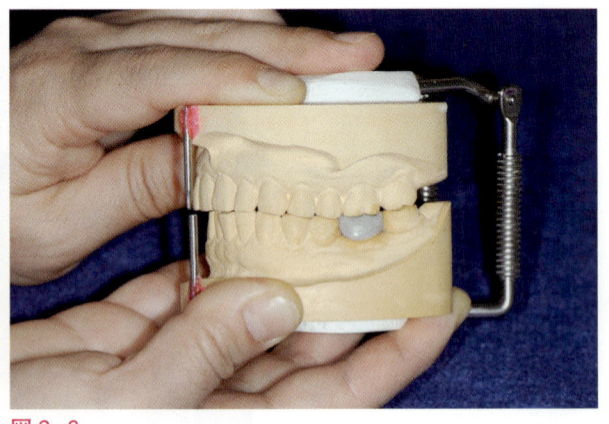

図3-6
咬合接触を与える咬合小面の付近のワックスを軟化させ，あらかじめ読んでおいた非補綴歯の上下顎のファセットが接触するように種々の方向に咬合器を動かす．

図3-7　偏心運動時の干渉の除去と顎運動に調和した咬合小面の形成
咬頭嵌合位での接触部位を残しながら，両隣在歯の咬合小面の傾斜や面の向く方向に調和させて，隣在歯よりは狭い咬合小面となるように咬合面形態を仕上げていく．

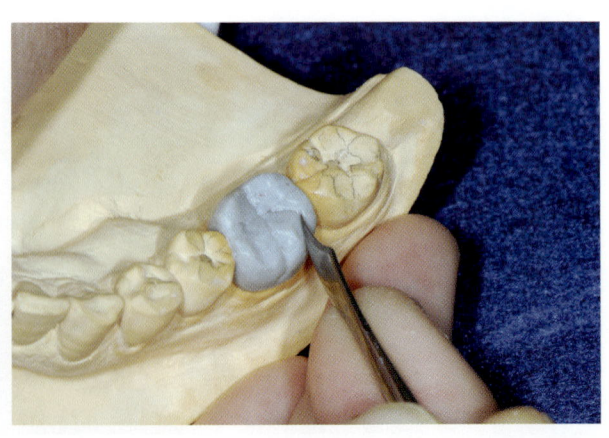

3 ファセットを読む―顎運動に調和したクラウンを製作するための歯科技工士の視点―

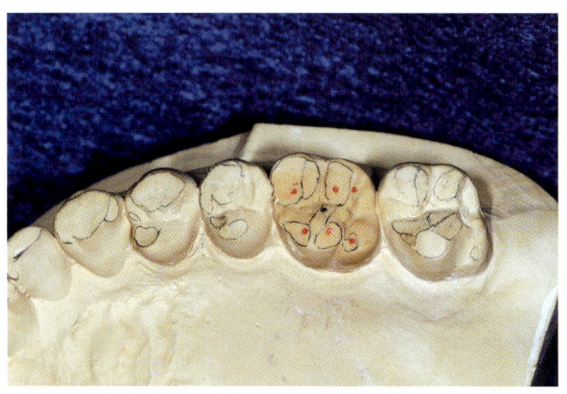

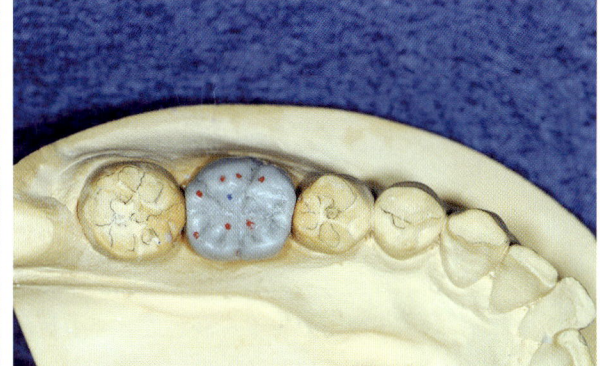

図3-8 咬合接触を確保したい部位の確認
左：咬頭嵌合位における咬合接触を確保したい対合歯の部位にマークをしておく．
右：ワックスパターンに印記された咬合接触を確保すべき部位に咬合接触があることを確認する．

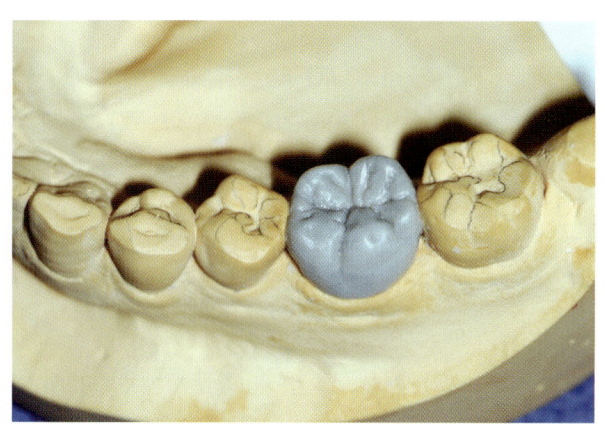

図3-9 完成したクラウンのワックスアップ
両隣在歯と調和させ，咬頭傾斜やファセットの傾きは緩くしているが，歯に過度の咬合力が加わらないように咬合小面の面積は狭くし，圧搾・粉砕された食物の流れや咀嚼効率を良くするために溝や副隆線は明確に付与してある．

5 咬合参照面を基準としたワックスアップについて

AM咬合小面
BD咬合小面
クリアランス

　フルバランスの咬合様式を与えることを前提にワックスアップのステップを述べた．グループファンクションにしたい場合には，作業側の滑走運動や咀嚼の第4相を誘導するAM咬合小面の接触を確実に確保しながら，非作業側で接触するBD咬合小面については咬頭嵌合位での接触部位を確保したうえで，側方滑走運動でクリアランスが生じるように，咬頭嵌合位での接触部位から咬頭頂にかけての頬側咬頭内斜面の傾斜を緩くする．また，この症例では付与することはできないが，咬合様式を犬歯誘導にする場合，臼歯の咬合はただ離開させればよいというのではなく，咀嚼効率を考え咬頭嵌合位での接触は確保し，かつ近接域を残すように心掛ける．すなわち，偏心位での接触をわずかに甘くするという気持ちで，偏心位で対合歯が滑走していく斜面をわずかに緩くして，適度なクリアランスを与える．いずれにしても基本はフルバランスの咬合様式で，これに近い「べた面」の咬合面から，意図する咬合様式になるように，咬合接触させたくない部分を適度に削除するというやり方でワックスアップを行う．しかし，対合歯の咬合小面の状態（傾き）によっては，必ずしも意図する咬合様式を与えられないことがある．たとえば，滑走運動経路の傾斜に比較して，対合歯の咬合小面の傾斜が緩い場合には，グループファンクションの咬合様式にしようとしても，偏心位で離開してしまうことがある．また，上下顎を同時

咬合小面の傾斜

に補綴する場合，運動経路に比較して咬頭傾斜の急なクラウンを最初につくってしまうと，これを対合歯として対顎のクラウンのワックスアップをしようとしても，側方運動などの調整を行うと咬頭嵌合位での咬合接触が十分得られないことをよく経験する．運動経路と咬合小面の傾斜は調和がとれていなければならないことを，技工を行っていると強く実感する．美馬の示した顎運動経路に沿った基準面である咬合参照面[7]は，まさにこのような実感を理論で示したものである．（「第Ⅰ編　第4章　咀嚼と咬合面形態　① 咀嚼運動」咬合参照面を参照）

咬合参照面

ファセットを読むことで少数歯の歯冠修復においては，調節性の高い咬合器を使用したときと同じくらい，機能的なクラウンを製作することができると考えている．調節性の咬合器を使用する場合でも，生体の顎運動を完全に再現することはできないので，同様にファセットをよく読んで，それを補う技工操作ができるように努力しなければならない．

（石田　修・藤本直樹）

【文　献】

1) 中尾勝彦：正常天然歯列における咬合小面と歯牙接触に関する研究（後方歯牙接触位，前方滑走運動，側方滑走運動）．補綴誌，16：289～319，1972.
2) 菅原規子：側方滑走運動時の咬合接触様相．口病誌，67：251～263，2000.
3) 加藤　均ほか：咀嚼時，主機能部位の観察．顎機能誌，2：119～127，1996.
4) 安陪　晋：ガム咀嚼における咬合接触状態の運動学的解析．補綴誌，44：274～283，2000.
5) 三好礼子：内外および近遠心方向から6分類した臼歯部咬合小面の咀嚼運動時の咬合接触．補綴誌，46：203～212，2002.
6) 藍　稔：切歯点部における咀嚼運動の解析．補綴誌，6：164～200，1962.
7) 美馬さとみ：顎運動に調和した咬合小面の形態．補綴誌，32：624～638，1988.

第4章 顎機能障害（顎関節症）と咬合

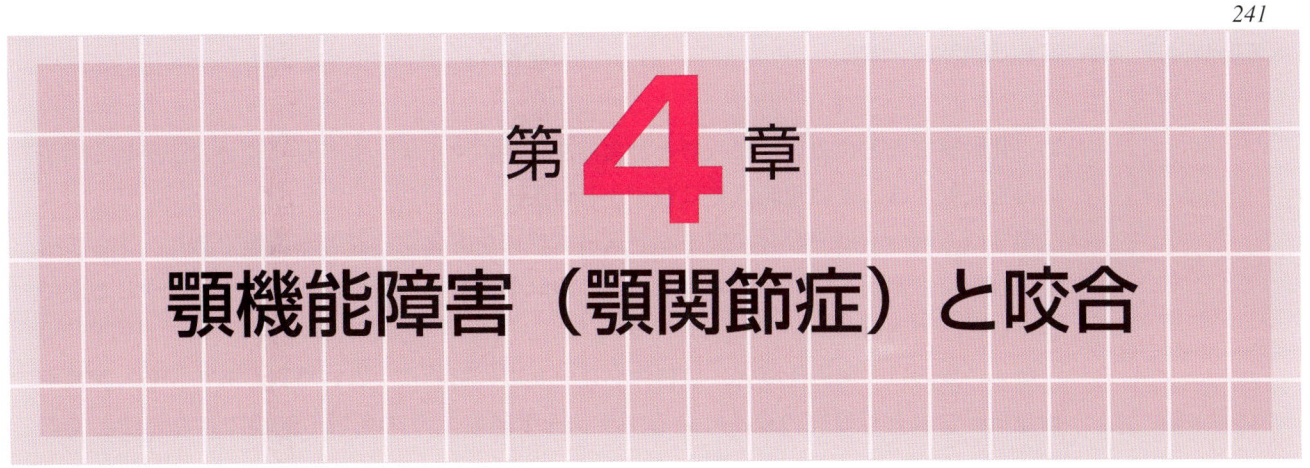

1 顎機能障害の病因論と咬合異常

顎機能障害
顎関節症

　顎機能障害（顎関節症）は日本顎関節学会により，「顎関節や咀嚼筋の疼痛，関節雑音，開口障害または顎運動異常を主要症候とする慢性疾患の総括的診断名であり，その病態には咀嚼筋障害，関節包・靱帯障害，関節円板障害，変形性関節症などが含まれる」と定義されている[1]．これは顎機能障害が，顎機能に障害を生じる種々の疾患の総称であり，発症要因もさまざまであることを示している[2～4]．

寄与因子

　発症や症状の持続，増悪などの寄与因子としては外傷（繰り返し加えられる有害な負荷によるものも含む），解剖学的因子（骨格，咬合），病態生理学的因子（全身的因子，局所的因子，遺伝因子），社会心理的因子などがあげられている[4]．

NIH

　このなかで，咬合については「顎機能障害（TMD）と咬合異常の因果関係について科学的根拠が見出せない」とした1996年のNIH声明[5]以降もいろいろな議論が行われてきた．しかし多くの論争があったにもかかわらず，現時点でも咬合は顎機能障害の寄与因子の一つであると考えられている．ただしその位置づけについてはさまざまな考え方があり，最終的なコンセンサスが得られているわけではない[6～15]．これについては次章でも述べられているが，以下のような要因があると考えられる．

　第1は，現時点ではまだ咬合を定量的に評価できる指標が定まっていないことである．咬合の5要素に示されるように，咬合は1指標のみで測れるものではなく，多くの要素からなり，またそれぞれが相互に影響しあって機能している．個々の要素の顎機能障害に対する影響度を比較検証するためには，それぞれを定量的に計測することが必要である．しかし，残念ながら咬合の定量的評価方法はいまだ確立していないため，普遍性のある検証がむずかしい．

発症要因
多因子

　第2に，顎機能障害の発症要因が多因子であり，咬合と同様，その他の要因についても定量化された評価が確定しているわけではないことがあげられる．このため，咬合のみを単独の因子としてリスクを定量化することが非常にむずかしい．顎機能障害の発症には上述のように咬合，日常生活習慣や精神的因子，骨格，個々の個体の耐久力などが発症に密接に関係している．木野，杉崎，和気らは，咬合，精神的因子，ブラキシズムなどの寄与因子の総量と個人の閾値との関係から，発症−非発症の境界が生じると説明している[16]．個人により各寄与因子の程度およびその影響度は異なり，さらに個人の耐久力も異なるた

め，比較研究などにおいて介入群と対象群を正確にマッチングさせ，咬合にかかわる因子のみを比較することは現時点ではむずかしい．

第3は，咬合治療や咬合に関する介入はブラインド化することが困難であり，さらに術者の技術にも影響を受けるため，多施設での試験結果の比較や集約を正確に行うことができないことである．

第4の要因は，顎機能障害には精神心理的要因の影響が大きい場合もあり，介入試験や治療結果には近年研究の進んでいるプラシーボ効果[17,18]の影響も無視できないことである．

こうした要因が重なり，咬合と顎機能障害の関係を検証した報告で結果にばらつきが認められ，顎機能障害の寄与要因としての咬合の役割が未だ明確化されていないものと考えられる．顎機能障害と咬合の関係を考える場合にはこれらのことを考慮しておく必要がある．

現在，前述のような要因もあり明確なエビデンスがあるわけではないが，臨床的に関与が強く疑われている寄与要因として，夜間のブラキシズム[19]や日中の嚙みしめなどのパラファンクションがある．このなかには，強い嚙みしめではない歯列接触癖（TCH）[20]も含まれる．これらは過剰あるいは繰り返す負荷により一部の患者で誘発因子，あるいは持続因子になると考えられている[4]．これは，パラファンクションによって生じる顎口腔系への負荷，すなわち力のコントロールが顎機能障害の治療や管理に重要であることを示している．

（竹内久裕）

【文　献】

1) 日本顎関節学会編：顎関節疾患および顎関節症の分類．日顎誌，**8**：113〜117，1996．
2) Weinberg LA. : Temporomandibular dysfunctional profile: a patient-oriented approach. *J Prosthet Dent*, **32** : 312〜325, 1974.
3) Goddard G., 和嶋浩一ほか：TMDを知る―最新顎関節治療の実際―．クインテッセンス出版，東京，1997．
4) Reny de Leeuw編（杉崎正志ほか監訳）：TMD（顎関節症）．口腔顎顔面痛の最新ガイドライン改訂第4版　―米国AAOP学会による評価，診断，管理の指針―．クインテッセンス出版，東京，2009，143〜225．
5) National Institute of Health Technology Assessment Conference on Management: Management of Temporomandibular Disorders. *J Am Dent Assoc*, **127** : 1595〜1606, 1996.
6) Ash MM. : Paradigmatic shifts in occlusion and temporomandibular disorders. *J Oral Rehabil*, **28** : 1〜13, 2001.
7) Racich MJ. : Orofacial pain and occlusion: Is there a link? An overview of current concepts and the clinical implications. *J Prosthet Dent*, **93** : 189〜196, 2005.
8) Gremillion HA. : The relationship between occlusion and TMD: an evidence-based discussion. *J Evid Based Dent Pract*, **6** : 43〜47, 2006.
9) Al-Ani Ziad. et al. : TMD current concepts: 1. An update. *Dent Update*, **34** : 278〜288, 2007.
10) Mackie A. et al. : The role of occlusion in temporomandibular disorders - a review of the literature. *N Z Dent J*, **104** : 54〜59, 2008.
11) Carlsson GE. : Critical review of some dogmas in prosthodontics. *J Prosthodont Res*, **53** : 3〜10, 2009.

12) Gesch D. et al. : Association of malocclusion and functional occlusion with temporomandibular disorders (TMD) in adults: Asystematic review of population-based studies. *Quintessence Int*, **35** : 211～221, 2004.
13) Trovato F. et al. : Occlusal features and masticatory muscles activity. A review of electromyographic studies. *Stomatologija*, **11** : 26～31, 2009.
14) 鱒見進一：顎関節症と咬合との関連．九州歯会誌，**64** : 1～5, 2010.
15) 矢谷博文：顎関節症と咬合との関係―根拠に基づく考察―．日歯医師会誌，**63** : 37～44, 2010.
16) 木野孔司ほか：Ⅳ．顎関節症の原因は？顎関節症はこわくない．砂書房，東京，1998，18～21.
17) Greene CS. et al. : Topical review: placebo responses and therapeutic responses. How are they related? *J Orofac pain*, **23** : 93～107, 2009.
18) Roche PA. : プラシーボ鎮痛―敵ではなく味方．Strong J. ほか編（熊澤孝朗監訳）: 痛み学―臨床のためのテキスト．名古屋大学出版会，名古屋，2010, 93～113.
19) Manfredini D. et al. : Relationship between bruxism and temporomandibular disorders; a systematic review of literature from 1998 to 2008. *Oral Surg Oral Med Oral Pathol Oral Radiol Endod*, **109** : e26～50, 2010.
20) 木野孔司：顎関節症の増悪因子としての歯列接触癖．日歯医師会誌，**60** : 1112～1119, 2008.

2 顎機能障害に対する咬合治療の適応症と治療の進め方

1 顎機能障害における咬合治療の位置づけ

咬合治療
初期的咬合治療

本書では，顎機能障害における咬合治療のなかに初期的な咬合治療としての可撤式のスプリント治療も含めて議論することとする．

病態が多様で多因子疾患でもある顎機能障害に対して，病態に応じた治療法や発症あるいは症状を悪化させる要因やメカニズムに応じ，これを取り除く原因除去療法的な治療法が求められるが，治療体系が確立しているとはいい難い．

原因除去療法

NIHのカンファレンス

顎機能障害に対する咬合治療については，1996年に行われたNIH（アメリカ国立衛生研究所 National Institutes of Health）のカンファレンスにおいて，その有効性を裏付ける科学的な根拠がないとして，否定的な見解が出された[1]．これ以降，咬合治療を軽視する傾向が目立つようになったが，反対の立場をとるものも少なくなく，論争は今なお続いている．

"Journal of Dental Research"のGuest editorialのPentti Alanenトゥルク大学名誉教授は，NIHにおけるこのような結論を導いた咬合と顎機能障害の関連についての研究報告や総説は，いずれも病因疫学論的に誤った見方をしているという批判的なショートコメントを寄稿している[2]．すなわち，①病因疫学論における一般化，② sufficient cause と causal factor の混同，③咬合干渉付与の研究における混同（被験者の選択）の3つのポイントにおいて問題があるとしている．1番目の病因疫学論における一般化の問題として，たとえば咬合異常のある群とない群を比較した研究で，ない群といっても，必ずしも100％咬合が完全である群を選択していないということを指摘している．2番目のポイントは，咬合異常があっても必ずしも顎機能障害が起こるとは限らないという主張があるように，sufficient cause と，あくまでも発症要因のひとつであるという causal factor の混同があること，3つめは，咬合干渉を与える研究のほとんどが健常な被験者を対象とした研究ばかりだという点で，健常者ではなく過去に顎機能障害を引き起こしたことのある人を被験者に選ぶと，はっきり差がみられたというLe Bellらの研究[3]を引き合いに出して，咬合異常に対する適応能力の低い者を対象にして咬合異常の影響を調べるのが適切であるといっている．この提言に対して適切に回答を示した報告はその後も見当たらないが，顎機能障害の発症因子として咬合を軽視する風潮は変わっていない．

病因疫学論
一般化
sufficient cause と
causal factor の混同
被験者選択の問題

以上に加えて，咬合と顎機能障害との関連を調べようとするほとんどの研究は，残存歯数やオーバージェットやオーバーバイトなどのように，咬合を解剖学的（形態的）かつ静的に評価するにとどまっており，本来咬合を評価するうえで必要な，詳細な咬合診査や機能的な評価を行って顎機能障害との関連を調べた研究は少ない．したがって，咬合がもつ本来の意味を合理的にしかも客観的，定量的に評価したうえで，顎機能障害との関連を検討されたのではないので，現時点では両者の関連の有無，あるいは咬合治療が有効か無効かについて科学的根拠をもって結論づけられるまでには至っていない．

初期的咬合治療として位置づけられるスプリント治療の有効性についても同じことがあてはまる．エビデンスに基づいた治療を求める風潮に逆らう必要はないが，薬剤のように

介入量の定量化
スキルの影響

介入量を容易に定量化でき，効果が術者のスキルの影響を受けにくい治療と，スプリントを含む咬合治療に薬と同様のエビデンスを求めることは，現時点ではほとんど不可能であることを認識しなければならない．日本顎関節学会は，ブラキシズムに起因しない疼痛を訴える顎関節症患者に対するスプリント治療について，一般の歯科医師向けのガイドラインを，非常に優れた手順を踏んで作成した[4,5]．しかし，ブラキシズムの診断の困難さに加え，上記の介入量の定量化やスキルによる影響の問題をクリアしていないので不十分といえる．スプリント治療の効果を調べた論文において，スプリントの咬合位をどのように与えたか（どのような咬合採得を行ったか）という非常に重要な点を明確に記載した研究は少なく，この点だけをとっても介入量が明確でないことを表している．また，多様な病態と多様な発症（増悪）メカニズムをもつ顎機能障害に関する臨床研究で，二重盲検法は採用がほぼ不可能であり，被験者群を明確に区分してRCT（randomized control trial）を行うことも困難である．

二重盲検法
RCT

　顎機能障害の治療法として，咬合治療が唯一の治療法であるかのように考え実践している臨床家もいるが，特に精神的要因が大きく咬合の違和感を執拗に訴える患者との間でトラブルを引き起こしている例も散見され，咬合は過小にも過大にも評価すべきではないといえる．また，咬合診断や咬合治療に熟知していない臨床医は不可逆的な咬合治療はいうまでもなく，可逆的咬合治療である可撤性のスプリント治療についても，かえって症状を悪化させることもあり，安易に行うべきではないと考える．

２　顎機能障害に対する咬合治療の進め方

1－発症（増悪）メカニズムの診断を重視した咬合治療

発症（増悪）メカニズム

　顎機能障害の治療にあたっては，他の疾患と同様に病態を把握することをまず行わなければならない．単一の因子で発症する疾患と違って，診断名と治療法が１対１で対応するわけではないので，発症（増悪）の背景にある要因と複雑なメカニズムの診断を行い，そのうえで発症あるいは悪化の要因を取り除くための治療方針を立てることが求められる．

咬合異常
外傷
精神的ストレス
口腔習癖
不良姿勢
不快症状

①咬合異常，②外傷，③精神的ストレス，④ブラキシズムなどの口腔習癖，⑤不良姿勢，⑥口腔領域の不快症状などの発症（増悪）要因が，それぞれの患者においてどのようなメカニズムが働いて，顎機能障害の症状を発症させたか，あるいは病態を慢性化させているのかを診断しなければならない[6]（図2-1）．

　咬合異常はあくまでも要因の一つであるので，はじめに咬合ありきという目で検査や診断を行ってはならない．関節症状は力（負荷）が，筋症状については筋の持続的収縮と筋神経系の不調和が発症（増悪）メカニズムのキーポイントとなるので，上記の６つの要因のそれぞれが，量的にまた時間的要因も加えてどのように働いているかを突きとめる必要がある．特に咬合治療が適応であるか否かの判断には，咬合にどのような異常があり，それが他の要因と関連してどのようなメカニズムで，症状の発症や増悪につながっているかを診断する必要がある．

　顎機能障害の病態の悪化は，夜間睡眠中のブラキシズムや日中の無意識的な動作や習癖によってもたらされることも少なくないので，診断に必要な情報を収集することは容易ではない．日中の習癖や動作で患者自身が認識しコントロールできるものについては，これ

第Ⅱ編第4章　顎機能障害（顎関節症）と咬合

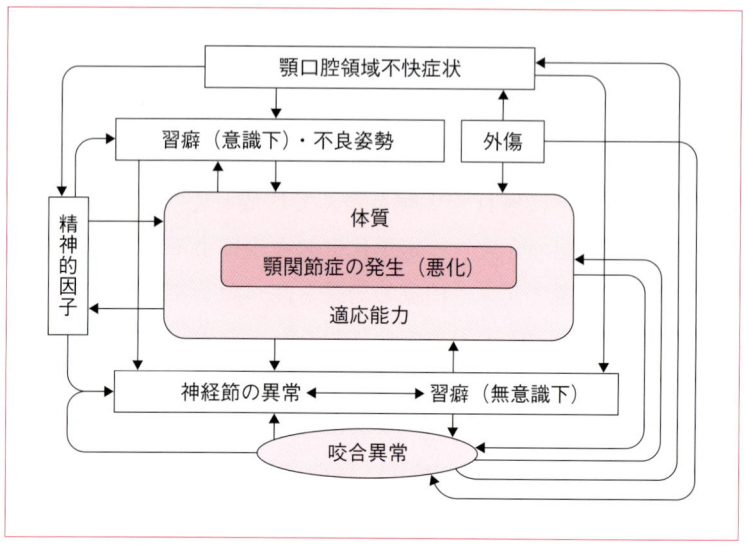

図2-1　顎機能障害の発症（増悪）メカニズム

をやめることで症状の改善が期待できるが，夜間睡眠中のブラキシズムや無意識に行っている動作は，患者自身がコントロールすることが困難であり，何らかの対応処置が必要となる．また，関節疾患は一般に慢性化しやすく，特に安静状態を保つことがむずかしい顎関節においてはこの傾向が著しく，治療経過が長くなることもある．さらに，発症要因のなかには，身に付いた生活習慣と関係するものも多く，これも治療をむずかしくする要因となっている．また，仮にある要因が発症の誘因であったとしても，慢性化し不可逆的な病態変化に至った後では，当初の発症因子を取り除いてもすぐには症状が改善しないこともあることを忘れてはいけない．このことは，咬合に関与する補綴治療や矯正治療の後に顎機能障害の症状が発症した症例で特にあてはまる．

生活習慣

　治療によってもたらされた咬合異常が原因であると訴え，多くの歯科医院で咬合調整や再治療を行ったが症状が改善せず，最終的に2次医療機関である大学病院を受診する患者がいる（「第Ⅱ編　第4章　顎機能障害（顎関節症）と咬合　④　歯科心身症と咬合」参照）．これらのうち明らかに咬合に問題があると思われる症例もあるが，咬合にそれほど問題はないが，咬合状態や咬合感覚の変化に対して必要以上に反応し，噛みしめ癖（歯列接触癖：TCH[7]）や舌習癖などを惹起し，これが過剰な筋活動や顎関節負荷の要因となっていると思われる症例も少なくない．このような場合，習癖などの生活指導を行わずにさらに咬合を変化させると，ますます原因となる動作が増え，悪循環となって症状がかえって悪化することがある．発症の誘因は咬合異常（咬合の変化）であったとしても，増悪要因は咬合の問題より習癖動作のほうが大きいという例である．

TCH
生活指導

2-スプリントの作用機序に対する考え方

スプリントの作用機序

顎関節への過剰負荷
下顎頭・円板の位置関係
末梢情報の遮断

　スプリントの有効性について十分なエビデンスがないのと同様に，作用機序についても必ずしも十分に明らかになっているとはいえない．一般にスプリントの作用機序として，咬合を暫間的に改善することにより①下顎運動範囲を制限することにより顎関節への過剰負荷を減らす，②下顎頭・円板の位置関係を改善することにより両者の協調的な運動を取り戻す，③早期接触や咬頭干渉などの，筋活動の制御を乱す歯根膜受容器などからの末梢

情報を遮断する，④単なるプラセボ効果でしかない，などといわれている[8〜12]．

ブラキシズム習癖があり起床時に著しい症状がある患者で，咬頭嵌合位での噛みしめ時に，あるいは側方へのグラインディングを行わせたときに顎関節に負荷がかかり，疼痛が生ずる症例にしばしば遭遇する．このような症例に対して，前者では咬頭嵌合位における咬合支持の不足が疑われ，ロール綿花や割り箸を噛ませると疼痛が生じなくなることがある．また，後者では側方運動のガイドに問題があることが多く，即時重合レジンで試験的にM型の側方ガイドを付与することにより，側方へのグラインディングを行わせても疼痛が発現しないことがある（「第Ⅱ編　第2章　咬合に関する診査法　②　咬合診断の実際」疼痛誘発テストを利用した咬合診断の項を参照）．このような症例の顎関節エックス線所見では，咬頭嵌合位において下顎頭が後方に偏位して後上方の関節空隙が狭くなっていることがある．側方運動時に作業側下顎頭が後（外）方に運動することにより，この部分に負荷がかかりやすい状態になっていると推察できる．

M型の側方ガイド付与後にグラインディングを行わせると疼痛が発現しなくなるのは，側方運動時に作業側下顎頭の後方への運動量が小さくなり[13,14]，顎関節への負荷が減少することによると考えられる．適切なガイドを有するスプリントが顎関節への負荷を減らすことができるのも，このようなメカニズムによると思われる．咬頭嵌合位が本来の位置になく後方に偏位すると，下顎頭も関節窩内で後方位にあることがエックス線検査で確認され，MRI検査で関節円板の前方転位が認められることがある．このような場合に強い噛みしめを行うと下顎頭が関節円板後部組織を圧迫し，顎関節への負荷要因となることがある．このような症例における下顎頭の後方偏位は歯列によって規定されたものであり，咬合と顎関節の間のディスクレパンシーの状態すなわちOkesonのorthopedic instability[15]に相当すると思われる．上体を起こしたアップライトの状態で軽くタッピングをさせ，この位置で咬合採得を行うと，下顎頭の偏位も修正されることが少なくない．夜間睡眠中のブラキシズムによる顎関節への負荷を軽減するためには，顎関節の偏位を修正して，M型で適度の傾斜をもつ側方ガイドを犬歯部に与え，噛みしめ時や側方運動時の下顎頭の運動を制限するスプリントの装着が有効であることは容易に推測できる．

一方，筋症状のある患者に対するスタビライゼーションスプリントの効果について，咬合面を被覆しない口蓋型のスプリントに比べて，十分な効果が得られなかったとするDaoらの研究[12]と，同様の方法で追試した佐久間らの効果があったとする報告[16]がある．後者は補綴科に所属する経験豊かな術者が装着，調整したスプリントであり，結果が異なった理由として，対象被験者の違いのほかにスプリントに与えた咬合（介入の質と量）の違いもあるのではないかと思われる．しかし，よくいわれている，「スプリント装着により，早期接触や咬頭干渉などによってもたらされる歯根膜受容器などからの末梢情報を遮断する」という機序については，上述の顎関節負荷軽減のように，具体的に確かめることがむずかしく，これを明らかにする研究が待たれる．

3-咬合治療の適応症

1）スプリント治療の適応症

顎機能障害における治療の原則は，初期治療としては可逆的な治療を優先し，侵襲の大きい外科的処置や不可逆的でしかも時間とコストのかかる補綴治療や矯正治療は，あくま

でもそれを行わないと症状の改善が得られないと思われる症例に対してのみ行うべきである．

顎機能障害に対する初期的咬合治療として行うスプリント治療は，主として夜間睡眠中に装置を装着するので，①ブラキシズムやうつぶせ寝などの不良姿勢による顎関節負荷を軽減する必要がある症例，②ブラキシズムに際して咬合異常がもたらす歯根膜などからの末梢情報を遮断する必要があると思われる症例が適応となる．日中にスプリントを装着することは，装着感や審美性および発音機能への影響などから，社会や学校などで活動する患者においては容易ではない．日中にスプリントを装着しないと痛みなどがコントロールできない症例を除いて，一般的には，起床時に症状が著しい患者がスプリント治療の適応患者群であるといえる．疼痛誘発テストで顎関節に痛みがあり，ロール綿花の嚙みしめや試験的ガイド付与で疼痛が緩和する症例は，特にスプリント治療の優先度が高くなる．

なお，起床時に症状がなくてもスプリントを装着したほうがよいと思われる症例もある．たとえば，睡眠中の顎関節への負荷や咀嚼筋の過剰な緊張が，症状を引き起こすレベルに達していなくても，その後の食事や生活動作による影響がこれに加わり症状が発現する場合もあると思われる．スプリント装着によりこのレベルを引き下げておくことで，症状の発現を抑えることができる可能性もある．咬合に対する違和感が強く，TCHや舌習癖のコントロールがむずかしい症例において，薄く違和感の少ないスプリントを昼間装着させ，咬合状態をマスクすることにより，TCHなどの口腔習癖を改善しやすくなり，行動変容療法の効果があがりやすくなることもある．

さらに，咬合が顎機能障害の発症に関与しているか否かを診断する目的や，不可逆的咬合治療を行う前の咬合診断の目的でスプリントを装着することもある．顎関節や神経筋系が新たな咬合状態に適応できるか否かを，スプリントの咬合調整を繰り返しながら試行錯誤的に評価し，最終的な咬合状態決定の参考とする手法である．

スプリントは，装着後にも来院ごとの咬合などのチェックと調整および管理が必要であり，定期的な通院が困難な症例は原則として適応症とはならない．

2）二次治療としての歯冠修復などによる咬合治療の適応症

TCHをやめる，不良姿勢を矯正する，ストレッチやマッサージによって筋症状を緩和するなど，セルフケアや生活行動の改善を行うことを顎機能障害の初期治療の基本とする．

咬合診断で咬合異常が認められた症例においても，可撤性のスプリント装着により症状の改善が認められ，次項（③　スプリント治療の実際）で述べる．スプリント中断プログラムを経て症状の再発が認められない場合は，顎機能障害の治療目的で不可逆的な咬合治療を行う必要はないといえる．不可逆的咬合治療が適応となるのは，スプリントをはずすと症状が再発する場合やほかの保存的療法で症状の改善が得られない場合で，認められた咬合異常がどのようなメカニズムで症状の発症（増悪）を引き起こしているかを明確に説明できる場合である．疼痛誘発テストで咬合と症状との関係が明確に説明できる場合がこれに該当するが，絶対的な適応症や禁忌症があるわけではないので，明確に説明できない場合でも，現実には適応の範囲を広げている．義歯などで容易に咬合の再構成が得られる場合や不良補綴装置などがあって，もともと再治療が必要な症例や添加型の咬合治療など

侵襲量（介入量）の小さい治療ですむ場合には不可逆的咬合治療を選択することが多い．

一方，齲蝕や歯周病のない健全な天然歯列の場合には，たとえ咬合に異常が認められても歯冠修復や歯列矯正による不可逆的咬合治療はより慎重にならざるを得ない．咬合調整を除く多くの不可逆的咬合治療は時間とコストがかかるので，このことも治療方針に影響を与える．ただし，咬合に対して過剰な意識をもつ患者においては，咬合の変化に対してそれが仮に咬合を改善する治療内容であったとしても適応できないこともあり，特に慎重でなければならない．

4-可撤性のスプリント治療から最終的な補綴治療を開始するまでの移行的咬合治療

移行的咬合治療

接着性スプリント

移行スプリント

スタビライゼーションスプリントなどを外すと症状が再発するような症例で，なおかつ発症要因として咬合異常が大きく関与していると診断される場合，最終的な咬合治療の前に，プロビジョナルな咬合治療として，食事や会話の妨げが少ない接着性のスプリントなどを移行スプリントとして使用することがある．

充填用のコンポジットレジンを口腔内で直接接着・添加する方法や，硬質レジンあるいは金属で犬歯および臼歯咬合面を被覆するタイプの装置を歯科技工室でつくり，これを歯列にセメント合着するなどの方法である（図2-2a, b）．可撤式のスプリントに比べて装着時の違和感が少なく，装着状態で咀嚼も可能であることから，日中に使用することも容

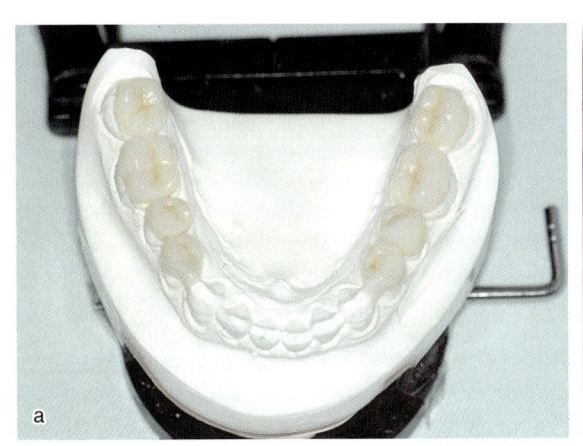

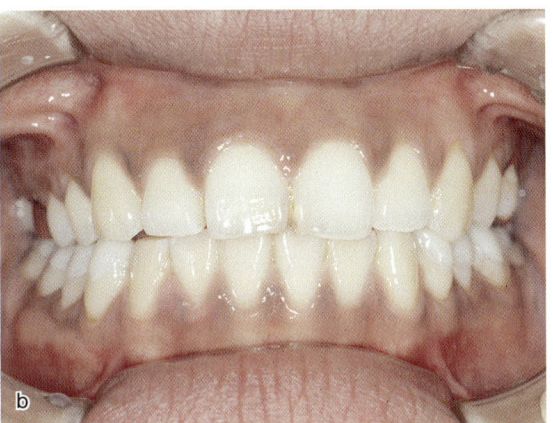

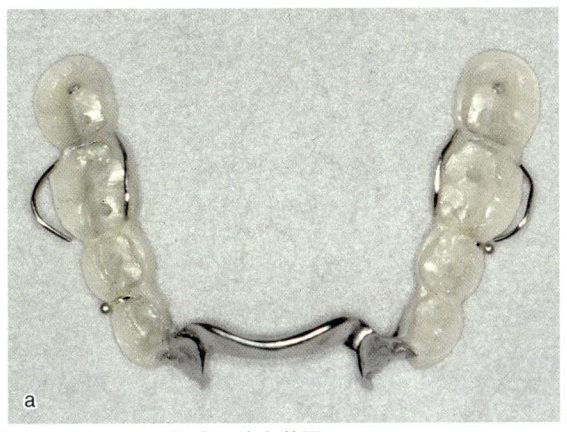

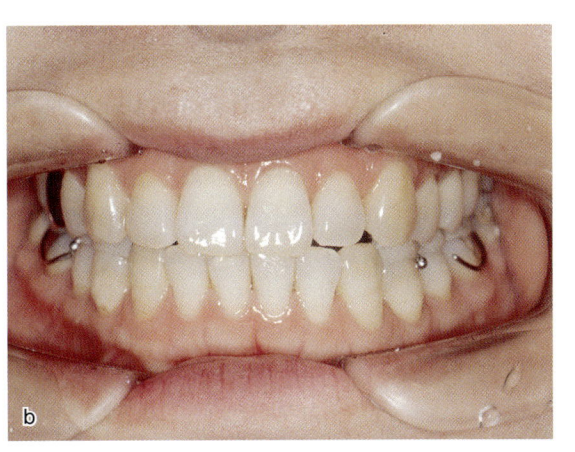

図2-2a, b　**移行スプリント（接着性スプリント）**

図2-3a, b　**可撤式の咬合装置**

易である.

なお,接着性のスプリントや歯冠修復などの不可逆的治療を希望しない症例に対しては,会話や咀嚼などの機能を可及的に妨げない金属床タイプの咬合装置を装着することがある(図2-3a, b).この可撤式の咬合装置は,日中のスプリント使用が望まれるが,通常のスプリントは装着感などの理由から使用できない場合に適している.

5-最終的咬合治療

移行的咬合治療により症状の再発がなく,安定した状態が得られたことを十分確認できたら,最終的咬合治療へ移行する.最終的咬合治療は,通常は移行的咬合治療で得られた顎位と同じ顎位で咬合を再構成する.咬合再構成の方法は,添加型の治療ですむ場合から,全顎的な歯冠補綴治療が必要になる場合まで症例によってさまざまである.添加型の咬合治療は,原則として支台歯形成は行わず,犬歯部にガイドを付与する場合や臼歯にアンレータイプの修復物を接着して咬合支持を回復する方法などがあり,比較的簡便であるとともに歯を削除しないということから患者にも受け入れられやすい.

咬合を変化させる量が多く,添加型の咬合治療のみで咬合再構成が困難である場合には,支台歯形成をともなう歯冠修復などによって咬合を改善することになる.1歯程度の歯冠修復による咬合改善から全顎的な補綴治療による咬合の再構成まであるが,不可逆的治療であることを十分に認識して治療計画を立て,確実なインフォームドコンセントを実施した後に治療を開始しなければならない.

(中野雅徳・石川輝明)

【文 献】

1) National Institute of Health Technology Assessment Conference on Management: Management of Temporomandibular Disorders. *J Am Dent Assoc*, **127** : 1595 ~ 1606, 1996.
2) Alanen P. : Occlusion and temporomandibular disorders (TMD) : still unsolved question ? *J Dent Res*, **81** : 518 ~ 519, 2002.
3) Le Bell Y. et al. : Effect of artificial occlusal interferences depends on previous experience of temporomandibular disorders. *Acta Odontol Scand*, **60** : 219 ~ 222, 2002.
4) 覚道健治ほか:GRADEシステムによる顎関節症初期診療ガイドラインの作成.日歯医学誌,**29** : 52 ~ 56, 2010.
5) 一般社団法人日本顎関節学会ホームページ http://wwwsoc.nii.ac.jp/jstmj/
6) 中野雅徳:顎機能異常の発症因子としての咬合のとらえ方.補綴臨床,**24**:309 ~ 316, 1991.
7) Sato F. et al. : Teeth contacting habit as a contributing factor to chronic pain in patients with temporomandibular disorders. *J Med Dent Sci*, **53** : 103 ~ 109, 2006.
8) Clark GT. : A critical evaluation of orthopedic interocclusal appliance therapy: design, theory, and overall effectiveness. *J Am Dent Assoc*, **108** : 359 ~ 364, 1984.
9) Ekberg E. et al. : Occlusal appliance therapy in a short-term perspective in patients with temporomandibular disorders correlated to condyle position. *Int J Prosthodont*, **11** : 263 ~ 268, 1998.
10) Clark GT. et al. : Nocturnal electromyographic evaluation of myofascial pain dysfunction in patients undergoing occlusal splint therapy. *J Am Dent Assoc*, **99** : 607 ~ 611, 1979.
11) Greene CS. et al. : Splint therapy for the myofascial pain-dysfunction (MPD) syndrome: a comparative study. *J Am Dent Assoc*, **84** : 624 ~ 628, 1972.
12) Dao TT. et al. : The efficacy of oral splints in the treatment of myofascial pain of the jaw muscles:

a controlled clinical trial. *Pain*, **56**：85 〜 94, 1994.
13) Coffey JP. et al.：A preliminary study of effects of tooth guidance on working-side condylar movement. *J Prosthet Dent*, **62**：157 〜 162, 1989.
14) 佐藤　裕：側方滑走運動のガイド面の方向が顎運動に及ぼす影響．補綴誌，**42**：298 〜 306，1998.
15) Okeson JP.：Management of temporomandibular disorders and occlusion. 4th edition, Mosby Year Book, St. Louis, Missouri, 2003, 206 〜 207.
16) 佐久間重光ほか：咀嚼筋障害を主徴候とする患者に対するスタビリゼーションスプリントの有効性ランダム化比較試験による検討．日顎誌，**16**：152 〜 158，2004.

3 スプリント治療の実際

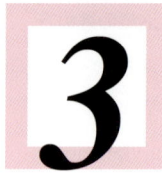

スプリント治療　　種々のスプリントが報告されているが，本書では最も基本的なスプリントであるスタビライゼーションスプリントについて述べるにとどめ，他のスプリントについては顎機能障害に関する専門書に譲る．

スタビライゼーションスプリント　　スタビライゼーションスプリントは，主として加熱あるいは即時重合レジンで製作され，上顎あるいは下顎歯列の全体をレジンで覆い，全歯列に均等な咬合接触を与える装置

全歯列接触型スプリント　　で，全歯列接触型スプリントとも呼ばれている（図3-1a，b）.

筋肉位　　顎関節症やブラキシズムの治療に対して，一般的に使用される可逆的で非侵襲的な治療法である[1,2]．与える咬合位は，主として筋肉位とする．本装置を装着することで，顎位の安定をはかるとともに咬頭嵌合位付近の早期接触や滑走運動における咬頭干渉を除去する．また，歯の欠損や不良補綴装置による咬合高径の低下した症例においては，スプリントによって欠損部分や咬合高径を回復する．咀嚼筋の過緊張を緩和し，顎関節への負荷の

顆頭位　　軽減や顎関節内の顆頭位をある程度是正することができる．

　以下にスプリント治療の流れを述べる．なお，スタビライゼーションスプリントの治療の流れ，技工操作などについては，「第Ⅱ編　8章　咬合のメインテナンス　②　ナイトガードの使用」にも詳しく記述してある．

1-患者へのインフォームドコンセント

インフォームドコンセント　　顎機能障害の病態と発症（増悪）メカニズムについての診断結果や治療方針について，患者に十分説明する．スプリント治療については，その必要性，目的などを説明し，同意が得られてから治療を開始する．スプリントの目的が，一時的に咬合を改善して顎関節への負荷を軽減することであるとの説明に対して，スプリントは嚙むための装置であると勘違いをして，かえって嚙みしめ癖が増え，筋の緊張が増したという患者もいた．スプリントは嚙むための道具ではなく，むしろ嚙みしめを減らして上下の歯を離すための装置である，というような説明が必要である．

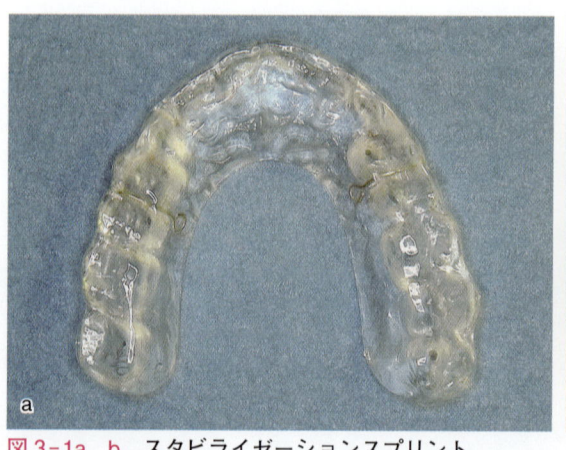

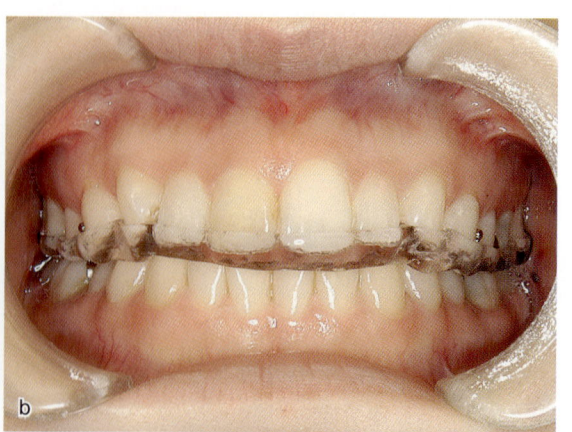

図3-1a，b　スタビライゼーションスプリント

2-スプリント治療に先だって（並行して）行う治療

TCH　　　　　　　TCH[3]をはじめ症状に結びつくような異常習癖，不良姿勢などに対する指導はどの症例に対しても必要であり，さらに症例によってはスプリント治療に先だって，あるいは並行して開口訓練やマッサージや温湿布を行わせたり，硬い食品の制限などを指示する．これらによって症状が軽減することを患者に実感として認識させ，習癖や不良姿勢の改善に対するモチベーションを高めることが重要である（認知行動療法，行動変容療法）．

認知行動療法
行動変容療法

3-スプリントの印象採得

全歯列用の既製トレーを用いて，上下顎のアルジネート印象を採得する．欠損がある場合は，パーシャルデンチャーの印象採得に準ずる．開口制限のある症例では下顎の印象採得が困難なことがあるが，浅い無歯顎用のトレーを使用すると印象撤去が容易となる．

4-スプリントの咬合採得

スプリントの咬合位は，筋肉位を目標に咬合採得を行う．術前の咬頭嵌合位が本来の位置になく後方などに偏位している症例では，咬合採得時にこの偏位が修正されることが望ましい．水平的顎位の決定が特に重要であり，軽いタッピングで得られる筋肉位を目標に咬合採得を行っている．症型分類でⅢ型に分類される関節円板前方転位症例では，術前の咬合状態で規定される下顎頭の位置が，関節窩内で後方に偏位していることが多いが，この咬合採得法で下顎頭の位置が修正されることもある（図3-2a，b）．スプリントの咬合位は下顎頭が下顎窩内のほぼ中央から前上方で，無理のない状態にある顆頭安定位[4]に対応する顎位であることが望ましい．また，スプリントの咬合高径については，スプリントの強度を確保するために臼歯部で1mm程度の厚さが必要であり，咬合高径が低位でなく適切であると思われる症例の場合には，前歯部で約2mmの安静空隙内の挙上を目安として咬合高径を決定する．なお，上顎前歯の切縁の位置を下顎前歯唇面に鉛筆で印記すると，挙上量の目安となる（図3-3）．

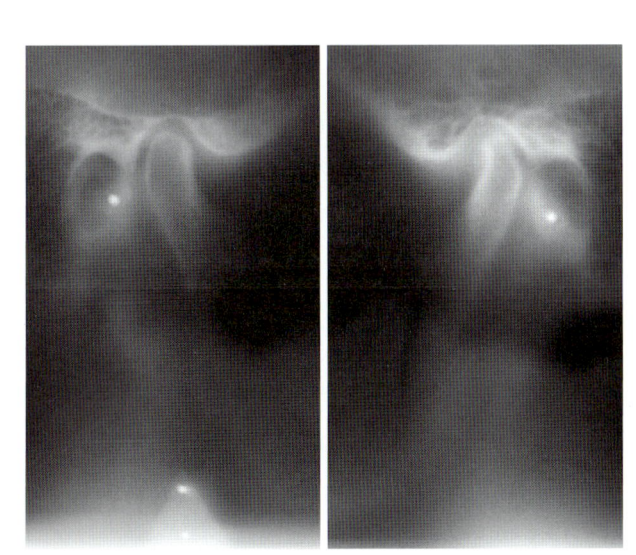

筋肉位

顆頭安定位

安静空隙
咬合高径

図3-2a　術前の下顎頭の位置

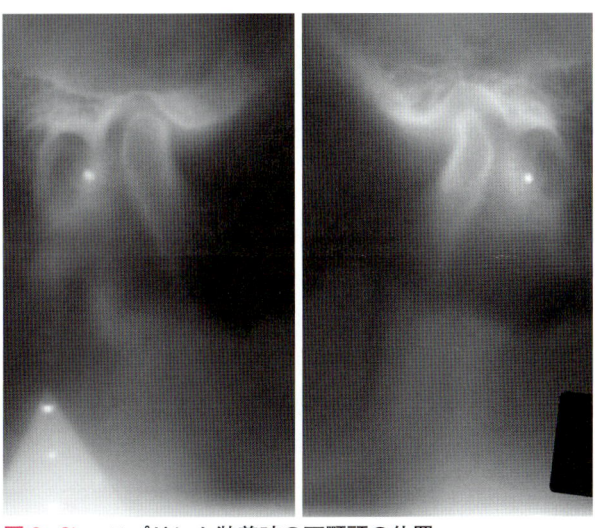

図3-2b　スプリント装着時の下顎頭の位置
筋肉位を用いた咬合採得によって術前と比較して下顎頭は前方に位置するようになった．

第Ⅱ編第4章　顎機能障害（顎関節症）と咬合

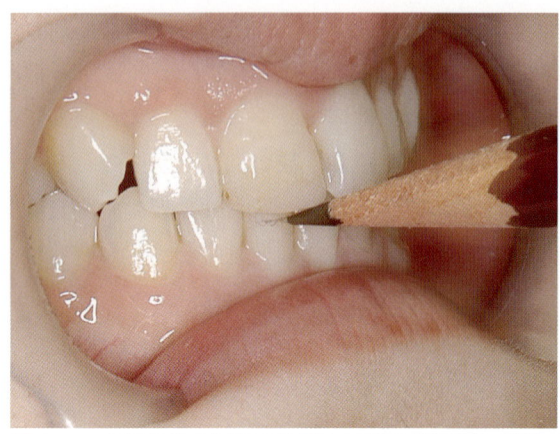

図3-3　上顎前歯の切縁の位置を下顎前歯唇面に鉛筆で印記

図3-4　咬合採得に使用するパラフィンワックス

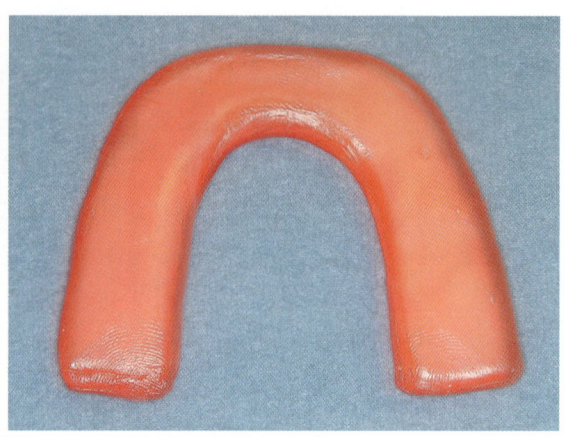

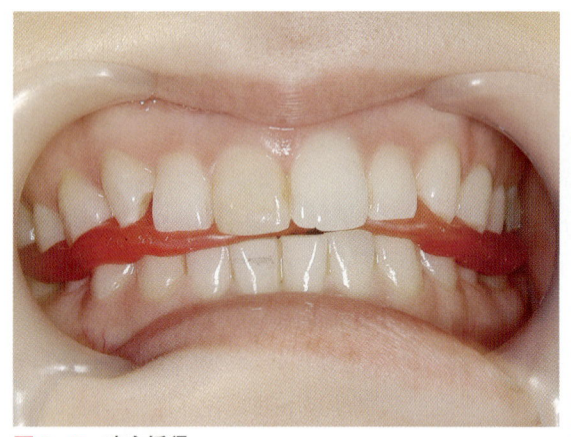

図3-5　咬合採得
鉛筆のマークを目安に挙上量を決めて咬合採得を行う．

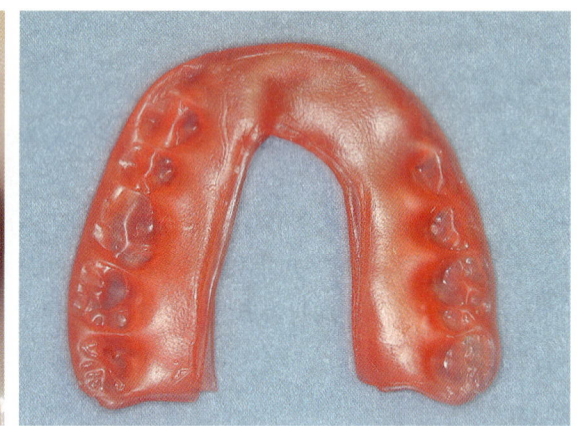

図3-6　パラフィンワックスに印記された咬合採得記録

術式の概要を以下に述べる．
①患者を水平位ではなくアップライトの姿勢で座らせ，軽いタッピングを練習させる．
②約2cm幅のパラフィンワックス2枚を重ね，温湯で軟化して歯列の大きさに成型して（図3-4）下顎歯列に圧接する．
③軽いタッピングを行わせ，筋肉位の記録を採得する．鉛筆のマークを目安として適当な挙上量となった位置で静止させる（図3-5, 6）．ワックスの硬化後に，採得した咬合位と術者が下顎を後方に誘導して得られる下顎最後退位との位置関係をチェックしておく．目安としては両者の間の距離は0.5～1mm程度である．

下顎最後退位

このような咬合採得を行わないで，作業模型を術前の咬頭嵌合位で咬合器に装着して，咬合器上で挙上する方法は適切ではない．咬合挙上を行っても下顎頭の偏位を修正できず，顎関節への負荷の軽減も得られず，スプリントの効果が上がりにくいからである．

5-スプリントの設計ならびに製作法

スプリントは，適切な咬合を付与することに加えて，装着感などに配慮した概形の設定や維持装置の設置などの設計を行う（図3-7）．夜間睡眠中だけの使用か，職場や学校な

スプリントの装着側	どでの使用の有無，食事中の使用もあるかなどを考慮にいれて，それぞれに合った設計をする．また，装着側を上顎にするか下顎にするかの選択は，欠損の有無，咬合平面の乱れなどを上下顎で比較し，どちらに装着すれば安定した咬合接触が与えられるかが，上下の選択の基準となる．また，咬合状態や舌感などで患者が特に気になっている部位があれば，その部位を被覆することにより

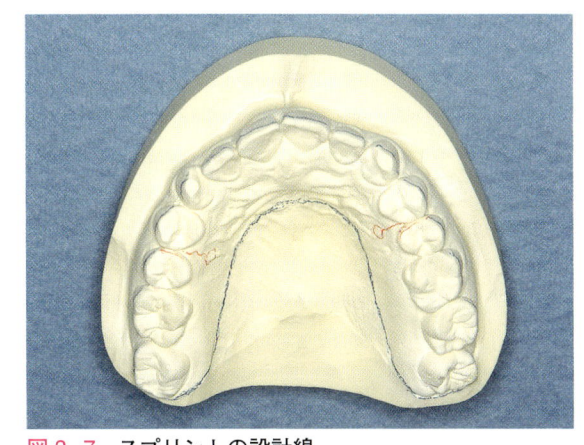

図 3-7　スプリントの設計線

注意をそらすことができる場合もあり，これも上下の選択の基準のひとつとなる．特に以上のような条件のない場合，通常は上顎に装着する．

全歯列をカバー	スプリントは，全歯列をカバーすることを原則とする．スプリントを可逆的な治療手段として位置づけるためにも，歯列や咬合の保全に留意しなければならない．特に，第三大
歯の挺出	臼歯などの後方臼歯を被覆しないスプリントを長時間使用させると，歯が挺出し，スプリ
オープンバイト	ントをはずした状態でオープンバイトになる危険性をはらんでいる．永久歯列完成前の患者は通常スプリントの適応症例とならないが，顎関節への負荷を減らすためなどで，やむをえず装着する必要がある場合，歯の萌出を妨げないように注意するとともに，舌習癖の惹起や下顎位の変化によって開咬を生じさせる可能性もあるので，来院間隔を短くして，経過を注意深く観察する必要がある．
装着感	スプリントの外形や厚みは，装着感と強度などを考慮して設定する．外形に関しては，違和感を生じさせたり，舌の動きを妨げるほど床縁を長く延ばしすぎないようにし，また中途半端に短くして，舌が絶えず床縁のステップを触らないように配慮する．厚みに関しては，強度が許す範囲で舌側（口蓋部）の厚みを薄くして舌房を狭めないようにする．
ボールクラスプ	頰側や歯間部などのアンダーカットを利用してスプリントに維持を得る方法もあるが，歯が締め付けられる窮屈な感じなど違和感が強くなる可能性があるので，ボールクラスプを維持に利用したほうがよいと思われる．サベイングを行い，必要部位についてブロックアウトを行う．歯間部や咬合面の溝は石膏で埋めておくと適合がよくなり，口腔内での調整が容易となる．

6 - 咬合接触の与え方

　基本的には咬合の5要素（「第Ⅱ編　第1章　咬合診断のための基本的事項　1　咬合の5要素」参照）を満たす咬合面形態をスプリントの咬合面形態とするが，通常よりは急な傾斜の側方運動のガイドを与え，下顎頭の運動範囲を制限して顎関節への負荷を軽減することが効果的な場合もある．

1）スプリントの咬合位における咬合接触

　歯列全体に均等な咬合接触があることが必要であり，臼歯部においては対合歯の機能咬頭頂との接触がひとつずつあれば確実な咬合支持が得られる．前歯部の咬合接触は，タッ

第Ⅱ編第4章　顎機能障害（顎関節症）と咬合

ピングで印記される咬合紙記録の透過像においては，臼歯部に比べて弱い状態に調整する．特に，下顎窩内で下顎頭の後方偏位が認められる症例では，咬合採得で下顎頭の位置が修正できていない（IP-RCP間距離がない）場合には前歯部の咬合接触を弱くして，下顎の後方偏位が修正される余地を残すほうがよい．偏心位での咬頭干渉を防ぐために，後方臼歯部では，対合歯の支持咬頭の咬頭頂が平らな面で点状に接触するようにする．ワックスアップ時にできた対合歯の咬頭の深い圧痕が残っていると偏心位で咬頭干渉となり，かえって顎関節への負荷が増大することがある．クラウンに与えるようなやや急な斜面で接触させることは，少なくとも顎位が安定する前には避けるべきである．

2）スプリントのガイド（偏心位での咬合接触）

スプリントのガイド
生理的な筋活動
下顎運動範囲の制限
顎関節への負荷軽減

スプリントのガイドは，天然歯列において望ましいとされるガイドの要件に近づけ，より生理的な筋活動が得られることを目標とする場合と，顎関節への過剰な負荷を減らすために下顎運動範囲を狭くし顎関節を安静に保つことを目標とする場合の2通りがある．偏心位での接触部位は，スプリントの咬合位から偏心した方向の最前方にある歯の接触を確実に確保することが原則となる．すなわち前方運動は前歯，側方運動は犬歯，後方運動は最後方臼歯部でガイドすることが望ましい．犬歯部にガイドがなく作業側後方臼歯部が干渉となると，干渉側の下顎頭は下方に牽引され，関節包や靱帯の伸展をもたらし顎関節の習慣性脱臼の原因となる可能性がある（「第Ⅱ編　第1章　咬合診断のための基本的事項　①　咬合の5要素」参照）．咬合位が不安定である場合や咬合採得に確信がもてない場合には，最初から急なガイドを付与するのではなく，来院毎に咬合調整やレジンの添加を行い，咬合位が安定したことを確認してから適切なガイドを付与することが望ましい．また，犬歯部に付与するガイドは，作業側の下顎頭の運動方向や運動量を規制するので，ブラキシズム時の顎関節への負荷を軽減する必要がある場合には，患側の犬歯部にやや急な傾斜をもつM型のガイドを付与することで治療効果がさらに上がることがある．ただしこの場合，急過ぎるガイドは咬合の違和感を招くとともに，下顎を反対側に偏位させることがあるので注意が必要である．

3）疼痛誘発テストとスプリントの咬合

疼痛誘発テスト
噛みしめテスト

咬頭嵌合位での強い噛みしめや，片側臼歯部あるいは両側の臼歯部で割り箸やロール綿花を噛みしめさせて，疼痛の発現や消失の状態から，下顎頭の偏位や顎関節部にかかる負荷の状態を推定することができる（「第Ⅱ編　第2章　咬合に関する診査法　②　咬合診断の実際」疼痛誘発テストの項参照）．

咬頭嵌合位の噛みしめで顎関節部の疼痛が発現し，両側臼歯部でのロール綿花の噛みしめで疼痛が発現しない場合には，疼痛が筋ではなく関節にあり，咬合支持の不足や低位咬合にともなう下顎頭の偏位が推定される．

片側臼歯部でのロール綿花の噛みしめにより，同側顎関節に疼痛が発現する場合には下顎頭の下方への牽引による痛みの増強ということで，関節包や靱帯の障害が推定される[5]．ロール綿花を噛みしめた側の反対側顎関節の疼痛の発現は，下顎頭の後方あるいは側方偏位による関節空隙が狭くなった部位に，さらに圧迫負荷が加わることによる疼痛発現（対側を支点として下顎頭が挙上）が考えられる．スプリントによる顎位や咬合支持の

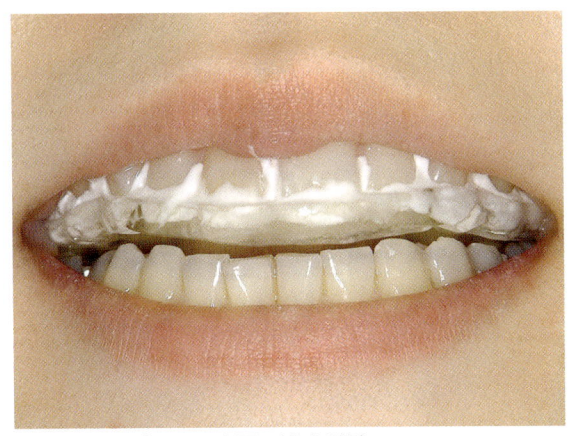

図 3-8　スプリント内面の適合試験 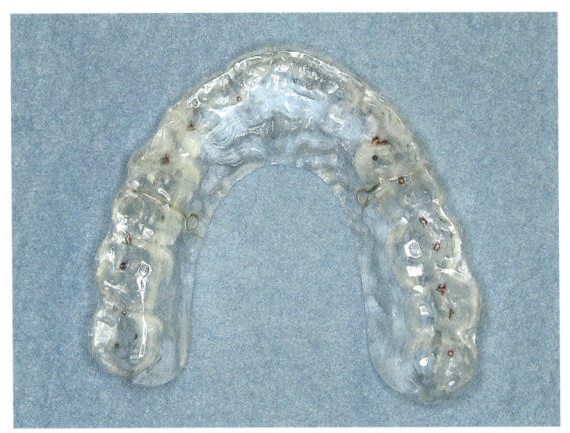　　　図 3-9　スプリントの咬合接触状態

修正で負荷は軽減されるので，必要に応じて食事中などにもスプリントを使用させる．
　天然歯のガイドによる側方グラインディングで作業側顎関節に疼痛を発現する場合，即時重合レジンなどで試験的にガイドを付与し，同様に側方グラインディングを行わせると疼痛が発現しなくなることがある．このような症例では前述のようにスプリントのガイドをやや急にすると，より効果的でかなりの確率でブラキシズム中の疼痛（顎関節負荷）を消失または軽減させることができる．

7-スプリントの調整法

スプリントの調整法　　十分なブロックアウトと適切な重合法によって製作されたスプリントは，概ね良好な適合が得られるはずである．レジンの重合時の収縮は，特に前歯部唇側や歯間部で，「窮屈である」あるいは「締め付けられる」というような訴えを引き起こしやすい．適合検査用

適合検査用印象材　　の印象材（ジーシー社製フィットチェッカー）などを用いて検査を行った後に内面を調整する（図 3-8）．きつい感じが残っていると歯の移動を起こすこともあり，不快感からスプリントを装着できなかったり，舌で絶えず触るなどの新たな習癖を惹起したりすることがある．

スプリントの咬合　　スプリントの咬合は，意図した咬合接触が口腔内で得られるまで調整をする．咬合調整の順序として，通常は後方咬合位の調整を先に行う．タッピングポイントで咬合採得を行うと，後方咬合位まで多少の距離が出現することが多いが，睡眠中の仰臥位で下顎は後方位をとることも少なくない．この IP-RCP 間距離に相当する距離が 0.5～1 mm 程度の適切な距離であることを確認したうえで，軽く誘導した後方咬合位で後方臼歯部に両側で接触が得られるように調整する（犬歯部にM型の強めのガイドを与えた場合は，同部が接触する場合もある）．引き続いて上体を起こした姿勢で軽いタッピングを行わせ，均等な咬合接触が得られるまで調整する．さらに側方および前方のガイドの調整を行い，各運動方向へ適度の傾斜でスムーズに運動できるようにする（図 3-9）．

8-スプリントの装着時間

スプリントの装着時間
症状増悪メカニズム
　スプリントをどの時間帯に装着させるかは，それぞれの患者の症状増悪メカニズムを考慮して決定する．スプリントは会話に影響を及ぼすなど，日中に装着することが困難なこ

第Ⅱ編第4章　顎機能障害（顎関節症）と咬合

とが多いので，夜間睡眠中の使用が中心となり，日中はクレンチングの防止や姿勢の改善などの行動変容療法的治療に重点を置く．しかし，不安定な咬合異常が日中の過剰な筋活動を惹起する場合や，スプリントを装着しないと食事などの日常動作で疼痛をコントロールするのがむずかしい場合などには昼夜使用させる．スプリントは，歯の締め付けなどの違和感を可及的に少なくし，特に意識下にある日中の装着は新たな習癖などを惹起しないように注意する．日中にも装着させる必要がある場合は，むしろ接着性のスプリントなど，違和感の少ないものを装着したほうがよい場合もある．

接着性のスプリント

9 - スプリントの装着後の来院間隔と装着期間

来院間隔
装着期間

来院時には必ずスプリントを持参させ，装着後の最初の来院はできれば1〜2週間後とし，スプリントの使用状況，歯の痛み，症状の改善の程度を問診する．咬合検査を行い，早期接触部位や，後方臼歯部での干渉を取り除く．スプリント装着によって顆頭位が修正され，タッピングポイントが変わることがあり，前回よかったはずの咬合接触が悪くなることもある．必要に応じて即時重合レジンを添加して，咬合の改善を行う．その後は2週間以上の間隔をあけ，特に習癖や姿勢のコントロール，開口制限のある場合の開口訓練および筋のストレッチなどのホームケアを確実に行ってもらうことに重点を置く．装着期間は，症例にもよるが2〜3カ月の使用を基本として，後述のスプリント中断プログラムに進み，必要に応じて次の治療に移行する．スプリント装着後は必ず定期的なチェックを行い，来院の都度，ブラキシズムによる圧痕や摩耗の程度を診査するとともに，咬合状態をチェックして，必要に応じてスプリントの咬合調整や新たなレジンの添加などを行う．3カ月を超えても症状の改善が得られない場合は，治療法の再検討が必要である．

開口訓練

筋のストレッチ
ホームケア

治療法の再検討

10 - 装着に際して患者への注意事項

シーネ（副木）

スプリントはシーネ（副木）ともいわれ，嚙むための装置ではなく，用語が示す通り歯列を固定し顎関節を安静に保つ副子である．スプリント装着に際して，リラクセーションのきっかけをつくる装置であることを認識させる．嚙みしめやタッピングおよびグラインディングなどの動作や，頻繁に舌で触るなどの新たな習癖を誘発しないように注意する．

また，スプリント装着により唾液の流れが滞り，自浄作用が低下するので，口腔内の清掃を徹底させることも重要で，スプリントは歯ブラシなどで汚れを取った後に義歯洗浄剤などに漬ける．使用しないときには空気中に放置して乾燥させないように注意する．

ナイトガード

ブラキシズム習癖が著しい場合には，歯の摩耗や歯根膜への過剰負荷を防止するために，ナイトガードとしてスプリントを長期間使用することがあるが，定期的なリコールは不可欠である．スプリント装着後に定期的な観察をすることなく放置すると，前述のように残存歯の挺出や移動を来すこともあり，咬合管理のうえからもリコールは重要である．

11 - スプリント中断プログラム

スプリント中断プログラム

スプリントの装着後，数回の来院時の調整によって症状が消失したら，装着を中断して症状の再発がないか否かを確認する「スプリント中断プログラム」に移る．患者には「先ず3日くらいはずしてみて症状の再発がないかを確認してください」，「再発がなければ1週間あるいはさらに期間を延ばして様子をみてください」と指示をする．スプリントの装

着を中断しても症状の再発がない場合には，不可逆的咬合治療を行わないで経過を観察する．一方，スプリントの装着を中断すると症状が再発する場合は，再度スプリントを装着させるかまたは治療法を再検討し，ときには不可逆的な咬合治療を選択しなければならないこともある．

12-初診日にスプリント装着が必要な症例

　低位咬合や咬合支持の不足している症例で，普通に噛みしめても疼痛があり食事もできないなど，日常生活動作で疼痛がある場合，少しでも早くスプリントを装着する必要があり，初診当日に即時重合レジンでスプリントを製作し装着することがある．義歯を装着している患者では，人工歯の咬合面に即時重合レジンを添加して咬合を改善することもある．

　初診当日のスプリント装着や義歯の咬合修正によって，顎関節への過剰負荷を軽減させ，症状が劇的に改善することもある（図3-10a〜e）．

(石川輝明・中野雅徳)

図3-10a　初診日にスプリント装着が必要であった症例
右側顎関節痛のため，食事は流動食しか食べられず，疼痛で夜中に度々目が覚めてしまうという症例．整形外科医院で関節注射や消炎鎮痛剤を服用するも改善せず，さらには右手がしびれるということで牽引治療をするもかえって疼痛が増大したとのこと．

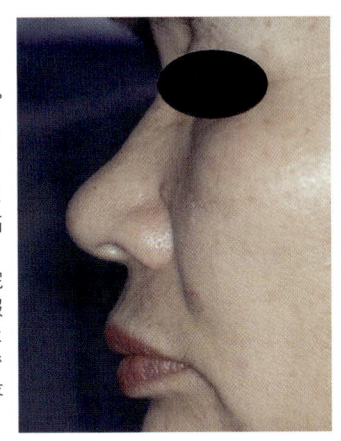

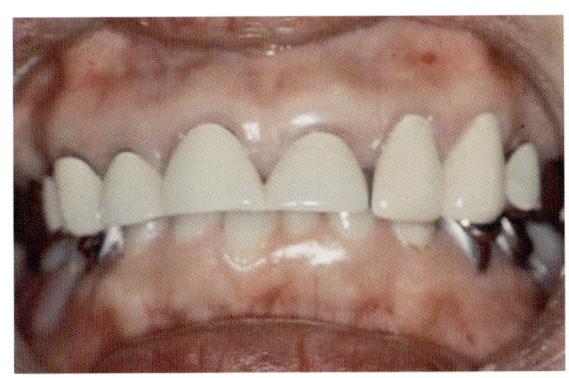

図3-10b
安静時には疼痛がないが，噛みしめると強い右側顎関節痛を訴えた．割り箸を強く噛ませるとまったく疼痛を訴えなかった．両側臼歯部に義歯を装着していたが，全体としては低位咬合の状態であった．

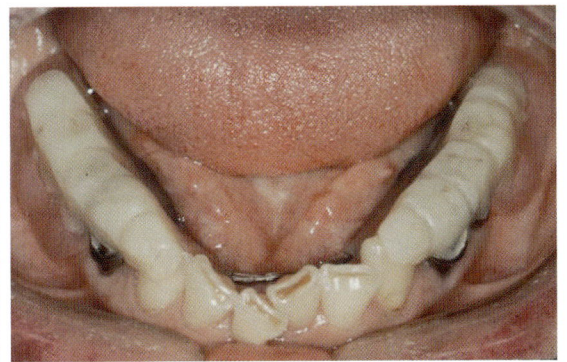

図3-10c
初診日に即時重合レジンを義歯と残存歯の上に盛り足し，咬合高径を上げスプリントとして使用させた．

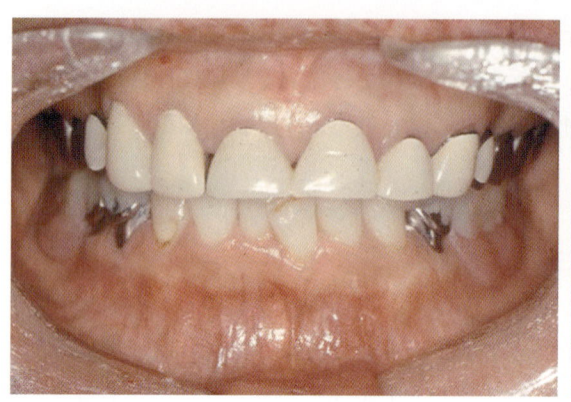

図 3-10d
4 mm 程度挙上された．ただちに食事が可能となり，これを日中だけではなく夜間にも装着してもらったところ，疼痛は改善した．

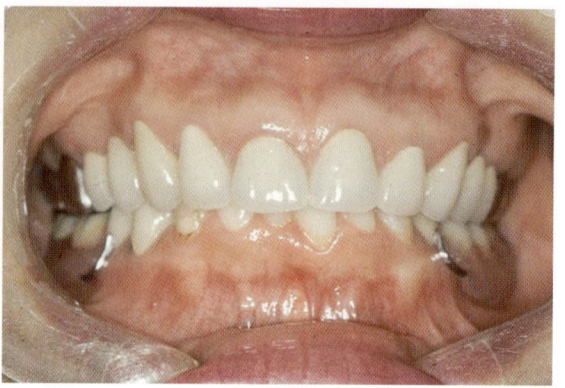

図 3-10e
最終的には，審美性を考慮した補綴装置を装着し，経過は良好である．
著しい顎関節の咬合痛に対して，即日のスプリント装着による顎関節負荷の軽減が有効であった症例である．

【文 献】

1) Moss RA. et al. : Temporomandibular joint dysfunction syndrome and myofascial pain dysfunction syndrome : a critical review. *J Oral rehabil*, **11** : 3〜28, 1984.
2) Dahlström L. : Conservative treatment methods in craniomandibular disorder. *Swed Dent J*, **16** : 217〜230, 1992.
3) Sato F. et al. : Teeth contacting habit as a contributing factor to chronic pain in patients with temporomandibular disorders. *J Med Dent Sci*, **53** : 103〜109, 2006.
4) 大石忠雄：下顎運動の立場からみた顎関節構造の研究．補綴誌，**11**：197〜220，1967.
5) Krough-Paulsen WG. : Management of the occlusion of the teeth. *In* : Schwartz and Chayes : Facial Pain and Mandibular Dysfunction. W.B. Saunders Co., Philadelphia, London, Toronto, 1968, 236〜279.

4 歯科心身症と咬合

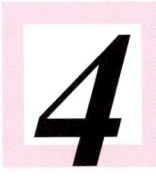

はじめに

歯科治療後に嚙み合わせの不調和，違和感を訴えて再治療を行ってもそれらが解消せず，さらに愁訴の拡大や全身の不調を訴える症例がある．治療内容は全顎にわたる咬合再構成やインプラントなどの大きな処置に限らず，義歯の場合もあるし，少数歯のクラウン・ブリッジ，あるいはインレー，少数歯の咬合調整，レジン充塡などの場合もある．また，複数の歯科医院で治療を繰り返しても愁訴が解決せず，多数歯が暫間補綴装置となった状態で大学病院等を受診してくる場合もある．こうした症例は歯科心身症[1]である可能性が高く，そのなかでもいわゆる咬合異常感症[1]あるいは phantom bite syndrome[2] などであることが考えられる．これらの多くは，たとえ患者自身が咬合調整や補綴装置のやり直しなど，咬合に関する治療を望んでいたとしても，更なる歯科治療や補綴的介入では症状の改善は期待できず，逆に愁訴の拡大を招く恐れがあることが宮岡[3]，藤澤[4]，玉置[5]らによって指摘されている．

歯科心身症
咬合異常感症
phantom bite syndrome

1 歯科心身症

歯科心身症については，現時点でも明確な定義が定まっているとはいえないが，概念的には「歯科口腔外科医が治療に当たる疾患のなかで，より精神面への配慮が必要な病態」（宮地ら）[6]や「原因不明の口腔内の慢性疼痛や違和感，歯科治療にまつわる異常な反応」（豊福）[7]というように表現されている．牛山ら[8]によると疾患群としては，歯科治療恐怖症，異常絞扼反射，舌痛症，心因性疼痛，口腔異常感症，口臭症，顎関節症（顎機能障害），咬合異常感症，義歯不適応症，歯ぎしり，吸指癖，咬爪症などが歯科心身症として治療されている．

「心身症」という用語については日本心身医学会により，「心身症とは身体疾患のなかで，その発症や経過に心理社会的な因子が密接に関与し，器質的ないし機能的障害がみとめられる病態をいう．ただし神経症やうつ病など他の精神障害にともなう身体症状は除外する」と定義されている[9]．これに対して歯科心身症については，牛山ら[8]の報告からもわかるように日本心身医学会による定義以外の疾患も含まれており，いわゆる広義の心身症ととらえられている[10]．

原因不明の口腔内の慢性疼痛
歯科治療恐怖症
舌痛症
心因性疼痛
口臭症
咬合異常感症

2 精神科的診断分類

精神科的診断分類としては，精神疾患の診断治療の国際基準であるDSM-Ⅳ-TR（Diagnostic and Statistical Manual of Mental Disorders, 4th ed Text Revision[11]）あるいはICD-10（WHO，疾病及び関連保健問題の国際統計分類第10版[12]）の身体表現性障害に分類されるケースが多いと考えられている．ただし「身体表現性障害」とは，適切な検査を行っても原因を確定することができない身体症状があり，その他の精神疾患にも当ては

精神科的診断分類
身体表現性障害

第Ⅱ編第4章　顎機能障害（顎関節症）と咬合

原因不明の身体症状

まらない疾患をまとめた疾患群の呼称である．このため正確には，その下位分類にある個々の疾患の診断基準に当てはめて診断名を確定する．しかし，病因分類ではなく症状のみによる操作的診断基準による分類であり，「原因不明の身体症状」が存在し，適切な診断名が付けられない場合に選択される消極的な診断名であるため，臨床的な有用性については批判もある[10, 13, 14, 15]．また，愁訴に見合う身体的な原因が認められない身体症状には，うつや統合失調といった精神科領域の疾患がバックグラウンドにあり，身体症状が前面に出てきている場合も少なくない．この適切な検査を行ってもその症状を説明できる身

身体化

体的な原因が認められない身体症状の訴えを「身体化」[15]という．身体化については顎口腔領域で生じやすいことが脳における支配領域との関係からも考察されている[16]．さら

人格障害

に人格障害[17]でも，身体化が生じることが知られている[18]．このような種々の要因や患者対応，治療との関連から，歯科心身症については宮岡ら[19]，西田[20]，和気ら[21]によって臨床分類が提案されている．

3　診療に際しての注意点

咬合異常感症

　歯科心身症のなかで，咬合との関連で診療上問題となってくるのが冒頭にも述べた執拗な咬合の異常感を訴える咬合異常感症，phantom bite syndrome，咬合不全症などである[1, 3, 4, 5, 22]．こうした症例では「患者が納得して治療を終えることはない．」（宮岡）[3]といわれている．その病態については，豊福により「脳内の神経伝達物質や受容体に関する生化学的異常と，思考や記憶との照合などに関する高次の脳機能の関与という2つの面を持ち合わせた病態」[10]との仮説が提示されている．

　診療に際しての注意点として異口同音に示されているのは「不用意な歯科的介入を行わない」ということである．特に咬合に関する診査所見と患者の愁訴に大きな開きがある場合，すなわち，咬合については異常が認められないか，あっても愁訴に直接つながるとは考えにくい場合や，医学的にみて愁訴と結びつくとは考えにくいような場合（たとえば，「ここの噛み合わせが悪いから，体の○○が痛い」あるいは「○○の調子が悪い」だから，

患者の求めのままの歯科的介入
症状の固定
愁訴の拡大

「この噛み合わせを直してほしい」などの要求），患者の求めのままに咬合調整などの歯科的介入を行うと，症状の固定や愁訴の拡大を招き，収拾がつかなくなる恐れがある．玉置[5]は，最終的な歯科治療の結果の評価を患者感覚に委ねてしまうことの危険性を指摘している．このため，齲蝕，脱離，破損，その他，違和感や愁訴とは別の歯科的なやむをえない理由により歯科治療を行う場合でも，歯科治療による愁訴の改善については保証の

患者感覚主導

ないことを十分説明したうえで着手し，患者感覚主導にならないように注意することが必要であるとされている．

　しかし，残念ながらそれだけでは解決しないことも少なくない．執拗な咬合の異常感や，咬合に起因すると信じている各種の身体症状を訴える患者は，身体症状の原因は咬合であると頑なに思いこんでいることが多く，インフォームドコンセントへの同意も内容に納得したうえではない可能性も考慮しておかなくてはならない．そうした症例では，いざ治療が始まると暫間補綴装置となったところで愁訴の再燃や拡大が生じ，噛み合わせへのこだわりから最終補綴へ進むことに同意が得られなくなったり，最終補綴装置装着後に愁訴の再燃，拡大が生じてトラブルとなる場合も少なくない．

4 歯科心身症患者の診断治療

豊福[7,10]や牛山ら[8]も述べているように，歯科心身症患者の診断治療については主体的には歯科医師が担当すべきであると考えられている．しかし，同じく牛山ら[8]が指摘しているように，診断や投薬に関する資格の関係から歯科医師がこのような患者の治療を行うにはいろいろな制限がある[23]．さらに，一般的に歯科医師は精神疾患に関する専門的な教育を受けていない．かといってこうした歯科心身症では，患者は心因性要因について認めないことが多く，精神科などへ紹介したくてもなかなか受診してもらえない場合が多い[20,24,25]．また紹介された医科側でも口腔領域の問題については必ずしも十分な認識があるわけではなく[24,26]，患者が口腔領域の症状を訴えても適切に対処してもらえないことも少なくない．さらに山田[18,27]が指摘するように，歯科医師側の問題として「他の人では治せないが，自分なら治せる」とする救済幻影を抱きやすい傾向にあり，患者側からの治療要求も重なって不要な歯科的介入を生じやすいことが懸念されている．歯科心身症患者の治療については，このような不幸な条件が重なり症状の改善が得られず，ドクターショッピングを繰り返したり，polysurgery（頻回手術症）になってしまっているケースも少なくないと考えられる．

救済幻影

ドクターショッピング

5 対応について

咬合異常感症やphantom bite syndromeなどの歯科心身症患者に対しては，豊福[10]は，まず不要不急の歯科治療を止め，薬物療法にて「脳内の神経伝達物質や受容体に関する生化学的異常」を回復させ，違和感，異常感がおさまってから，必要とする歯科治療を行うべきであると述べている．薬物については三環系抗うつ剤，SSRI，SNRIなどが推奨されている[10,27~30]．しかし，これらの薬物については種々の副作用も高い確率で生じ[31]，そのなかには高熱，発汗，意識のくもり，錐体外路症状，自律神経症状，横紋筋融解症などの症状を示す悪性症候群[32]や三環系抗うつ剤の心臓障害など生命にかかわるものもある．このため，処方や副作用への対応について習熟している必要があり[33]，単に論文書籍で紹介されているからという理由で処方するのは危険な場合がある．必要な場合には，精神科，あるいは歯科心身症の治療に精通している歯科専門家への紹介を行うべきである．

脳内の神経伝達物質

三環系抗うつ剤
副作用

6 精神科等の専門家への紹介

精神科等の専門家への紹介に際しては，歯科的な異常の有無，程度について正確に情報提供することが望まれている．これに加えて，専門家への紹介はできるだけ，歯科的介入の前に行うべきであるとされている[34]．歯科的治療，特に不可逆な咬合治療を開始した後に，愁訴の改善がみられなかったり，症状の憎悪や拡大が認められてから紹介しようとしても，症状が改善しないことを精神的な要因にすり替えてしまっているととられかねず，紹介そのものが成立しなかったり[34]，精神科的にも難治になることが指摘されている[3,10]．

精神科への紹介
歯科的介入前に行うべき

7　咬合に関する訴え

　咬合については，本書の他の部分でも述べられているようにガイドの部位や傾きの程度，斜面の方向，左右のバランスや咬合支持の有無，臼歯部特に大臼歯インターフェアなど，顎機能に影響を及ぼし，顎機能障害との関連が検討されている項目があり，正確に診査診断できることが必要である．また歯冠補綴装置などの装着に際しては池田[35]が報告しているように，10μm以下の精度での調整が必要であるなど技術面での要求も高い．

歯科心身症に対する歯科治療

　しかし一方で，咬合に関する訴えがありながら，咬合の改善が訴えの改善には結びつかない症例があることは十分に認識していなければならない．歯科心身症患者の歯科治療に際しては，歯科心身症を有する患者の一般歯科治療なのか，歯科心身症にともなう愁訴への対応として行う歯科治療なのかという点を区別し，一般歯科治療であれば患者バックグランド（精神科疾患の有無，人格障害の有無）の把握と対応方法[1,7,13,18,20,22,28,36]を理解し，

愁訴と切り離した歯科治療

なおかつ十分な説明のうえで愁訴とは切り離して行う必要がある．歯科心身症にともなう愁訴に対応するためであれば，咬合への歯科的介入は多くの場合無効であるため，愁訴の改善のためだけの咬合治療など，不要不急の治療を行わないようにしなければならない．

人格障害
訴訟

特に一部の人格障害では訴訟などのトラブルに結びつきやすいことが指摘されている[18]．

　また，インフォームドコンセントを行ったうえで歯科治療を開始しても長期経過症例となる場合もあるが，そうした場合には各種の愁訴についての治癒は期待せず，患者のQOL向上を優先させ[37]，咬合治療の要求があっても不要な歯科的介入を行わないように経過をみていくことも必要である[3]．ここで求められるのは，単に治療を行わず経過観察を行うというものではない．患者が事情をよく理解していない医療機関への転院を繰り返すと，不要な検査や治療による侵襲を重ねることになり，最終的には患者の不利益になる．それを阻止するためのより積極的な経過観察であると考えるべきである[38]．

　また，こうした症例への対応については，日本補綴歯科学会からポジションペーパーも発表されている[39]．

（竹内久裕）

【文　献】

1) 日本歯科心身医学会編：歯科心身医学．第1版．医歯薬出版，東京，2003．
2) Marbach JJ.：Phantom bite syndrome．*Am J Psychiatry*，**135**：476～479，1978．
3) 宮岡　等：心理面を考慮すべき歯科口腔外科患者への対応．日本歯科評論，**676**：159～170，1999．
4) 藤澤政紀ほか：実は危ない！安易な補綴介入が招く歯科心身症の重篤化．歯界展望，**113**：1130～1133，2009．
5) 玉置勝司：歯科における咬合異常感を訴える患者の実態とその考え方，対応．心身医学，**49**：1079～1084，2009．
6) 宮地英雄ほか：「歯科心身症」と心身医学／精神医学．心身医学，**49**：1063～1066，2009．
7) 豊福　明：日常臨床での遭遇頻度が急増する歯科心身症患者への対応法1　基本編：「歯科心身症」と「精神病」の違いと臨床現場でのとらえ方．*the Quintessence*，**28**：145～152，2009．
8) 牛山　崇ほか：歯科心身症患者への対応に関するアンケート調査．日歯心身，**21**：49～55，2006．
9) 日本心身医学会教育研修委員会（編）：心身医学の新しい診療指針．心身医，**31**：537～576，1991．
10) 豊福　明：歯科心身症への新しいアプローチ．口病誌，**74**：161～168，2007．
11) 高橋三郎ほか訳：DSM-Ⅳ-TR 精神疾患の分類と診断の手引き．医学書院，東京，2002．

12) WHO：疾病及び関連保健問題の国際統計分類第10版，International Statistical Classification of Diseases and Related Health Problems 10th Revision. WHOホームページ，http://apps.who.int/classifications/apps/icd/icd10online/
13) 宮岡　等：身体表現性障害の概要．日医師会誌，**134**：170～175，2005．
14) 磯部　潮：体にあらわれる心の病気，「原因不明の身体症状」との付き合い方．PHP研究所，東京，2001．
15) 堀口　淳：身体表現性障害の診断と治療．精神経誌，**108**：1104～1108，2006．
16) 黒木俊秀：歯科心身症の臨床．顎機能誌，**11**：1～6，2004．
17) 林　直樹ほか　編：医療現場におけるパーソナリティ障害，患者と医療スタッフのよりよい関係をめざして．医学書院，東京，2006．
18) 井川雅子ほか：OFPを知る─痛みの患者で困ったら─．クインテッセンス出版，東京，2005．
19) 宮岡　等ほか：心身症概念と「歯科心身症」の臨床分類をめぐって．歯科心身，**4**：28～32，1989．
20) 西田紘一：歯科心身症の病型分類と治療法の選択．心療内科，**9**：181～186，2005．
21) 和気裕之：歯科心身医療の現状および「歯科心身症」に対する適切な医療と連携．心身医学，**49**：1093～1099，2009．
22) 都　温彦　編：心身医療と歯科医療─歯・口腔・顎と心と健康科学─．新興医学出版社，東京，2005．
23) 社会保険研究所　編：歯科点数表の解釈，平成18年4月版．社会保険研究所，東京，2006．180～181．
24) 和気裕之ほか：歯科医師による歯科心身症患者の診療に関する議論．日歯心身，**22**：124，2007．
25) 谷川浩隆：身体診療科における心身医療─歯科と運動器との共通点からの検討─．歯界展望，**113**：1136～1140，2009．
26) 豊福　明ほか：研修医が知っておきたい歯科心身症．レジデントノート，**7**：1571～1575，2006．
27) 山田和男：歯科・口腔外科領域における身体表現性障害の診断と治療．歯科学報，**109**：79～84，2009．
28) 越野好文：身体表現性障害の治療─薬物療法．日医師会誌，**134**：209～213，2005．
29) 後藤　實ほか：心理社会的要因の関与した口腔領域の疾患に対するfluvoxamineの効果について．日歯心身，**15**：37～40，2000．
30) 小池一喜ほか：歯科心身症に対するミルナシプランの使用経験について．日歯心身，**18**：69～72，2003．
31) 中込和幸：抗うつ薬の分類とその特徴．日医師会誌，**131**：特別号　精神障害の臨床：S85～87，2004．
32) 厚生労働省：重篤副作用疾患別対応マニュアル．悪性症候群：1～24，2008．
33) 宮岡　等ほか：口腔領域の愁訴と医原性要因．心身医学，**49**：1089～1091，2009．
34) Clark GT. et al.：The 100 hour online course of UCLA on Temporomandibular and Orofacial Pain Disorders, July 1, 2001-June 30, 2002.
35) 池田隆志：強い咬合接触が歯の感覚および歯周組織に及ぼす影響．補綴誌，**31**：675～688，1987．
36) 河野友信：心身症の診断の枠組みと治療構造・治療の展開の実際．現代のエスプリ，心身症の治療と展開，**No.361**：5～13，1997．
37) 稲光哲明：歯科診療に必要な心身医学の知識．福岡歯大誌，**34**：47～54，2008．
38) 丸田俊彦：顎関節症：サイコセラピー入門─触るな・逃げるな─．日顎学誌，**21**（第22回大会特別号）：80，2009．
39) 玉置勝司ほか：咬合違和感症候群．日補綴会誌，**5**：369～386，2013．

第5章 歯周病と咬合

1 歯周病と咬合性外傷

1 咬合性外傷と歯周病

咬合性外傷
歯周病
外傷性咬合
歯の動揺
歯根膜腔拡大
歯槽硬線消失
垂直性骨吸収

咬合性外傷とは，歯周組織の生理的適応能力を超えた過度の咬合力によって生ずる歯周組織の損傷をいう．また，類似した用語である「外傷性咬合」とは，咬合性外傷を引き起こす咬合状態のことを示している．咬合性外傷は，臨床症状として歯の動揺の増加を引き起こし，エックス線写真では歯根膜腔の拡大，歯槽硬線の消失，垂直性骨吸収などの所見を示し，単なる歯周炎による症状と見分けることがむずかしいこともある．

過大な咬合力が歯周炎を引き起こすかどうかについて，古くから興味がもたれ多くの研究が報告されている．Orban[1]は，高いクラウンを装着した歯の観察から，健全な歯周組織に過大な咬合力を加えただけでは付着歯肉の喪失は起こらないことを報告している．現

機械的刺激

在では歯周炎は感染性の炎症であり，これに対し咬合性外傷は機械的刺激によって生じる炎症であるため，両者は明確に区別されるべき疾患だと考えられている．しかし，咬合性外傷は歯周炎と無関係かというと，そうではない．Polson[2]は，絹糸を用いた実験的な歯周炎の観察から，咬頭干渉などによって生じる歯を繰り返して揺り動かす力（jiggling force）により，歯槽骨吸収が歯周炎のみの場合よりも促進されることを報告している．歯周炎と咬合性外傷が併発する場合には，咬合力による機械的負荷だけを除去しても，歯の動揺や歯周組織の破壊を抑えることはできない．これに対し，炎症のみをコントロールすることは動揺や歯周組織の破壊をある程度抑制するが，両者を除去することによって，より効果的な治癒を期待することができる[3]．

歯周炎の増悪因子

以上をまとめると，外傷性咬合の原因となる負担過重は，それ単独で歯周炎を引き起こすものではなく，すでに存在する歯周炎を増悪させる因子の一つであるといえる．

2 咬合調整の必要性

Minimum Intervention

咬合の障害が歯周炎を増悪させるのであれば，歯周疾患がある症例では積極的に咬合調整を行うべきだろうか．また咬合性外傷の改善は，天然歯を削合するに十分な理由となるであろうか．Minimum intervention（最小の侵襲）の観点からは，不可逆的な処置であ

1 歯周病と咬合性外傷

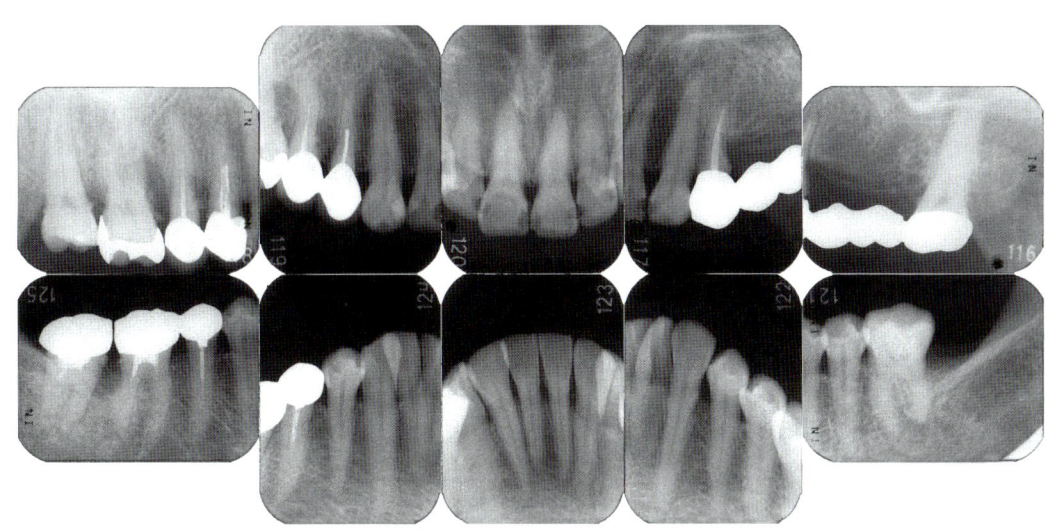

図1-1 口内法エックス線写真（初診時）
7 6| 間に垂直的骨吸収が認められる.

INITIAL OCCLUSAL FINDINGS																	
RCP	8	⑦	6	5	4	3	2	1	1	2	3	4	5	6	7	8	
	8	⑦	6	5	4	3	2	1	1	2	3	4	5	6	7	8	
ICP-RCP	HORIZONTAL: 左方 1mm								VERTICAL: 2mm								
RIGHT LATERAL	8	⑦	6	5	4	③	②	1	1	2	3	4	5	⑥	7	8	
	8	⑦	6	5	4	③	②	1	1	2	3	4	5	⑥	7	8	
LEFT LATERAL	8	⑦	6	5	4	3	2	1	1	②	③	④	5	6	7	8	
	8	⑦	6	5	4	3	2	1	1	②	③	④	5	6	7	8	
PROTRUSIVE	8	⑦	6	5	4	3	②	①	①	2	3	4	5	6	7	8	
	8	⑦	6	5	4	3	②	①	①	2	3	4	5	6	7	8	
MOBILITY	8	7(2)	6(2)	5	4	3	2	1	1	2	3	4	5	6	7	8	
	8	7(3)	6	5	4	3	2	1	1	2	3	4	5	6	7	8	

図1-2 咬合診査記録（初診時）
上段より後方咬合位における咬合接触，咬頭嵌合位と最後方咬合位の距離と方向，右側方・左側方・前方運動時の咬合接触，動揺度を示している．

る天然歯の削合は，必要性が明らかでなければ避けるべきだと考えられる．

図1-1は，右側下顎臼歯部の腫脹を主訴とした症例の口内法エックス線写真である．写真より全顎的に軽度から中程度の水平的な歯槽骨の吸収が観察されるとともに，局所的に垂直的な骨吸収の進行が認められる．図1-2は，本症例の咬合診査記録であり，7|部には作業側，非作業側方向への運動時と後方咬合位および前方咬合位において咬合接触が認められた．歯周組織検査（図1-3）では，主訴である下顎右側大臼歯部をはじめ臼歯部に深いポケットが形成されており，7|には歯軸方向への動揺があることから抜歯となることが危惧された．

では，どうしてこの部位に局所的な骨吸収が生じたのだろう．予想される原因として，食片圧入，清掃不良，分岐部病変，根尖性歯周炎，歯根破折，咬合性外傷などがあげられ

第Ⅱ編第5章　歯周病と咬合

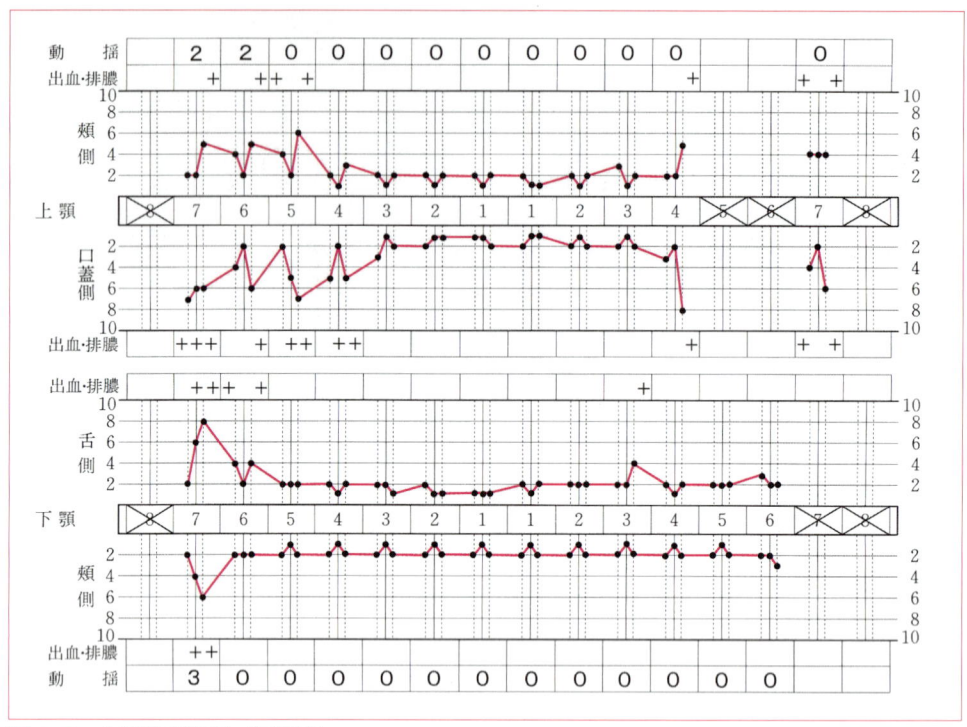

図1-3　歯周検査記録（初診時）

慢性歯周炎
咬合性外傷
骨吸収
咬合調整

る．本症例では，それぞれの可能性について診査した結果，慢性歯周炎に咬合性外傷が加わったことによる骨吸収と診断し，TBI，SRPなどの通常の歯周基本治療とともに7⏌の早期接触を除去するための咬合調整を行った．その結果，動揺は顕著に小さくなり，半年後には動揺度0となった．その後，深い歯周ポケットを改善するために歯周外科治療を行った．図1-4，1-5は，初診から約1年6カ月後のメインテナンス時のデンタルエックス線写真と歯周検査記録であるが，垂直的骨吸収と歯周ポケットの改善が認められ，歯

垂直的骨吸収と歯周ポケットの改善

の動揺もなくなっている．これらのことから，外傷性咬合がこの部位の歯周炎を増悪させた一因であったことがうかがえる．

歯周炎に対して，咬合性外傷を防ぐ目的で，安易に咬合調整を行うことは避けるべきであろう．しかし，本症例のように他に原因の見当たらない局所的な骨吸収が認められる際には，咬合因子の関与を疑ってみる必要がある．

3　咬合接触の診査

咬合接触の診査
早期接触
咬頭干渉

咬合性外傷の原因となる咬合障害を大別すると，咬頭嵌合位での早期接触と側方滑走運動など，偏心運動時の咬頭干渉に区別することができる．一般に天然歯列同士の接触によって臼歯部に咬頭嵌合位で早期接触を生じることは多くはないと思われ，早期接触は調整の不十分な修復物によって引き起こされることが多い．また過高な修復物は，これを避けようとして咬頭嵌合位の偏位を引き起こすこともあり，このような場合は，調整の必要な早期接触以外の部位に強い咬合接触が観察されることもあるため，診断には注意が必要である．一方，側方滑走運動時の咬頭干渉は，最後臼歯が作業側や非作業側となる際に過

1 歯周病と咬合性外傷

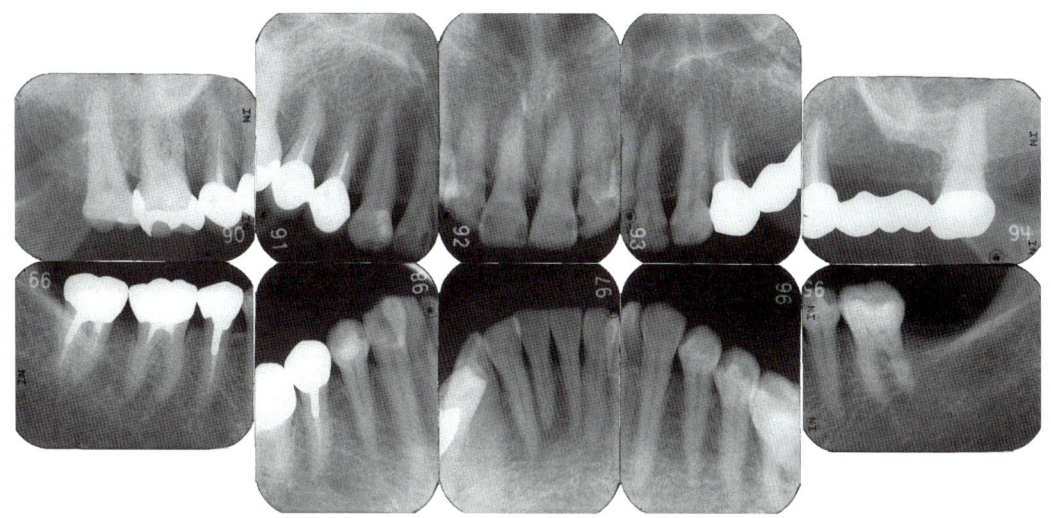

図1-4 口内法エックス線写真（1年6カ月後）

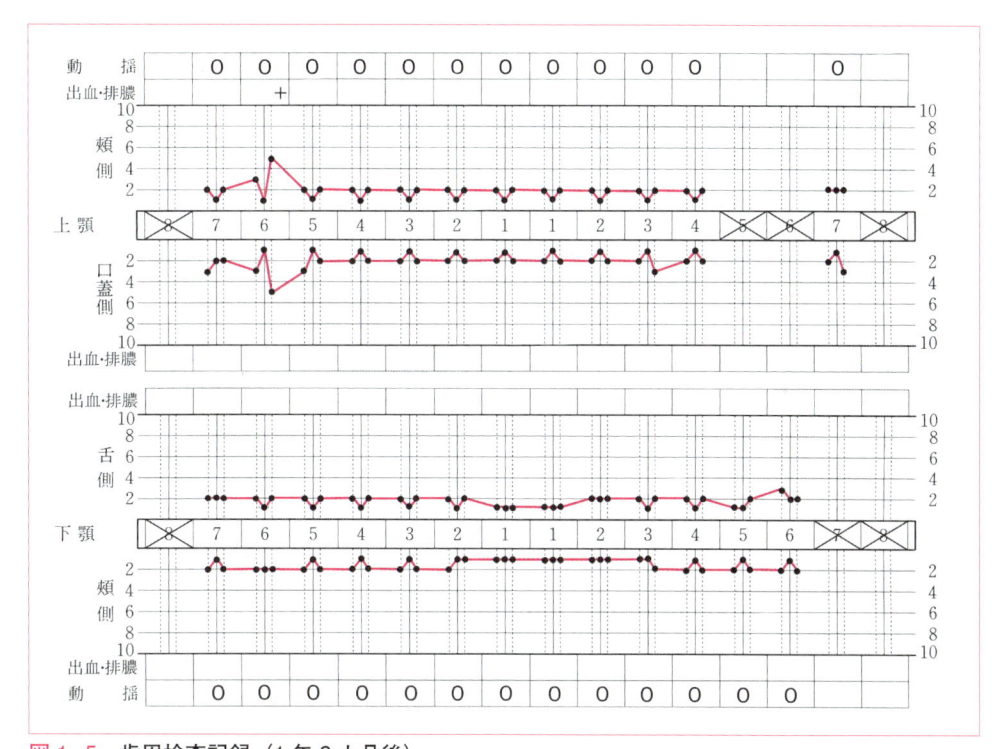

図1-5 歯周検査記録（1年6カ月後）

側方ガイドの欠除
鋏状咬合
挺出

剰に接触することによって生じることが多い．特に，犬歯部の側方ガイドの欠如，上下顎臼歯の頰舌側方向への傾斜や鋏状咬合，最後臼歯の挺出などがあると咬頭干渉が生じやすい．

咬合性外傷が疑われる症例では，どのような方法で咬合の診査をすればよいのだろうか．口腔内で直接診査を行う場合は，一般的に咬合紙が用いられる．咬合紙の厚さには製品によって差があり，10〜80μm程度のものが市販されているが，歯根膜の感覚閾値に近い35μm程度のものが用いられることが多い．また，色違いの咬合紙を2種類使い分けると，咬頭嵌合位での咬合接触と偏心運動時の咬合接触を区別しやすい．上顎臼歯の口蓋側咬頭と下顎臼歯の頰側咬頭の内斜面同士の接触であるBコンタクトは，咬頭嵌合位で

第Ⅱ編第5章 歯周病と咬合

歯列を安定させるために重要な働きをもつ（「第Ⅱ編 第1章 咬合診断のための基本的事項 ① 咬合の5要素」参照）．しかし，この接触は非作業側となった際に咬頭干渉を生じやすい部位でもあるため，できるだけ咬頭嵌合位での接触を維持した状態で，側方運動時の接触のみを調整することが望ましい．一般に咬合紙による咬合接触部位の観察は，歯面に付着した色素によって行うが，咬合圧によって咬合紙に生じる穿孔や色素のかすれ具合を観察すると，咬合接触強さの程度を含めた評価を行うことができる（図1-6）．歯冠修復時の咬合の診査は，短冊形の細長い咬合紙を歯列の長さに切って用いることが多いが，可能であれば方形に裁断された全歯列用の咬合紙を用いると，歯列全体の接触部位を一目で観察でき能率的である．また，咬合紙の穿孔部位の観察によって咬合接触を評価する際には，口腔内で咬合紙が折れたり歪んだりしないよう，専用のホルダーを用いる必要がある（図1-7）．

　また，動揺のある歯では咬合圧によって歯が変位するため，咬合紙を用いて咬合接触部位を判定することが困難なことがある．このような場合は，オクルーザルインディケータ（Kerr社製）などのような濃色で厚さの薄いワックスを咬合面に貼り付けて，これを咬合した際に生じる穿孔部位を観察する方法が有効である．この際，ワックスの穿孔した部位を鉛筆などで直接マークすることで，咬合面の接触部位を印記する．また先に述べた早期

（欄外）
咬合紙の穿孔
色素のかすれ具合
咬合接触強さ
全歯列用咬合紙
専用ホルダー
動揺歯の咬合調整
オクルーザルインディケータワックス
穿孔部位

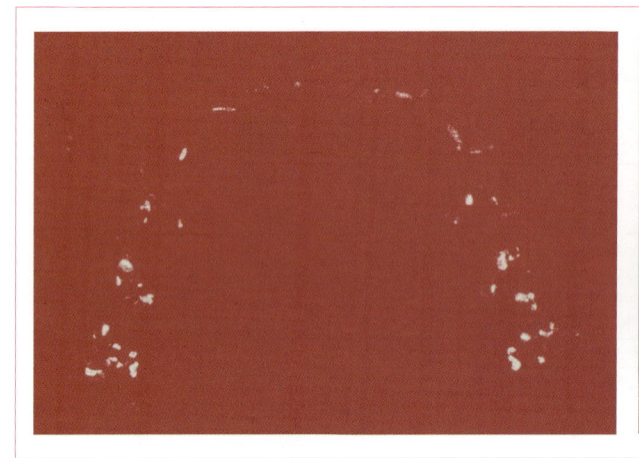

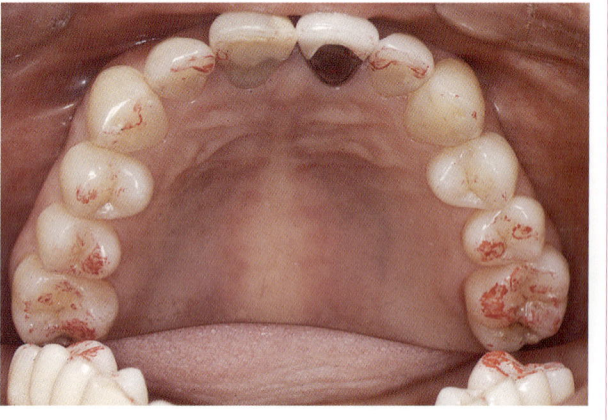

図1-6 咬合紙による咬合接触の観察
全歯列用咬合紙を用い，咬合紙の穿孔や色素のかすれ具合を観察することで，歯列全体の咬合圧の分布を一目で判定できる．

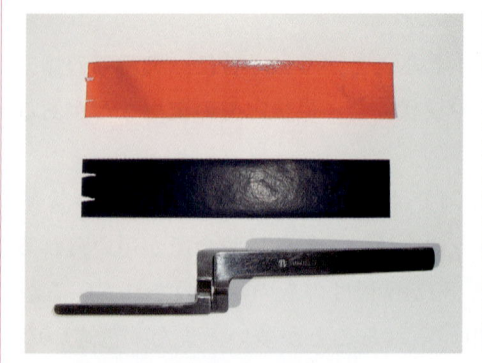

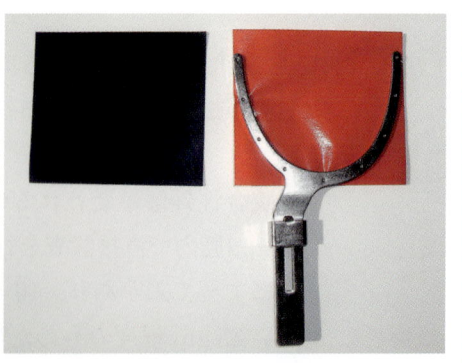

図1-7 短冊形および全歯列用咬合紙
両者とも同じ厚みをもつ（約35μm）．それぞれ専用のホルダーを用いて使用する．

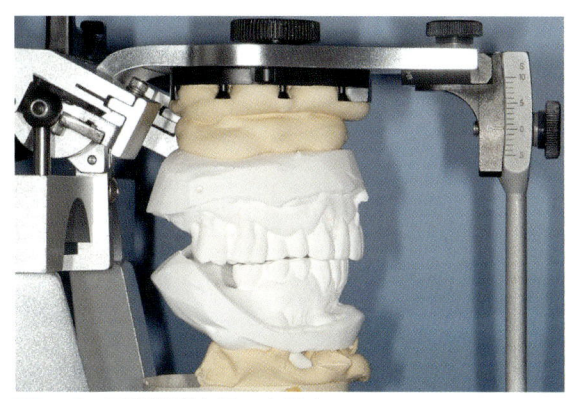

図1-8 石膏模型を用いた診査
模型を咬合器に装着することによって，側方運動時の後方臼歯の接触状態を直接観察することができる．

接触により咬合位が本来の咬頭嵌合位から偏位していると思われる例においても，咬合面にワックスを介在させることで，歯列の接触にともなう下顎の誘導によって生じる顎位の偏位を防止し，早期接触部位の判定が容易になる．

早期接触部位の判定
診断用模型

診断用模型を用いることも，咬合の診査に有用な方法の一つである．模型を使用することで，口腔内では観察しづらい歯の挺出や傾斜の方向，咬耗の程度，咬頭傾斜や被蓋関係などを評価することができる．またこの際，調節性咬合器に歯列模型を装着すれば口腔外で顎位を再現することができ，偏心運動時の咬合接触を直接観察することができる（図1-9）．

4 咬合調整の方法

咬合調整の方法

調整すべき咬合接触部位を診査した次は，切削器具を用いた削合を行う．咬合紙による咬合接触の印記は上下顎歯列の双方に記録されるため，どちらを切削するか判断に迷うこともある．調整部位を選択する際の原則としては，天然歯と修復物の間の接触では天然歯を保存し修復物の削除を優先すること，咬頭嵌合位の調整では咬頭を保存し小窩の削除を優先すること，偏心位の調整では咬頭嵌合位の接触部位を保存し，側方圧を減少させるよう咬合接触面積を小さくすることなどがある．また，後方臼歯に認められる偏心運動時の咬頭干渉は，削合を行うよりも前歯部の歯冠修復によって，新たなアンテリアルガイダンスを付与することが効果的である場合も多い．このため，1歯単位でなく歯列全体で歯のガイドを評価し，必要な修正を行うことが望ましい．

側方圧の減少

マイクロモータ

切削にはタービンやマイクロモータなどの回転切削器具が用いられるが，過剰な切削を避けるために回転数の少ないマイクロモータの使用が勧められる．使用するポイントとしてはカーバイドバー，小径のカーボランダムポイント，ホワイトポイントなどを用いて削合を行い，シリコンポイントやラバーカップなどを用いて削合面の研磨を行うが，削りすぎは禁物である（図1-9）．

削合
研磨

また咬合調整を行う時期としては，一般には通常の歯周治療を行った後に症状の軽減が得られるかどうかを確認した後に，改めて咬合調整の必要性を検討することが望ましい．しかし，動揺が顕著で痛みをともなうような症例では，早期に暫間固定を行うとともに干

暫間固定

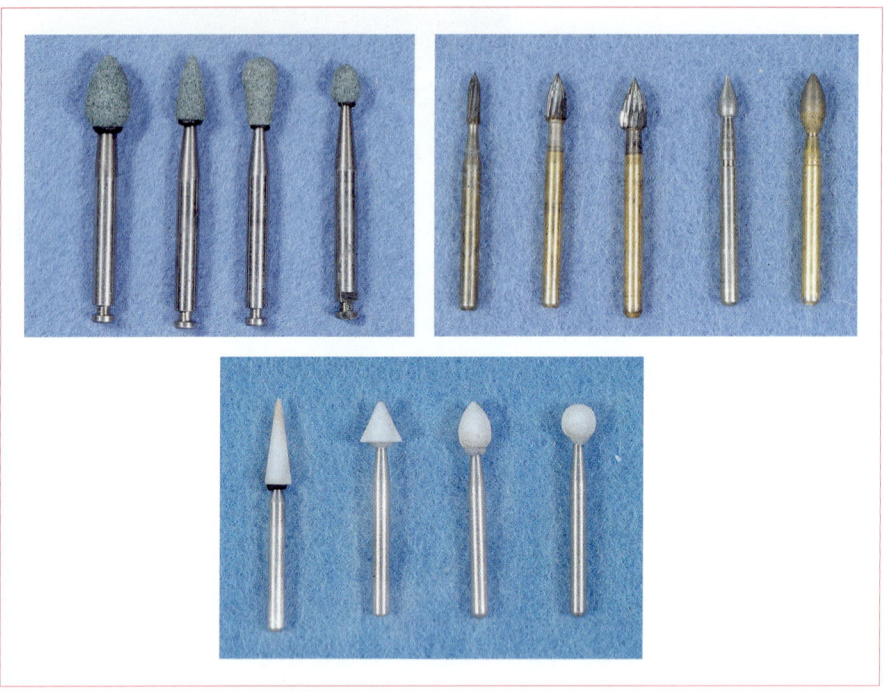

図 1-9 咬合調整に用いる切削器具
左上：カーボランダムポイント
右上：カーバイドバー，ダイヤモンドポイント（スーパーファイン）
　下：ホワイトポイント

渉部位の咬合調整を行う必要がある．またそのような場合でも，歯周病の治療を併行して行うことを忘れてはならない．

（西川啓介・大石慶二）

【文　献】

1) Orban B. et al. : Sign of traumatic occlusion in average human jaws. *J Dent Res*, **13** : 216, 1933.
2) Polson AM. : Trauma and progression of marginal periodontitis in squirrel monkeys. II. Co-destructive factors of periodontitis and mechanically-produced injury. *J Periodontal Res*, **9** : 108〜113, 1974.
3) Lindhe J. et al. : The role of occlusion in periodontal disease and the biological rationale for splinting in treatment of periodontitis. *Oral Sci Rev*, **10** : 11〜43, 1977.

第6章 発育と咬合

1 咬合誘導・予防矯正

はじめに

乳歯列完成期
混合歯列期
永久歯列完成期

　小児の咬合は，乳歯の萌出から乳歯列完成期，混合歯列期を経て永久歯列完成期へと至る過程で絶えず活発な成長発育を続けており，顎骨の発育とともに歯の交換というダイナミックな咬合の変化を示す．また，この間に神経筋機構，口腔感覚器官，味覚など，口腔諸機能の発達がみられる．このような発育の著しい時期に，歯列・咬合の正常な成長発達にとって障害となるさまざまな要因を予測し，あるいはすでに生じてしまった異常を早期に発見し，それらに対して適切な処置を行うことにより，望ましい永久歯列・咬合を獲得できるよう誘導しようとする方法を咬合誘導という．

咬合誘導

　一般に咬合誘導は，以下のような2種類の方法に分けられている．

静的(受動的)咬合誘導
保隙

静的（受動的）咬合誘導：乳歯，混合歯列期において乳歯の早期喪失がみられた場合，後継永久歯の萌出まで喪失した歯の空隙を維持（保隙）することにより健全な歯列・咬合を誘導しようとする処置．

動的(能動的)咬合誘導

動的（能動的）咬合誘導：乳歯列期，混合歯列期に，すでにさまざまな不正咬合がみられる場合，あるいは今後の発育とともに何らかの歯列・咬合の異常が予想される場合に，歯列や咬合に対して積極的に働きかけ，変化させることにより，健全な永久歯列を獲得させようとする処置．

咬合誘導装置
口腔習癖の除去
筋機能訓練

各種の咬合誘導装置を用いて歯，歯列，顎骨に直接力を作用させて変化させる場合や，口腔習癖の除去，あるいは筋機能訓練などにより口腔周囲の筋力を正しい方向に作用させて誘導する場合などがある．

　健全な永久歯列・咬合への誘導という概念からすれば，齲蝕処置や歯冠修復処置も歯冠幅径の回復や空隙の確保にあたるわけで，小児に対する歯科治療は，齲蝕予防も含めてすべて広義の咬合誘導ととらえることもできる．

不正咬合

　成長発達期にある小児の歯列・咬合は絶えず変化しており，また個々の症例によって咬合を形づくる要因はさまざまであるので，同じような不正咬合の症例であっても咬合誘導の方法が常に同一であるとは限らないし，同一の方法であっても治療効果の有り様は各々の症例によって異なってくる．小児の咬合誘導を行うにあたっては常に予測と結果を見比べながら，正しい発育方向へ誘導できるように注意深く観察することが大切である．

1 乳歯列期の咬合誘導

　　乳歯列期の歯列弓は，発育とともに大きさの変化がみられる[1]．乳歯の萌出完了前では咬合関係は必ずしも定まらず，上下の歯列弓の位置関係は不安定であるが，乳臼歯の萌出が完了し上下の歯が接触するようになれば，咬合関係は安定してくる．なお，乳歯列咬合が完成した後にも咬合状態の変化は観察される．一般的に乳歯列の正常咬合においては，

乳前歯の水平的，垂直的被蓋関係
切端咬合
　　乳前歯の水平的，垂直的被蓋関係は増齢的に小さくなる傾向があり，乳歯列咬合の後期には切端咬合を呈することも多い．これは，下顎の前下方への成長と乳前歯の著しい咬耗などによるものである．

反対咬合
過蓋咬合
開咬
　　乳歯列期の主な不正咬合には，反対咬合，過蓋咬合，開咬が多いと報告されている[2]．しかし臨床的には，これらの不正咬合が経年的に自然治癒することもしばしば観察される．乳歯列期における不正咬合は，些細な形態や機能の不調和が原因となることが多く，将来的に重篤化が予測される骨格性の異常や不調和でも，未だ顕著に現れていないことが

要因分析（不正咬合の）
多い．したがってこの時期の不正咬合は，その要因分析を慎重に行ったうえで，良好な発育を阻害すると診断される場合には早期に対処するほうが望ましい．いずれの不正咬合に

口腔習癖の除去
おいても，形態的・機能的不調和の除去，改善を基本方針とし，臨床的には，口腔習癖の除去や改善，顎骨の成長方向の是正，下顎の前後的位置の改善をはかり，上下顎歯列の形態や位置を調和のとれた関係にすることを目標とする．

1-反対咬合

反対咬合
自然治癒
　　乳歯列期の反対咬合は，乳切歯の萌出期に逆被蓋を呈していても，乳臼歯の萌出や歯列の発育にともなって自然治癒することもあり，また永久切歯の萌出期に被蓋が改善することも多い．しかし，自然治癒の可能性を正確に予測するのは困難であり，症例によっては混合歯列期でさらに憎悪することもある．したがって乳臼歯の萌出が完了し，乳歯列咬合

反対咬合のタイプ
が安定した時期に詳しい咬合診査を行い反対咬合のタイプを知る必要がある．反対咬合は，以下の3つのタイプに大別できる．

歯性反対咬合　　**歯性反対咬合**：上顎前歯の舌側傾斜のように歯軸傾斜に異常が認められるもの
骨格性反対咬合　**骨格性反対咬合**：上顎の劣成長や下顎の過成長によるもの
機能性反対咬合　**機能性反対咬合**：早期接触や咬頭干渉，臼歯部の咬合欠如など，咬合接触状態の異常による下顎の前方移動の結果生じるもの

　　それぞれのタイプにより治療方針は異なってくるが，いずれの症例においても，乳歯列期に前歯部の被蓋関係を改善し，上下顎の近遠心的な位置関係を正しておくことにより，

発育のコントロール
上顎の前方への成長を促し，下顎の前下方への成長を抑制するという発育のコントロールが可能となる（図1-1）．特に家族歴を有する骨格性反対咬合症例に対しては，乳歯列期からの顎骨の成長のコントロールが非常に有効な手段となる．

2-開咬

開咬
吸指癖
口腔習癖
　　乳歯列期にみられる開咬は，その多くが吸指癖を主とした口腔習癖を原因とするものである（図1-2）．これは乳歯列期の顎骨が柔軟で，口腔習癖の影響を受けやすいためである．一般的には，口腔習癖による開咬が骨格性の異常に移行することは少ないといわれて

おり，口腔習癖の中止にともなって自然治癒することが多い．したがって乳歯列の完成後，およそ4歳頃までには吸指癖を中止させることが望まれる．しかし一方では，吸指癖は中止したものの引き続いて起こりやすい舌突出癖や咬舌癖などの舌癖，異常嚥下癖などにより開咬の自然治癒が妨げられ，永久歯への交換後も開咬がさらに悪化することがある（図1-3）．

永久歯列での開咬は，前歯部ガイドの欠如による顎機能への悪影響が懸念されるため，乳歯列期において習癖に対する慎重な診査が必要であろう．舌癖や異常嚥下癖は保護者も気づきにくく，中止させることは容易ではないため，習癖の改善が必要な場合は，習癖除

4歳頃
舌突出癖
咬舌癖
異常嚥下癖

習癖除去装置

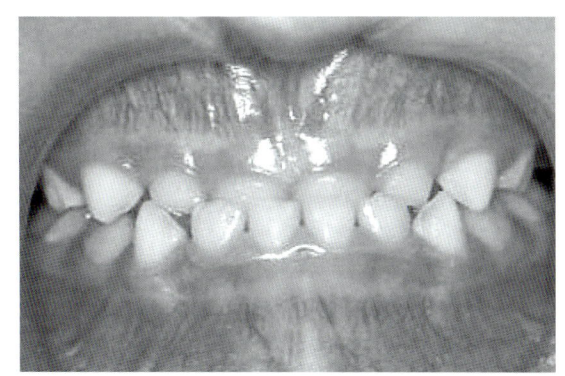

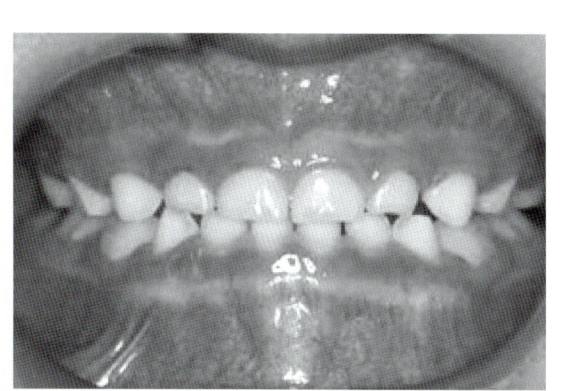

A：咬合誘導前　　B：咬合誘導後
図1-1　乳歯列期反対咬合

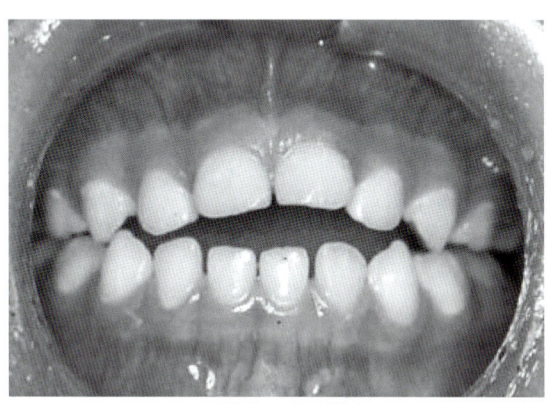

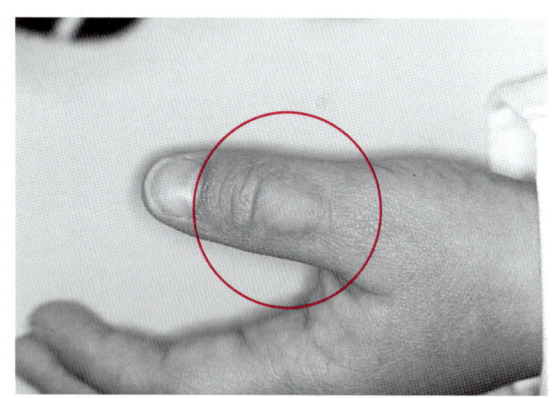

A：吸指癖による開咬　　B：左手親指にみられた吸いダコ
図1-2　乳歯列期開咬

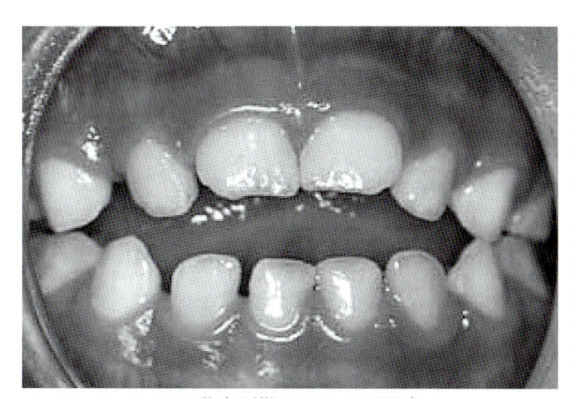

A：乳歯列期にみられた開咬　　B：混合歯列期にも舌癖が継続し著しい開咬を呈する
図1-3　永久歯への交換後も改善されない開咬

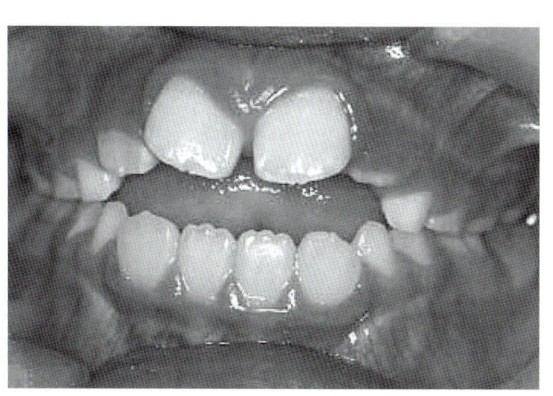

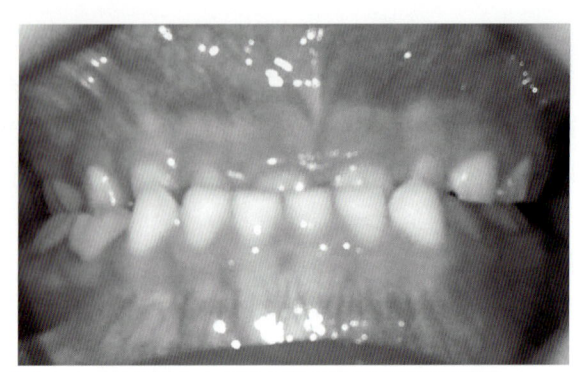

図1-4　前歯部および臼歯部の乳歯列期交叉咬合

筋機能訓練　　　　　　去装置の使用や口腔周囲筋の筋機能訓練も検討すべきである．

3-臼歯部交叉咬合

臼歯部交叉咬合
歯性交叉咬合
骨格性交叉咬合
歯列や顔面の非対称
顎運動の異常

　乳歯列期の臼歯部交叉咬合は，片側性のものと両側性のものがある．片側性のものには，乳臼歯の位置あるいは傾斜の異常による歯性交叉咬合，主に乳犬歯の早期接触による機能性交叉咬合，上顎歯列弓の狭窄による骨格性交叉咬合がある．片側性の交叉咬合を放置した場合は，将来的に歯列や顔面の非対称や顎運動の異常を起こすと考えられるので，乳歯列期に対処しておくことが望ましい（図1-4）．

乳犬歯の早期接触

　歯性交叉咬合に対しては，異常のみられる乳臼歯の位置，傾斜の改善を行う．機能性交叉咬合に対しては早期接触部位の削合，除去などにより下顎を誘導し，上下顎がバランスよく咬合できるようにする．骨格性交叉咬合に対しては，上下顎歯列弓幅径の調和がとれるまで，上顎歯列弓の側方拡大を行う．このとき，上下顎歯列弓幅径の調和が改善されても交叉咬合が治癒しない場合は，乳犬歯の早期接触が原因となっていることがあるので，削合などの処置を併用する．なお，上顎歯列弓の狭窄は吸指癖が原因となっていることが多いので，口腔習癖の診査を十分行い，習癖が疑われる場合には，これを中止させておく必要がある．

4-過蓋咬合

過蓋咬合

経過観察
下顎の近心移動
咬合挙上

　乳歯列咬合完成前の過蓋咬合は，乳臼歯の萌出により改善される傾向にあり，乳歯列咬合完成後も，上下顎前歯部の被蓋は増齢的に小さくなる傾向があるため，軽度な過蓋咬合に対しては経過観察をすることが多い．しかし下顎の後退をともなう著しい過蓋咬合に対しては，上下顎歯列弓の位置関係を調和させる必要があり，下顎の近心移動や咬合挙上などの治療を行うことが望ましい（図1-5）．

2　混合歯列期の咬合誘導

乳前歯から永久前歯への交換
側方歯群の交換

　乳前歯から永久前歯への交換は，およそ6歳頃に下顎の中切歯から開始され，およそ8歳頃までに上顎側切歯の萌出が完了する．同時期に上下顎第一大臼歯が萌出完了し，乳歯側方歯群の交換が開始されるまでは，比較的変化の少ない安定した咬合状態を示す時期となる．前歯の交換期は，永久切歯の萌出によるさまざまな異常が現れやすい時期である．

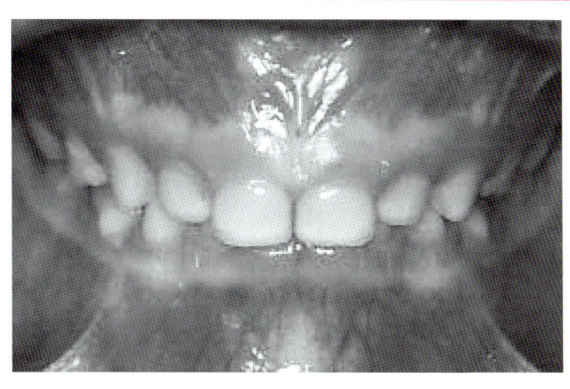

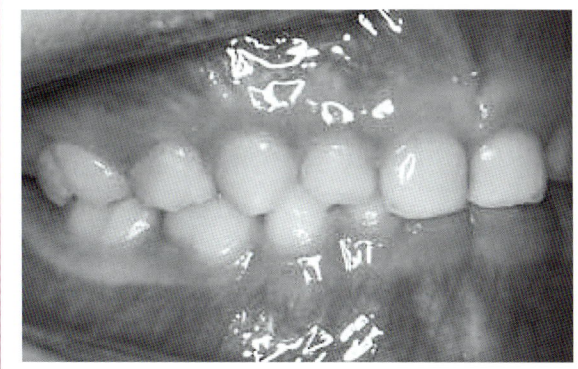

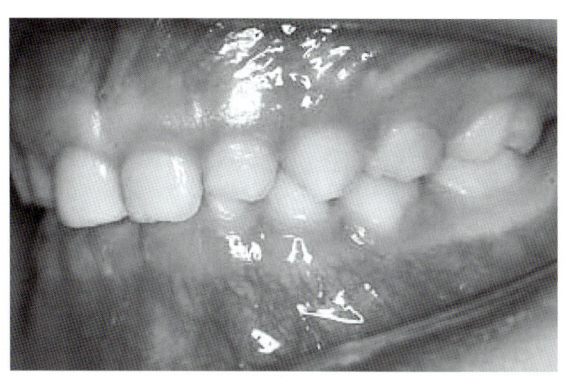

図1-5　乳歯列期過蓋咬合

側方歯群の交換期では，犬歯，第一小臼歯，第二小臼歯の排列が正常に行えるかどうかの診査が重要となる．萌出余地は混合歯列分析により予測することができるが，萌出余地不足が予測される場合には，その不足量によって治療方針が異なる．歯列弓の拡大などで萌出余地を獲得できる量であれば，咬合誘導処置の適応となる．

萌出余地
混合歯列分析
歯列弓の拡大

1-永久切歯の逆被蓋

逆被蓋

混合歯列期の早期には，永久切歯の萌出にともなう不正咬合が発現することがある．なかでも永久切歯の1～2歯の逆被蓋は，前歯部に限局したものであることが多く，歯軸傾斜が関与する歯性のものであれば比較的簡単な装置で容易に改善することができる（図1-6）．逆被蓋の状態を放置すれば，早期接触や咬頭干渉，外傷性咬合の原因となるので，早期に対処することが望ましい．上下顎4前歯が萌出する時期に，歯列の前後的な位置関係を整えておくことが重要である．

下顎の成長抑制
上顎骨の前方拡大

逆被蓋が数歯にわたる骨格性の反対咬合に対しても，顎骨の発育が旺盛なこの時期に積極的に下顎の成長抑制，上顎骨の前方拡大などを行って，前歯部の被蓋関係を改善しておくことは，非常に有意義なことである．

2-前歯部叢生

前歯部叢生
歯列の側方拡大

永久前歯への交換後にみられる前歯部の叢生に対しては，4前歯が生えそろう時期に側方歯群萌出余地の診査を行い，著しい萌出余地不足が予測されない場合には，歯列の側方拡大などの処置を積極的に行って萌出余地を獲得し，4前歯を正常な位置に排列しておくとよい．著しい萌出余地不足が予測される場合は，将来抜歯を含めた本格的な矯正治療が

本格的な矯正治療

第Ⅱ編第6章　発育と咬合

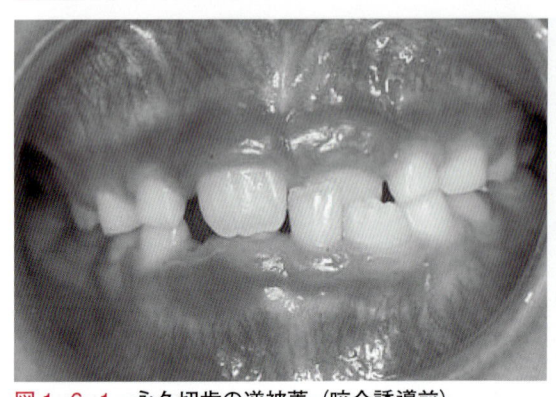

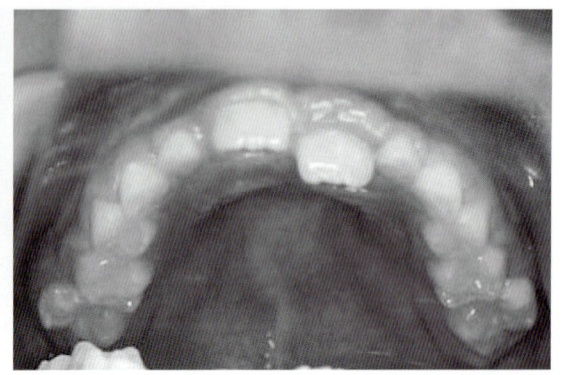

図1-6-1　永久切歯の逆被蓋（咬合誘導前）

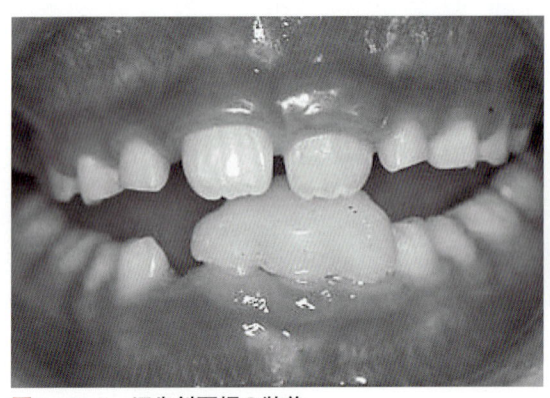

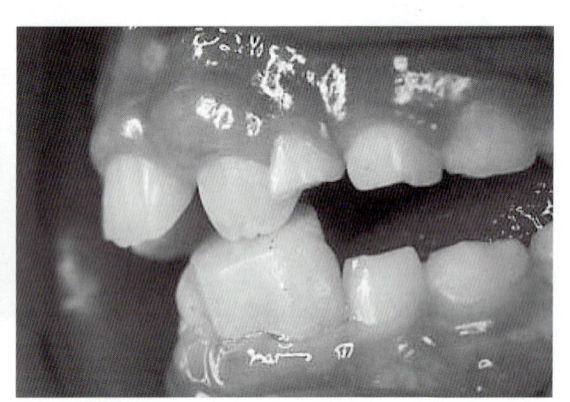

図1-6-2　切歯斜面板の装着

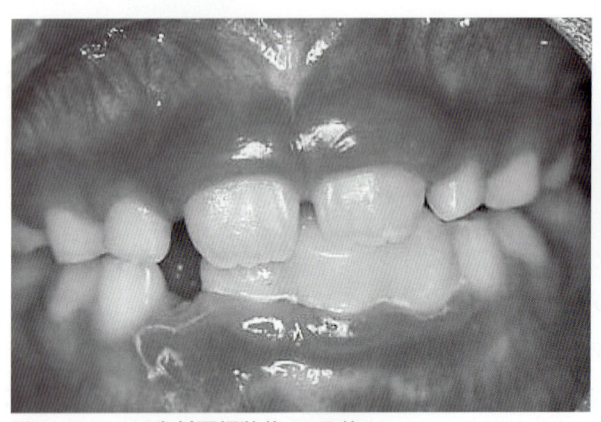

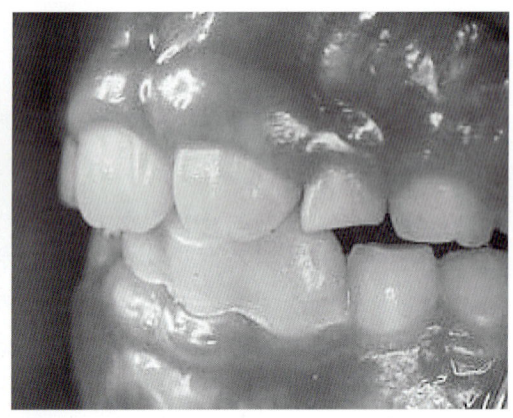

図1-6-3　切歯斜面板装着10日後

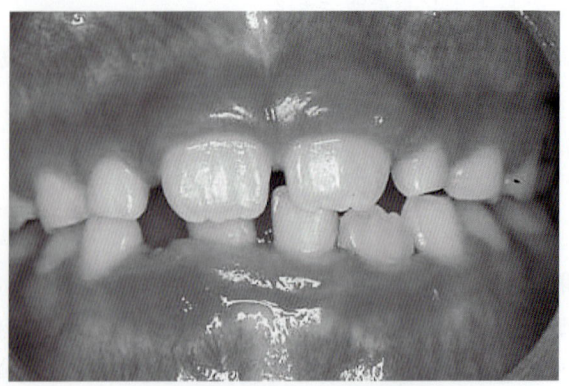

図1-6-4　永久切歯の逆被蓋（咬合誘導後）

3-開　咬

開咬　　　　　　混合歯列期にみられる開咬は，乳歯列期に生じた吸指癖を主因とする口腔習癖が継続された場合，あるいは吸指癖は中止されていても二次的に発現したと考えられる舌突出癖や異常嚥下癖が原因となっていると考えられる．開咬症例では，口腔周囲筋力の不均衡をもたらし，将来にわたって下顎運動時の前方ガイドの欠如をもたらすため，早期に対応する必要がある．

前方ガイドの欠如

タングクリブ　　　この時期の開咬に対する治療としては，タングクリブなど口腔習癖の除去を目的とした装置の使用と並行して筋機能療法を行い，口腔周囲筋のバランスを整えることが重要である（図1-7）．

筋機能療法

4-第一大臼歯の異所萌出

　　　　　　　　第一大臼歯が本来萌出するべき位置よりも近心側に位置し，萌出する際に第二乳臼歯の

異所萌出　　　　遠心歯根を一部あるいは全部吸収しながら萌出するものを，第一大臼歯の異所萌出という（図1-8）．第二乳臼歯の異常吸収を起こしながらも，やがて第二乳臼歯歯冠遠心豊隆部に沿って萌出し，その後自然に正常位に位置する場合が多いが，第二乳臼歯歯冠遠心部に

萌出不全　　　　第一大臼歯の歯冠の一部がひっかかった状態で萌出不全となる場合があり，処置が必要と

歯列周長の短縮　なる．異所萌出は初期咬合の形成を遅らせ，第一大臼歯の近心転位による歯列周長の短縮

萌出余地　　　　を起こし萌出余地不足を招くなど，不正咬合の原因となることが多い．

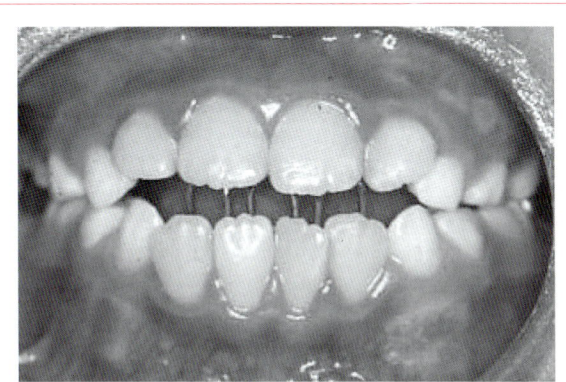

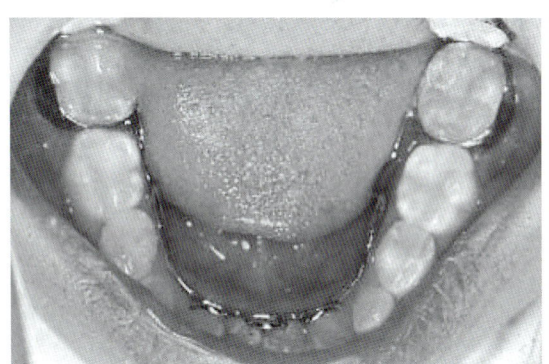

図1-7-1　混合歯列期開咬（舌習癖除去装置（タングクリブ）の装着）

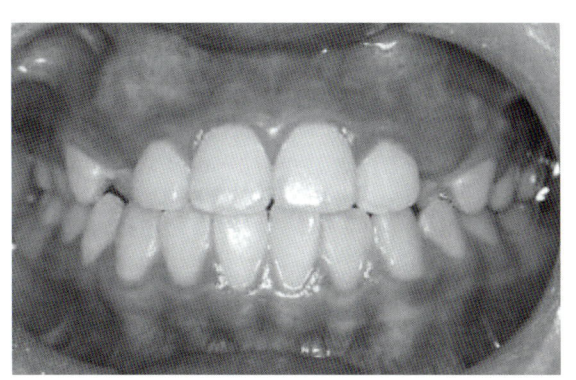

図1-7-2　混合歯列期開咬（舌習癖除去装置装着　約1年後）

第Ⅱ編第6章　発育と咬合

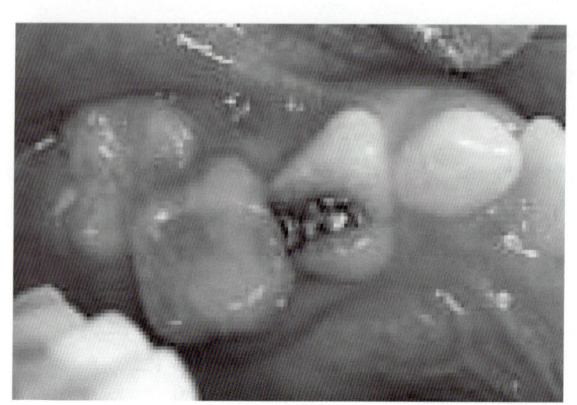

図1-8　第一大臼歯の異所萌出

　治療方針としては，第一大臼歯を本来萌出すべき位置に誘導し萌出させることであるが，第二乳臼歯の異常吸収の程度により処置方法は変わってくる．いずれの場合でも，異所萌出が疑われたら，萌出過程を注意深く観察しながら早期に対処することが望ましい．

咬合誘導　　　小児期における咬合誘導は，歯列，顎骨の発育が旺盛な時期に行われるものであり，健全な永久歯列，咬合の獲得に非常に有用な処置である．咬合が形づくられているこの時期には，上下顎どちらか一方の歯列弓形態を整えることにより，対合の歯列弓が良好な方向に変化することはよくみられる現象である．すべての不正咬合症例が咬合誘導処置だけで正常咬合へ誘導できるというわけではないが，永久歯列期における不正咬合の程度を軽くしたり，矯正治療の必要性を減じることは可能である．

3　予防矯正

　成長発育期の小児において，いまだ不正咬合は発現していないが，放置すれば将来の不正咬合につながる可能性があると思われる場合，その原因を早期に発見し，対処することを予防矯正という．

予防矯正

保隙処置
静的（受動的）咬合誘導
口腔習癖の除去
筋機能訓練

歯の交換を障害する原因
晩期残存
埋伏過剰歯

　原因を除去することにより，歯列・咬合の自然な調和的発育を期待するという方法である．主には保隙処置による萌出余地の確保（静的（受動的）咬合誘導），口腔習癖の除去，筋機能訓練などであり，矯正器具を用いて直接歯を動かしたり顎骨に矯正力を加えたりしない対処方法をさす．

　歯の交換を障害する原因（晩期残存，埋伏過剰歯，囊胞，腫瘍など）の除去，小帯の切除，齲蝕治療や根管治療ひいては齲蝕予防も含めた口腔管理も予防矯正の一部であるといえる．自然の発育を正しい方向に導こうとする考え方は，まさに広義の咬合誘導にあたるものである．

（郡　由紀子）

【文　献】
1) 日本小児歯科学会：日本人の乳歯歯冠並びに乳歯歯列弓の大きさ，乳歯列咬合状態に関する調査研究．小児歯誌，31：375〜388，1993．
2) 町田幸雄ほか編：咬合誘導の基礎と臨床—発育段階に応じた臨床の実際．デンタルダイヤモンド社，東京，1988．

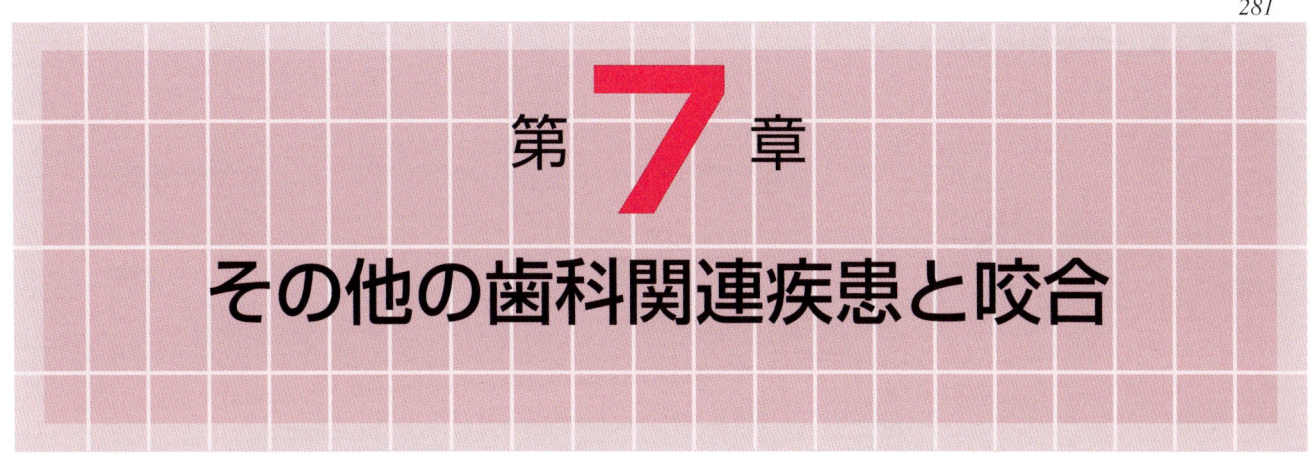

第7章 その他の歯科関連疾患と咬合

1 顎関節の習慣性脱臼

1 病態

　脱臼とは，下顎頭および下顎窩（関節窩）の関節面が正常な可動域を越えて接触を失った状態をいう．典型的な顎関節脱臼は，あくびや過度の開口により生じる前方脱臼で，下顎頭が正常な可動範囲を越えて，関節隆起の前上方へ移動して閉口不能となる．これに対し亜脱臼は，正常な位置関係を失いつつもなお関節面の一部が接触を保っている状態，すなわち不全脱臼として定義されているが，関節円板を有する顎関節ではより複雑な病態を示すことが多い．関節円板の位置異常をともなう顎関節症Ⅲ型（日本顎関節学会）は，関節の構成要素の不調和という点においては脱臼と同様であるが，その臨床症状は，関節雑音や開口制限であり，閉口制限を主徴とする脱臼とは大きく異なっている．顎関節の脱臼を引き起こす素因としては，関節円板の位置や形態の異常に加えて，関節包や靱帯の伸展・弛緩，下顎頭や関節隆起の形態異常，咀嚼筋活動の不調和などが存在することが考えられる．

　荒井[1]は，上顎歯列に接着する金属板を用いて，実験的に側方ガイドを変化させた状態で噛みしめを行った際の下顎頭の変位について報告を行っている．この研究では，最後臼歯に装着したガイド部で噛みしめを行うと，作業側の下顎頭は下顎窩から離開する方向へ牽引され，また，非作業側では逆に圧迫する方向へ変位することが示されている（図1-1）．最後臼歯部での噛みしめが作業側下顎頭を下方に索引するという現象は，後方臼歯の咬頭干渉が顎関節部において，関節円板の下顎頭への付着部を伸展させる負荷として作用する可能性があることを示しており，関節円板と下顎頭の協調的運動を妨げる要因となりうる．このような顎関節への負荷は，過剰な筋活動とともに，顎関節脱臼を引き起こす原因となることも考えられる．

2 症例

　以下に，咬合接触の異常に起因すると考えられた習慣性の顎関節脱臼症例[2]について紹介する．

第Ⅱ編第7章　その他の歯科関連疾患と咬合

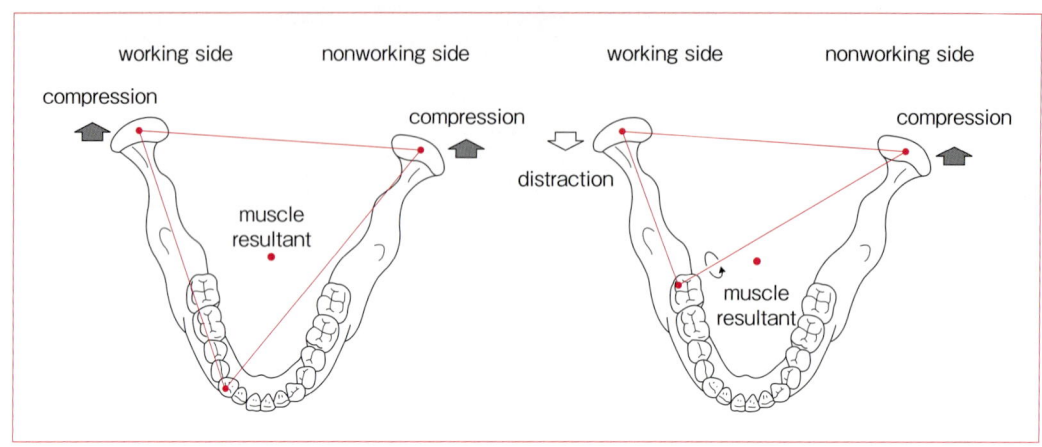

図1-1　噛みしめ時に顎関節に加わる力
左右の下顎頭と歯列を結ぶ三角形（下顎支持三角）は，噛みしめを行った際に咬合力を支持する下顎上の点を示している．また，下顎骨中央の点は，噛みしめ時に咀嚼筋により発揮される咬合力の合力の位置を示している．犬歯部での噛みしめ（図左）の際には，合力は下顎支持三角内にあるため，左右の下顎頭には圧迫力が加わる．これに対し第二大臼歯での噛みしめ（図右）では，合力は下顎支持三角の外方に位置するため，作業側の下顎頭には第二大臼歯と非作業側下顎頭を結ぶ線分を中心とした回転モーメントによって，牽引力が生じる．
（荒井良明ほか：ガイドの歯種の変化が側方位クレンチング時の顆頭に及ぼす影響．文献[1]より）

【患　者】23歳，男性．主訴：左側顎関節の習慣性脱臼．

クリッキング　【現病歴・所見】7年ほど前から，左側顎関節のクリッキングを自覚しており，4年前にあくびにともない同部が脱臼した．その際は，痛みをともなったが自力で整復することが可能であったが，これを機会に頻繁に脱臼するようになった．35mm程度の開口で左側顎関節は脱臼し，閉口時にロック状態となり，そのままでは10mmまでしか閉口できない

整復　（図1-2）．勢いをつけて開口に続いて閉口することで整復できるが，大きく口を開くたびに脱臼を繰り返している．

口腔内所見では，上下顎歯列は整っているが，咬頭嵌合位において左側犬歯部にはクリアランスが認められ，同部の咬合接触を欠いていた（図1-3）．また，下顎左側第三大臼歯が舌側に傾斜し，頰側面に明瞭な咬耗があり（図1-4），左側方滑走運動は同部で干渉気味にガイドされていた．

【治療経過】夜間および可能な限り日中にもスタビライゼーションスプリントを装着させ，大開口を控えるように指示した．続いて上顎左側犬歯から第一大臼歯の咬合面を部分的に被覆する金属製のスプリント（図1-5）を装着し，咬頭嵌合位は変えないで左側方ガイドのみを改善し，第三大臼歯の咬頭干渉を除くことで脱臼は消失した．約半年スプリントを使用した後，コンポジットレジン修復により同様のガイドを付与した（図1-6）．この間，左側上下顎第三大臼歯は齲蝕のために抜去した．スプリントによるガイド改善から脱臼の再発は認めなかったが，コンポジットレジンは対合歯の摩耗によって側方ガイドが緩くなる傾向があったため，最終的に犬歯舌面に白金加金製のガイド（図1-7）を装着し，左側方運動が犬歯誘導となるよう修復を行った．

【解　説】非復位性の関節円板の前方転位は，下顎頭の前方移動を妨げ，開口障害を引き起こす．この状態が持続すると，関節円板の後部組織が伸展し，関節円板自体は前方へ押し出されて開口量が増加し，一見すると正常な復位が得られたかのようにみえることが多い．

この症例では，脱臼が発症する前に患側の顎関節に3年間に及ぶ関節雑音の既往がある

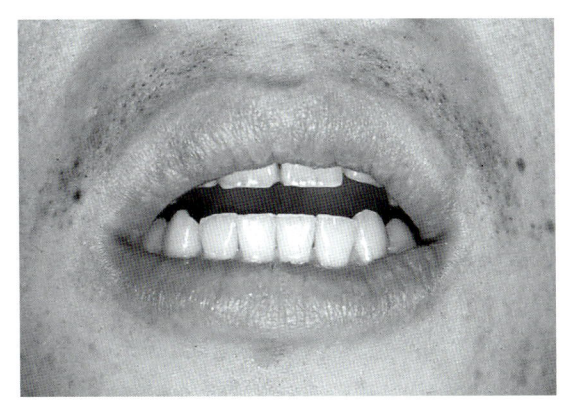

図1-2 左側顎関節脱臼時
開口量10 mm程度で左側顎関節はロックし，このままでは閉口することができない．

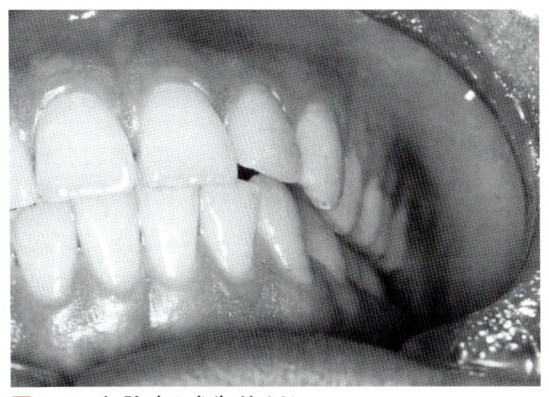

図1-3 初診時の犬歯ガイド
上下顎の歯列は整っているが，左側犬歯部には咬頭嵌合位でクリアランスが認められる

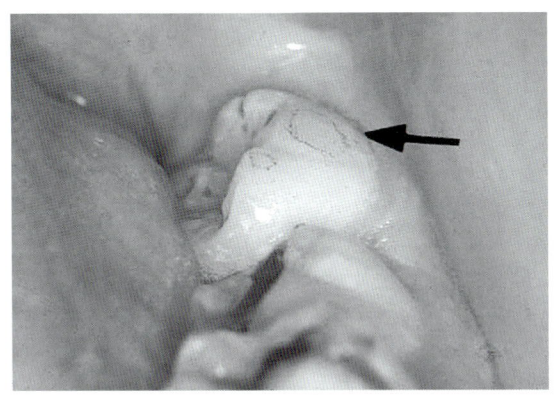

図1-4 作業側臼歯の咬頭干渉
患側である左側第三大臼歯は舌側に傾斜し，頰側面に明瞭な咬耗が認められる．患者の左側方運動は，この部分が中心となって誘導されていた．

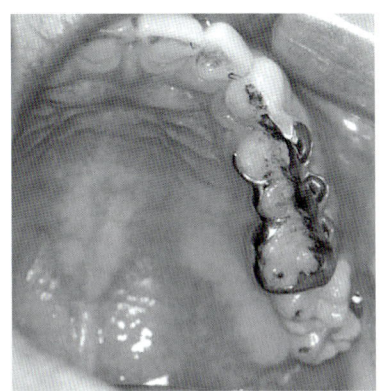

図1-5 ガイドの改善に用いた金属製スプリント
第三大臼歯の干渉除去に先立ち，可逆的な治療を優先し，金属製のスプリントを用いて側方運動が金属面で誘導されるように調整を行った．スプリントは咬頭嵌合位では接触していない．

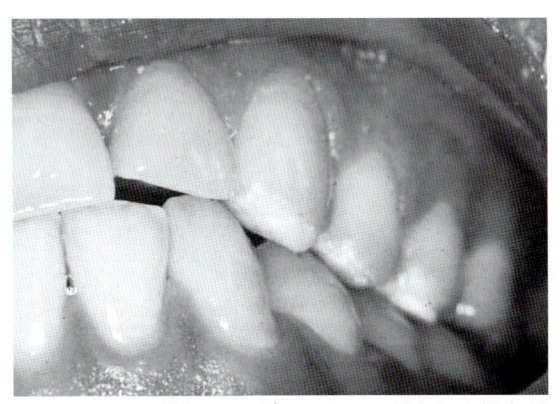

図1-6 コンポジットレジンによって付与した側方ガイド
初期のコンポジットレジンは審美性も不十分で，含有するフィラーによって対合歯を摩耗させるなどの問題があった．

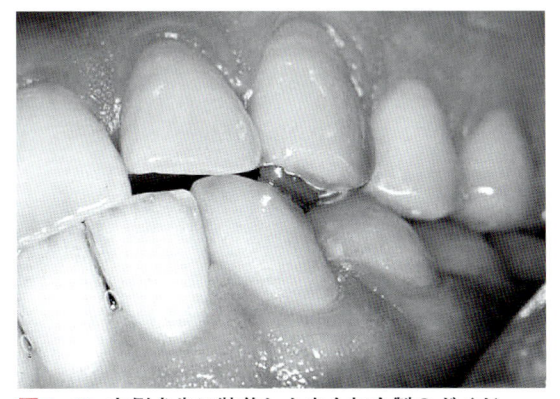

図1-7 左側犬歯に装着した白金加金製のガイド
唇側からは目立たないが，側方ガイドは金属面で誘導され，犬歯ガイドとなる．左側第三大臼歯は，上下ともすでに抜去されている．

ため，脱臼発症前は円板組織が前方へ転位した状態で機能していたことが推察される．
　また，この症例では，左側の第三大臼歯に咬頭干渉と思われる明瞭なファセットを認めたが，荒井[1]の報告にあるように，最後臼歯の作業側ガイドでの嚙みしめは，同側の下

顎頭を下方へ牽引する力を引き起こし，この負荷が，関節円板と下顎頭の結合をルーズにして，脱臼発症の原因になったものと考えられる．側方ガイドの改善により，頻発していた脱臼は消失し，50 mm 以上の開口を行っても顎関節の脱臼の再発は認められなかった．

開口状態で生じる脱臼が，閉口時の咬合接触によって影響されるという事実は，にわかには信じがたいと感じられるかもしれない．多数歯にわたる咬合支持の欠落が，顎関節に圧迫作用をもたらすことについては容易に想像できるが，咬頭嵌合位以外で生じる後方臼歯の干渉が，このような影響をもつことはあまり知られていない．澤田[3]は，同様に側方ガイドに異常をもつ症例で，毎朝起床時に本人が無自覚のうちに顎関節脱臼が発現し，一時的に閉口が不能となる症例について報告している．この例では，睡眠ブラキシズムと歯のガイドの異常が，脱臼の原因であると推察されている．

咬合治療の多くは歯質の削合をともなう不可逆的治療であるため，その適用は慎重であるべきである．ここで紹介したような症例は，頻繁に認められるものではないが，このような一見軽微なガイドの異常は，臼歯に装着する修復物の不十分な咬合調整などによっても生じる可能性があり，この点からも歯科診療を行ううえで，咬合には十分な注意が払われるべきであろう．

（西川啓介・中野雅徳）

【文　献】

1) 荒井良明ほか：ガイドの歯種の変化が側方位クレンチング時の顆頭に及ぼす影響．補綴誌，**41**：468〜480，1997．
2) 中野雅徳ほか：顎関節習慣性脱臼に対する咬合治療．日本歯科評論，**517**：45〜56，1985．
3) 澤田宏二ほか：歯のガイドの修正による習慣性顎関節脱臼の治療例からみた発症機構の一考察．補綴誌，**41**：763〜768，1997．

2 顎関節脱臼と鑑別すべき病態

はじめに

顎関節脱臼
完全脱臼
不完全脱臼

　顎がはずれた，あるいは顎がずれて奥歯で噛めなくなったと訴えて顎関節症外来を訪れる患者のなかに，大開口の状態のまま閉口不能となる完全脱臼や，下顎頭が下顎窩内に完全に戻らない不完全脱臼とは異なった病態を示す患者がいる．すなわち，閉口終期に咬頭嵌合位に閉口できなくなり，わずかに上下歯列が離開したままになるにもかかわらず，

MRI所見

MRI所見で関節円板の位置異常を認めない（後方転位も認めない）患者である．これらの患者はMRI所見がなければ不完全脱臼あるいは関節円板の後方転位と診断しかねないが，詳しく問診してみると，患者が脱臼を自覚する以前は，患側顎関節にクリッキングがあり，脱臼を自覚した後にクリッキングが消失したという場合が多い．これは，症状を自覚する前は関節円板前方転位の状態にあり，何らかのきっかけで復位が得られ，その結果

関節円板前方転位

として患側臼歯部にクリアランスが生じ，咬合不全を引き起こしたものと推定される．

1 症　例

　顎がはずれて噛めないという訴えで徳島大学病院歯科を受診し，MRIを撮像したところ，関節円板の位置および形態異常が認められなかったため，前方に転位していた関節円

咬合不全

板の復位による咬合不全と診断した症例を紹介する．
【患　者】28歳，男性．
【主　訴】顎が外れて噛めない．
【現病歴・所見】初診の半年ほど前から起床時に，顎のずれ，右側の顎関節雑音および噛みにくさを自覚していたが，しばらく噛んだ状態を保つことや，ガムを噛むことにより，それらの症状が消失したため放置していた．初診日の朝，いつものように顎のずれを自覚し，元に戻そうとしたが戻らず，顎が外れたと思い来院した．来院時，顎関節部や咀嚼筋群に自発痛や圧痛は認めず，顎関節雑音も開口障害も認めなかった．
　口腔内所見は，$\overline{8|}$のみ欠損で，$\overline{8|8}$は半萌出，右側臼歯部にクリアランスを認めた（図2-1）．MRIにて顎関節部を撮像したところ，関節円板は開口時・閉口時ともに位置異常を認めず，形態にも異常を認めなかった（図2-2）．
【治療経過】患者が，元の顎位で噛めるようになることを望んだため，通常のマニピュレーションと逆の力を加えて咬合させるように試みたが，咬合状態は変わらなかった．上下顎

診断用模型

の診断用模型を噛ませると，咬頭嵌合位は一点に安定して定まり，現在の咬合状態は下顎が左前下方に移動するよう回転していると推察された（図2-3）．以前の咬合状態に戻ることを期待して患者に強い噛みしめを随時行うように指示して約1カ月経過をみたが，咬合状態や顎関節の状態に変化はなかったため，十分なインフォームドコンセントを行った後，$\overline{7\sim4|}$の咬合面に光重合レジンを添加し，咬合の安定化をはかった．MRIにて顎関節部を撮像し，関節円板の形態に異常はなく，開口時・閉口時ともに位置異常がないことを確認した．その後，3カ月間経過観察し，症状に変化がないことを確認したのち，イン

第Ⅱ編第7章　その他の歯科関連疾患と咬合

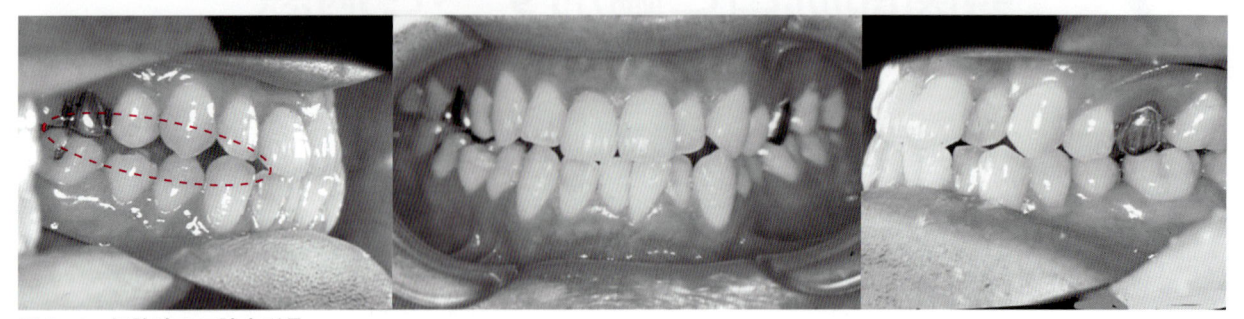

図 2-1　初診時の口腔内所見
右側（赤丸部）に明らかなクリアランスを認める．左側も咬合接触はあるものの，わずかにクリアランスを認める．上下歯列の正中は約2mm左にずれている．

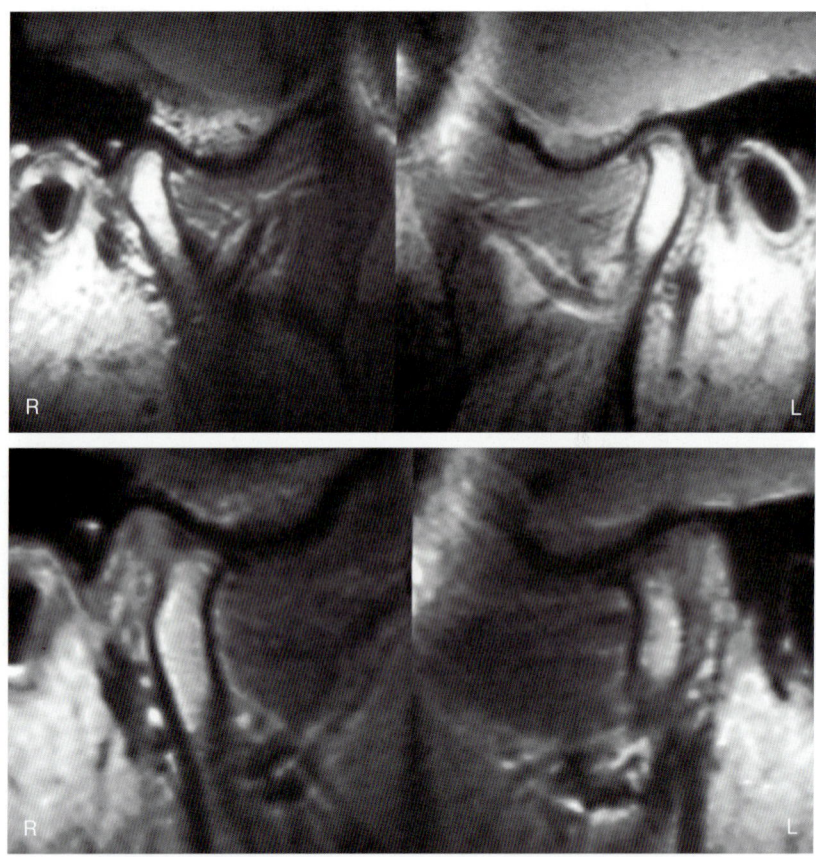

図 2-2　初診時の MRI 画像
上段　閉口時：左右側ともに関節円板の位置や形態に異常を認めない．
下段　開口時：左右側ともに下顎頭は前下方に移動している．関節円板に位置異常を認めない．

レー修復が施されていた 7̄6|67 にアンレーおよびインレーを装着し，5̄4̄3̄ の咬合面に光重合レジンを築盛・添加し，咬合の安定化をはかった（図 2-4）．半年間の経過観察の後，何か異常があれば再来院するように指導し，7年が経過しているが異常を訴えてきていない．

MRI 所見　【解　説】本症例の場合，患者は「顎が外れた」と訴え来院したが，臨床所見と MRI 所見から判断すると，冒頭でも述べたように，前方に転位していた関節円板が何らかの理由で復位したと考えられ，脱臼や不完全脱臼とは別の病態である．関節円板の復位により，下

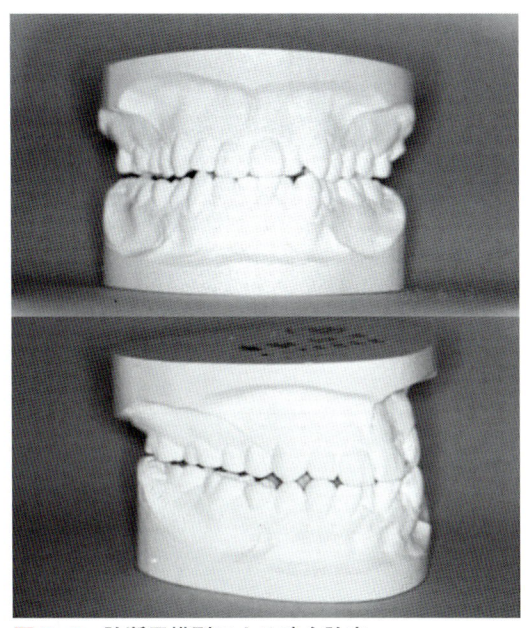

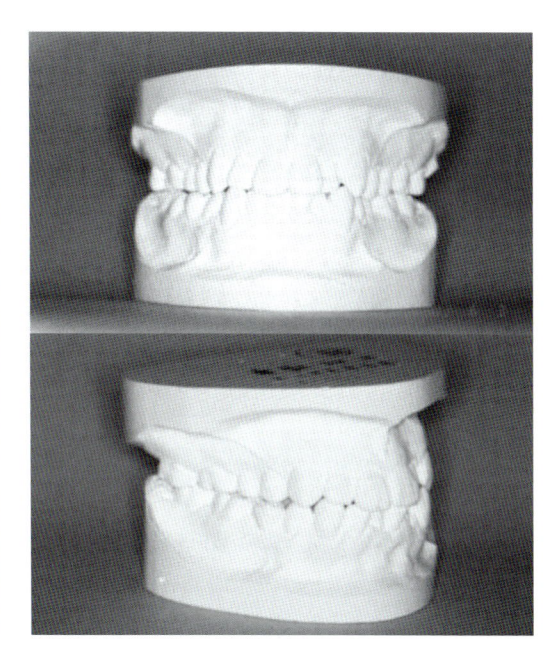

図 2-3　診断用模型による咬合診査
左：診断用模型を初診時の咬合位で咬合させた状態
右：診断用模型が最も安定する位置で咬合させた状態
診断用模型では安定して定まる顎位があり，その位置では臼歯部にクリアランスは認めず上下歯列の正中もほぼ一致していた．

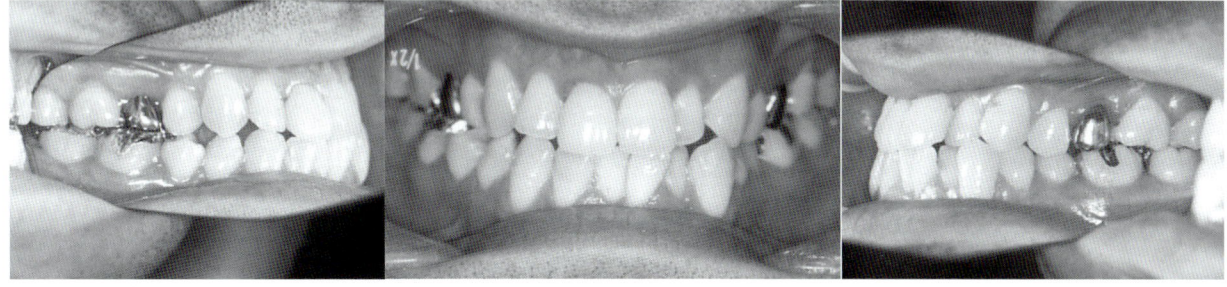

図 2-4　治療後の口腔内写真
両側大臼歯部のインレーの再治療を行い，右側犬歯・小臼歯に光重合レジンを築盛・添加した後の口腔内写真である．天然歯であった犬歯と小臼歯への補綴処置は望まなかったため，光重合レジンを築盛することで咬合接触を付与した．

顎窩に対する下顎頭の位置がおそらく前下方に変わったために，下顎は非患側に変位し，患側臼歯部にクリアランスが生じ「嚙めなくなった」と推察される．顎関節に疼痛がなく，また復位した円板が再度前方転位する可能性が低いと思われたため，咬合再構成を行った．しかし，不可逆的治療である咬合再構成については，長期予後から疑問視する意見もあり，すべての症例にこのような治療法が適当であるとは考えていない．また本症例についても今後この顎位を維持できるか，MRI検査による関節円板の動態を含めた長期の経過観察を行う必要があるものと考えている．

咬合再構成

（細木真紀・中村真弓）

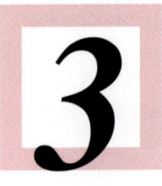

3 強い噛みしめ時に下顎のズレとクリッキングが発現した症例

> **症　例**
> 強い噛みしめ時の左側顎関節のクリッキングと咀嚼時痛を訴える症例に対し，不足していた咬合支持を回復することによりこれらの症状を改善させた．MRI 検査や顎運動の観察を行い症状の検討を行った．

患　者：62 歳，女性．
初　診：2006 年 7 月 6 日
主　訴：食事中に左のあごが痛い．
既往歴：特記事項なし．
家族歴：特記事項なし．
現病歴：以前より左側顎関節で開口時にクリッキングが生じるも放置していたが，食事中に左側顎関節にズレと強い痛みを感じた．それ以降，開口時のクリッキングは消失したが，左側臼歯部の咬合が弱くなったことを自覚するようになった．咀嚼時痛が改善しなかったので，かかりつけの近医を受診し，同院より精査，加療目的で紹介来院した．

クリッキング

現　症：開口量：39 mm（無痛），40 mm（有痛：左側顎関節痛）
　　　　・大開口時および咀嚼時の左側顎関節痛
咬合支持不足　　　・左側臼歯部の咬合支持不足
　　　　・クレンチング習癖を自覚

【処置および経過】

生活習慣改善指導
スタビライゼーションスプリント

　日中のクレンチング習癖の是正を中心とした生活習慣改善指導やリラクセーション指導に加えて，スタビライゼーションスプリントの装着を行ったところ，1 カ月ほどで顎関節痛は消失した．左側の咬合支持の不足は改善しなかったので紹介元の歯科に補綴治療を依頼し，下顎左側臼歯部の歯周炎治療と ⑤⑥7 ブリッジの製作を行い，ブリッジを仮着した状態で経過観察となっていた（図 3-1）．その後，強く噛みしめた際に左側顎関節にクリッキングを生じるようになったため，再度紹介され顎関節部の MRI 検査と顎運動測定による精査を行った．

MRI 検査
顎運動測定

　MRI 検査によると通常の開閉口ではともに関節円板の転位を認めなかった．しかし，左側の関節円板は内側が肥厚しており，強い噛みしめを行うと内側へ転位する傾向があり，このときにクリッキングを生じていた．また同時に関節空隙が狭くなることでわかるように，下顎頭が上方へ移動する傾向を認めた（図 3-2）．

　仮着されていた ⑤⑥7 ブリッジは，強めの咬合時には十分な咬合接触が得られたが，軽く咬合したときには咬合接触が弱かった．そこで仮着中の ⑤⑥7 ブリッジの代わりに，軽く咬合したときにも十分な咬合支持が得られる暫間ブリッジを製作し，仮着したと

暫間ブリッジ

3 強い嚙みしめ時に下顎のズレとクリッキングが発現した症例

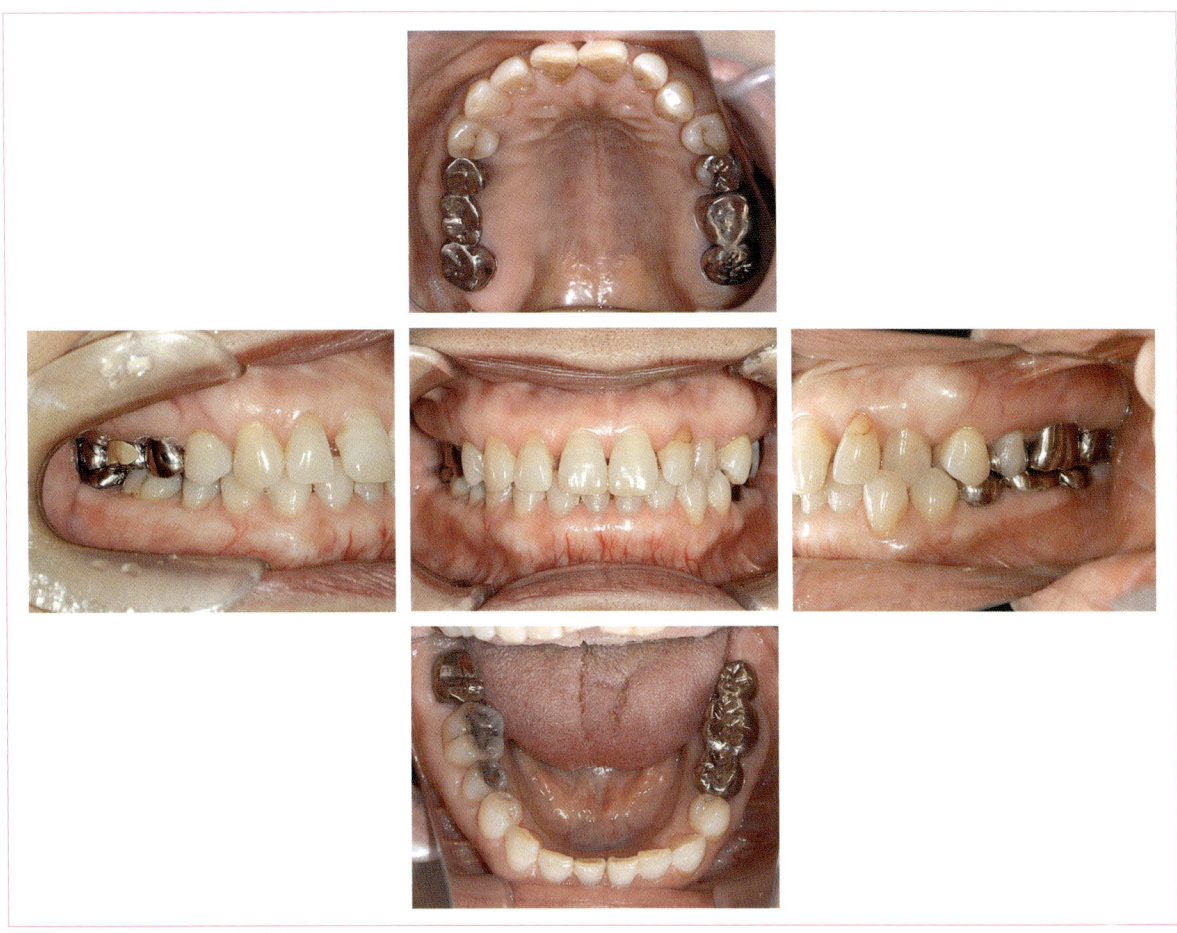

図3-1 口腔内写真（|⑤⑥7 ブリッジは仮着状態）

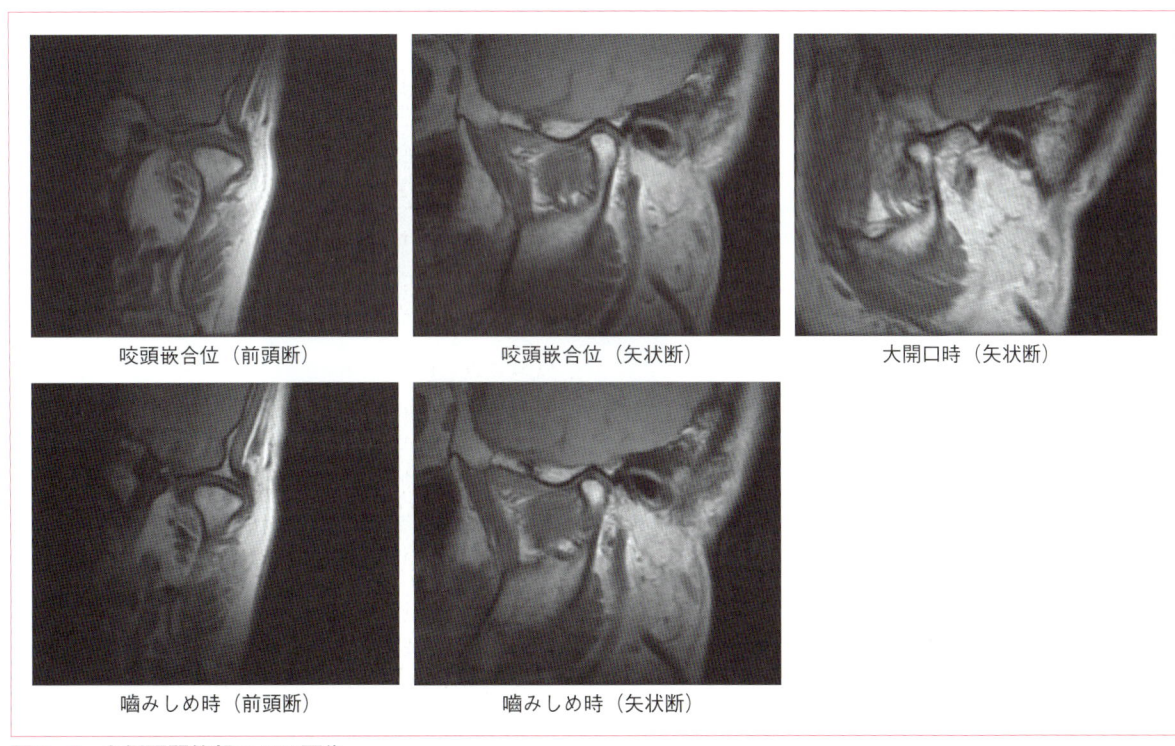

咬頭嵌合位（前頭断）　　咬頭嵌合位（矢状断）　　大開口時（矢状断）

嚙みしめ時（前頭断）　　嚙みしめ時（矢状断）

図3-2 左側顎関節部のMR画像

第Ⅱ編第7章　その他の歯科関連疾患と咬合

チェアサイド用6自由度顎運動測定器

各種限界運動経路

ころ（図3-3），強い嚙みしめを行ってもクリッキングを生じなくなった．

チェアサイド用6自由度顎運動測定器（CS-Ⅱi）[1]（図3-4）を用いて顎運動測定を実施したところ，ルーティーンで行っている各種限界運動経路には特に異常を認めなかった（図3-5）．

⑤⑥7ブリッジ仮着時および暫間ブリッジ仮着時に強い嚙みしめを行わせ，このときの左側顆頭点の運動を測定したところ，⑤⑥7ブリッジでは嚙みしめ時のクリッキングにともない左側顆頭点は上方へ移動したが，暫間ブリッジでは下顎頭の移動量はわずかであった（図3-6）．

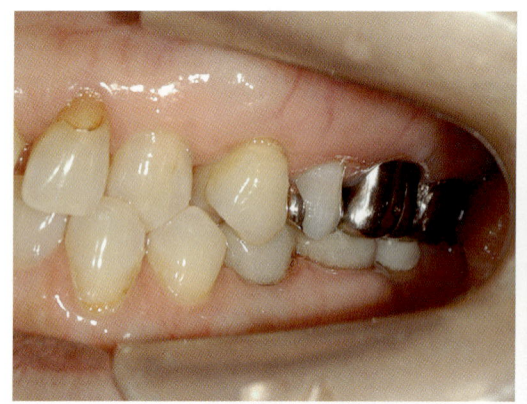

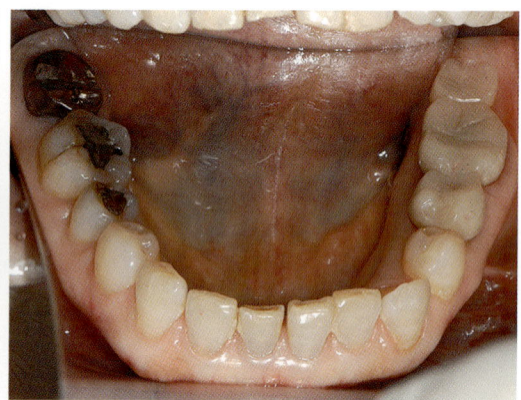

図3-3　軽い嚙みしめ時にも咬合接触がある⑤⑥7暫間ブリッジ仮着状態の口腔内写真

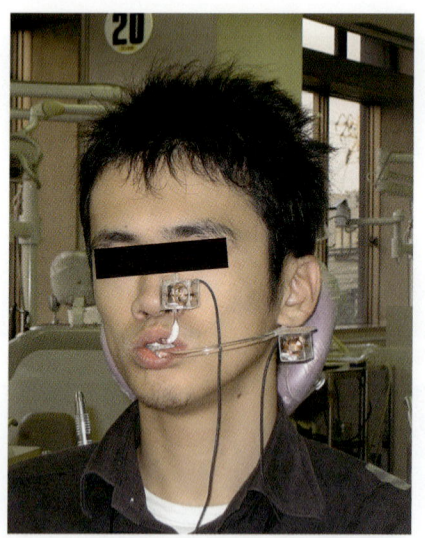

図3-4　顎運動測定風景（別被験者）

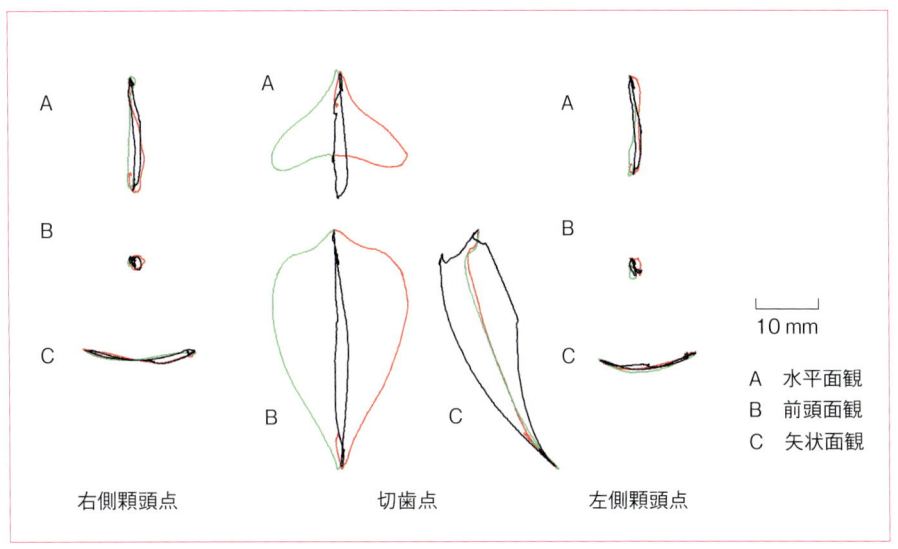

図3-5 各種限界運動時の顎運動軌跡

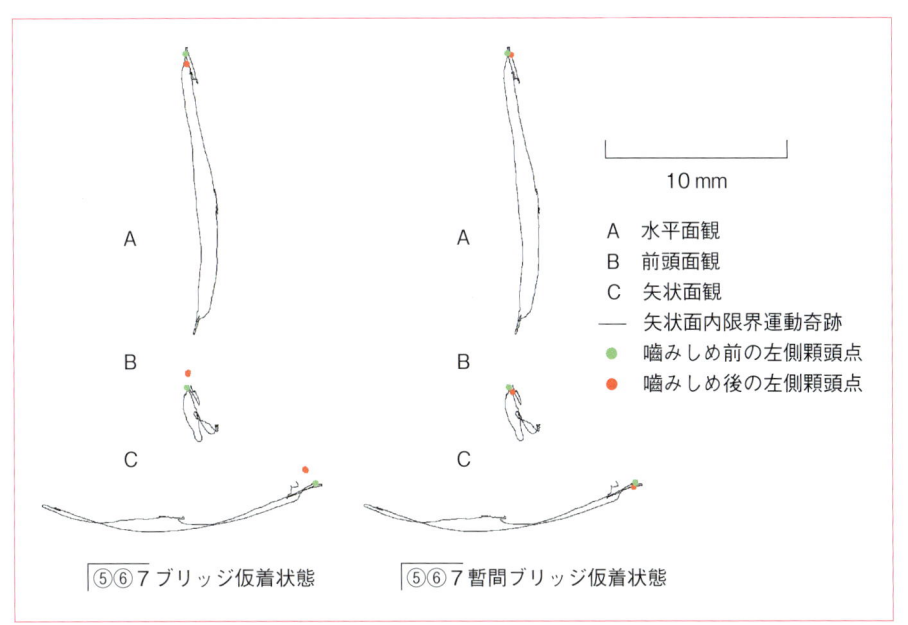

A 水平面観
B 前頭面観
C 矢状面観

右側顆頭点　　切歯点　　左側顆頭点

図3-6 下顎限界運動路と噛みしめ前後での左側顆頭点の位置

A 水平面観
B 前頭面観
C 矢状面観
—— 矢状面内限界運動軌跡
● 噛みしめ前の左側顆頭点
● 噛みしめ後の左側顆頭点

⑤⑥7ブリッジ仮着状態　　⑤⑥7暫間ブリッジ仮着状態

【考察】

　強い噛みしめによりクリッキングを生じる症例においてMRI検査と顎運動の観察を行ったところ，噛みしめ時における関節円板の内方への転位と下顎頭の上方への移動を認めたが，暫間ブリッジによって咬合支持を回復すると関節円板の内側への転位はなくなり，下顎頭の移動量も減少した．咬合支持の不足が噛みしめ時の顎関節への負荷要因となり，下顎頭の偏位を引き起こしたものと推測された．本症例では，ブリッジ製作に際して咬合採得時に強めに咬合させ，下顎頭が偏位した状態で咬合記録を採得したために，製作したブリッジの咬合支持が不十分なものとなった可能性がある．

　また，最後方臼歯を支台とするブリッジを製作する際に，支台歯形成時に対合歯とのクリアランスを十分にとったはずなのに，患者に咬合してもらって確認すると，削除した割

関節円板の内側への転位

IP-Checker
支台歯形成
顎間距離の減少

にクリアランスが不足していたという経験をすることがある．大橋[2]は，咬合接触と咬合力の変化にともなう大臼歯部の顎間距離の変化をIP-Checker[3]を用いて検討したところ，第一大臼歯欠損にブリッジの支台歯形成を行い，最後臼歯（第二大臼歯）を含む後方3歯の咬合接触が消失すると，咬合力によって最後臼歯部において300μm程度顎間距離が減少することを報告している．

本症例は，もともと顎関節症状があり，顎関節における下顎頭と関節円板の位置関係が不安定であったことに加えて，咬合採得時に強い噛みしめを行わせて記録を採取したことにより，関節円板が内方に転位した不適切な顎位で咬合採得が行われたものと思われる．その結果，咬合支持が不足したブリッジが製作され，強い噛みしめ時にクリッキングが発現したものと思われる．

最後方臼歯を支台とするブリッジでは，支台歯形成によって片側臼歯部の咬合支持のほとんどが失われる．補綴部位以外の歯列で非常に安定した咬合接触がある通常の症例では，問題なくブリッジを装着することができることが多いが，咬合採得に際しては，「下顎頭の偏位が生じていないか」，「適切な顎位で咬合採得が行われたか」について注意を払う必要がある．

エナメルアイラインド法

最後方臼歯を支台とするブリッジの咬合採得において，これらのエラーを最小にする方法として，支台となる歯が健全なら，支台歯形成時に対合歯と接触する咬頭の一部を削除せずに残したまま印象採得，咬合採得を行い，咬合器装着後に作業模型を削除して補綴装置を製作し，補綴装置装着時にこの部分を削除するエナメルアイラインド法が正確な咬合を再現する一方法としてすすめられている[4〜6]．また支台となる歯のみならず補綴部位以外での咬合支持が不十分な症例や，顎関節症の既往があり，関節円板の位置が不安定であると思われる症例においては，咬合採得時に下顎頭の偏位を生じやすいということを念頭に置いて処置を行う必要がある．咬合採得時には強い噛みしめを行わせて記録を採取しないことや，暫間ブリッジで強い噛みしめによっても下顎頭の偏位がないことを確認し，その顎位を最終補綴装置の咬合採得時に確実に採取するように努めなければならない．

（石川輝明・野口直人）

【文 献】

1) 石川輝明：三軸コイルを用いたチェアサイド用6自由度顎運動測定器の開発と応用．四国歯誌，**19**：55〜66，2006．
2) 大橋日出雄：咬頭嵌合位における顎間距離の変化について—咬合接触と咬合力の影響—．補綴誌，**32**：864〜877，1988．
3) 坂東永一ほか：半導体ストレン・ゲージを用いた咬頭嵌合位測定装置．補綴誌，**18**：329〜336，1975．
4) Christensen LC. : Preserving a centric stop for interocclusal records. *J Prosthet Dent*, **50** : 558〜560, 1983.
5) 塩沢育己ほか：最後方歯牙に補綴を行う場合の咬合採得．補綴臨床アドバンストコース．デンタルダイヤモンド，**10**（増刊号）：114〜119，1985．
6) 佐藤裕二ほか：最後方歯を支台とするブリッジの改良型エナメルアイラインド法を用いた咬合採得法．広大歯誌，**26**：129〜133，1994．

4 睡眠時無呼吸症候群と咬合

1 睡眠時無呼吸症候群とは

睡眠時無呼吸症候群（sleep apnea syndrome；SAS）とは，睡眠時の換気障害により惹起される疾患の総称であり，無呼吸の発症機序によって中枢型，閉塞型，混合型の3種に分類される．中枢型とは呼吸運動そのものが停止するものを示し，閉塞型とは上気道の狭窄や閉塞により換気が妨げられるものを，混合型とは両者の合併したものをいう．

本疾患は，中年期以降の肥満した男性に好発し，臨床症状として激しいいびき，無呼吸による睡眠障害，日中の傾眠傾向などを生じ，呼吸器系や循環器系の疾患をともなうことも多い．頻度としては閉塞型が最も多く，次いで混合型で，中枢型は比較的まれといわれている．閉塞性睡眠時無呼吸症候群（obstractive sleep apnea syndrome；OSAS）は，上気道の閉塞による換気障害により惹起されるもので，仰臥位での睡眠中にオトガイ舌筋の緊張低下が起こり，舌根が沈下したときに上気道が閉塞あるいは狭窄することによって生じると考えられている．また，閉塞をきたす背景には肥満，口蓋扁桃肥大，アデノイド肥大，小下顎症などによる上気道の解剖学的形態異常が存在する場合が多い（図4-1〜3）．

閉塞性睡眠時無呼吸症候群の治療には，狭窄した気道を手術によって拡大する外科的治療法，肥満患者に対する減量指導，薬物療法を中心とする内科的治療法，および鼻腔から加圧した空気を送り込むことで気道の閉塞を防ぐ経鼻持続陽圧呼吸器（continuous positive airway pressure；CPAP），下顎や舌を前方に牽引することで舌根の沈下を抑え上気道の閉塞を防ぐ口腔内装置などが用いられる（図4-4，4-5）．

2 咬合とのかかわりと口腔内装置

下顎の発育不全を生じる先天性の疾患であるピエール・ロバン症候群では，小下顎症とこれにともなう上気道狭窄による呼吸障害が認められる．このほかにも下顎の劣成長をともない，呼吸障害を認める症例では，外科的矯正治療により舌筋群の付着するオトガイ部

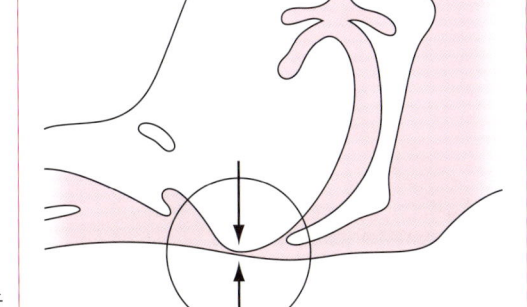

図4-1　閉塞性睡眠時無呼吸症候群
典型的には仰臥位での睡眠中，オトガイ舌筋の緊張低下によって舌根が沈下することで，上気道が狭窄することによって呼吸の困難を生じる．

第Ⅱ編第7章　その他の歯科関連疾患と咬合

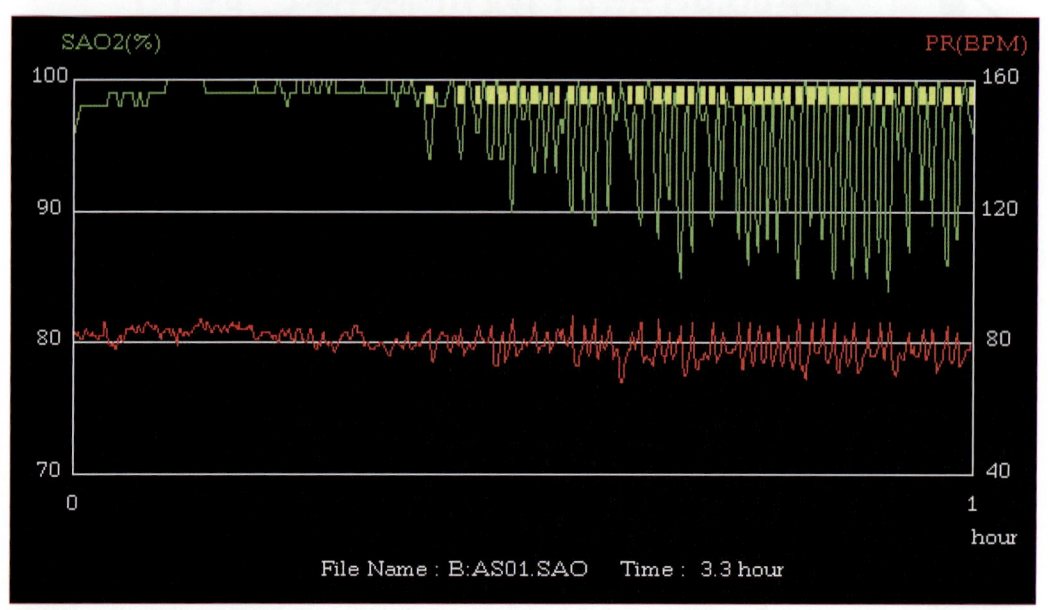

図4-2　SAS患者の睡眠記録
パルスオキシメータによる動脈血中酸素飽和濃度記録（図上のライン緑）と心拍数（ライン赤）．測定開始から約20分後に，無呼吸および低呼吸による反復的な酸素飽和濃度の低下が認められる（ライン緑上方のマークで示した区間）．

パルスオキシメータ
動脈血中酸素飽和濃度

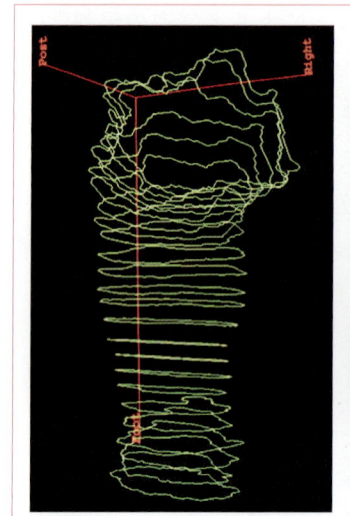

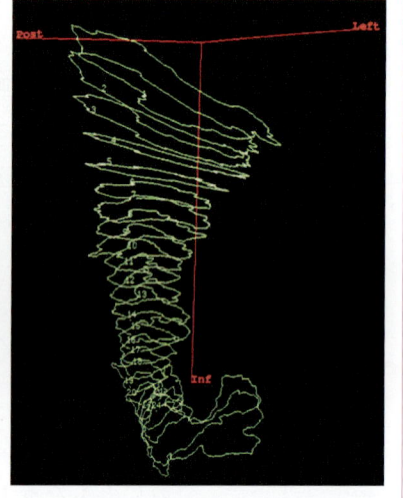

図4-3　上気道形態の比較
健常者（図左）とSAS症例（図右）の上気道の三次元構築像．SAS症例では舌根後部に気道腔の狭窄が認められ，最狭部では鉛筆程度の太さとなっている．
（西川啓介，Glenn T.Clark ほか：閉塞型睡眠時無呼吸症候群—歯科との関連性ならびにUCLAにおける研究と治療の現状について—．文献[1] より）

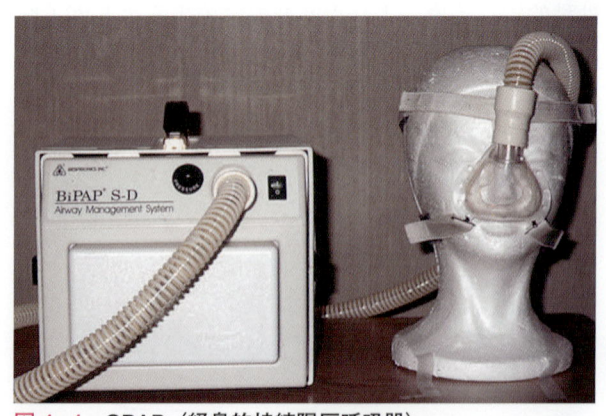

図4-4　CPAP（経鼻的持続陽圧呼吸器）
装着したマスクから加圧した空気を鼻腔に送り込むことで，気道の閉塞を防ぎ無呼吸を防止する装置．

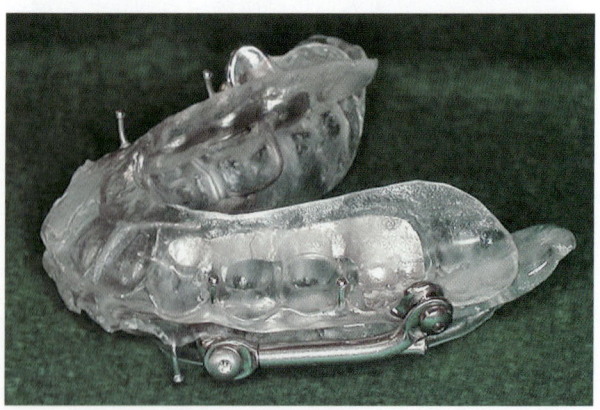

図4-5　SAS治療用の口腔内装置（ツーピースタイプ）
上下顎に装着するマウスピースを機械的維持装置により連結し，睡眠中に下顎を前方に牽引した状態で保持することで気道の狭窄を防ぐ．

を含む下顎歯列を前方に整位し，舌根部を前方に牽引することで，上気道の拡大がはかられる．

下顎の前方への牽引
気道閉塞の緩和
口腔内装置（SAS）
適用

　口腔内装置は，このような顎間関係の異常が認められない症例でも使用され，下顎を前方に牽引することにより気道の閉塞を緩和する目的で用いられる．一般に口腔内装置は，軽度から中等症の睡眠時無呼吸症候群において適用とされている．より重度の症例には，外科手術による上気道の拡大や CPAP などが適用とされることが多いが，口腔内装置はこれらの治療と同時に使用されることもある．口腔内装置の無呼吸に対する抑制効果は，下顎の牽引の程度を大きくするほど高くなることが期待できる．しかし，これをあまり大きくしすぎると起床時の咀嚼筋や顎関節の不快感や痛みなどの副作用を生じることが多い．また，下顎位の設定は，前後的には下顎の可動域の二分の一から四分の三程度に設定されることが多く，上下的には開口量を大きくしないほうが気道の拡大に効果的であることが報告されている[2]．

下顎位の設定

　また気道の拡大を優先して下顎位を極端に前方へ牽引することにより，歯列の移動や顎骨の変形を生じて咬合異常を生じることもあるため，下顎位の設定には各々の症例に応じた慎重な配慮が必要である[3]．とはいえ，口腔内装置で誘導する下顎位と無呼吸に対する抑制効果との関係についてはいまだに不明な点が多く，臨床現場での試行錯誤によるところが大きいのが現状である．今後は咬合位の変化が，上気道の解剖学的形態へ及ぼす影響について多数例を対象とした疫学的な調査が行われることが望まれる．

（西川啓介）

【文　献】

1) 西川啓介，Glenn T. Clark ほか：閉塞型睡眠時無呼吸症候群―歯科との関連性ならびに UCLA における研究と治療の現状について―．日本歯科評論，**614**：187～198，1993．
2) L'Estrange PR. et al. : A method of studying adaptive changes of the oropharynx to variation in mandibular position in patients with obstructive sleep apnoea. *J Oral Rehabil*, **23** : 699～711, 1996.
3) Rose EC. et al. : Occlusal side effects caused by a mandibular advancement appliance in patients with obstructive sleep apnea. *Angle Orthod*, **71** : 452～460, 2001.

第8章
咬合のメインテナンス

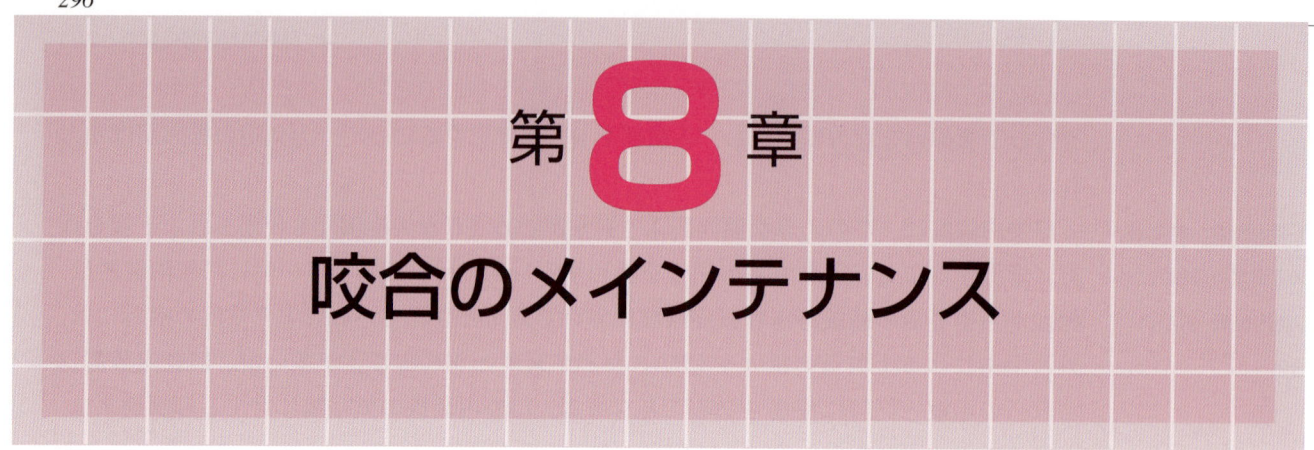

1 フォローアップ

フォローアップ　　一言でフォローアップといっても，その意味合いは大きく二分される．すなわち，歯科医師が治療を行った直後のフォローアップと長期のフォローアップである．両者で観察すべき点は大きく異なるため，本章では，治療直後のフォローアップと長期経過症例におけるフォローアップに分けて説明する．

1　治療直後のフォローアップ

治療直後のフォローアップ　　装着時に十分調整した修復物や補綴装置も，機能運動時（咀嚼時）に予期しないところが咬頭干渉を起こし，患者が違和感を訴えてくることはよくあることである．装着後1週間から10日の間にリコールすることが望ましい．装着後，気になることがなかったかを尋ねたうえで，咬合接触状態などを確認し，必要があれば調整する．患者の訴えをよく聞き，歯科医師の客観的所見と，患者の主観的な訴えとの関連性を判断しなければならない．

1-通常の歯科治療で咬合にかかわる治療を行った場合

通常の歯科治療の場合は，装着時の咬合診査法に準じて診査し，必要があれば調整する（「第Ⅱ編　第2章　咬合に関する診査法　① 各種の診査法，② 咬合診断の実際」参照）．調整量が大きかった場合は再度リコールすることが望ましい．

2-顎機能障害患者に対して咬合にかかわる歯冠修復を行った場合

治療前後で顎関節症状に大きな変化が認められなかったか否か，患者の訴えをよく聴き，その内容を十分理解するとともに，必ず顎機能障害に対する臨床診査（開口障害の有無，顎関節雑音の有無，筋および顎関節部の圧痛の有無など）を行い[1]，悪化していないことを確認したうえで，通常の手順で咬合の診査を行う（「第Ⅱ編　第2章　咬合に関する診査法　② 咬合診断の実際」参照）．

また，顎機能障害患者のなかには，口腔内の状態等を過剰に気にする者もいる．そのような患者の場合は，修復部位を気にして舌で触ったり，咬合状態を気にして不必要に噛み合わせるなどの動作を行うことがある．そのため過剰な筋活動の発現や，顎関節への負荷

が生じ，症状の悪化や再発を起こすこともあるので，あらかじめ適切な習癖指導を行っておく．

2 長期経過症例におけるフォローアップ

長期経過症例

　治療後の経過が短い場合とは異なり，患者自身の自覚は乏しいことが多い．しかし，10年，20年という長い期間で顎口腔系をみた場合，口腔内の状態は経年的に変化していく．咬耗，歯軸の近心傾斜，歯肉の退縮，隣接面の接触点の磨耗，歯髄腔の狭窄や歯冠色の変

生理的・加齢的変化

化などは生理的変化や加齢的変化として避けることができないものである．長期経過症例においてはこのような経年的変化を理解したうえで，状況に合わせたフォローアップを行うことが重要である．口腔衛生状態の悪化による齲蝕や歯周病などの病的変化が加わった場合には，急激な咬合状態の変化が生じる．さらなる長期経過症例においては，患者が高齢になるだけではなく脳血管障害や認知症などを発症し，そのためにプラークコントロールが困難になることも多い．長期経過症例においては，患者の全身状態を十分理解したう

総合的なメインテナンス

えで，口腔内の総合的なメインテナンスが必要である．天然歯の場合，歯冠補綴装置，義歯，あるいはインプラントが装着されている場合など，それぞれによって条件は異なるが，最初に理解しておくべき顎口腔系の避けられない経年的変化について解説したのち，天然歯や歯冠修復物の場合を中心にフォローアップ時の注意点と対処法を説明する．

1-生理的・加齢的変化

咬耗
咬合高径の低下

　一番大きな変化は，咬耗による咬合高径の低下である．20年間に第二大臼歯部で約0.5 mm，犬歯部で約1.3 mm 減少するとの報告がある[2]．

　また，歯の近心移動も起こる．図1-1に示すように，上下顎臼歯は近心にわずかに傾斜しているため，咬合力により近心方向への分力が生じる．この分力は，隣在歯が存在し，隣接面の接触状態が維持されている場合には，咬合力発現時に隣接歯間の接触関係を緊密にし[3]，歯列の広い範囲で咬合力を支持するために重要なものであるが，近心側の隣在歯が欠損した場合，近心方向に歯が倒れる現象の要因となる．また隣接面の摩耗により隣在歯との接触点も点から面へと変化する．

　咬合接触状態も変わる．咬合接触が面接触になり，それがさらに進むことによって側方

咬合様式の変化
アンチモンソンカーブ

運動時の咬合様式も犬歯誘導やグループファンクションからフルバランスとなり[4]，さらに機能咬頭の咬耗が進むとアンチモンソンカーブを描き，側方運動時の咬頭干渉を招きやすくなる．特にブラキシズムが著しい場合には咬耗の程度は大きく，天然歯ではエナメル質が喪失して象牙質が露出し，さらに進むと図1-2のように象牙質部分がクレーター状に陥凹した状態になる．歯髄腔は徐々に狭小化するため，痛みをともなうことは少ない．歯肉も徐々に退縮し，歯槽骨の吸収も認められる．

　また，顎関節部においても加齢的な骨変化が生じ，下顎頭や下顎窩が徐々に平坦化す

顆路の経年的変化

る．さらに，それにともない顆路も経年的に変化する（多くの場合は顆路角が緩くなる）．

　このような生理的変化および加齢的変化を生じている口腔内に対しては，そのときどきの状況に合わせた維持管理を行う必要がある[5]．基本的には口腔清掃などを第一とするが，歯周疾患が進行し，歯周ポケットが深くなり，動揺をきたしている場合などはしかる

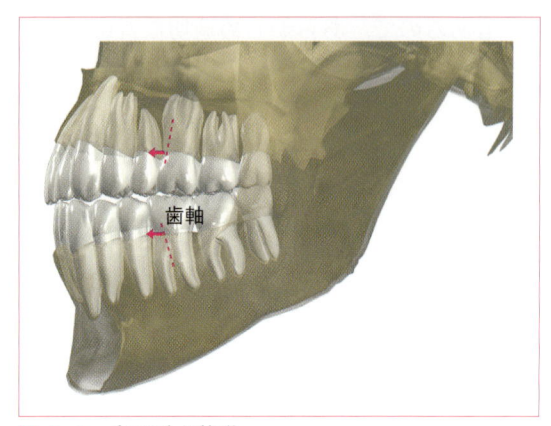

図1-1　歯の近心移動
上下顎臼歯は近心にわずかに傾斜しているため、咬合力により近心方向への分力が生じる．

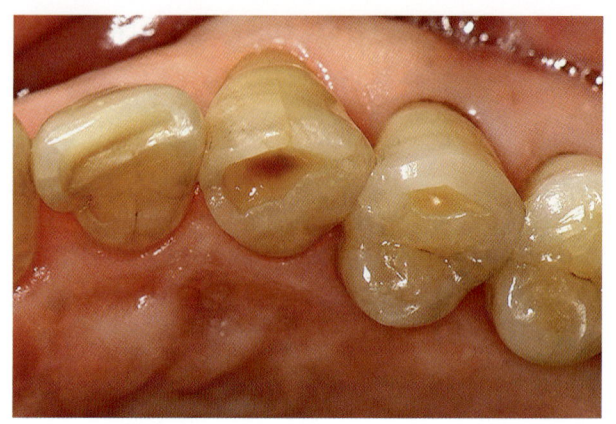

図1-2　歯の咬耗
経年的に，エナメル質が咬耗し，象牙質が露出する．軟かい象牙質はクレーター状に陥凹し，歯髄腔は第二象牙質により狭小化する．

咬合性外傷

べき初期治療の後，歯周病治療の一環として行う咬合治療が必要となる場合もある．すなわち咬合性外傷を起こしている部位については咬合調整を行い[6]，可及的に咬合時の歯の動揺（fremitus, functional mobility）をなくすようにする[7]．さらに咬合のバランスを維

暫間固定
永久固定

持するために，暫間固定や永久固定が必要な場合もある[8]．特に歯周疾患が進んでいる場合には，前方滑走運動時や側方滑走運動時の咬頭干渉を引き起こさないようにすることが大切である．

　また，補綴装置の再製作が必要となった場合には，咬頭傾斜の急な解剖学的咬合面形態をもつような補綴装置を装着することは，咬合の不調和を招く原因となる．残存歯と同程度の咬頭傾斜の補綴装置を製作する必要がある．

　さらにブラキシズムなどの習癖により，過度の咬耗や歯への負担が疑われる場合には，

ナイトガード

ナイトガードなども必要に応じて使用する．

2-天然歯や歯冠修復物におけるフォローアップ時の注意点および対処法

　天然歯や歯冠修復物が装着されている口腔内では，長期経過症例において以下のようなトラブルが生じやすいので，わずかな疾患の兆候をとらえて対処することにより，咬合の破綻を未然に防ぐことが重要である．

①歯肉の退縮
②歯周疾患の増悪
③二次齲蝕
④修復物の破損・脱落
⑤歯（歯根を含む）の破折　など

①歯肉の退縮

歯肉の退縮
知覚過敏
楔状欠損
根面齲蝕

　ある程度の歯肉の退縮は生理的変化および加齢的変化であるので問題はないが，それにともない歯根が露出し，セメント質が露出することによる知覚過敏や，楔状欠損，根面齲蝕が問題となる．特に歯肉縁下に設定されていた補綴装置のマージン部が，歯肉縁上になると不潔域に位置してしまうため，根面齲蝕になりやすい．また前歯部においては審美障害を引き起こす．支台歯が失活歯である場合には齲蝕になっても痛みを生じないため，患

者自身が気づいたときには辺縁部から冠の内部に齲蝕が進行してしまっていることも多い．このような事態を避けるためにも，定期的なリコールと専門家による歯面清掃（PTC：professional tooth cleaning）が非常に効果的である[9,10]．

PTC

②歯周疾患の増悪

歯肉疾患の憎悪は咬合状態そのものの破綻につながりやすいため，十分なプラークコントロールを行うとともに，咬耗による咬合状態の変化が咬合性外傷を引き起こしていないか確認する必要がある．過度の咬合力が作用して，上皮付着の喪失や骨欠損を生じる場合や，歯の動揺度が増加する場合，あるいは咬合痛や打診痛をともなう場合には綿密な咬合診断のうえで咬合調整する必要がある．また，歯周組織の状態が安定するまでは，リコールの間隔を短くする必要がある．

リコール間隔

③二次齲蝕

二次齲蝕

食片圧入

歯肉の退縮のところで述べたように，補綴装置の辺縁部に多く認められる．また，隣在歯の接点も面接触になるに従い，プラークコントロールの不良による齲蝕を生じやすい．さらに接触点が緩くなり食片圧入を起こす場合には，齲蝕や歯周病を引き起こすリスクは非常に高くなる．①，②と同様に予防には専門家による定期的な歯面清掃（PTC）が効果的である．齲蝕が生じた場合には充填処置などが必要である．

④歯冠修復物の破損・脱離

歯冠修復物の破損・脱離

界面破壊

金属疲労
連結部の破損

咬合力が強い場合には，歯冠修復物の破損を招く場合がある．大臼歯に陶材焼付鋳造冠を装着した場合に起こる陶材の破損はその一例である．また，単冠に比べ多数歯にわたる連結冠やブリッジが，陶材や硬質レジンの前装面の破損を起こしやすいのは，咬合力によって生じた歪みにより前装部と金属の間で界面破壊が生じるためと考えられる．さらに，金属自体も咬合力による金属疲労を起こし，連結部（特に鑞着部）が破損することがある．破損を防ぐためには，補綴装置製作時に十分な強度が得られるようなメタルフレームの設計（厚みの確保や鑞着面積の確保など）に努め，リコール時には過度な咬合力が特定の部位に集中していないか，咬頭嵌合位や側方および前方運動時の咬合状態を確認することが重要である．ブラキシズムなどの習癖がないか問診するとともに，口腔内をよく観察する必要がある．

一方，修復物の脱落は，③で述べた二次齲蝕が原因であることが多いが，動揺度の異なる歯を，連結冠やブリッジで連結固定している場合にも脱離しやすいので，リコール時に十分に確認する必要がある．

⑤歯（歯根を含む）の破折

歯の破折

歯根破折

有髄歯に大きなインレーなどが装着されている場合にも，歯冠破折が起こり得るが，失活歯においてはその危険性はより高い．歯冠部の残存歯質が齲蝕により大きく崩壊し，根管維持のために太い支台築造がなされている（すなわち残存歯質が薄い）場合には，さらにその危険性は高くなる．図 1-3 に示すように，咬合力の方向（赤い矢印）が支台築造や歯根の方向と異なる場合には支台築造の先端の部位（黄の矢印）に応力が集中し，歯根破折が起こりやすいため，ポストの先端を丸め，ポストと歯質の接着をはかることが重要である．歯軸の傾斜が著しい場合には必要に応じて MTM（minor tooth movement）を行い歯軸方向の改善をはかるなど，補綴装置作製時の設計に配慮が必要である．根尖病巣を認めないにもかかわらず，瘻孔が再発する場合や，打診痛が継続する場合には，歯根の

第Ⅱ編第8章　咬合のメインテナンス

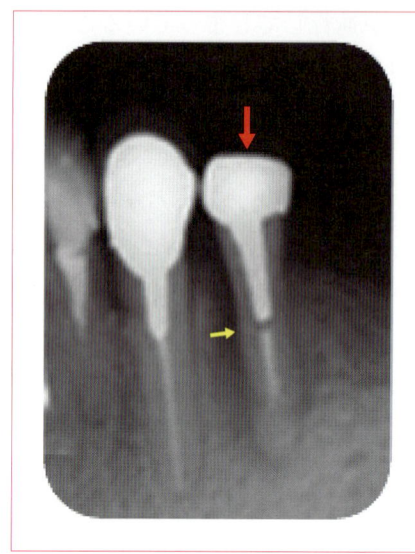

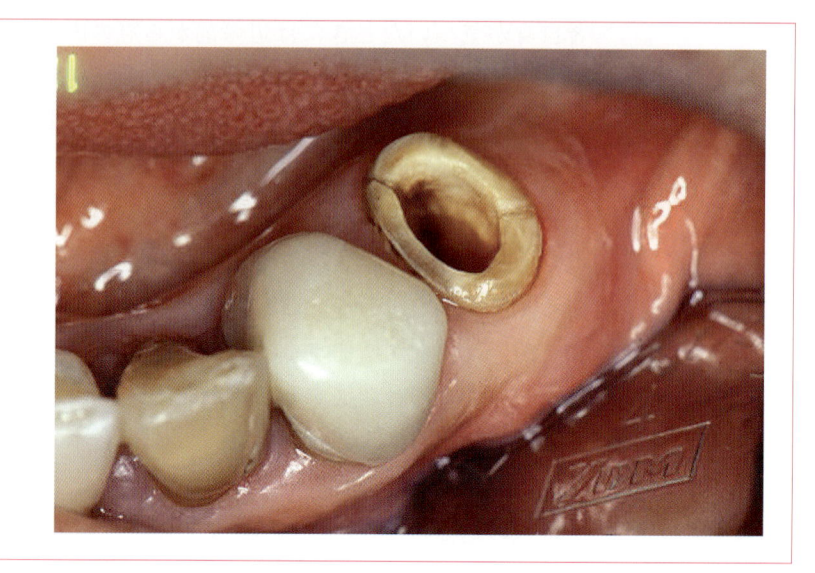

図1-3　歯の破折
咬合力はデンタルエックス線写真に赤い矢印で示した方向に加わるため，黄色の矢印部分に応力が集中して歯根が破折し，根面キャップが脱落した．

破折を疑ってみるべきである．
　フォローアップにおける対処法として，天然歯の場合には原則的には咬合調整を第一選択とはせず，口腔清掃などのメインテナンスを第一とする．しかし，歯周疾患に罹患し，歯周ポケットが深くなり，動揺をきたしている場合などは歯周初期治療の後，しかるべき咬合治療を行う．すなわち咬合性外傷を起こしている部位については咬合調整を行い，咬合力を分散させるために可及的にグループファンクションの確立を目指す．さらに咬合のバランスを維持するために，暫間固定や永久固定が必要な場合もある．歯周疾患が進んでいる場合には，特定の歯にかかる前方や側方への咬合力負荷を小さくすることが大切である．
　歯冠補綴装置が装着されている場合，咬合面に使用されている材料の種類によって硬度や表面性状が異なるため，補綴装置そのものや対合歯の咬耗の進行状態が大きく異なるので注意を要する．特に対合歯に硬い金属や陶材の補綴装置が装着されている場合は，大きく咬耗することがある．そのような場合，咬合平面は乱れ，側方運動時や前方運動時に咬頭干渉を引き起こすことになる．この場合には，できる限り補綴装置側を削合し，歯列全体で咬合力を分担するように調整すべきである．

咬合性外傷
咬合調整

暫間固定
永久固定

3－義歯を装着している場合におけるフォローアップ時の注意点および対処法

義歯のメインテナンス

　義歯のメインテナンス法に従って行う．欠損部分が大きい場合には特に注意が必要である．夜間義歯をはずすため，ブラキシズムがある場合，著しく強い力が残存歯にかかることがある．また，図1-4のように義歯を使用していない期間が長くなると残存歯と顎堤が咬合するようになり，義歯作製に支障をきたす場合もある．
　また，義歯の人工歯の咬耗の程度は，天然歯や金属あるいは陶材の歯冠補綴装置より大きいため，リコール時に気をつける必要がある．咬耗して咬合接触が失われてきた場合にはレジンを添加するか，最終的には人工歯の置換などが必要となってくる．リジッドサポートの義歯で審美的に問題がないならば，図1-5のようにあらかじめ人工歯の咬合面

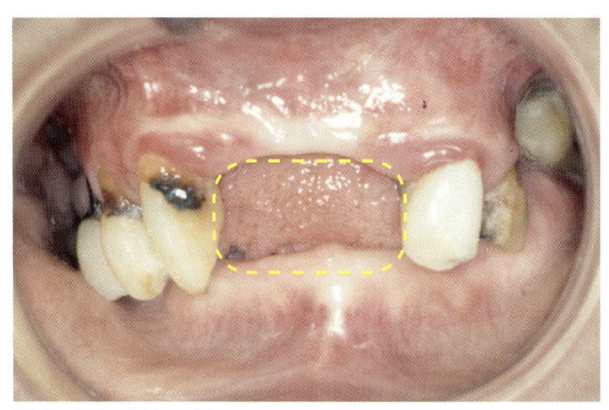

図1-4 顎堤の吸収
症例は54歳の女性で，下顎前歯部（黄色枠内）の歯冠破折により来院した．義歯はもっておらず，この数年間，歯科治療も受けていなかった．
著しい顎堤の吸収は，長期に義歯を使用していない場合によく認められる．患者によっては，本症例のように顎堤と残存歯で咀嚼できるため，不自由を感じていないが，長期予後を考えると早期に義歯を装着するほうが望ましい．

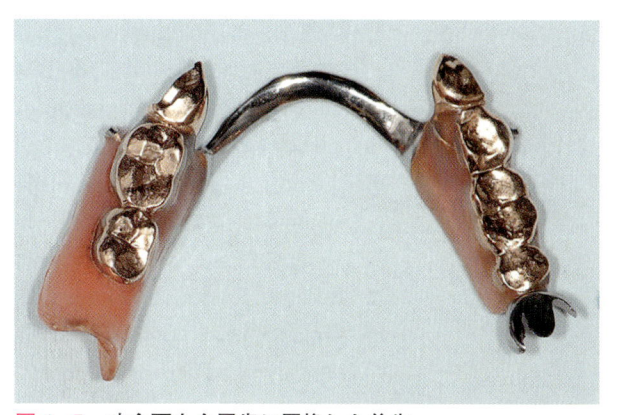

図1-5 咬合面を金属歯に置換した義歯
非緩圧型の義歯の場合には，咬合面を金属に置き換え咬合の長期維持をはかる方法もある．

金属歯
を金属歯に置き換えるのも，咬合の安定のためには有効な方法である．義歯の咬耗をそのまま放置した場合，残存歯に大きな咬合負担がかかり，残存歯の喪失を早める可能性もある．

義歯粘膜面の不適合
また咬合状態のほかに義歯の粘膜面の不適合は，残存歯，なかでも鉤歯への負担を大きくし，特に直接維持装置となっている鉤歯は欠損側に倒れる方向に大きな力を受ける．歯根の破折や歯の動揺を招くとともに，咬合破綻を引き起こすので，定期的なリコールが必要である．

3 まとめ

フォローアップは歯の健康状態を継続的に観察することによって，疾患の兆候となる口腔内の変化を早期に発見し，必要に応じて予防や治療を迅速に開始することを可能とし，歯科治療に欠かせないものである．

適切なフォローアップはこれからの高齢化社会において，口腔はもちろん全身の健康の維持にも役立つものである．

歯冠修復物や補綴装置が口腔内で長期に機能し，一生自分の歯で何でも食べることができるようにフォローアップを行うことが望ましい．

（細木真紀）

【文　献】

1）大西正俊ほか：顎関節症．永末書店，東京，2001．
2）武田孝之：同一個人の加齢にともなう咬合面の形態・機能の変化に関する研究．歯科学報，**84**：1535〜1562，1984．
3）Oh SH. et al. : Evaluation of proximal tooth contact tightness at rest and during clenching. *J Oral Rehabil*, **31** : 538〜545, 2004.

4) 中尾勝彦：正常天然歯列における咬合小面と歯牙接触に関する研究（後方歯牙接触位，前方滑走運動，側方滑走運動）. 補綴誌, **16**：289〜319, 1972.

5) Ramfjord SP. et al. : Significance of occlusion in the etiology and treatment of early, moderate, and advanced periodontitis. *J Periodontol*, **52** : 511 〜 517, 1981.

6) Lindhe J. et al. : The role of occlusion in periodontal disease and the biological rationale for splinting in treatment of periodontitis. *Oral Sci Rev*, **10** : 11 〜 43, 1977.

7) Abrams LPS. et al. : Role of occulusion in periodontal therapy. Louis F. et al.(eds.), Periodontics-Medicine, Surgery, and Implants. Mosby, St Louis, 2004.

8) Nyman S. et al. : Considerations on the design of occlusion in prosthetic rehabilitation of patients with advanced periodontal disease. *J Clin Periodontol*, **4** : 1 〜 15, 1977.

9) Ramfjord SP. et al. : Oral hygiene and maintenance of periodontal support. *J Periodontol*, **53** : 26 〜 30, 1982.

10) Westfelt E. et al. : Significance of frequency of professional tooth cleaning for healing following periodontal surgery. *J Clin Periodontol*, **10** : 148 〜 156, 1983.

2 ナイトガードの使用

1 ブラキシズムの咬合力

齲蝕や歯周病によって生じた歯の欠損を修復するために装着した補綴装置が，口腔内で長期間健全に機能するためには，日常的な口腔清掃と歯科医院での定期的なメインテナンスを欠かすことはできない．しかし，睡眠時ブラキシズムなどの口腔異常習癖がある症例では，通常のメインテナンスだけでは口腔内環境を維持することが困難な場合もある．ブラキシズムの弊害は，咬耗の促進，修復物の破壊や脱落，歯および歯根の破折，歯周組織への過剰負担による外傷性咬合，顎機能障害（顎関節症）などが数えられる（「第Ⅰ編 第5章 睡眠時ブラキシズム」参照）．それではブラキシズムが行われるときに，いったいどれだけの力が歯列に加わっているのだろうか．

ブラキシズムの計測を行う研究では，咀嚼筋の活動にともない生じる電気現象を筋電図として測定することが多い．筋は収縮する際に，微小ながら活動電位を発生するため，その電位を電気的に増幅することで，収縮の強さや持続時間などを知ることができる．筋収縮中に記録される活動電位の大きさは，測定部位や方法によって異なるため，意識的に行った最大筋活動すなわち最大随意収縮（maximal voluntary contraction；MVC）時の活動電位を測定し，これに対する比率（% MVC）に変換することで，その大小が判定される．大倉は，健常被験者20名の睡眠時の咀嚼筋活動をテレメータシステムにて測定し，ブラキシズム時の筋活動量を測定した結果，そのピーク値の平均が35% MVCであったことを報告している[1]．

筋電図による評価は比較的簡便で信頼性も高いが，微小な電気現象を数千倍に増幅して測定するため定量性は劣っている．また基準となる最大随意収縮の程度は人によって異なるため，絶対値としての評価はむずかしく，ブラキシズムによって発揮される咬合力の上限は不明のままであった．西川は，10名の被験者を対象に上下顎歯列に装着するマウスピースに小型荷重変換器を組み込み，睡眠時に発揮される咬合力を実測した結果を報告している[2]．この研究で，計測された咬合力の最大値は81.2 kgfに達し，この値は被験者の覚醒時の最大咬合力の1.12倍に相当していた（図2-1）．大がかりな補綴治療を行った患者は，強い嚙みしめを避ける傾向にあるため，起きている間に最大嚙みしめを行うことは少ない．また，補綴装置もそのような咬合力に耐える強度をもたない場合も多い．覚醒時の最大嚙みしめを超えるような強い力が，睡眠中無意識下に行われるブラキシズムによって発揮されるという報告は，ブラキシズムによる弊害から顎口腔系を守るための手立てを，歯科医師が積極的に講じる必要があることを示している．

2 ナイトガードの必要な症例

残念ながら現在のところ，ブラキシズムの発現自体を長期的に防止し，かつ広く一般への普及が期待できるブラキシズムの治療法は開発されていない．したがって，ブラキシズムが疑われる症例では，ブラキシズムによる歯や修復物への障害に対する対症療法として

第8章　咬合のメインテナンス

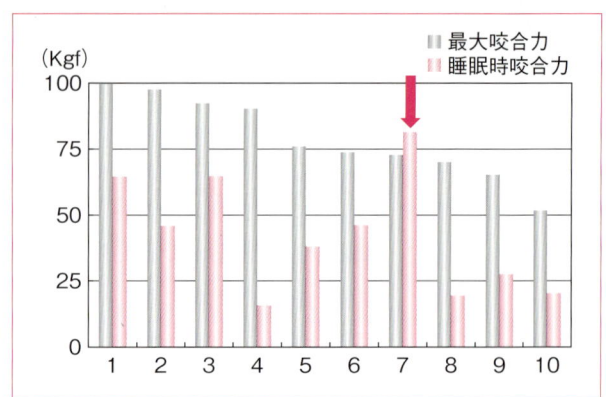

図2-1　睡眠時ブラキシズムの咬合力
睡眠時ブラキシズムにおいて観察された咬合力のピーク値．最大81.2 kgfの睡眠時咬合力（図中の矢印）が観察され，これはこの被験者の覚醒時の最大咬合力の1.12倍に相当していた．

　ナイトガードの使用が勧められる．何らかの治療を必要とするブラキシズムの有病率は成人の5～8%に達するとする報告もあるが，一度もブラキシズムをしたことがないという人はむしろまれであり，程度の差こそあれ，ほとんどすべての人がブラキシズムを経験していると考えられる．日常生活のストレスは，ブラキシズムを引き起こす原因となっていることが知られているが，その程度は環境により影響を受けることが多い．習慣性のブラキシズムは近親者による歯ぎしり音の申告により判定されるほか，歯の顕著な咬耗，覚醒時の咀嚼筋の疲労や疼痛，修復物の破折や脱落の既往などの徴候をもつ．進行した咬耗をもつほかに半年以内に上記のいずれかの徴候のある症例では，習慣性のブラキシズムを疑ってみる必要がある．

　ブラキシズムの既往がなくとも多数歯の欠損をともなうブリッジの症例や，ポーセレンなどの前装材料を咬合面に使用した症例，歯科インプラントによる治療を受けた症例では，ナイトガードの使用を検討することが望ましい．また，可撤性義歯の症例で義歯非装着時の咬合支持が乏しい例では，咬合力によって残存歯列に外傷を生じる危険性もある．このような症例では睡眠中の義歯の着用や，義歯の形態を模したナイトガードの使用が勧められる．

　現在臨床で用いられている歯科インプラントの多くは，骨とインプラント体の界面がオッセオインテグレーションによって結合した構造をもっている．このような歯科インプラントは，天然歯に比較して歯根膜による緩圧作用がないため，上部構造体に過大な咬合力が加わるとインプラントに対して機械的なダメージを生じ，前装材料の破折や，固定用スクリューの緩みや破折，インプラント体周辺の骨吸収などのトラブルを生じる原因となる．特にインプラントと天然歯の混在する口腔内では両者にとって適正となる咬合を与えることはむずかしく，最終的な上部構造体の装着に先立ち，プロビジョナルレストレーションを用いて咬合の適切性を診査するとともに，ブラキシズムに備えたナイトガードの使用が推奨される．

3　ナイトガードの製作

　ナイトガードのもつべき要件には，歯列を保護するよう咬合面全体を被覆すること，閉口位で歯列全体に均等な接触があり顎位の安定が得られること，側方運動時での干渉のないことなどがあり，一般にスタビライゼーションスプリントと同様な形状のものが用いら

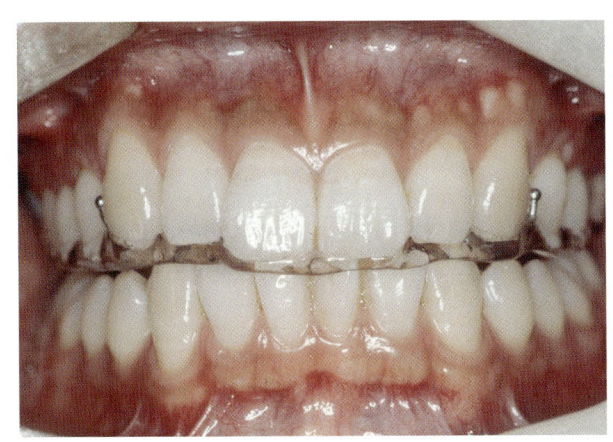

図2-2　上顎に装着したナイトガード

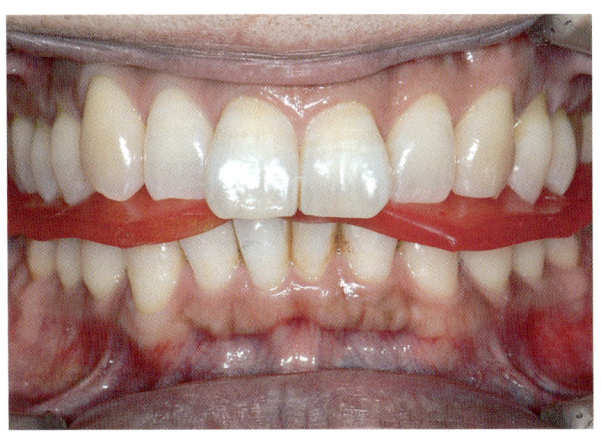

図2-3　軽いタッピングを行わせた際の閉口位を基準として咬合採得を行う

れる（図2-2）（「第Ⅱ編　第4章　顎機能障害（顎関節）と咬合　③　スプリント治療の実際」参照）．上顎，下顎どちらにも装着可能であるが，歯列や修復物を保護する目的で，欠損や修復が多い側があれば，そちらを装着側として選択する．欠損を含む歯列に装着する際は欠損部位に咬合堤状の形態を与えることで，対合歯列との接触が安定するように設計する．また上下顎ともに欠損の多い症例や，保護したい補綴装置が装着されている際には，上下顎ともに装着することもある．咬合面を平坦な形状として閉口位で咬合面全体が接触するような調整を行う．製作する材料は，透明の加熱重合レジンが強度や耐久性の面で優れている．特に咬合力が強く装置の摩耗が著しい症例では，強度に優れる金属材料を用いて咬合面を被覆するが，この場合は対側の歯列に対するダメージについて考慮する必要がある．また熱可塑性の透明シートを歯列模型に圧接して製作する方法もあるが，材料の性質上劣化しやすく長期の使用には不向きである．

　以下に，ナイトガード製作の一般的な手順について解説する．通法に従いアルジネート印象材にて上下顎の印象採得を行い，硬石膏を用いて作業模型の製作を行う．咬合採得にはパラフィンワックスを2～3枚重ねて折りたたみ馬蹄形に成形して用いる．温水でワックスを軟化して歯列間に挿入し，軽いタッピングを行わせることで得られる筋肉位を目標として咬合採得を行う（図2-3）．ナイトガードによる咬合挙上量は，安静空隙量を超えない範囲に設定するが，強度を保つためにワックスの最薄部の厚みが臼歯部で1mm以上あるほうが望ましい．

　スプリットキャスト法を用い，模型を平均値咬合器に装着する．次いで着脱の妨げとなるアンダーカットをブロックアウトした後に，維持装置の製作を行う（図2-4）．咬合面の床縁を頰側面のアンダーカット部まで延長する際には，この部位が維持力を発揮するため，必ずしも維持装置は必要ではない．しかし，床外形が大きくなると違和感も強くなるため，ボールクラスプやワイヤークラスプなどを維持装置として使用し，必要最小限の大きさに設計することで使用感が向上する．

　維持装置を固定後，パラフィンワックスにて蝋形成を行う．咬合面は対合歯列の機能咬頭頂がほぼ点で接触するように咬合接触を与える．また，側方運動のガイドは犬歯誘導を原則とする（図2-5）．ワックスの研磨後，通法に従いフラスコに埋没し，加熱重合レジ

ンを塡入し，重合を行う．割り出し後，スプリットキャストを用いて咬合器に再装着し，咬合調整を行った後に，石膏模型から取り外して形態修正と研磨を行う（図2-6～8）．

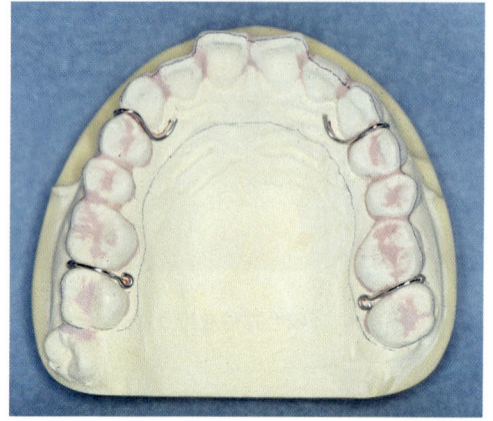

図2-4　維持装置としてボールクラスプを2～4カ所に設ける

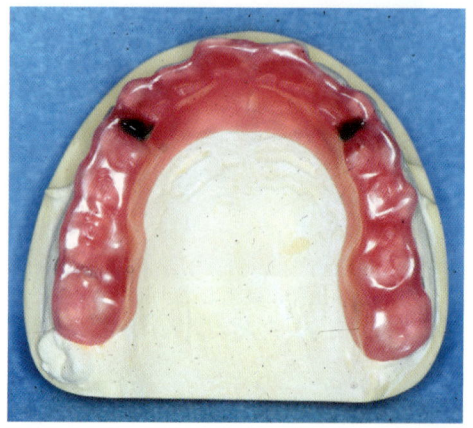

図2-5　ワックスの厚みは最薄部で1mm程度となるようにする

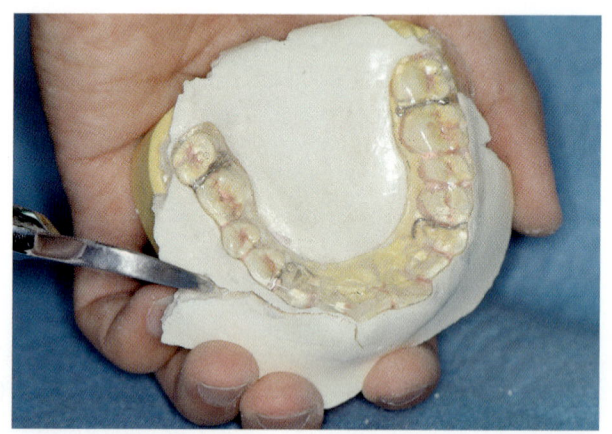

図2-6　透明の加熱重合レジンで重合を行い，重合後に割り出しを行う

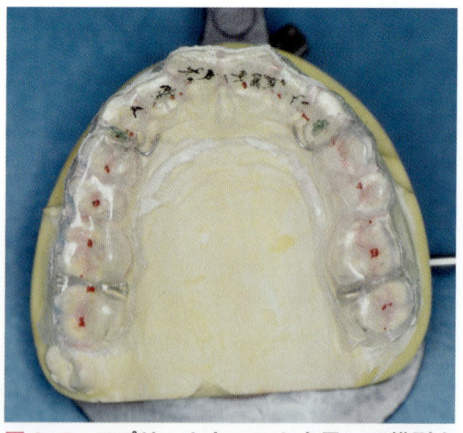

図2-7　スプリットキャストを用いて模型を咬合器へ再装着し咬合調整を行う

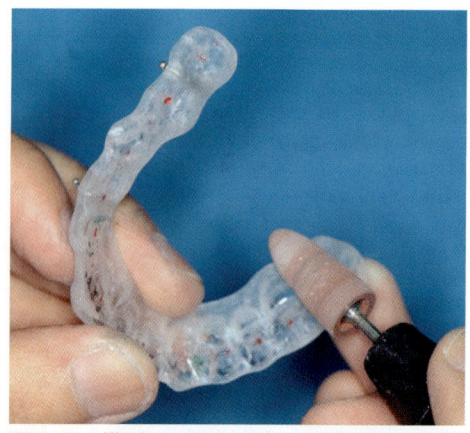

図2-8　模型より取り外し，形態修正と研磨を行う

4 口腔内での調整と使用法

適合検査　　　口腔内に試適したナイトガードが適合しない場合は，クラスプの不適合や隣接歯間部のアンダーカットが原因となっていることが多い．クラスプ調整を行うとともに適合検査を行い，不適合部分をラウンドバーなどで削合し，カタつくことなく歯列に適合するまで調整を繰り返す（図2-9）．装着中に歯列を締め付ける感じが残るようだと，長時間の使用が困難となる．

締め付け感

咬合調整　　　良好な適合が得られたのを確認した後に咬合調整を行う（図2-10）．短冊形の咬合紙を用いる際は，V字状に折り曲げて左右側同時に咬合接触部位の診査を行うが，全歯列用の咬合紙を使うと能率的な調整が行える．タッピング運動を行った際の閉口位で，歯列全体に均等な接触が得られるようになるまで調整を繰り返す（図2-11）．調整には径の大きなカーバイドバーを用いた大まかな削合から開始し，ラウンドバーなど小径のバーへ付け替えて細かな調整へ移行する．臼歯部で，それぞれの歯の機能咬頭が咬頭頂付近で均等に接触し，前歯部は軽い噛みしめで引き抜き試験を行った際に，抵抗をもって引き抜ける程度の強さに調整する．前方および側方滑走運動の調整では滑走方向の前方となった部位が接触し，反対側の咬合面は離開することを原則として，側方運動では犬歯誘導，または

歯列全体の均等接触

犬歯誘導

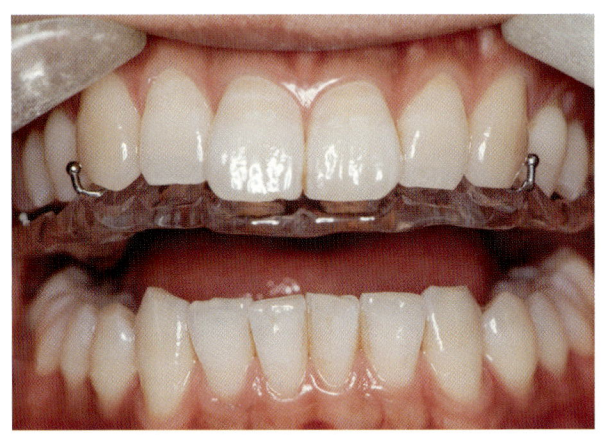

図2-9　口腔内での適合状態の確認

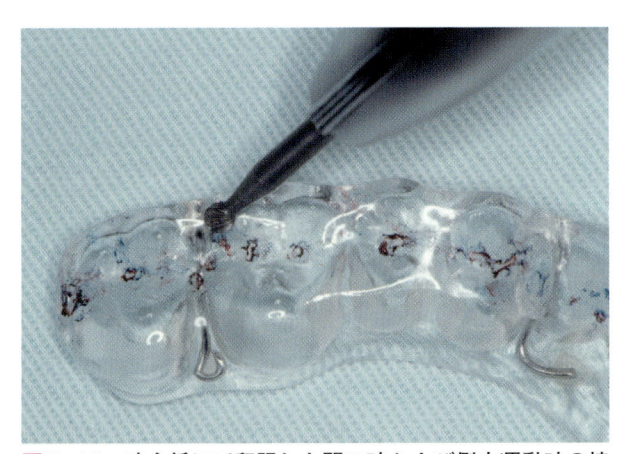

図2-10　咬合紙にて印記した閉口時および側方運動時の接触部位を調整する

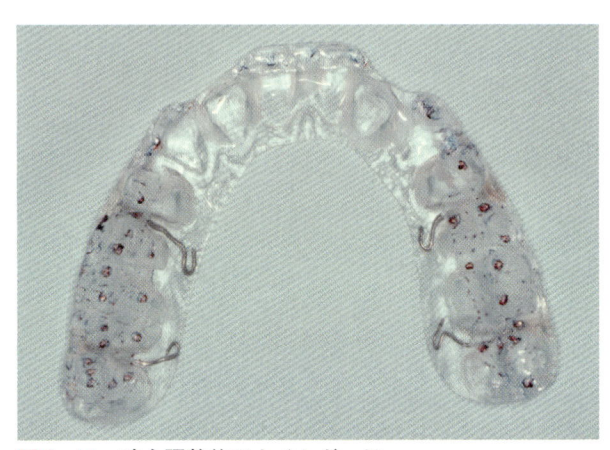

図2-11　咬合調整後のナイトガード
赤はタッピングポイント，青は側方運動時の咬合接触部位を示している．

第8章 咬合のメインテナンス

グループファンクション　犬歯から小臼歯が接触するグループファンクション様の咬合様式を与え，作業側，平衡側とも大臼歯部は接触させない．すべての調整が終了した後に，レジン床義歯と同様に滑沢な面が得られるまで研磨を行う．

使用上の注意　　装着に際しては，患者自身で着脱できるよう鏡を見せながら指導を行うとともに，使用上の注意点についての説明を行う．ナイトガードはブラキシズムや噛みしめによる歯や顎関節の障害を防ぐための装置であるため，意識して噛みしめたりはしないこと，使用前には必ずブラッシングを行うこと，使用時以外は乾燥しないよう湿らせた状態で保管すること，歯磨剤での洗浄は表面に傷を付けるので行わないこと，来院時には調整のため持参すること，変形を防ぐために熱い湯には漬けないこと，などについての指導を行う．

　ナイトガードは通常夜間睡眠時に使用するように指示するが，日中のくいしばり習癖が疑われるような症例においては，昼間の使用を指示することもある．ただし，このような場合には無意識下に上下顎の歯が接触していないかどうか注意することで，くいしばり癖が生じないよう安静指導をあわせ行うことも必要である．

（西川啓介）

【文　献】

1) 大倉一夫：マルチテレメータシステムを用いた睡眠時ブラキシズムの測定と解析．補綴誌，**41**：292～301，1997．
2) Nishigawa K. et al.: Quantitative study of bite force during sleep associated bruxism. *J oral Rehabil*, **28**: 485～491, 2001.

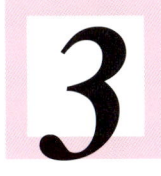

3 ブラキシズムへの対応の違いによって経過に差が出た2症例

ブラキシズム
ナイトガード

　ブラキシズムは咬合を破綻させる大きな要因である．ナイトガードを使用しなかったために，咬合破綻が加速したと思われた天然歯列の症例と，著しいブラキサーであったにもかかわらず，ナイトガードの使用によって全顎的な補綴治療の経過を良好に保っている症例を紹介する．

1 天然歯のブラキシズム症例（失敗例）

> **症例 1**
> 　齲蝕は少ないが，全顎的な咬耗と，局所的な深い歯周ポケットを認め，数年後には多数の歯に知覚過敏症状を訴えるようになり，次々と抜髄処置と抜歯が必要となった症例である．欠損部や痛みのある部位の治療だけを希望したため，全顎的な治療やナイトガードの装着は行われず，該当部位のみの治療で終診し，再来するという経過を繰り返し，抜歯→ブリッジ装着→義歯装着に至っている．

初　診：2001年3月，59歳，男性．
主　訴：前歯で噛めない．
現病歴：約20年前に交通事故で ２| を喪失，近医で義歯を作製したが，ほとんど使用していなかった．
既往歴：特記事項なし．

【治療経過】

2001年　初診
抜歯とブリッジ装着
　　　（図3-1）
3年後　（表3-1）

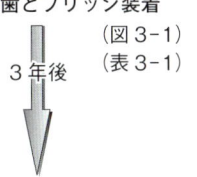

　デンタルエックス線写真（図3-1）に示すように，２|欠損，７|８ 残根，|３ には大きな齲蝕を認めた．歯石はほとんどなかったが，局所的に深い歯周ポケットを認めた（表3-1）．７|８ を抜歯し，|３ を抜髄し，③２①に硬質レジン前装冠のブリッジを装着して終診とした．

知覚過敏処置，抜歯，
抜髄，歯冠修復処置
　　　（図3-2）
3年後

　3年後の2004年7月に，下顎左側臼歯部に痛みを訴え来院した．多数の歯に知覚過敏症状を訴えたため，知覚過敏処置と |５６７/５ を抜髄し，著しく挺出していた |８ を抜歯した．図3-2は，抜髄処置後（2005年1月）の口腔内写真である．全顎的に咬耗しているが，右側より左側の咬耗の程度が強く，左側に抜髄処置を行った歯が多い理由として，長期にわたり ２| の欠損を放置し，習慣性咀嚼側が左側に偏っていたことが考えられた．歯冠修復処置を行い2005年3月に終診とした．

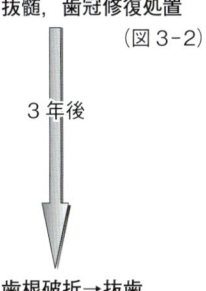

歯根破折→抜歯
　　→ブリッジ装着
2年後

　2007年1月には |５ が歯根破折のため再来院，抜歯後 |④５⑥ ブリッジを装着し終診と

第Ⅱ編第8章 咬合のメインテナンス

した．

2009年
抜歯→義歯装着

2009年4月には 54| に痛みを訴え再来院し，歯周疾患の進行が著しく保存不可能なため5月に抜歯，義歯を装着した．

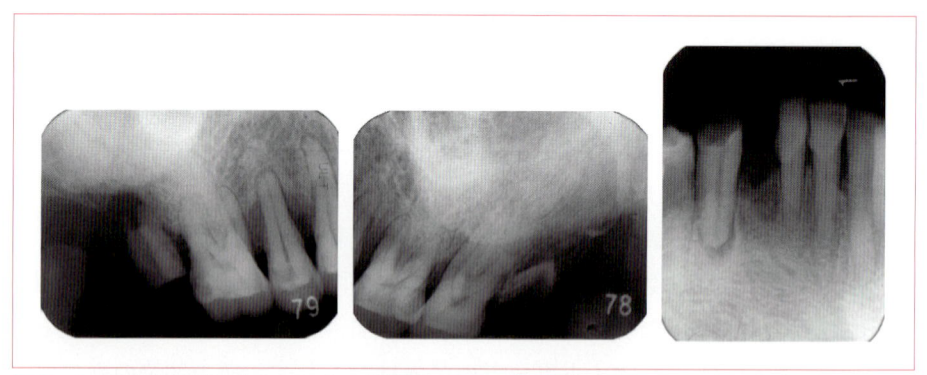

図3-1 初診時のデンタルエックス線写真（2001年3月）
7 6 5|部，|6 7 8 部，4 3 1|1 2 部のデンタルエックス線写真である．
7|8 残根，3|に大きな齲蝕と根尖病巣を認め，2|は欠損，歯槽骨の吸収も認められる．

表3-1 歯周基本検査結果（2001年3月）

動揺度	/	/	0	0	0	0	0	0	0	0	0	0	0	0	/
BOP	/	/	−	−	−	−	−	−	−	−	−	−	−	−	/
EPP(mm)	/	/	6	6	4	2	3	3	3	2	2	2	2	2	4	/
部位	8	7	6	5	4	3	2	1	1	2	3	4	5	6	7	8
	8	7	6	5	4	3	2	1	1	2	3	4	5	6	7	8
EPP(mm)	3	2	2	3	5	3	/	2	2	2	2	2	2	2	3	/
BOP	−	−	−	−	−	−	/	−	−	−	−	−	−	−	−	/
動揺度	0	0	0	0	0	/	0	0	0	0	0	0	0	0	/

動揺や出血は認めないものの，上顎右側臼歯部に深いポケットを認める．

3 ブラキシズムへの対応の違いによって経過に差が出た2症例

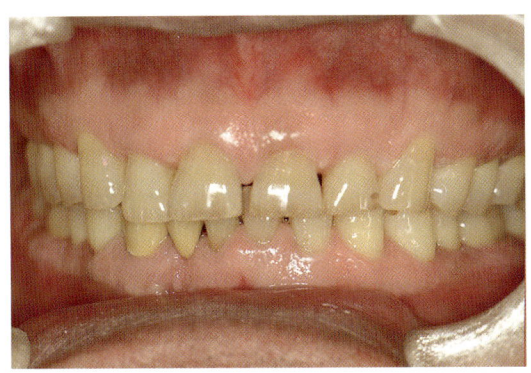

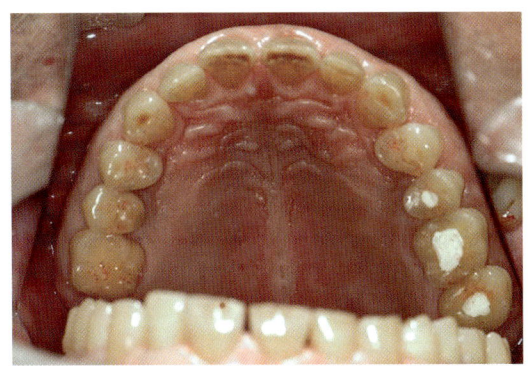

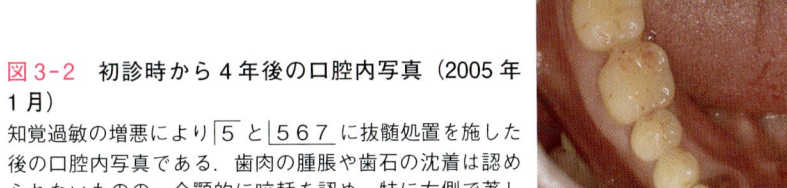

図3-2　初診時から4年後の口腔内写真（2005年1月）
知覚過敏の増悪により 5| と |567 に抜髄処置を施した後の口腔内写真である．歯肉の腫脹や歯石の沈着は認められないものの，全顎的に咬耗を認め，特に左側で著しい．咬耗により咬合面には象牙質の露出が認められ，犬歯や小臼歯の歯頸部は一部歯肉が退縮し，セメント質の露出が認められる．

- ・咬耗
- ・知覚過敏・抜歯・歯冠補綴
- ・歯根破折・抜歯・欠損補綴
- ・抜歯・義歯装着

歯の喪失？！

【考　察】

ブラキシズムによる咬合性外傷が強く疑われ，今後も欠損歯の増加が予想される症例である．

このような症例においては，症状が出現した歯を順次治療していくのではなく，咬合性外傷を軽減するための全顎的治療が必要な場合もあると考えられ，ナイトガード装着も必要と考えられる．

本症例はインフォームドコンセントが得られず，全顎的治療も，ナイトガードも希望されなかったため，このような経過をたどっているが，齲蝕のない歯に補綴治療を行うべきなのか，それとも歯周治療のみを続けるのか，積極的治療か必要最小限の処置か，治療方針を考えさせられる症例である．

第Ⅱ編第8章　咬合のメインテナンス

2　全顎的に補綴治療を行いナイトガードを使用した症例

> **症例2**
> 　1979年から2017年まで30年以上の通院歴のある患者である．1979年に全顎的に治療した後の17年間は，クラウンが脱離した部位や痛みが出た部位のみの治療を繰り返していた．1996年に全顎的な再治療を希望して来院した．歯槽骨の吸収が著しいため抜歯適応と考えられる歯があったが，自覚症状はなく抜歯を希望しなかったため，抜歯は行わずに上顎に全歯にわたる連結冠を，下顎臼歯部に連結冠とブリッジを装着した．ブラキシズム（クレンチング）があるため，夜間にはナイトガードを装着している．

初　診：1979年6月，49歳，女性．
主　訴：冠がとれた．
現病歴：約10年前に 5|3 を含む多数歯にクラウン装着とレジン充填処置を行った．
　　　　5|3 クラウンが脱離来院．レジン充填部の変色が認められた．
既往歴：特記事項なし．

【治療経過】

1979年　初診
全顎的補綴と保存修復

　1979年，5|3 クラウンの脱離と前歯部の変色を訴え来院，5321|1237，643|456 に陶材焼付鋳造冠と全部鋳造冠を装着するとともに 21|123 にレジン充填処置を行い，1980年3月に終診となった．

17年後

　その後，クラウンが脱離した部位や痛みが出た部位だけを随時治療して終診としていた．1988年5月，|6 に痛みを訴えて再来院したときのデンタルエックス線写真を図3-3上段に示す．

1996年～
全顎的再補綴治療

　1996年7月に勤めていた職場を退職したため時間に余裕ができたとのことで，全顎的な治療を希望して再来院した．デンタルエックス線写真を図3-3中段に示す．1988年（上段）と比較して，4|45 周囲の歯槽骨が吸収していたため抜歯も検討したが，著しい臨床症状を認めず患者も抜歯を希望しなかったため，保存することとした．また|6 は，根分岐部のエックス線透過性が亢進していた．メタルコアを除去したところ，歯根が破折していたため抜歯した．打診のあった|4 は感染根管治療を行い，1999年5月に上顎全歯にわたる連結冠（大臼歯は全部鋳造冠，他は陶材焼付鋳造冠）を装着し，8月に 76543| 連結冠と |④⑤6⑦ ブリッジを装着した．口腔衛生状態は良好であった．

1999年
ナイトガード装着

リコール継続
10年経過

　半年後のリコールで，臼歯部に著しい咬耗を認め，歯ぎしりの自覚もあったため，図3-4のようなナイトガードを作製し，夜間就寝時に使用してもらうこととした．その後，数カ月に1度，定期的なリコールを行っている．図3-5の口腔内写真と図3-3下段のデンタルエックス線写真は，2009年9月の状態である．連結冠装着後10年が経過しているため，1|1 前装冠は歯肉退縮により歯頸部マージンが約1mm露出しているが，口腔衛

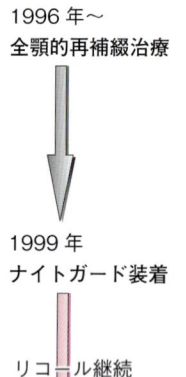

2009年

3 ブラキシズムへの対応の違いによって経過に差が出た2症例

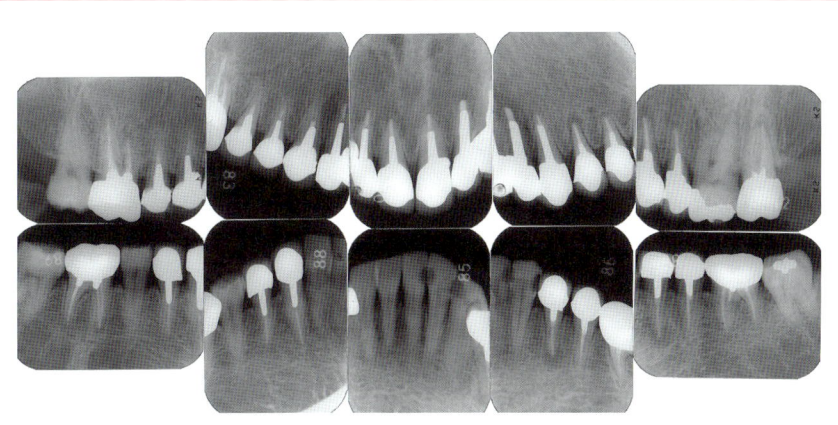

1988年5月のデンタルエックス線写真
|6 に痛みを訴えて来院した．

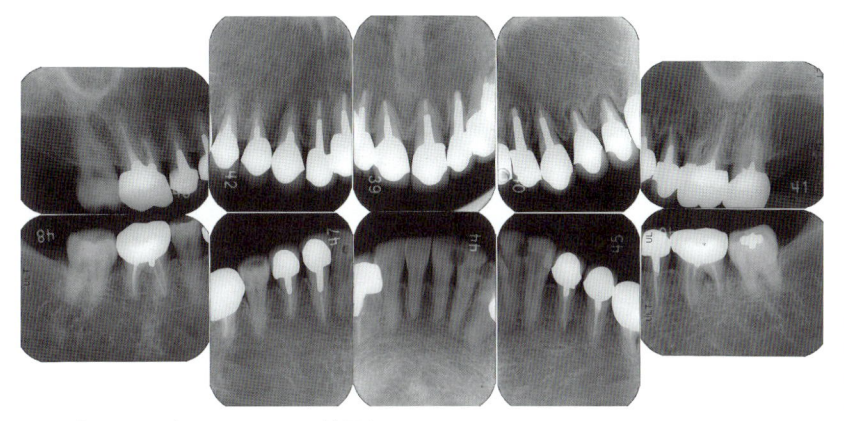

1996年7月のデンタルエックス線写真
1988年のデンタルエックス線写真と比較して，4|45 の歯根膜腔は著しく拡大している．|6 には分岐部病変が認められる．

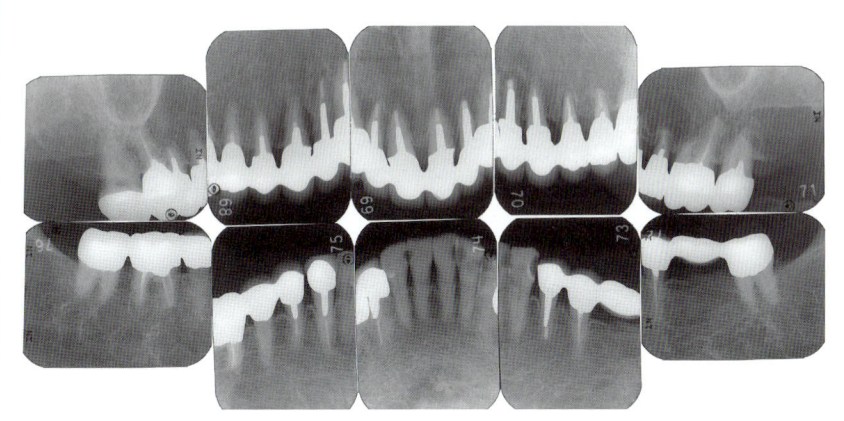

2009年9月のデンタルエックス線写真
96年のデンタルエックス線写真と比較して，大きな変化は認めない．

図3-3 デンタルエックス線写真の経過

生状態は良好で，齲蝕は認めない．76|67 と 76|67 の咬合面（特に矢印で示す機能咬頭側）は著しく咬耗していた．また，ナイトガードにも矢印のように圧痕が多数認められ，同部位に穴やヒビ割れが生じ何度か再製作した．一方，デンタルエックス線写真では大きな変化は認めていない．リコール時にはフッ素含有で研磨剤非含有の歯面清掃剤でポ

第Ⅱ編第8章 咬合のメインテナンス

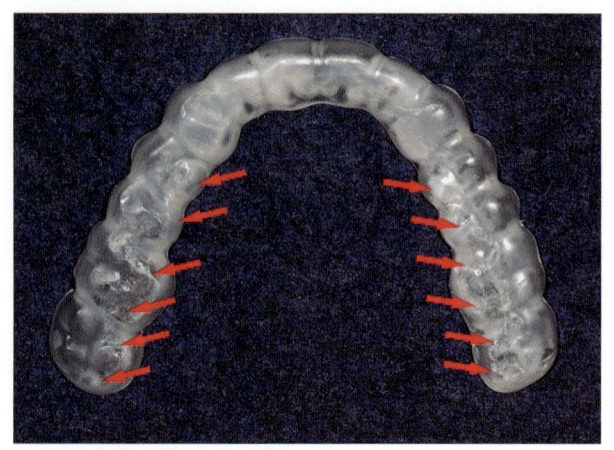

図3-4 夜間に使用しているナイトガード
ナイトガードはスタビライゼーション型スプリントに準じた咬合調整をほどこしている．矢印で示す口蓋側咬頭部には圧痕が認められる．穴があいたり，ヒビ割れが生じたため，何度かつくり直している．

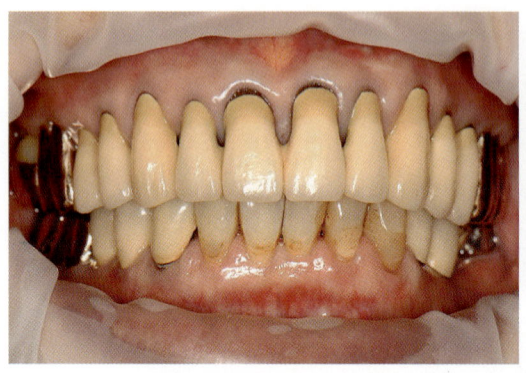

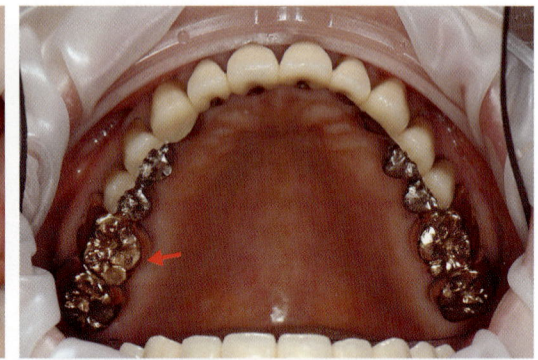

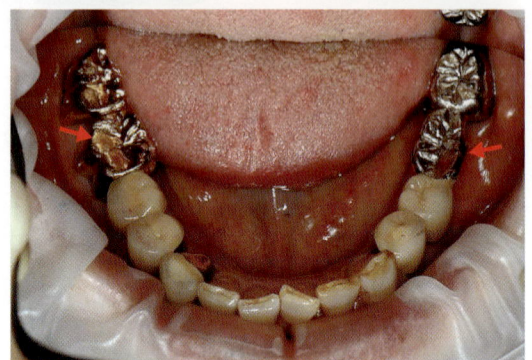

図3-5 初診時から30年後（補綴装置装着から10年後）の口腔内写真（2009年9月）
前歯部歯頸部に歯肉の退縮は認めるが，齲蝕には罹患していない．臼歯部機能咬頭は矢印のように著しく咬耗している．

リッシングを行うとともに，咬耗により咬頭干渉が生じた場合には咬合調整を行っている．

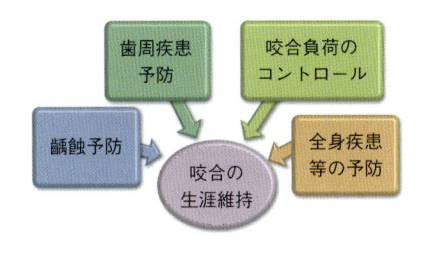

【考　察】

　初診から2017年に至る38年間で，欠損した歯が1本のみであることは特筆すべきことであろう．1999年からの10年間の経過中前半の5年間に，7┃ ┃2 に1, 2回の歯肉の腫脹を認めたが，5年後よりリコール間隔を半年に1回から2, 3カ月に1回に短縮してからは腫脹の再発はなく改善している．口腔ケアが行き届くようになったことに加えて咬頭干渉が生じたときに必要に応じて咬合調整を行ったことが，歯周疾患の進行防止に有効であったと考えられる．1996年に抜歯を検討した 4┃45 は，臨床症状もなく良好な経過をたどっている．本症例は連結固定とナイトガードの使用により咬合圧の負荷を分散したことが，咬合状態を良好に維持できた大きな理由であると考えられる．

（細木真紀）

第9章
咬合研究・咬合治療の将来展望

　咬合研究や咬合治療について，これまでの先人の業績を反芻しつつ，これから何を行うべきか展望してみたい．咬合を考えるとき同時に力についても考えておくべきであり，その重要性について，熱心な臨床家からは診療経験に基づいた問題提起がなされている．もちろん咬合と咬合力についての研究も数多くあるが，望ましい咬合面形態の要件を明らかにするまでにはいたっていない．顎口腔系をシステムとして統一的に理解できるようにするためデータを収集，蓄積して解析することが求められている．
　望ましい咬合面形態の客観的，具体的な要件を，クラウンブリッジ補綴学を担当する講座で教育，臨床に携わりつつ，追い求めてきた．まず，顎運動を妨げない咬合面すなわちインターフェアランスのない咬合面の形態について6自由度で検討した．

1　顎運動に調和した咬合面形態

顎運動に調和した咬合面形態

　上下の歯の咬合関係，すなわち複雑な形状をした立体と立体の接触と離開について考えるとき，顎運動について歯列上のどこか1点の立体運動がわかるだけでは情報として十分でない．少なくとも一直線上にない3点の立体運動データが必要であるが，もっと多くの点，たとえば咬合面に設けた目の細かい格子の各交点の運動軌跡が示されると少しは理解しやすくなる．しかし，多数の点における微妙に異なる運動から咬合面形態を考えることは，それほど容易なことではない．

顎運動モデル
蝶番軸
全運動軸

　顎運動の規則性をみつけだして，歯列全体の運動を簡明に表現できる顎運動モデルをつくることができればもっと考えやすくなる．蝶番軸モデルは，後方での開閉口運動のある範囲に対する1自由度モデルであり，全運動軸モデルは，矢状面内の運動を全運動軸の並進と，この軸の回りの回転で表現する3自由度モデルである．顎運動をこのようなモデルでとらえると，モデルが成立している範囲では，咬合面の関心のある点の運動はその点と軸との位置関係によって決まるので，咬合面上の多くの点の運動がどのような関係になっているのかを容易に検討することができる．

運動論的顆頭点
顎間軸

　運動論的顆頭点モデルは，側方運動を含むあらゆる顎運動に対する6自由度モデルであり，顎間軸モデルは2顎位間の関係ならびに下顎運動と相補下顎運動との関係を表現する6自由度モデルである．
　顎運動に調和した咬合面の基準面として，咬頭嵌合位ならびに偏心位で最もよく噛む形態を考えてみる．このような基準面がもし求まれば，これ以上噛ませることはできないので，咬頭嵌合位ならびに偏心位で不要な咬合接触を削除して，必要なクリアランスと溝を

付与すれば意図する咬合面が得られることになる．検討したところ，咬頭嵌合位で面接触している上下の咬合小面が偏心位でも面接触するためには，その咬合小面が特定の運動に対する特定の面となっているときのみに可能であることがわかった．まず顎運動がある平面に沿った並進運動のみである場合や，ある軸の回りの回転運動のみである場合は条件を満たすことが容易に理解できる．並進運動と回転運動の両者がある場合には，並進運動と回転運動がある条件を満たしている場合にのみ可能であり，そのような例を円筒形の茶筒とその蓋あるいはボルトとナットの関係にみることができる．自由度の大きい茶筒と蓋の関係でみると，蓋は着脱方向の中心軸に沿って自由に並進運動をすることができ，同じ中心軸の回りで自由に回転運動をすることができる．茶筒の蓋を回転させながらとり外すとき，蓋の最初の位置と少し動かした位置とで求まるらせん軸すなわち顎間軸と，もう少し動かした位置で求まる次の顎間軸が同一であることが，並進運動でも回転運動でも接触する面が存在するための運動の条件である．

 ヒトの顎運動でこの条件を満たす運動があるかどうかを，咀嚼中の咬合接触を念頭に置いて咀嚼運動や側方運動で調べてみると，顎間軸は顎運動にともない次々とその位置を変えており，顎間軸が同一の場所にとどまることは通常はない．面接触が可能な条件を満たすような運動が存在しないということは，咬合小面と顎骨の位置関係が変化しないすなわち剛体条件が満たされているときには，咬頭嵌合位で面接触している上下の咬合小面は偏心位である側方位で面接触することはないという結論になる．

 次に点接触で最もよく噛む基準面について考えてみる．咬頭嵌合位で咬合接触する下顎の点に注目すると，上顎咬合面の形態は，この点の下顎運動軌跡より急傾斜であれば偏心位でインターフェアランスとなり，緩傾斜であればクリアランスを生じるので，この点と最もよく噛む上顎咬合面の形態はこの点の下顎運動軌跡そのものになる．この点のあらゆる方向への下顎運動軌跡を含む曲面は最もよく噛む基準面になりうると考えられる．咬頭嵌合位で咬合接触する上顎の点に注目した場合には，その点の相補下顎運動軌跡に沿った形態が下顎の咬合面形態となる．美馬[1]はこの曲面を咬合参照面と呼んだ．得られた咬合参照面と咬頭嵌合位で面接触する咬合小面を対合歯に付与した場合，顎運動によっては偏心位でインターフェアランスとなることがあるが，顎運動に問題がない場合には咬頭嵌合位で面接触して，偏心位では咬合小面間距離が最小となり，得られた咬合参照面は咬合面形態の基準面となる．

 グループファンクションオクルージョンの被験者の咬合接触を観察した菅原[2]は，「側方滑走運動時には上下顎臼歯の機能咬頭の咬頭頂付近に臨床的には定点ともみなせる咬合接触点があって，対合する非機能咬頭の斜面を滑走するという咬合接触様相を示す」と報告している．咬合面をつくるときこの報告に従うと，Ａコンタクトである下顎頬側咬頭頂と接触する上顎頬側咬頭内斜面は，定点とみなせる下顎頬側咬頭頂の下顎運動軌跡に沿った形態とし，Ｃコンタクトである上顎口蓋側咬頭頂と接触する下顎舌側咬頭内斜面は上顎の定点とみなせる点の相補下顎運動軌跡に沿った形態とすればよいことになる．

 大久保ら[3]は，同じ側すなわち左側なら左側の側方滑走運動であっても咬頭嵌合位からの運動（側方滑走開口運動）と，咬頭嵌合位へ向かう運動（側方滑走閉口運動）は微妙に異なることを報告している．側方滑走運動は咬頭嵌合位からの運動を測定する方が容易ではあるが，咀嚼の第4相で機能する咬合面を製作する場合の咬合参照面には咬頭嵌合位

へ向かう運動軌跡を採用するべきである．

中尾[4,5]は，咬頭嵌合位ならびに偏心位における咬合接触はすべて咬合小面内で発現し，多くの咬合接触は咬頭嵌合位で接触面積が広く，咬頭嵌合位から遠ざかるにつれて狭くなると報告している．

剛体条件のくずれ 面接触

剛体条件下では生じないはずの偏心位における面接触が観察されるのは何故なのであろうか．歯は力を受けると運動することが知られており，歯の運動により剛体条件がくずれるため面接触となると考えられる．このときの歯の動きとしては，力学的にみて咬合接触がなくなる方向ではなく安定な咬合接触が出現する方向への運動となると考えられるが，岡田[6]，薩摩ら[7]によってそうなっていることが確認されている．この結果，剛体条件下ではわずかなクリアランスのある部位であっても機能時には咬合接触することがある．

多くの咬合接触とは逆に，咬合接触面積が咬頭嵌合位より偏心位で広くなるものがあり，犬歯はそうなっていることが多い[3,5]が，犬歯が作業側側方運動のガイドとなっていることと無関係ではなさそうだ．また，咬頭嵌合位で咬合接触のない部位が偏心位で咬合接触する例も報告されている[2,3]．咬合接触状態の実態を明らかにするためには，多数例の観察が必要であり，咬合可視化装置を自由に使える環境の整備が待たれる．

咬合可視化装置
6自由度

歯の運動を考慮に入れた条件，すなわち6自由度より自由度の多い環境での咬合接触をもう少し考えてみる．ミューチュアリープロテクテッドオクルージョンの咬合様式を付与する場合，咬頭嵌合位で前歯部を25μm程度僅かに離開させるとなっているが，そのときの咬合力については規定されていない．もし軽く嚙んだ状態で25μm離開させたとすると，強く嚙めば軽く嚙んだときより臼歯部で60μm程度咬合高径が低くなる[8]ので前歯部も咬合接触する．逆に咬頭嵌合位で咬合接触している部位は，そのときの咬合力の大きさに応じて歯が運動しているので，下顎がわずかに偏心運動をしてもただちに離開することはない．何が重要であるのかを考えてみると，生体にとって意味があるのは，上下の歯が単に接触しているかどうかということより，どの程度の強さで接触しているのかということであることに気付かされる．顎運動軌跡の表示に際して，原点として用いられることの多い咬頭嵌合位も咬合力の大きさを規定しなければ厳密には位置が確定しないということである．坂東ら[8]は，軽く嚙んだ位置を，岡田[6]は強く嚙んだ位置を基準位とすることを提案している．どちらの規定でも，咬頭嵌合位を繰り返しとったときのばらつきを咬合面精度の10μmより小さくすることができるが，厳密な解析時には咬合力を定量的に規定することが望ましい．

嚙みしめと咬合接触

咬頭嵌合位の位置の確定
咬合力の規定
基準となる下顎位（咬頭嵌合位）

18自由度

現在までに報告されている咬合可視化技術は6自由度の範囲にとどまっているが，咬合接触強さが重要となると，顎運動の6自由度に加え咬合する上下の歯が顎骨に対してそれぞれ6自由度で運動するので，18自由度に対応しなければならない．すべての歯の運動が測定できればよいのだが，かなり煩雑になりそうである．6自由度可視化装置に個々の歯の歯周組織の特性を組み込むことで，シミュレーションではあるものの術者にとってそれなりに有益な情報が提供されるようになるかもしれない．

② 咬合面形態に応じた顎運動

顎機能制御系

主機能部位や顎機能制御系など，ヒトは嚙みにくいところを避け，嚙みやすいところで

噛むことを無意識的に行っていることがわかってきた．咬合の変化に対する反応は，同一個人で再現性があり，同じ反応が複数のヒトで認められることから，意識レベルより下位の脳が与えられた咬合状態に応じて筋の活動状態をコントロールしており，コントロールの方法すなわち脳のプログラムのアルゴリズムは多くのヒトで共通しているのではないかと考えられる．

意識レベルより下位の脳
脳プログラムのアルゴリズム

もし，そのアルゴリズムの内容を知ることができれば，望ましい咬合面形態の要件を明らかにできるのではないかと期待できる．それではどのように研究を進めればよいのであろうか．

脳への入力：咬合接触
脳からの出力：筋活動

脳への入力は咬合接触状態であり，脳からの出力は筋活動状態である．入力に応じて出力がどのように決定されているかを知りたいので，まずは入力と出力の状態を明らかにする必要がある．

咬合可視化装置
咬合面形態測定機
顎運動測定器

入力情報となっている咬合状態の観察，記録には咬合可視化装置を使用するのがよいと考えられる．咬合可視化装置の実用化には，必要な精度と操作性を備えた咬合面形態測定機と顎運動測定器が必要となる．操作性に優れた非接触型の咬合面形態測定機の精度は現状ではやや不足しているが，まずは使えるものを使って研究を進めつつ，性能の向上を待つということになろうか．一方，顎運動測定器は必要な性能を備えたものが間もなく提供されそうである．

出力の筋活動については，個々の筋の活動を測定できればそれに越したことはないが，筋電図法で運動単位すべての活動を測定することはむずかしく，内側翼突筋や外側翼突筋については測定する行為そのものが自然な状態を乱す可能性を否定できない．顎運動は，すべての筋活動の総和であるとみなせるので出力情報として顎運動データを用いるのも一方法である．幸いなことに顎運動データは咬合可視化装置ですでに測定しているので改めて測定する必要はない．

入力：咬合接触
出力：顎運動

入力：咬合面形態
出力：顎運動

入力：咬合面形態
出力：咬合接触

咬合接触は顎運動によって生じるものである．したがって入力を咬合接触，出力を顎運動とすると，入力にも出力にも顎運動データが関与することになるので，入力は咬合面形態，出力は顎運動として解析するのがよいのかもしれない．ただし，脳への入力となっているのは咬合面形態そのものというよりは咬合接触の状態でありそうだということを忘れてはならない．ここで発想を転換して，「生体は与えられた咬合面形態に応じて咀嚼筋の活動状態を変化させ，その結果として咀嚼など機能時の歯列全体の咬合接触状態が変化する」ととらえる考え方はどうであろうか．この場合，入力は咬合面形態，出力は咬合接触となる．このモデルは，「咬頭嵌合位に近い顎位での咬合接触が側方限界開口運動の大きく開口した部分の顎運動を変化させる[9,10]」というメカニズムを解明することはむずかしそうであるが，咬合面形態が咬合機能で果たす役割を解明するには適していそうである．

顎口腔系

顎口腔系の全体像を解明するためには，解析対象データをもっと増やす必要があるが，解析作業はむずかしくなる．知りたいことに応じた問題設定をして，モデルを使い分けながら研究を進め，順次統合していくのがよさそうである．

咬合面形態を定量的に変化させて，それに対する顎口腔系の反応を調べる積極的な介入研究ができれば能率的だが，ヒトを対象としてこのような研究を実施することはむずかしくなってきている．日常診療での検査結果を地道に目的をもって集積していくことで，効率は悪くても必要なデータは集められると期待できる．

第Ⅱ編第9章　咬合研究・咬合診療の将来展望

　入力とそれに対する出力のデータが揃えばいよいよ解析となるが，システム工学の手法が役に立つかもしれない．脳が処理している内容すなわちそのアルゴリズムはそれほど複雑なものではないのではないかと想像されるが，アルゴリズムがわかれば望ましい咬合の本質的な要件を知ることができ，最適咬合へ迫れるのではないかと期待している．

　視点を変えて，脳研究の立場からこの研究をみると，脳の機能を解明する一つの新しい研究手法となる可能性が大である．

3　ゲノム，フィジオームと咬合研究

フィジオームと咬合研究

　ヒト遺伝子の塩基配列がすべて明らかにされ，遺伝子診断に基づいた治療は有益な効果をもたらすのではないかとの期待のもとに精力的に研究が進められている．それぞれのヒトの咬合に関与する咬合面や顎顔面の形態形成は，遺伝子によって決められるところが大きい．また，咬合面形態に応じて咀嚼筋の活動状態をコントロールするアルゴリズムについても，多くのヒトで同じようになるように遺伝子が関与している可能性が大きい．しかし，咬合機能については，同じ遺伝子をもつ一卵性双生児であっても，2人の咬合状態が異なればそれに応じて2人の顎運動は異なると想像され，遺伝子の異なる部分を探究するような手法は，アルゴリズムの解明に繋がりそうもない．

フィジオームプロジェクト

　咬合研究は，各遺伝子の役割を機能全体のなかで見直し，生体の構造と機能をシステムとして俯瞰し理解しようとするフィジオームプロジェクト[11]の一環ととらえることができる．フィジオームプロジェクトの初期の目標は，生体の構造と生理機能をデータベース化および数理モデル化することであるとされており，咬合研究はそのような研究に向けてまさに出発点に立とうとしているところである．

　一昔前は研究機器の性能が十分でなかったので，研究を遂行しようとしてもかなりの困難をともなったが，いまや研究環境は整いつつある．この問題に関心をもつ人が多数あらわれ，その人たちの努力により望ましい咬合の真の要件が明らかにされて，人々が快適に生活できるように支援する歯科の役割がさらに進展することを切望している．情熱あふれる若人たちの活躍を期待する．

（坂東永一）

【文　献】
1) 美馬さとみ：顎運動に調和した咬合小面の形態．補綴誌，**32**：624〜638，1988．
2) 菅原規子：側方滑走運動時の咬合接触様相．口病誌，**67**：251〜263，2000．
3) 大久保由紀子ほか：機能運動時の咬合接触およびクリアランス．補綴誌，**36**：746〜760，1992．
4) 中尾勝彦：正常天然歯列における咬合小面と歯牙接触に関する研究（咬頭嵌合位）．補綴誌，**14**：1〜21，1970．
5) 中尾勝彦：正常天然歯列における咬合小面と歯牙接触に関する研究（後方歯牙接触位，前方滑走運動，側方滑走運動）．補綴誌，**16**：289〜319，1972．
6) 岡田大蔵：嚙みしめ強さの違いによる歯の変位と咬合接触—咬頭嵌合位—．補綴誌，**42**：1013〜1023，1998．
7) 薩摩登誉子ほか：咬合の動的解析．補綴誌，**48**（112回特別号）：134〜134，2004．
8) 坂東永一ほか：半導体ストレン・ゲージを用いた咬頭嵌合位測定装置．補綴誌，**18**：329〜336，

1975.
9) 西川啓介：顎運動と咀嚼筋活動に及ぼす咬合接触の影響．補綴誌，33：822～835，1989．
10) 川口貴穂：一対の三軸コイルでセンサを構成した6自由度顎運動測定器．四国歯誌，16：33～42，2003．
11) 日本学術会議　人間と工学研究連絡委員会医用生体工学専門委員会　医療技術開発学研究連絡委員会：医用生体工学研究機構（仮称）の設立について．2000．

コラム

<咬合器の将来>

咬合器開発の歴史は長く，現在使用されている平線咬合器と同型のガリオ咬合器が発表されたのは1805年といわれており[1]，200年以上も前のことである．ガリオ咬合器を顎位，顎運動の再現能力から評価すると，咬頭嵌合位あるいは特定の1顎位のみの再現能力しかない．その後非作業側顆路を調節できるものや作業側顆路も調節できる全調節性咬合器など各種の咬合器が開発されてきた．咬合器が精密で複雑なものになるにつれ，顎位，顎運動の再現能力は高くなったが，咬合器の調節に多くの時間と労力を要するようになり，術者の負担は増えた．

全調節性咬合器を丁寧に調節しても現在の歯科間接法がもっている誤差のため口腔内での咬合調整は必要なことから，新たな咬合器の開発に一時のような熱意はなくなってきている．臨床的にはアルコン型の半調節性咬合器を用いるのがよいとする意見があり，一理あるようにも思われるが，顆路型咬合器について少し考えてみたい．顆路型咬合器には，顆路指導が上顎部にあるアルコン型と下顎部にあるコンダイラー型があり，アルコン型が優れているとする考え方は教科書でも紹介されている[2]．アルコン型は下顎運動を再現していて，コンダイラー型は相補下顎運動を再現している．どちらの咬合器も前方指導である切歯指導機構は，切歯指導板が下顎部にあり，切歯指導釘が上顎部にあることがほとんどである．つまり，前方指導は相補下顎運動を再現するほうが機構的に有利である．そうであれば，後方指導も相補下顎運動にしておいたほうがすっきりして考え易いということになる．コンダイラー型咬合器を使用する場合に注意しなければならないことは，後方指導で再現する運動は，運動論的顆頭点の運動ではなく，相補運動論的顆頭点の運動でなければならないということである．この点に関しての理解が不十分で咬合器に関する議論が混乱していると思われる．なお，運動論的顆頭点は顆頭の中央部付近にあり，相補運動論的顆頭点は関節結節（隆起）中央部付近にある．

石原[3]は，1963年に発表した綜説で「補綴学的な立場から下顎運動研究の最も大きな目的は下顎運動を再現する咬合器の製作であり，さらにまたそれに協調した人工歯の製作である」と述べている．

これまでに開発されたほとんどの咬合器はヒトの形態を模倣した構造をもっているが，ヒトの形態とは異なる機構で顎運動を再現するものもある．重本ら[4]，西川ら[5]が報告したパラレルリンク機構の6自由度顎運動再現器は，顎位，顎運動の再現能力が極めて優れている．西川らはこの装置を用いて患者の咀嚼運動を再現して，FGP法でクラウン咬合面を作製した症例について報告している．この方法で干渉を起こすことなく，最もよく噛む咬合面形態を得ることができる．

この方法で石原のいう目的は達成されたのであろうか？　患者の顎運動ならびに補綴歯

の対合歯咬合面形態が正常な場合には，FGP 法で得られたクラウン咬合面から不必要な咬合接触部位を削除し，さらに必要なクリアンスを付与すれば目的は達成される．

それでは，咬合する上下のクラウンを同時に作製したい場合にはどうすればよいのであろうか．本文で示したように現在基準がまったくないというわけではないが，真の解決には顎機能制御系の制御アルゴリズムの解明が待たれる．

工業界では，各種部品などをコンピュータで設計し，コンピュータでコントロールした工作機械で自動的に製作する CAD/CAM が広く用いられている．歯科用の CAD/CAM システムも複数の商品が販売されているので，作製したい咬合面形態が具体的に明らかになれば有効に活用できるようになり，従来の咬合器は，その主な用途である補綴装置製作時の患者のシミュレータとしてのニーズは少なくなるであろう．

ただし，顎運動についての理解を支援するために，ヒトの顎運動を運動論的に模倣したハードモデルとしての咬合器は有用だと考えられる．すなわち，切歯指導板が上顎部にあり，切歯指導釘が下顎部にある前方指導をもったアルコン型咬合器と，相補運動論的顆頭点の運動を再現する後方指導を持ったコンダイラー型咬合器である．

顎運動が変わればそれに調和する咬合面の形態は変化するし，咬合面の形態が変化すればそれに応じて顎運動も変化する．顎機能制御系の解明が待たれる所以である．

（坂東永一）

パラレルリンク機構：6 本の伸縮できる棒をパラレルすなわち並列に連結した構造の運動機構で，精密な 6 自由度運動ができる．

FGP 法：英語の functionally generated path technique の各頭文字をとって FGP 法といわれている方法で，補綴する人工歯咬合面に軟化したワックスをおいて，患者に接触滑走運動をしてもらい，対合歯の立体的な運動軌跡を記録して，これを参考にして補綴歯咬合面を作製する術式．

【文 献】

1) 長谷川成男：ガリオ咬合器．長谷川成男ほか編，臨床咬合学事典　第 1 版第 2 刷．医歯薬出版，東京，2008，464〜465．
2) Rosenstiel SF. et al.：Contemporary Fixed Prosthodontics. 3rd ed., Mosby, St Louis, 2001, 27〜31.
3) 石原寿郎：下顎運動に関する最近の研究．口病誌，**30**：81〜99，1963．
4) 重本修伺ほか：咀嚼運動の再現．日咀嚼誌，**9**：29〜36，1999．
5) 西川啓介ほか：6 自由度咬合器を用いた機能的咬合面製作法の開発．補綴誌，**48**：433〜440，2004．

エピローグ

　プロローグに書いたように，非常に難産ではあったが，坂東教室の総力を結集して，ようやく出版にこぎ着けることができた．ご協力頂いた分担執筆者各位と出版を取り下げないで辛抱強く我慢してくれた医歯薬出版に感謝申し上げる．

　書籍のタイトルも，最初に出版社（小丹保哲夫氏）から提案のあった「咬合学と歯科臨床（仮題）」の仮題がとれ，すんなりと『咬合学と歯科臨床』に落ち着いた．この本に何かサブタイトルを付けようかと，編集を一緒に担っていただいた坂東永一先生と相談し，候補に上がったのが「石原咬合論はどう進化したか」，「咬合を科学の俎に載せるために」，「咬合のスタンダード確立を目指して」，「咬合の可視化を目指して」，「よく噛めて，噛み心地の良い咬合を目指して」，「咬合を適切に表現・評価し，形にするために」であった．このようなサブタイトル候補はいずれもこの本の内容にふさわしいものであると思うが，結局サブタイトルは「よく噛めて，噛み心地の良い咬合を目指して」となった．咬合学確立までには未だ道半ばであり，とりわけ，咬頭嵌合位をどこに定めるかという非常に重要な命題については，根拠のある決定法（誰でも確実にできる咬合採得法）を確立できず，この本の主要部分を飾れなかったことは，はなはだ残念である．

　チェアサイドで，リアルタイムに咬合や顎位・顎運動を評価できる咬合可視化技術が完成すると，将来的にはCAD/CAMで顎運動に調和した咬合面形態の付与が可能になるなど，咬合治療のレベルも飛躍的に向上するはずである．さらに，咬合と顎機能障害（顎関節症）や全身の健康との関連などについても，科学的な根拠を明示しやすくなるはずである．咬合は「とらえ・表現し・評価する」ことがむずかしく，したがって「形にする」ことも決して容易ではない．咬合がよくわからない歯科医が多いのもやはり「見えないから」であり，咬合の可視化技術の確立に，学会レベルや歯科界全体で取り組んでもよいように思う．

　1980年代の半ばに徳島大学を訪れた，6自由度顎運動測定器と顎運動再現装置の先駆的開発者であったフロリダ大学のCharles P. Gibbs先生が，「顎運動研究や咬合研究ではなかなかグラントが取りにくくなった」と嘆かれ，工学を専門とする先生は歯周ポケットの測定器である「フロリダプローブ」の開発に舵を切り替えられた．米国歯科学会におけるEBM重視の傾向が，このころから鮮明になってきたように思われる．「試験管を振って反応を見る」実験室で行う研究に比べて，人を対象とした咬合や顎運動に関する研究は，研究そのものがむずかしく，また，ゲノム研究や分子生物学の研究とは違って，インパクトファクターの高い論文になりにくい．わが国の歯学部の補綴学関連講座の教授選考では，臨床講座であるにもかかわらず，高い臨床レベルが要求されるわけでもなく，論文数やインパクトファクターのほうが評価の対象となっているようである．科学研究費の選考基準も最近ではこれに類似の傾向があるように感じられる．そのようなこともあって，咬合を地道に且つ深く追求する研究は敬遠されがちで，咬合研究に従事する研究者も以前よりは少なくなり先行きが心配である．社団法人日本補綴歯科学会が最近の学術大会のメインテーマとして「咬合・咀嚼が創る健康長寿」を掲げているのは大変結構なことである．しかし，その中味は「よく噛むこと（咀嚼）が健康に繋がる」ことは目指しているかもし

れないが，おそらく国民が求めているであろうし，補綴専門医が認知されるために必要である「嚙み心地がよく，食事が快適になり，健康長寿に繋がる補綴専門医の装着する補綴装置（咬合）とはどのようなものであるか」を追求する姿勢は見えてこない．

　この本の中に何回も出てくる，1996年のNIHのカンファレンスの結論に対して，トゥルク大学のPentii Alanen先生が，病因疫学的に重大な誤りがあると指摘したのに対して，何ら適切な反論が出せていないにもかかわらず，これを拠り所にして咬合を軽視する風潮が相変わらずある．「EBMに則って補綴治療を行えば最良の治療を患者に提供できる」というEBM過信論こそ究極のドグマであるという風に思うのは私だけであろうか？

　このような状況を打破するためにも，咬合可視化装置の早い完成を期待するとともに，最後になったが，本書が「咬合がわからない」歯科医師を減らし，咬合に関するエビデンスを地道に追求する若い研究者が増えることに役立つことを希望して結びとする．

2011年7月末日

中野　雅徳

索引 INDEX

数字・記号索引

1歯対1歯咬合 ······················ 222
1自由度 ···················· 71, 316
2自由度 ···························· 71
3自由度 ···························· 71
6自由度 ················ 60, 72, 318
6自由度運動 ······················ 71
6自由度運動測定器 ····· 50, 51, 52, 90
6自由度顎運動測定器 ··· 10, 72, 110, 146, 193
18自由度 ························· 318
＋型（咬合面の溝） ············ 107
α運動ニューロン ·········· 37, 38
γ運動ニューロン ················ 38

和文索引

あ

アキシスオルビタールプレーン ···· 66
圧搾空間 ············· 26, 45, 104, 114
アド画像 ···················· 10, 187
アブフラクション ···· 55, 139, 151, 195
アングルⅠ級 ···················· 221
アングルの分類 ·················· 26
アンチモンソンカーブ ········· 297
安静空隙 ················ 42, 191, 253
安静空隙量 ············ 15, 76, 170, 220
安眠妨害 ························· 154

い

移行スプリント ·················· 249
移行的咬合治療 ·················· 249
胃酸逆流 ························· 149
胃酸分泌抑制剤 ·················· 148
意識レベルより下位の脳 ········ 319
石原咬合論 ·························· 4
異常嚥下癖 ······················· 275
異所萌出 ························· 279

一次性SB（Sleep Bruxism） ········ 140
いびき ···························· 293
インフォームドコンセント ······ 252
インプラント ················ 181, 304
インプラントの予後 ············· 182
インレー辺縁歯質の破折 ········ 100

う

ウイリス法 ······················· 170
ウィルソンの彎曲 ··············· 217
浮き上がり（クラウンの） ······· 19
運動単位 ··························· 38
運動中枢 ··························· 37
運動範囲 ···················· 76, 207
運動プログラム ···················· 37
運動論的顆頭点 ····· 12, 73, 74, 126, 316

え

永久固定 ···················· 298, 300
永久歯列完成期 ·················· 273
エックス線 ······················· 214
エックス線検査 ·················· 210
エナメルアイラインド法 ········ 292
嚥下 ···················· 35, 148, 174
嚥下位 ···················· 7, 76, 149
嚥下運動 ··························· 34
遠心咬頭の退化 ·················· 107
延髄網様体 ························· 42
円板後部組織 ······················ 31

お

横紋筋線維 ························· 37
オープンバイト（開咬） ···· 197, 255, 274
オクルーザルインディケータ ········ 186, 270
オクルーザルピボット ········· 225

オクルーザルリコンストラクション（咬合再構成） ················· 5
オトガイ舌筋の緊張低下 ········ 293

か

開咬（オープンバイト） ···· 197, 255, 274
開口運動 ··························· 34
開口訓練 ························· 258
開口反射 ····················· 39, 40
開口量 ······················ 71, 190
外骨症 ··························· 154
外傷 ····························· 245
外傷性咬合 ················ 152, 266
外側翼突筋下頭 ···· 32, 33, 35, 50, 126
外側翼突筋上頭 ············ 31, 33, 35
回転運動 ····················· 12, 71
回転モーメント ···················· 64
回転力 ····························· 64
ガイドの異常 ···················· 198
ガイド面の方向 ·················· 230
解剖学的顆頭中央点 ·············· 73
解剖学的咬合器 ·············· 68, 205
界面破壊 ························· 299
過蓋咬合 ················ 26, 274, 276
下顎安静位 ···· 5, 15, 42, 76, 170, 190, 220
下顎運動 ···· 4, 12, 13, 18, 34, 74, 207, 316, 321
下顎運動軌跡 ···················· 317
下顎運動範囲の制限 ············· 256
下顎窩 ······················ 6, 29, 31
下顎回転量 ······················ 227
下顎限界運動 ···· 33, 71, 77, 125, 126, 208, 290
下顎最後退位 ········ 5, 35, 109, 254
下顎張反射 ························· 39
下顎頭 ······················ 6, 29, 31

和文索引

下顎頭位（顆頭位） …………………… 211
下顎頭・円板の位置関係 …………… 246
下顎頭の陥凹像 ………………………… 213
下顎頭の後方偏位 … 169, 201, 210, 247
下顎頭の前方移動 ………………… 33, 34
下顎の下制 ………………………………… 34
下顎の逆回転 …… 18, 35, 176, 197, 226
下顎の挙上 …………………………… 32, 33
下顎の成長抑制 ………………………… 277
下顎隆起 ………………………………… 195
下顎の後退 ………………………………… 32
顎位決定法 …………………………… 15, 218
顎位誘導法 ……………………………… 169
顎運動から咬頭嵌合位を決定 ……… 16
顎運動検査 ………………………… 204, 206
顎運動測定器 …… 10, 72, 76, 85, 110, 146, 290, 319
顎運動データ ……………………………… 71
顎運動に調和した咬合面形態 ……… 316
顎運動の間接測定 ……………………… 60
顎運動の直接測定 ……………………… 60
顎運動の評価パラメータ …… 12, 18, 76, 207
顎運動の表現方法 ………………………… 12
顎運動のリアルタイムモニター
 ……………………………… 15, 131, 209
顎運動のリズム形成 …………………… 42
顎運動モデル ……………… 7, 61, 74, 316
顎運動理論 ……………………………… 204
顎間関係の記録 ………………………… 206
顎間距離の減少 ………………………… 292
顎間軸 …………………………… 13, 75, 316
顎関節 ……………………………………… 29
顎関節画像座標系 ……………………… 12
顎関節機械受容器 ……………………… 37
顎関節症（顎機能障害） ………… 7, 241
顎関節脱臼 …………………… 123, 281, 285
顎関節の画像検査 ……………………… 210
顎関節負荷 ……… 51, 61, 153, 174 197, 198, 199, 246, 248, 256
顎関節部の形態データ …………… 10, 86
顎機能障害（顎関節症） ……… 7, 194, 196, 241

顎機能障害の発症（増悪）要因・メ
 カニズム …………… 197, 241, 245, 246
顎機能制御系 ……… 37, 102, 122, 318
顎機能制御系の所在 …………………… 136
顎機能評価 ……………………………… 206
顎口腔機能 ……………… 25, 37, 110, 122
顎口腔系 ……………………… 25, 71, 319
顎骨の歪み ……………………………… 50
顎舌骨筋 ………………………………… 34
顎二腹筋 …………………………… 34, 35
過高部位 …………………………………… 9
カスピッドプロテクティッドオク
 ルージョン ………………………… 81
仮想咬合平面 …………………………… 67
画像診断 ………………………… 201, 210
仮想正常咬合 …………………………… 14
肩こり …………………………………… 153
滑走運動の回転量 …………………… 175
滑走運動を誘導する部位 …………… 172
滑走開口運動 …………………… 172, 317
滑走閉口運動 …………………… 172, 317
活動電位 ………………………………… 37
滑膜 ……………………………………… 29
可撤性スプリント …………………… 200
下頭（外側翼突筋の） ……………… 33
顆頭安定位 …… 6, 15, 31, 75, 168, 190, 220, 253
顆頭位 ……… 75, 201, 211, 225, 230, 252
顆頭間距離 ……………………………… 68
顆頭間軸 …………………………… 5, 77
過渡状態（咀嚼の） …………………… 64
噛み心地 ………………………………… 5
噛みしめ ………………………………… 32
噛みしめ時の隣接歯間接触関係
 ……………………………………… 54, 171
噛みしめ強さと咬合接触 …… 91, 318
噛みしめテスト …………………… 198, 256
噛みしめ癖 ……………………………… 194
噛みやすい部位 ………………………… 97
カラベリー結節 ………………………… 108
加齢的変化 ……………………………… 297
顆路 ……………… 18, 36, 116, 175, 226
顆路角（傾斜角度） ………… 68, 175, 226

顆路調節機構 ……… 68, 175, 205, 235
顆路と切歯路の関係 ………………… 226
顆路の経年的変化 …………………… 297
緩圧機構 ………………………………… 181
感圧フィルム …………………………… 187
簡易型筋電計 …………………………… 143
陥凹像（下顎頭の） ………………… 213
眼窩下点 ………………………………… 66
感覚受容器 …………………… 29, 37, 184
換気障害 ………………………………… 293
眼耳平面 ………………………………… 66
関節円板 ………………… 29, 31, 210, 281
関節円板後部組織 ………………… 31, 247
関節円板前方転位 ……… 18, 31, 197, 226, 285, 233
関節円板中央狭窄部 …………………… 31
関節円板の位置，形態 ……………… 210
関節隙 ………………… 10, 15, 198, 210
間接測定（顎運動の） ………………… 60
関節包 …………………………………… 29
間接法術式 ……………………………… 19
関節隆起 ………………… 29, 210, 281
完全脱臼 ………………………………… 285
カントゥア ……………………………… 28
カンペル平面 ………… 66, 67, 176, 216

き

ギージーの咬合小面学説 ……………… 13
ギージーの軸学説 ……………………… 204
機械受容器 ……………………………… 28
機械的咬合論 …………………………… 6
機械的刺激 ……………………………… 266
義歯の維持安定 ………………………… 179
義歯非装着時の咬合支持 …………… 304
基準座標系 …………………… 11, 69, 74
基準線 ……………………………… 11, 66
基準点 ……………………………… 11, 66
基準となる下顎位（咬頭嵌合位）
 ……………………………………… 4, 318
基準面 ……………………………… 11, 66
拮抗的な働き …………………………… 32
拮抗抑制 ………………………………… 41
気道閉塞の緩和 ………………………… 295

機能咬頭 …………………5, 26, 98, 114
機能正常咬合 …………………………14
機能性反対咬合 ………………………274
機能的口腔ケア ………………………20
逆ストローク …………………83, 95
逆被蓋 …………………………………277
逆流性食道炎 …………………141, 148
救済幻影 ………………………………263
臼歯部交叉咬合 ………………………276
吸指癖 …………………………………274
急速な眼球運動（REM）…………142
臼磨 ……………………………………26
臼磨運動 ………………………………111
仰臥位 …………………………169, 183
鋏状咬合 ………………………………269
挙上量 …………………………………220
筋機能訓練 ……………273, 276, 279, 280
筋弛緩薬 ………………………………158
近似再現 ………………………………19
近接域 …………………………………86
金属ガイド ……………………………125
金属疲労 ………………………………299
緊張型頭痛 ……………………33, 153
筋痛 ……………………………………152
筋電図 …………………………33, 45, 49, 143
筋突起 …………………………………32
筋肉位 …………………………15, 252, 253, 305
筋肉の協調活動 ………………………122
筋のストレッチ ………………………258
筋紡錘 …………………………………37

く

空間座標 ………………………………68
楔状欠損 ………………………151, 298
グラインディング ……………138, 198
グラインディングタイプのブラキシズム ……………………………112
クラウンの浮き上がり ………………19
クラウンブリッジ補綴 ………4, 316
クリアランス …………………86, 239
クリッキング …………………31, 282, 288
グループファンクション ……8, 81, 172, 308

クレンチング（ブラキシズム）…138

け

傾斜角（咬合小面の）…………………13
系統的咬合診断法 ……………………190
経鼻持続陽圧呼吸器（CPAP）……293
原因除去療法 …………………………244
犬歯誘導 ………………5, 8, 172, 305, 307
研磨 ……………………………………271

こ

口蓋型スプリント ……………………247
咬筋 ……………………………32, 34
咬筋の協力筋 …………………………33
口腔習癖 ………………138, 245, 274, 280
口腔内装置（SAS）……………293, 295
咬合圧 …………………………………46
咬合圧分布 ……………………………166
咬合異常 ………………………………245
咬合異常感症 …………………261, 262
咬合異常の診療ガイドライン …………9
咬合学の体系化 …………………………8
咬合可視化 ……………………72, 84
咬合可視化装置 ………10, 79, 85, 318, 319
咬合器 …………………4, 205, 237, 320
咬合挙上 ………………………………276
咬合挙上量 ……………………76, 305
咬合記録用ワックス …………………191
咬合高径 ………16, 170, 191, 220, 253, 297
咬合高径決定法 ………………………16
咬合高径の低下 ………………………297
咬合再構成 ……………………5, 216, 287
咬合採得 ………………………15, 220, 305
咬合参照面 ……19, 75, 116, 193, 240, 317
咬合紙 …………………9, 79, 185, 191
咬合支持域 ……………………170, 220
咬合支持不足 …………………………288
咬合紙の穿孔 …………………………270
咬合紙の透過状態 ……………9, 191
咬合小面 ………13, 112, 113, 116, 118, 170, 235, 318
咬合小面の傾斜角 ……13, 116, 238, 239

咬合小面の向く方向 ……13, 112, 113, 118, 170, 238
咬合小面間距離 ………………………86
咬合小面の分類 ………………13, 113
咬合診査用シリコーン ………………186
咬合診断 ………………………189, 248
咬合性外傷 ……………266, 268, 298, 300
咬合接触 ……17, 79, 86, 102, 113, 122, 170, 183, 268
咬合接触域指数 ………………………17
咬合接触歯数 …………………………17
咬合接触強さ …………………186, 270
咬合接触点数 …………………………17
咬合接触点の位置 ……………………52
咬合接触の近接域 ……………………17
咬合接触の定量的表現 ………………13
咬合接触部位の検出率 ………………166
咬合接触面積 …………………………17
咬合調整 …155, 223, 268, 271, 300, 307
咬合治療 ………………………244, 247
咬合の5要素 ……9, 166, 168, 179, 190
咬合の客観的評価 ……………………84
咬合の具体的評価基準 ………………14
咬合の標準化 …………………5, 14
咬合破綻 ………………………………20
咬合不全 ………………………………285
咬合平衡 ………………………………180
咬合平面 ………………………66, 216
咬合平面座標系 ………………………86
咬合平面版 ……………………………67
咬合面形態測定機 ……………………319
咬合面の溝＋型 ………………………107
咬合面の溝Ｘ型 ………………………107
咬合面の溝Y5型（Y型・5咬頭）
…………………………………………107
咬合誘導 ………………………273, 280
咬合誘導装置 …………………………273
咬合様式 ………………81, 116, 166, 172
咬合様式の変化 ………………………297
咬合力 …33, 46, 90, 154, 187, 230, 318
咬合力負荷時の歯の変位 ……………90
咬合彎曲 ………………………………176
交叉性伸展反射 …………………………41

和文索引

口臭症 …… 261
抗重力筋の筋活動 …… 142
咬舌癖 …… 275
後退運動 …… 35
剛体条件 …… 317
剛体条件のくずれ …… 318
咬断（食物の）…… 26
咬頭嵌合位 …… 14, 35, 75, 125, 168, 216, 318
咬頭嵌合位の後方偏位 …… 169, 196, 212
咬頭干渉 …… 268
喉頭挙上 …… 34
咬頭対窩 …… 5
行動変容療法 …… 248, 253
行動療法 …… 158
高頻度接触咬合小面 …… 114
興奮性介在ニューロン …… 40
後方基準点 …… 68
後方臼歯の咬頭干渉 …… 172
後方指導要素 …… 175
後方変曲点 …… 7
咬耗 …… 139, 150, 297
小型荷重変換器 …… 303
小型三軸コイル …… 10, 76, 86
国際睡眠障害分類（ICSD）…… 139
鼓形空隙 …… 26, 27
個歯咬合力 …… 47
ゴシックアーチ …… 12, 15, 206, 219
ゴシックアーチのアペックス …… 15, 206
個性正常咬合 …… 14
骨格性交叉咬合 …… 276
骨格性反対咬合 …… 274
骨関節隙 …… 210
骨吸収 …… 268
骨結合（オステオインテグレーション）…… 181
混合歯列期 …… 273
混合歯列分析 …… 277
混合能力 …… 45
コンダイラー型 …… 12
コンタクトゲージ …… 27
コンピュータグラフィックターミナル …… 86

根面齲蝕 …… 298

さ

座位 …… 169
最後方咬合位 …… 74, 167, 169, 196, 212
最終的咬合治療 …… 200, 250
サイズの原理 …… 38
最大開口量 …… 76, 130, 207
最大咬合力 …… 47
最大随意収縮（MVC）…… 144, 303
最適制御 …… 136
催眠療法 …… 158
作業側 …… 35, 83
作業側顆頭 …… 60, 126, 174
作業側後方臼歯の干渉 …… 197
削合 …… 271
座標系 …… 11, 68, 86
座標系と参照点の統一 …… 12
座標系の重ね合わせ …… 86
三環系抗うつ剤 …… 263
暫間固定 …… 271, 298, 300
暫間被覆冠 …… 200
暫間ブリッジ …… 288
三叉神経 …… 32
三叉神経脊髄路核 …… 39
三叉神経中脳路核 …… 29
三次元測定機 …… 10, 85, 110
三次元咬合力 …… 48
参照点 …… 11
酸蝕 …… 151

し

シーネ（副木）…… 258
歯科心身症 …… 261
歯科治療恐怖症 …… 261
歯科補綴学専門用語集 …… 167
歯冠修復物の破損・脱離 …… 299
歯間部歯肉 …… 28
歯間離開度 …… 27
磁気位相空間 …… 56
磁気方式6自由度顎運動測定器 …… 10, 76, 85
自己暗示法 …… 158

嗜好側 …… 97
歯根破折 …… 152, 299
歯根膜 …… 28, 52, 181, 184
歯根膜腔 …… 28
歯根膜腔拡大 …… 266
歯根膜-咬筋反射 …… 39
歯根膜受容器 …… 29, 37, 39, 102
歯根膜受容器の方向特異性 …… 29, 119
歯根膜の粘弾性 …… 53
支持咬頭 …… 26
歯周炎の増悪因子 …… 266
歯周組織 …… 28
歯周病の増悪（ブラキシズム）…… 139
歯周脈波 …… 54
耳珠上縁 …… 66
矢状顆路角 …… 175, 227
矢状切歯路角 …… 227
矢状面 …… 69
歯性交叉咬合 …… 276
姿勢（頭位）…… 190
姿勢の影響 …… 183
歯性反対咬合 …… 274
自然治癒 …… 274
歯槽硬線消失 …… 266
支台歯形成 …… 292
支点 …… 61
歯肉の退縮 …… 298
磁場の逆問題の解法 …… 86
篩分法 …… 44
自由運動咬合器 …… 235
習慣性開閉口運動の協調性 …… 207
習慣性顎関節脱臼 …… 173, 197, 281
習慣性咀嚼側 …… 97
習慣性閉口運動 …… 6
重積効果 …… 211
習癖指導 …… 200
習癖除去装置 …… 275
終末蝶番運動 …… 74
終末蝶番軸 …… 5
シューラー法 …… 210
主機能部位 …… 19, 60, 97, 110, 122, 129, 171, 223, 236
主知覚核 …… 29

準備期 …… 41	垂直咬合力 …… 48, 63	正常咬合 …… 14
上関節腔内圧 …… 51	垂直性骨吸収 …… 266	正常咬合（理想咬合）…… 179
上顎咬合平面 …… 11	垂直的下顎位 …… 170	精神科的診断分類 …… 261
上気道の閉塞 …… 293	錘内筋 …… 38	精神心理学的要因 …… 141
上下的下顎位決定の指標 …… 76	水平的下顎位 …… 170	精神的ストレス …… 245
症状増悪メカニズム …… 257	水平的顎位決定法 …… 15	生体機構のモデル化 …… 60
情動 …… 43	水平被蓋 …… 28	生体座標系 …… 11
初期的咬合治療 …… 244	水平面 …… 69	生体標点測定針 …… 11
食塊 …… 42, 44	睡眠関連運動障害 …… 139	生体力学 …… 49
食塊形成能力 …… 45	睡眠時ブラキシズム …… 138, 303	静的咬合接触 …… 79, 84
食性の変化 …… 107	睡眠時ブラキシズムと歯周病 …… 152	静的（受動的）咬合誘導 …… 273, 280
食片圧入 …… 5, 100, 122, 223, 299	睡眠時ブラキシズムの影響 …… 139	整復（脱臼の）…… 282
食物の臼磨 …… 26	睡眠時無呼吸症候群 …… 293	生理学的咬合学 …… 4
食物の咬断 …… 26	睡眠周期 …… 142	生理的（機能的）咬合論 …… 6
食物の粉砕 …… 26, 97	睡眠障害 …… 293	生理的な筋活動 …… 256
食物の捕足 …… 26	睡眠随伴症（パラソムニア）…… 139	生理的・加齢的変化 …… 297
シリコーンブラック法 …… 8	スタビライゼーションスプリント …… 155, 252, 288, 304	脊髄運動ニューロン …… 132
自律神経系の活動亢進 …… 145	ストッピング …… 97	脊髄路核 …… 29
歯列弓 …… 25	ストレスの発散 …… 140	舌骨 …… 34
歯列弓の拡大 …… 277	スピーの彎曲(前後的調節彎曲)…… 217	舌骨下筋群 …… 34
歯列咬合力 …… 47	スピルウェイ …… 26	舌骨上筋 …… 32, 34
歯列周長の短縮 …… 279	スフェン …… 106	舌根の沈下 …… 293
歯列接触癖（TCH）…… 138, 194, 242, 246	スプリットキャスト法 …… 305	切歯指導板の傾斜 …… 116
	スプリント …… 155, 199, 247, 252	切歯点 …… 11, 12, 66, 69, 72, 87, 94, 125, 130, 134, 229
歯列の形 …… 4	スプリント治療 …… 252	
歯列の形態データ …… 10	スプリント治療の適応症 …… 247	切歯点の運動範囲 …… 72
歯列模型座標系 …… 12	スプリント中断プログラム …… 248, 258	切歯乳頭 …… 67
心因性疼痛 …… 261	スプリントのガイド …… 256	舌習癖 …… 194
侵害性刺激 …… 40	スプリントの咬合 …… 257	接触点（contact point）…… 27
進化学的検討 …… 105	スプリントの作用機序 …… 246	接線効果 …… 211
人格障害 …… 262, 264	スプリントの装着感 …… 255	切端咬合 …… 26, 274
神経筋接合部 …… 37	スプリントの装着側 …… 255	接着性スプリント …… 200, 249, 258
神経支配比 …… 38	スプリントの装着期間 …… 258	舌痛症 …… 261
深側頭筋 …… 32	スプリントの装着時間 …… 257	舌突出癖 …… 197, 275
靱帯位 …… 7	スプリントの調整法 …… 257	セルフケア …… 20, 200
身体化 …… 262		全運動軸 …… 6, 7, 16, 74, 316
身体表現性障害 …… 261	**せ**	全運動軸点 …… 73
診断用模型 …… 195, 271, 285	生活指導 …… 246	穿孔の程度（咬合紙の）…… 186
心拍上昇 …… 145	生活習慣 …… 246	穿孔部位（咬合紙の）…… 186
	生活習慣改善指導 …… 288	前後的咬合彎曲（スピーの彎曲）…… 217
す	制御システム …… 37	前歯部叢生 …… 277
随意運動 …… 37, 94	制御のアルゴリズム …… 137	全歯列接触型スプリント …… 252
随意噛みしめ強さ …… 132		全歯列用咬合紙 …… 196, 270

和文索引

前進運動 35
浅側頭筋 32
剪断咬頭 26
全調節性咬合器 205
前頭面 69
前方，後方，平衡咬合小面 ... 235
前方ガイドの欠如 279
前方滑走運動 35
前方基準点 68
前方指導要素 175

そ

早期接触 170, 186, 268, 271
相反性Ⅰa抑制 41
相補運動論的顆頭点 12, 74
相補下顎運動 12, 74
相補下顎運動軌跡 317
相補下顎運動経路 116
測定器座標系 11
側頭筋 32
側頭筋後部 34, 35
側頭筋前部 34
側方圧の減少 271
側方運動 32, 33, 34, 35, 82
側方運動の咬合様式 166
側方ガイドの改善 198
側方ガイドの欠除 269
側方滑走運動 ... 5, 95, 110, 114, 116,
　　　　　　172, 198, 227, 269
側方滑走運動路 111
側方滑走開口運動 96, 317
側方滑走閉口運動 317
側方顆路角 175
側方限界開口運動 130
側方咬合位 205
側方咬合力 48, 63
側方咬合彎曲 217
側方歯群の交換 276
側方切歯誘導角 230
組織分解能 210
咀嚼 32, 34, 41, 44, 60, 94, 104
咀嚼運動 34, 60, 94, 110, 128, 321
咀嚼運動咬合相 174

咀嚼運動中の咬合接触状態 10
咀嚼運動の解析 77
咀嚼運動の第4相 112
咀嚼運動の評価関数 136
咀嚼運動路 94, 111, 128
咀嚼機能 235
咀嚼機能評価表 45
咀嚼筋 32, 37
咀嚼筋活動データ 126
咀嚼筋群の協調活動 136
咀嚼効率 44, 238
咀嚼難易度 45
咀嚼能率 44
咀嚼能力 44
咀嚼の過渡状態 64
咀嚼リズム 45, 77, 207
咀嚼力 46, 97
咀嚼力の負担 60
訴訟 264
ソフトスプリント 156

た

ターミナルヒンジポイント 68
第2種のてこ 61
第3種のてこ 61
唾液の減少 151
唾液分泌の促進 148
タッピング 138
タッピング運動 15, 219, 220
タッピングポイント ... 15, 168, 183,
　　　　　　190
単位全運動軸回転量 .. 18, 176, 228
段階的咬合治療 200
タングクリブ 279
単シナプス性反射 39
単純撮影法 211
単錐歯 105
断層エックス線写真 201, 211

ち

チェアサイド用6自由度顎運動測定
　器 290
チェックバイト記録 16

チェックバイト法 206
知覚過敏 298
チューイン法 206
中心位 5, 7
中心咬合位 75, 168
中枢性調節機構 42
中枢説（ブラキシズム） 140
中途覚醒 158
長期経過症例 297
調節彎曲 217
蝶番運動 5
蝶番軸 7, 74, 316
蝶番軸点 73
直交座標系 68
チョッパー型 110

て

低位咬合 196, 220
ディジタル方式6自由度顎運動測定
　器 85
挺出（歯の） 269
データベース構築 9
適合検査 307
適合検査用印象材 257
てこ（梃子） 61
添加型の咬合治療 248
電気刺激 157
電気的顎運動測定法 6
電気的咬合検査装置 187
典型正常咬合 14
デンタルプレスケール ... 10, 84, 187

と

投影角 227
瞳孔間線 176, 216
疼痛誘発テスト ... 194, 198, 247, 248,
　　　　　　256
動的咬合接触 10, 79, 84, 110
動的（能動的）咬合誘導 273
動脈血中酸素飽和濃度 294
等力線図 16, 47
ドクターショッピング 263
トライメット 72

な

内側翼突筋	33, 34, 35
ナイトガード	155, 258, 298, 303, 309
ナイトガードの製作	304
中澤の5相説	94
ナソヘキサグラフ	72
ナソロジー	5, 222

に

二次齲蝕	299
二次性SB	140
二重盲検法	245
日中の傾眠傾向	293
乳犬歯の早期接触	276
乳歯列完成期	273
認知行動療法	253

の

脳幹	136
脳内の神経伝達物質	263
脳プログラムのアルゴリズム	319
脳波の速波化	142

は

歯	25
ハードスプリント	156
バイオフィードバック	157
バイオメカニクス	49
バイトプレート	155
歯ぎしりアンケート	143
歯ぎしり音	304
パターン発生器	94
発育のコントロール	274
歯に加わる力	56, 63
ハノーの咬合の5原則	204
パノラマエックス線	201, 210, 214
パノラマ顎関節分割エックス線写真	214
歯の運動	51, 90
歯のガイド	17, 175, 207, 225
歯のガイドの異常	197
歯の形	4
歯の挺出	255, 269
歯の動揺	51, 266
歯の動揺度	51
歯の破折	139, 299
歯の変位	49, 51
歯の変形	55, 56, 151
歯の脈動	54
ハミュラーノッチ	67
パラファンクション	150, 242
パルスオキシメータ	294
晩期残存	280
反射	37
反対咬合	26, 274
反対咬合のタイプ	274
半調節性咬合器	205
パントグラフ	5, 206

ひ

被圧変位量	181
ピエール・ロバン症候群	293
被蓋	28
被蓋関係	26
引き抜き試験	54, 184
非機能咬頭	26
非機能的クレンチング	225
非機能的動作	32
被験者選択の問題	244
非作業側	35, 83
非作業側顆頭	127
非作業側の咬合接触	8, 173, 231
非作業側の咬頭干渉	237
微小覚醒（micro-arousal）	145
微小変位計	52, 56
非侵害性刺激	40
ヒステリシス	53
非咀嚼側顎関節	60
非咀嚼側の咬合接触	83, 231
肥満	293
病因疫学論	14, 244
評価パラメータ	9
鼻翼下縁	67
ヒラメ筋のH反射	132
ヒンジアキシスポイント	6, 73
ヒンジアキシスロケーター	5

ふ

ファインワイヤー電極	33
ファセット	235
フィジオームと咬合研究	320
フィジオームプロジェクト	320
フィッシャーアングル	176
フェイスボウ	5, 68
フェイスボウトランスファー	68
フォローアップ	296
不快症状	245
不完全脱臼（不全脱臼）	281, 285
副隆線	238
不正咬合	273
不正咬合の要因分析	274
不全脱臼（不完全脱臼）	281, 285
付着歯肉	28
ブラキシズム	138, 235, 248, 304, 309
ブラキシズム中の咬合力	303
プラシーボ効果	242
ブラックシリコーン	191
フランクフルト平面	66
不良姿勢	245
フルバランス	8, 237
フルバランスドオクルージョン	81, 180
プロビジョナルレストレーション	200, 232
分割咀嚼	104
粉砕	26
粉砕咬頭	26

へ

平均的顆頭点	12, 68, 73
閉口運動	34
平衡咬合	204
平衡側防護接触	82
閉口反射	39
閉口不能	281

その他（上段）

ドリオピテクス型	107
トリボス	106
トリボスフェニック型臼歯	105

米国補綴学会用語集 ……………… 167
並進運動 ……………………………… 12
閉塞性睡眠時無呼吸症候群
　（OSAS） ………………… 141, 156, 293
ベネット角 …………………………… 175
偏心咬合位 …………………………… 206
片側性咬合平衡 ……………………… 180

ほ

方位角 …………………………… 13, 118
萌出不全 ……………………………… 279
萌出余地 …………………… 277, 279
法線ベクトル …………………… 13, 113
ポーセレン …………………………… 304
ホームケア …………………………… 258
ボールクラスプ …………… 255, 305
保隙 …………………………………… 273
保隙処置 ……………………………… 280
捕足（食物の） ……………………… 26
ポッセルトフィギュア ……………… 72
補綴装置の破損 ……………………… 139
ポリソムノグラフ（PSG） ………… 143

ま

埋伏過剰歯 …………………………… 280
マウスガード ………………………… 155
末梢情報の遮断 ……………………… 247
末梢性調節機構 ……………………… 42
末梢説（ブラキシズム） …………… 140
摩耗 …………………………………… 151
マルチフラッシュ法 ………………… 6
慢性歯周炎 …………………………… 268

み

右手（直交）座標系 ………… 12, 69
溝 …………………………………… 26, 238
脈動 …………………………………… 28
ミューチュアリプロテクティッドオ
　クルージョン …………… 82, 172, 318

め

メインテナンス ……………………… 20
面接触 ………………………………… 318

も

モンソンの球面説 …………………… 217

や

夜間用義歯 …………………………… 157
薬物療法 ……………………………… 158
山本式総義歯咀嚼能率判定表（咬度
　表） ………………………………… 45

ゆ

誘発筋電図 …………………………… 132
遊離歯肉 ……………………………… 28

よ

要因分析（不正咬合の） …………… 274
用語の定義 …………………………… 167
用語や基準の統一 …………………… 11
溶出成分による方法(咀嚼効率) …… 44
抑制性介在ニューロン ……………… 41
予防矯正 ……………………………… 280

ら

来院間隔 ……………………………… 258
らせん軸 ……………………………… 317

り

リアルタイムモニター ……… 15, 131
リウマチ ……………………………… 197
力学モデル …………………………… 61
力点 …………………………………… 61
リコール ……………………………… 20
リコール間隔 ………………………… 299
リズム発生器 ………………………… 42
律動的な咀嚼筋活動（RMMA） …… 146
両側性咬合平衡 ……………………… 180
両側性平衡咬合 ……………………… 180
両側対称性効果 ……………………… 41
リラクセーション指導 ……………… 200
リンガライズドオクルージョン … 180
臨床咬合学事典 ………………… 4, 167
隣接歯間接触関係 …… 17, 19, 27, 52,
　53, 91

る

涙滴状 ………………………………… 96

れ

連結部の破損 ………………………… 299

ろ

ロッキング …………………………… 31

欧文索引

A

A, B, C 咬合小面 ················ 13
A, B, C コンタクト ··············· 13
AM, AD, BM, BD, CM, CD 咬
　合小面 ·························· 13
AM 咬合小面 ········· 114, 116, 174, 239
AP 値 ························· 13, 112
Arcon 型咬合器 ················· 74
A 咬合小面 ············ 13, 19, 171, 223
A コンタクト ················ 13, 222

B

BD 咬合小面 ···· 114, 117, 174, 238, 239
biconcave ······················ 210
B 咬合小面 ········· 13, 54, 114, 171, 222
B コンタクト ········· 19, 27, 171, 222, 223, 236
B コンタクトの重要性 ············ 171

C

CAD/CAM ····················· 5, 193
Condylar 型咬合器 ··············· 74
contact point ··················· 27
C 咬合小面 ············ 13, 19, 114, 171
C コンタクト ··················· 19, 222

D

Dowson テクニック ············· 169, 190
D 型ガイド ············ 82, 174, 198, 230
D 型咬合小面 ··················· 112

E

EBM ··························· 4

H

HIP 平面 ······················ 67, 216

I

IP-Checker ···················· 292
IP-RCP 間距離 ············ 15, 169, 212

M

Mandibular Advancement Device
　（MAD）······················ 156
Minimum Intervention ·········· 266
ML 値 ·························· 14
MM-J2 ························ 72
MM-JI ························ 72
MM-JI-E ······················ 72
MRI 検査 ················· 201, 210, 288
MRI 所見 ···················· 285, 286
MVC ······················· 144, 303
M 型ガイド ········· 82, 174, 179, 199, 230, 247
M 型咬合小面 ·················· 112

N

NIH のカンファレンス ······· 7, 241, 244
non-REM 睡眠 ·················· 141
N 型ガイド ···················· 230

O

overjet ························ 28

P

phantom bite syndrome ········ 261
PTC ··························· 299

Q

QOL ··························· 4

R

RCT ··························· 245
recruitment order ·············· 38
REM 睡眠 ······················ 141

S

SAS（Sleep Apnea Syndrome）··· 293
SB（Sleep Bruxism）と顎関節雑音 ··························· 153
SB にともなう最大咬合力 ········ 139
SB の悪影響 ··················· 150
SB の発症メカニズム ············ 140
SB の判定基準 ················· 144
SB の有病率 ··················· 139
size principle ·················· 38
Sufficient Cause と Causal Factor
　の混同 ······················ 244

T

T-Scan ···················· 10, 187
TCH ············ 194, 242, 246, 248, 253
TMD ·························· 139

X

X 型（咬合面の溝）·············· 107

Y

Y5 型（咬合面の溝）············· 107

Z

Z 実角 ························ 227

【編者略歴】

中野 雅徳
- 1945 年　愛知県に生まれる
- 1970 年　東京医科歯科大学歯学部卒業
- 1976 年　東京医科歯科大学大学院歯学研究科修了（歯科補綴学第二）
- 1976 年　長野県厚生連リハビリテーションセンター鹿教湯病院歯科医長
- 1980 年　徳島大学講師（歯科補綴学第二）
- 1981 年　徳島大学助教授（歯科補綴学第二）
- 2007 年　徳島大学教授（歯学部口腔保健学科）
- 2011 年　徳島大学名誉教授，特任教授

坂東 永一
- 1943 年　徳島県に生まれる
- 1967 年　東京医科歯科大学歯学部卒業
- 1971 年　東京医科歯科大学大学院歯学研究科修了（歯科補綴学第二）
- 1971 年　東京医科歯科大学助手
- 1979 年　東京医科歯科大学講師
- 1979 年　徳島大学教授（歯科補綴学第二，咬合管理学）
- 2008 年　徳島大学名誉教授

咬合学と歯科臨床
よく噛めて，噛み心地の良い咬合を目指して　ISBN978-4-263-44342-2

2011 年 9 月 1 日　第 1 版第 1 刷発行
2017 年 12 月 20 日　第 1 版第 3 刷発行

編　者　中 野 雅 徳
　　　　坂 東 永 一
発行者　白 石 泰 夫
発行所　医歯薬出版株式会社

〒113-8612　東京都文京区本駒込 1–7–10
TEL.（03）5395-7638（編集）・7630（販売）
FAX.（03）5395-7639（編集）・7633（販売）
https://www.ishiyaku.co.jp/
郵便振替番号 00190-5-13816

乱丁，落丁の際はお取り替えいたします　　　印刷・あづま堂印刷／製本・明光社
© Ishiyaku Publishers, Inc., 2011. Printed in Japan

本書の複製権・翻訳権・翻案権・上映権・譲渡権・貸与権・公衆送信権（送信可能化権を含む）・口述権は，医歯薬出版（株）が保有します．
本書を無断で複製する行為（コピー，スキャン，デジタルデータ化など）は，「私的使用のための複製」などの著作権法上の限られた例外を除き禁じられています．また私的使用に該当する場合であっても，請負業者等の第三者に依頼し上記の行為を行うことは違法となります．

JCOPY ＜（社）出版者著作権管理機構　委託出版物＞
本書をコピーやスキャン等により複製される場合は，そのつど事前に（社）出版者著作権管理機構（電話 03-3513-6969，FAX 03-3513-6979，e-mail : info@jcopy.or.jp）の許諾を得てください．